필라테스 교과서

캐딜락 파트 2

레그 스프링, 에어플레인 보드, 암 스프링, 베이비/암 체어 스프링 Fuzzies와 캐딜락 프레임 운동

The Pilates Cadillac

Part 2

The Leg Spring
Airplane Board
Arm Spring
Baby/Arm Chair Spring
Fuzzies and Cadillac Frame Exercises

Reiner Grootenhuis
assisted by Dr. Ingo Barck
and Felicitas Ruthe

영 문 출 판 사

■ 감수자

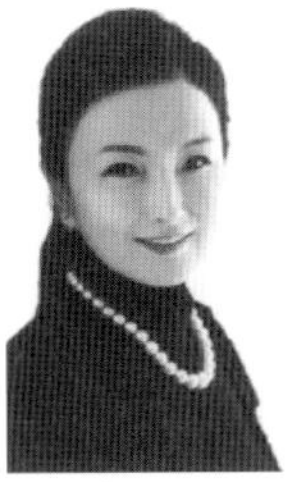

김경희

- 성균관대학교 무용학과 교수 (Ph.D., CMA, RSDE)
- 美 Texas Woman's University에서 박사 학위(Ph.D.)를 취득
- 라바노테이션 교사 자격증
- 미국 공인 동작분석가(CMA: Certified Movement Analyst) 자격증
- BodyMind DancingTM 교사 자격증
- ISMETA 등록 소매틱 움직임 교육/치료사(RSME/T) 자격증
- ISMETA 등록 소매틱 무용 교육자(RSDE) 자격증 취득
- 현재, Somatic Ballet 학습 프로그램을 개발하여 지속적인 연구와 보급에 주력하고 있다.

■ 대표역자

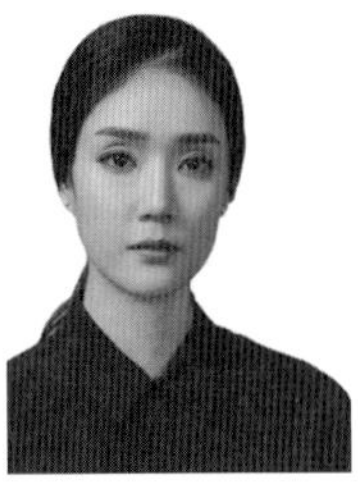

Eunice Lim (임현주)

- 예원학교,서울예고,성균관대 무용학과 (발레전공)
- 美 PMA (Pilates Method Alliance), Professional Association Member
- 美 IADMS (International Association for Dance Medicine & Science), Teacher Member
- 美 Polestar Pilates, Xtend Barre Pilates Workshop 지도자과정 수료
- 現, Bodystory Pilates Studio 원장

■ 역자

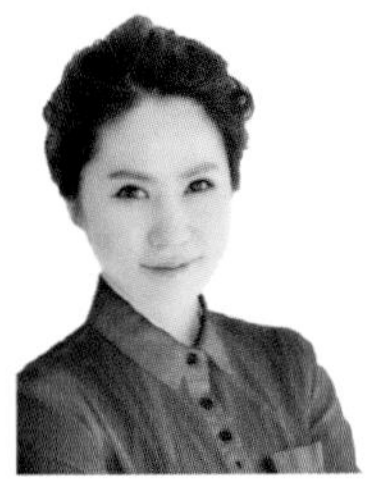

서영희

- 美 인디애나주립대학교 석사
- 피지오필라테스 여의도 화곡지점강사
- 모던필라테스 협회 회원
- 리포밍필라테스 원장

The Pilates Cadillac Part 2

by Reiner Grootenhuis assisted by Dr. Ingo Barck and Felicitas Ruthe

필라테스 교과서-캐딜락 파트 2

2020년 12월 15일 초판인쇄
2020년 12월 22일 초판발행

지은이 : Reiner Grootenhuis
옮긴이 : Eunice Lim (임현주) 외
발행인 : 박병조
발행처 : 도서출판 영문출판사
등　록 : 1987년 12월21일 제2-419호
주　소 : 서울시 강남구 삼성동 69-1
전　화 : (02) 514-5590, 776-5590
팩　스 : (02) 756-8943
홈페이지 : www.ymsbook.net
E-mail : yeongmunsa@empas.com
정　가 : 35,000원
ISBN 978-89-7224-489-9

※ 파본은 교환해 드립니다.

목록 1/4

목록 2/4

목록 3/4

목록 4/4

추천사

1994년, 대한무용학회 주최 전국 무용 연수회에서 “Pilates-based Workshop”이란 과목명으로 강습한지 어언간 26년이라는 세월이 지났습니다. 당시에는 적절한 한국어 표기가 없어 영어 발음 그대로, “펄라디”라고 부르며 수업을 했던 기억이 있습니다.

이제는 건물마다 “필라테스” 스튜디오가 반드시 자리 잡고 있는 현 상황입니다. 너무 많은 필라테스 강습소로 인해 약간은 염려스러운 부분도 있지만 그만큼 건강을 지키겠다는 의지로도 보여집니다.

몸으로 체득해야 하는 학습내용을 책으로 쓴다는 것은 매우 어려운 작업이지만, 영어로 쓰여진 내용을 한국말로 번역하는 작업은 이루 형언할 수 없는 어려움이 뒤따르는 더 더욱 힘든 작업입니다. 한국에서 필라테스를 배우고자 하는 여러분들의 이해를 돕고자 이토록 힘든 작업을 하신 번역자 선생님들의 노고에 찬사를 보냅니다.

의학계에서의 말을 인용하자면, 책 없이 소매틱을 공부한다는 것은 지도에도 없는 바다를 항해하는 것과 같습니다. 이 책의 도움을 받아 여러분이 하고자 하는 소매틱 공부의 항해를 시작하시기 바랍니다.

이 책은 필라테스의 가장 필수적인 지식을 쉽게 이해할 수 있는 기능적인 안내 책자로서, 이 책을 접하는 모든 분들에게 큰 도움이 될 것이라 믿습니다.

감사합니다.

감수자 김 경 희

Reiner Grootenhuis의 서문

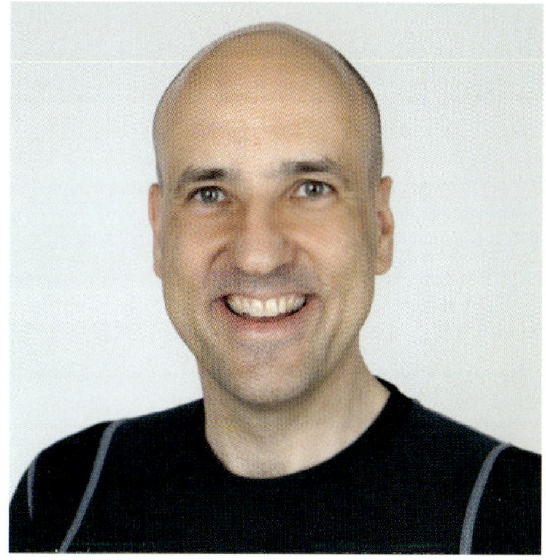

필라테스 강사로 일하는 것은 엄청난 선물이다. 매 순간이 내 안의 인체내부 세계와 연결하는 여행 같다.

근막의 흐름과 움직임의 복잡한 패턴 그리고 보상의 문제들과 더불어 몸은 끊임없이 새로운 발견과 가능성을 보여준다.

캐딜락은 그러한 내면으로의 여행을 가능하는 모든 필라테스 기구 중에서 가장 많은 가능성을 제공해준다.

두 번째 파트에서 이 발견의 기쁨을 같이 나눌 것이다.

20190년 영어로 출간된 캐딜락 책 첫번째 파트에서는

캐딜락의 모든 구성요소와 역사 그리고 클래식과 모던 캐딜락에 대한 비교를 포함해 캐딜락을 소개하면서 시작했다.

또한 스프링 운동을 할 때의 기본적인 위험 요소와 캐딜락에서 특별히 주의해야할 안전상의 요건을 설명하였고 이 책을 어떻게 활용할 것인가에 대한 팁도 제공하였다.

메인파트는 롤다운바와 푸쉬바를 활용한 100가지 이상의 동작으로 구성됐었다.

첫번째 파트 출간 이후로 이 책은 필라테스 분야에서 잘 소개가 되어 이제는 아마존 사이트에서 후기를 보면 가장 좋게 평가받는 캐딜락 책이다.

캐딜락 책의 두번째 파트에서는 캐딜락의 프레임과 퍼지 동작과 아울러 레그 스프링과 에어플레인 보드 그리고 암 스프링 베이비/암 체어 스프링 동작을 이어 설명할 것이다.

의도적으로 도입 설명부분을 반복하지 않고 바로 동작을 설명하기로 했다.

이 책을 잘 사용하기를 바라며 모든 동작을 시도해보고 질문과 후기를 보내준다면 아주 흔쾌히 받을 것이다.

2019년 10월, 독일 Tönisvorst에서　　　Reiner Grootenhuis

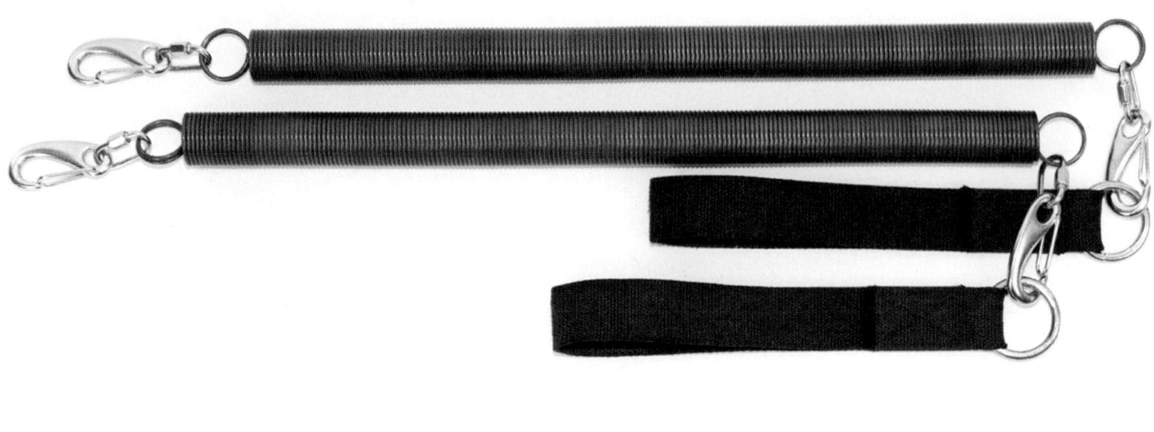

Leg Springs

레그 스프링에 관한 머리말
Preliminary Remarks for the Leg Springs

캐딜락에서 이루어지는 레그 스프링 동작 시리즈는 리포머의 핏인스트랩(feet-in-strap) 동작보다 훨씬 더 광범위하다. 리포머와 비교했을 때 캐딜락 레그 스프링이 갖는 또다른 특별한 특징은 리포머의 루프는 리포머 뒤 도르래를 통해 항상 캐리지와 연결되어서 양쪽 다리가 언제나 같은 저항을 경험하게 된다는 것이다. 만약 한쪽 다리가 다른 다리보다 더 강하게 힘을 주게 된다 해도 겉으로 보기엔 티가 나지 않을 것이다. 캐딜락의 레그 스프링은 독립적으로 작용해서 양쪽 힘의 균형이 훨씬 가시적으로 보인다. 이러한 사항은 뒤에 암 스프링의 동작 파트에서도 동일하게 적용된다.

어떻게 레그 스프링 동작이 이루어지는 지는 사용되는 스프링에 전적으로 달려있다. 스프링에 대한 원리는 제조사마다 차이가 난다. 가장 큰 차이점은 데보라 레슨 (Deborah Lesson)의 스프링과 다른 제조사의 스프링에서 알 수 있다. 데보라 레슨은 그녀의 스승인 카롤라 트리에(Carola Trier)의 전통방식대로 스프링을 제작하고 있다. 그녀의 스프링의 특징은 시작 부분부터 저항이 커지면서 스프링이 길게 늘어났을 때 동일한 저항감을 갖는 것이다. 다른 제조사의 경우는 처음 시작 단계에서는 부담 없는 저항으로 시작했다가 스프링이 늘어날수록 더 강한 힘을 갖게 하는 것이 특징이다. 공교롭게도, 스프링에 대한 원리가 어떤 것이 맞는 지는 꼬집어 말할 수가 없다. 우리 스튜디오에서는 데보라 레슨의 스프링뿐만 아니라 다른 제조사의 스프링을 다양하게 사용하고 있다.

전통적으로 캐딜락의 무거운 레그 스프링은 83.5cm (32.8 inches) 높이에 달려있다. 반면에, 카롤라 트리에의 캐딜락은 80cm인 31.5인치에 달려 있다.

카롤라의 기구가 처음부터 조셉 필라테스(Joseph Pilates)가 만든 기구라고 알려져있기도 하고, 조셉 필라테스가 카롤라 트리에의 작은 체구에 맞추어 스프링의 높이를 낮춘 것이라고 추측하는 게 타당할 것이다. 조셉 필라테스는 리포머에도 같은 수정을 했는데 키가 작은 이브 젠트리(Ever Gentry)를 위해 약간 작은 사이즈의 리포머를 제작하기도 했다.

전통적인 스프링과 함께, 더 높이 달리는 길고 부드러운 레그 스프링 또한 사용이 늘었다. 루프에서 발이 빠지는 위험이 있기 때문에 자이로토닉에서 사용되는 Y자형 루프를 권장한다.

첫번 째 책에서 언급했지만, 미리 설정된 순서는 없다. 하지만 몇몇의 시리즈 동작이 레그 스프링 운동을 위해 정해져 있다. 물론 이것이 조셉 필라테스 본인으로부터 만들어진 것이라고 말할 수는 없지만 말이다.

레그 스프링 시리즈는 다음과 같다:

- 레그써클 (캐딜락 너비)
- 워킹 8 카운트
- 비트
- 바이씨클
- 리틀 서클

1. 프로그 (T) Frog (T)
1/2

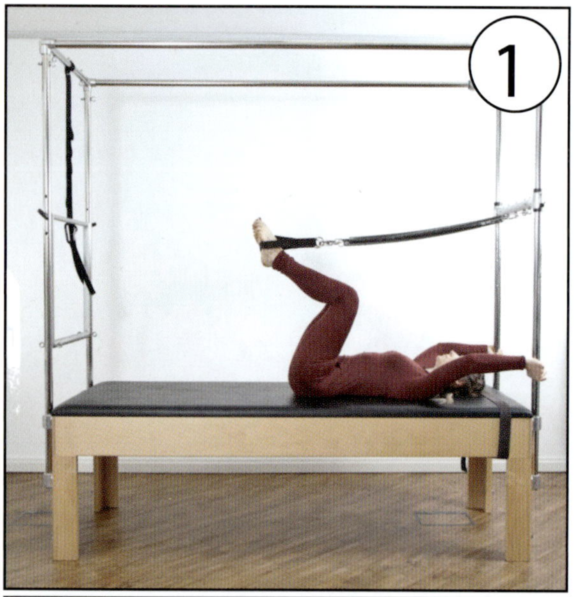

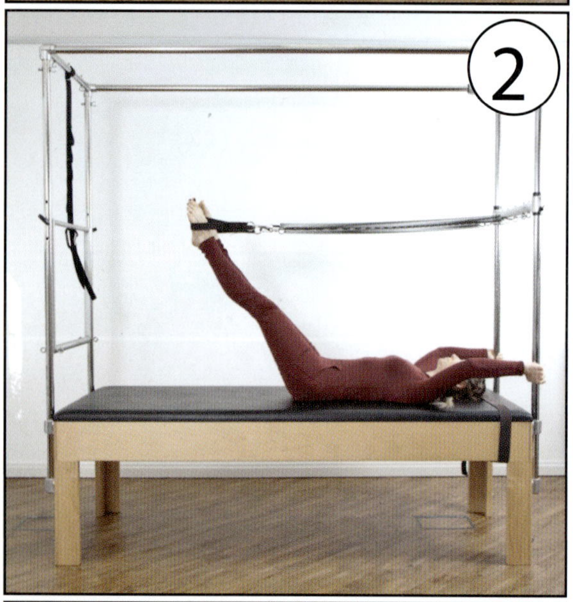

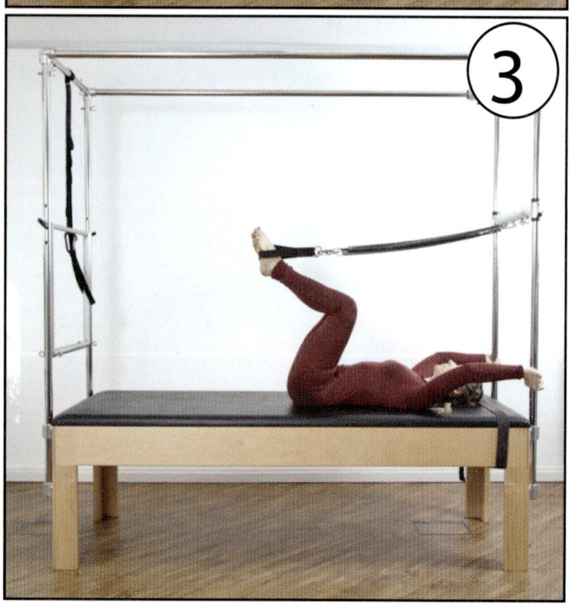

1. 프로그 (T) Frog (T)
2/2

시작 자세:

레그 스프링을 80~85cm 높이에 건다. 스프링을 높이 걸수록 다리 후면 근육의 개입이 커진다. 스프링걸이 방향으로 머리를 두고 슈파인 자세로 눕는다. 캐딜락의 세로 기둥과의 거리가 팔길이 또는 팔의 반절 길이 사이여야 한다. 거리가 멀어질수록 운동강도는 세진다. 손은 살짝 어깨 위 높이에서 세로기둥을 잡고 골반과 척추는 중립자세로 유지한다. 발바닥 뒤꿈치 가까운 아치에 루프를 걸어준다. 다리는 약간 밖으로 돌려 무릎을 구부린다. 작은 V자로 발모양(뒤꿈치는 붙이고 양쪽 발가락은 떨어뜨린 자세)을 만들고 쭉 뻗어낸다. 두 발은 무릎보다 다소 위에 위치한다. 무릎의 간격은 어깨너비로 벌린다. 프로그 자세이다.

운동 목적:

엉덩이의 가동성.
동작 시작 근육으로 천골 근육 사용.
엉덩이와 무릎의 신전근 강화.
발목과 발의 신전근 강화.
엉덩이와 상체로부터 다리 움직임 분리.

운동 실행: 5-10회

복부를 등쪽과 상흉부 방향으로 끌어당기고 근육으로 상체 전체를 안정화시킨다.
다리를 동시에 완전하게 신전시킨다.
골반과 허리부분의 중립자세를 유지한다.
저항을 이겨내며 무릎을 구부리며 시작 자세로 돌아온다.

흔한 실수:

다리가 움직일 때 골반이 기울어진다.
시작 자세에서 무릎이 너무 벌어져 있다.
다리가 신전하는 동안 내회전한다.
뒤꿈치를 붙이는 힘이 약해지고 뒤꿈치가 떨어진다.

변형 또는 응용 동작:

다리를 구부리고 또 펼 때 발을 똑 같은 높이에서 앞 뒤로 수평하게 움직여준다.
키가 큰 사람들의 경우 더 긴 루프를 사용하거나 추가로 카라비너 고리를 사용하면 레그 스프링을 더 길게 밀어낼 수 있어 끝까지 신전했을 때 지나치게 무리가되는 저항을 피할 수 있다.
처음 다섯번의 반복 후 속도를 바꾼다. 처음 5회는 천천히 그리고 다음 5회는 빠르게 진행한다.
길고 부드러운 스프링을 캐딜락 높은 부분에 달고, 가능하다면 발목과 발 아치 부분을 모두 감싸는 Y자형 루프나 자이로더블 루프를 사용한다.

금기증/주의점:

본 동작은 심한 추간판탈출증이나 골다공증 등의 기저질환이 있는 경우는 전통적인 레그 스프링을 사용하지 않는다.

2. 빅 써큘러 프로그 (T) Big Circular Frog (T)

1/3 Alternatively: Assisted Bridging

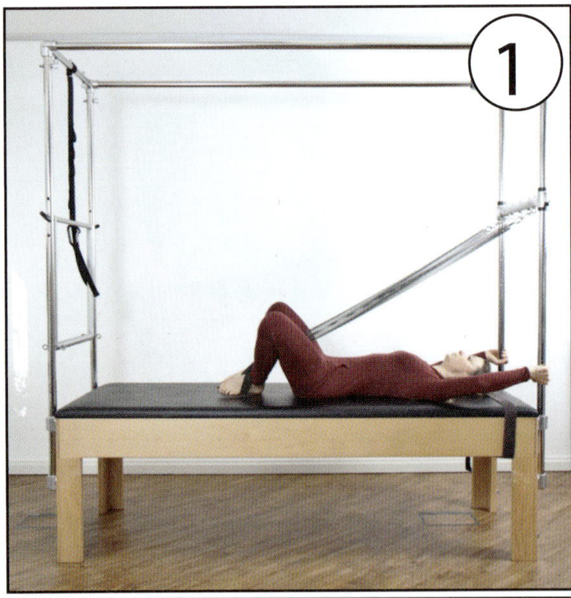

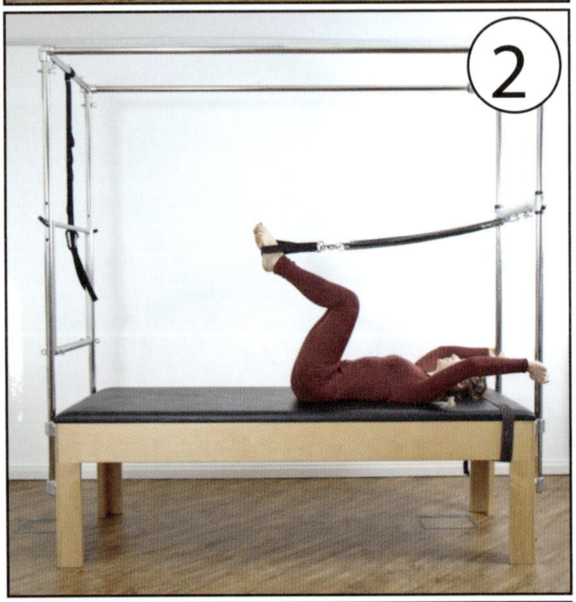

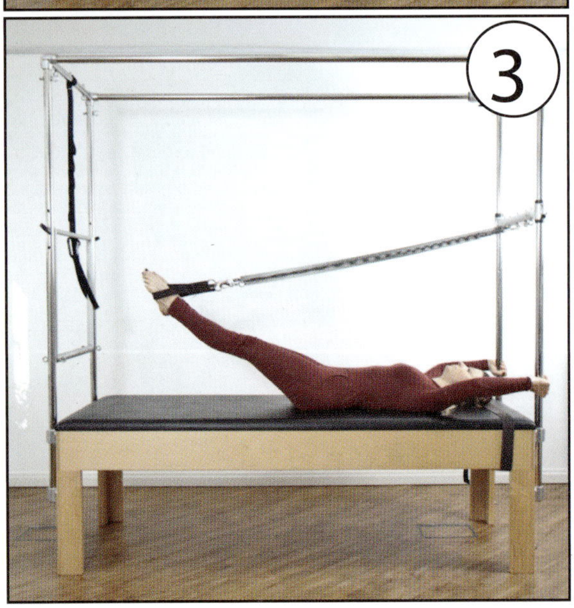

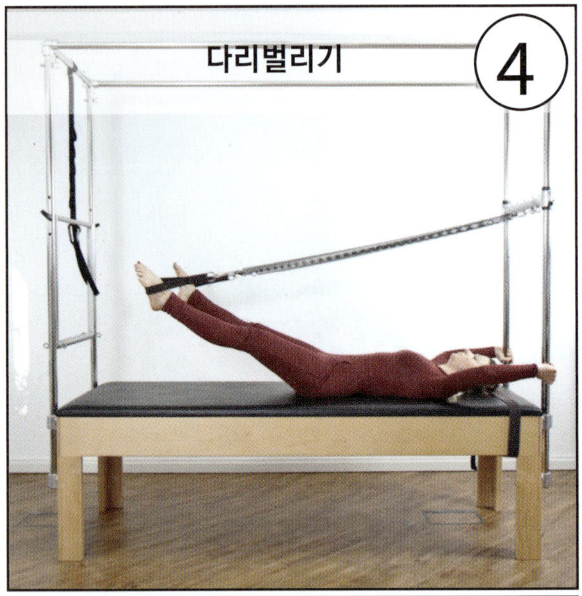

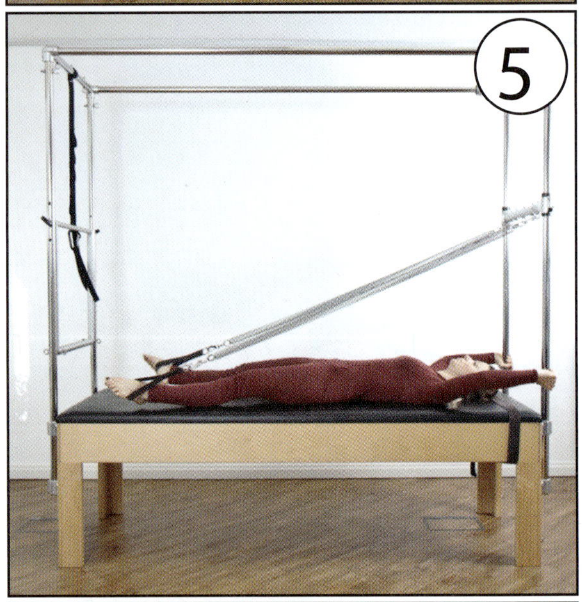

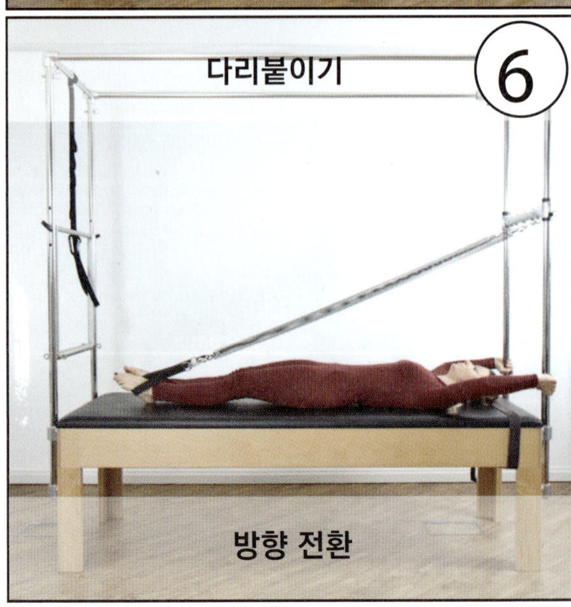

2회

2. 빅 써큘러 프로그 (T) Big Circular Frog (T)

2/3 Alternatively: Assisted Bridging

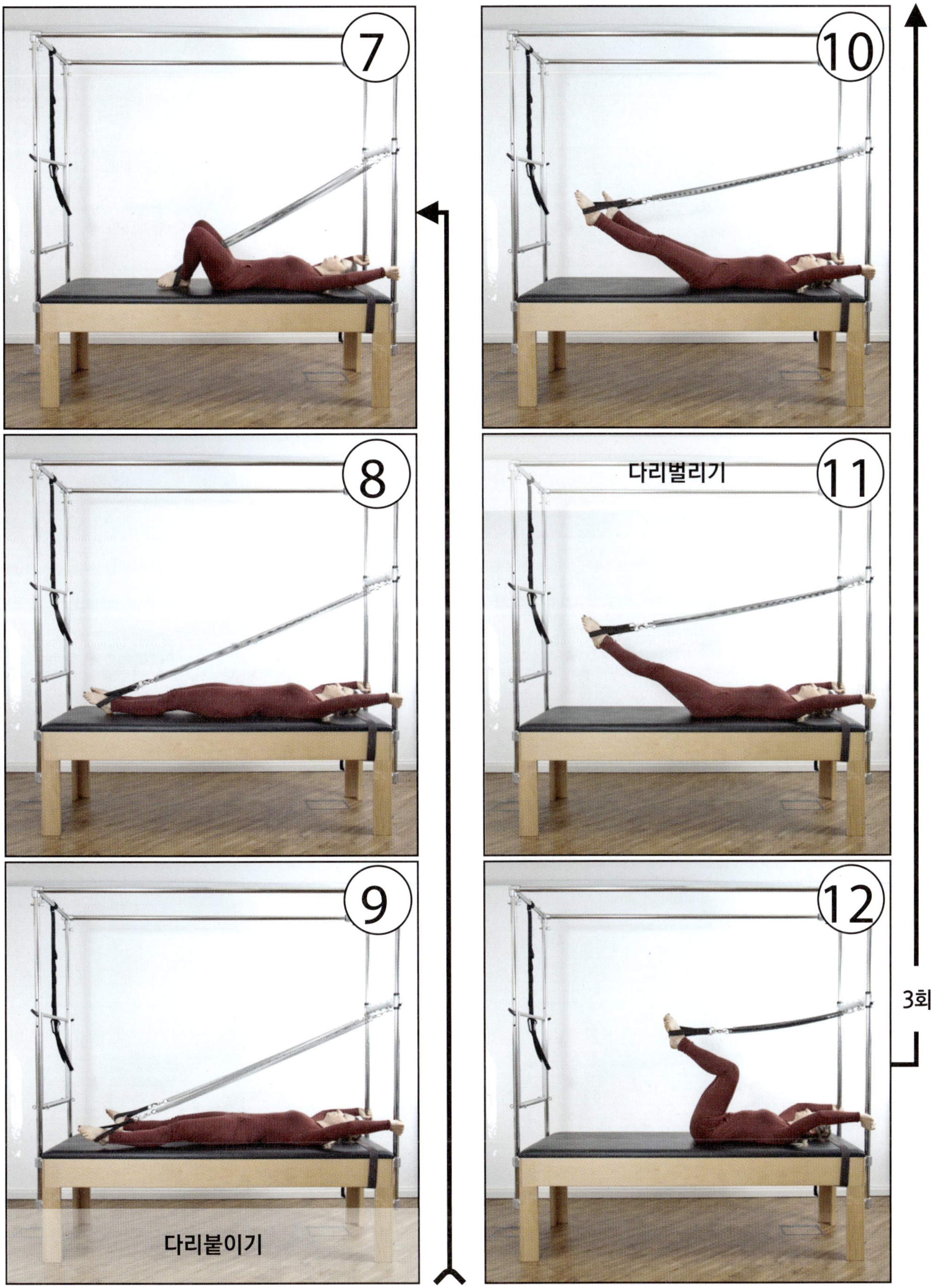

2. 빅 써큘러 프로그 (T) Big Circular Frog (T)

3/3 Alternatively: Assisted Bridging

시작 자세:

레그 스프링을 80~85cm 높이에 건다. 스프링을 높이 걸수록 다리 후면 근육의 개입이 커진다. 스프링걸이 방향으로 머리를 두고 슈파인 자세로 눕는다. 캐딜락의 세로 기둥과의 거리가 팔길이 또는 팔의 반절 길이 사이여야 한다. 거리가 멀어질수록 운동강도는 세진다. 손은 살짝 어깨 위 높이에서 세로기둥을 잡고 골반과 척추는 중립자세로 유지한다. 발바닥 뒤꿈치에 가까운 아치에 루프를 걸어준다. 다리는 약간 밖으로 돌려 무릎을 구부린다. 작은 V자로 발모양(뒤꿈치는 붙이고 양쪽 발가락은 떨어뜨린 자세)을 만들고 엉덩이 밑 매트에 둔다. 무릎의 간격은 어깨너비로 벌린다.

운동 목적:

엉덩이의 가동성.
엉덩이와 무릎 신전근의 강화.
엉덩이와 상체로부터 다리 움직임 분리.
상호작용 훈련. 움직임 기억훈련.

운동 실행: 5-10회

복부를 등쪽과 상흉부 방향으로 끌어당기고 근육으로 상체 전체를 안정화시킨다. **그림 2:** (1) 프로그 자세로 다리를 가져온다. **그림 3:** (2) 다리를 동시에 완전하게 신전시킨다. **그림 4:** (3) 캐딜락 너비만큼 다리를 벌리고 같은 높이로 유지한다. **그림 5:** (4) 신전 된 양쪽다리를 수평하게 캐딜락 매트로 내린다. **그림 6:** (5) 약간 외회전 된 다리를 캐딜락 매트 위에서 모아준다 발은 작은 V자를 만들어준다. **그림 1:** (6) 무릎을 구부리고 엉덩이 방향으로 발을 당긴다. 무릎의 간격은 어깨너비를 유지한다. 스프링은 다리사이에 위치하도록 실행한다. 3~5회 반복한 후 방향을 바꾼다. **그림 7:** 다리는 살짝 외회전 된 상태로 구부린다. 엉덩이 밑 매트에 발을 V자로 위치한다. 무릎의 간격은 어깨너비로 스프링은 다리 사이에 위치한다. **그림 8:** (1) 캐딜락 매트 위에서 다리를 동시에 완전하게 신전시킨다. **그림 9:** (2) 캐딜락 너비만큼 다리를 벌리고, 캐딜락 매트에서 띄워낸다. **그림 10:** (3) 다리의 너비를 캐딜락 간격으로 유지한 채, 45° 각도로 다리를 올린다. **그림 11:** (4) 45° 각도로 신전된 다리를 유지한 채, 다리를 모아준다. **그림 12:** (5) 무릎을 구부리고 프로그 자세로 돌아온다. 무릎의 간격은 어깨너비이다. **그림 7:** (6) 캐딜락 매트에 다리를 내리고 엉덩이 가까이 발을 위치한다. 발 모양은 V자로 유지한다

흔한 실수:

골반의 안정화가 이루어지지않는다.
발의 높이가 일정하게 유지되지 않고 앞 뒤로 움직일 때마다 높이에 변화가 생긴다.
집중하지 못하거나 동작 순서를 혼동한다.

변형 또는 응용 동작:

키가 매우 큰 사람들의 경우 더 긴 루프를 사용하거나 추가로 카라비너 고리를 사용하면 레그 스프링을 더 길게 밀어낼 수 있어 끝까지 신전했을 때 지나치게 무리가 되는 저항을 피할 수 있다.
길고 부드러운 스프링을 캐딜락 높은 부분에 달고, 가능하다면 발목과 발 아치 부분을 모두 감싸는 Y자형 루프나 자이로더블 루프를 사용한다.

금기증/주의점:

본 동작은 심한 추간판탈출증이나 골다공증 등의 기저질환이 있는 경우는 전통적인 레그 스프링을 사용하지 않는다.

3. 돌핀과 돌핀 리버스 (M) Dolphin & Dolphin Reverse (M)
1/3

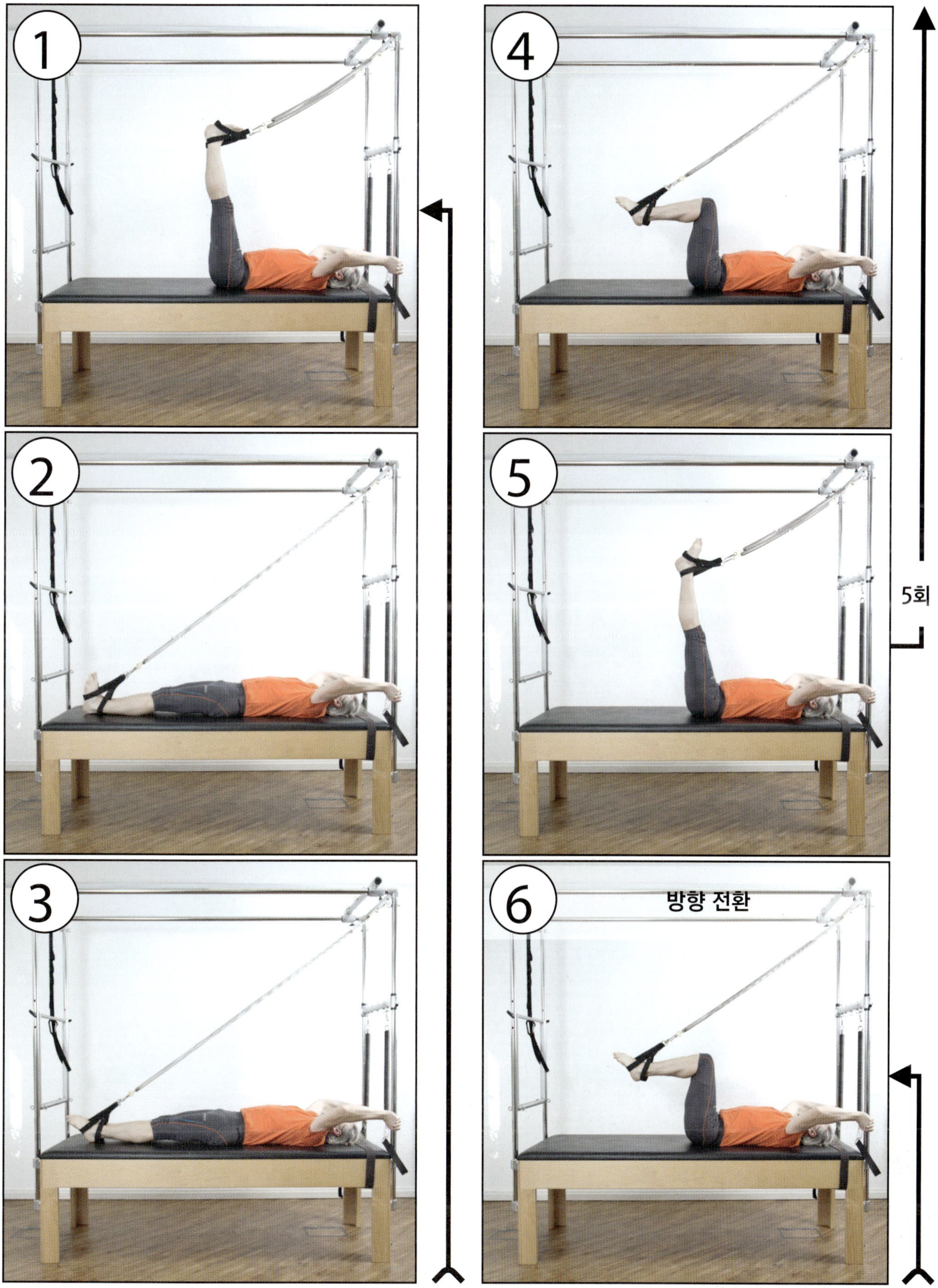

3. 돌핀과 돌핀 리버스 (M) Dolphin & Dolphin Reverse (M) 2/3

7
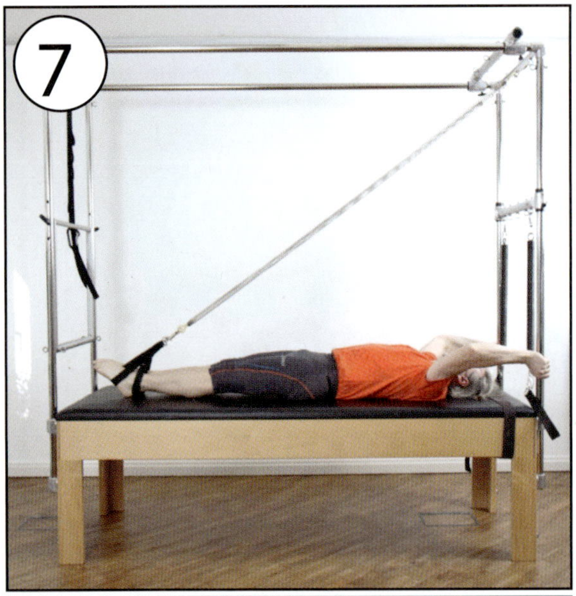

8
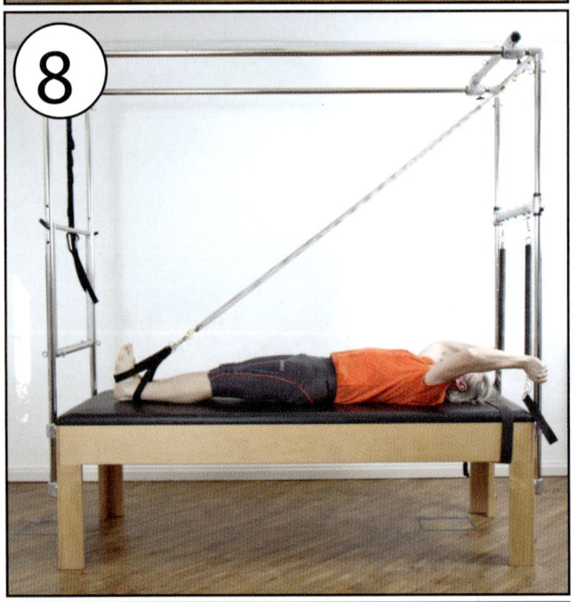

9
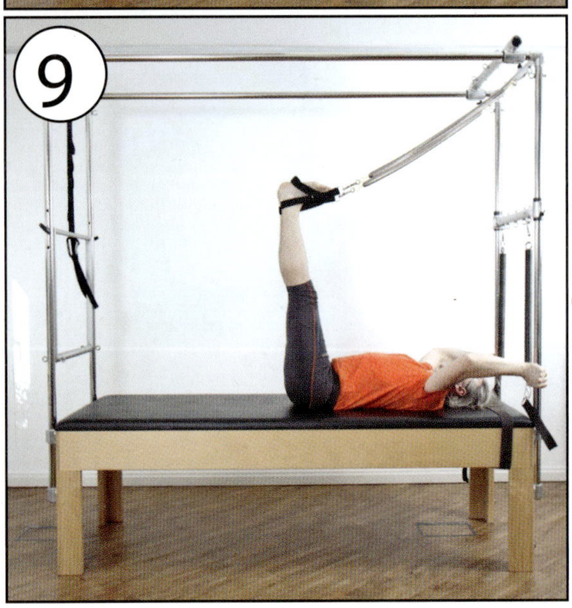

5회

시작 자세:

보상작용없이 완벽하게 수행되도록 스프링의 위치를 잡는다. 스프링의 위치는 동작의 효과에 영향을 미친다. 일반적으로는 길고 부드러운 레그 스프링은 캐딜락의 가장 높은 곳에 건다. 발목과 발의 아치를 전부 감싸는 Y자 루프나 자이로더블루프 사용이 이상적이다.

스프링걸이 방향으로 머리를 두고 슈파인 자세로 눕는다. 캐딜락의 세로 기둥과의 거리가 팔길이 또는 팔의 반절 길이 사이여야 한다. 거리가 멀어질수록 운동강도는 세진다. 스프링은 다리가 수직으로 놓였을 때 늘어져 있지 않아야 한다. 손은 캐딜락의 세로기둥을 어깨보다 약간 위로 잡거나 또는 몸 옆에 길게 놓는다. 골반과 척추는 중립자세를 유지한다. 발을 루프에 끼운다. 내전근을 사용하여 두 다리를 나란히 붙이고 수직으로 뻗는다. 중립척추를 유지한 채 수직 90°로 다리가 세워지지 않는다면 (골반의 후방경사와 요추의 압력이 심하게 가해지는 위험이 있다) 골반이 안정적으로 유지될 수 있는 각도까지만 다리를 위로 세운다. 발은 평행하게 배측굴곡시켜 발등을 당긴다. 외측으로 벌린 상태로 발바닥은 뒤꿈치와 같은 높이로 당긴다. 발가락은 다소 벌어진 채로 긴장을 풀어준다.

운동 목적:

엉덩이의 가동성.
엉덩이와 상체로부터 다리 움직임 분리.
엉덩이와 무릎 신전근과 내전근의 강화.
상호작용 훈련. 움직임 기억훈련.

3. 돌핀과 돌핀 리버스 (M) Dolphin & Dolphin Reverse (M) 3/3

운동 실행: 5-10회

복부를 등쪽과 상흉부 방향으로 끌어당기고 근육으로 상체 전체를 안정화시킨다.

그림 2: 다리를 뻗은 채로 캐딜락 매트를 향해 다리를 내린다.

그림 3: 발가락을 모으고 발을 곧게 뻗어 다리 위치를 유지한다

그림 4: 정강이가 캐딜락과 수평이 되도록 테이블탑 자세를 한다. 지나치게 무릎을 구부리지 않도록 하며 다리 위에 샴페인 잔을 올려놓고 넘어뜨리지 않으려 한다는 상상을 한다. 스프링은 다리에 닿지 않는다.

그림 5: 수직으로 다리를 뻗는다. – 발은 그대로 곧게 뻗고 있다. 무릎을 몸쪽으로 당기지 않도록 주의하며 같은 위치에서 다리를 펴도록 주의한다. 골반으로부터 직각이 되도록 유지한다. 다리를 뻗어낸 다음 발을 배측굴곡 시키고 양쪽 발가락이 서로 멀어지게 벌려준다. 5~10회 반복하고 방향을 전환한다.

그림 6: 다리를 위로 뻗은 상태에서 발을 뻗고 무릎을 구부려 테이블탑 자세를 한다. 무릎을 몸쪽으로 당기지 않도록 주의하며 같은 위치에서 구부린다.

그림 7: 다리를 곧게 펴서 내려준다. 내리는 동안 정강이가 캐딜락 매트와 수평이 되도록 움직인다. 지나치게 무릎을 구부리지 않도록 하며 다시 한번, 다리 위에 샴페인 잔을 올려놓고 넘어뜨리지 않으려 한다는 상상을 한다.

그림 8: 다리 위치를 낮게 유지한 채, 발등을 당기고 양측 발가락끼리 멀어지게 약간 벌린다.

그림 9: 굴곡시킨 발을 유지한 채, 곧게 뻗은 다리를 수직 방향으로 올려준다. 5~10회 반복한다.

흔한 실수:

골반의 안정화가 이루어지지않는다.

발등을 피거나 당길 때 발목이 외전된다.

내전근의 긴장감이 풀려 다리가 협응하지 못하고 따로 움직인다.

다리를 90°로 올리지 못하거나 무릎을 굽힐 때 허벅지를 몸쪽으로 당긴다.

스프링이 중립자세 세기를 유지하지 못하고 더 이완되어 클릭 소리가 나며 늘어진다.

변형 또는 응용 동작:

오버 더 프레임으로 동작을 실시한다. 10. 바이씨클 오버 더 프레임 편을 참고한다. 캐딜락 대신 두개의 리포머 박스를 이용해서 실시할 수 있다. 이 변형 동작은 캐딜락 매트나 리포머 박스보다 아래로 다리가 내려가게 하는 동작이다. 허리가 뜨지 않도록 주의한다.

금기증/주의점: -

4. 워킹 (T) Walking (T)
1/2

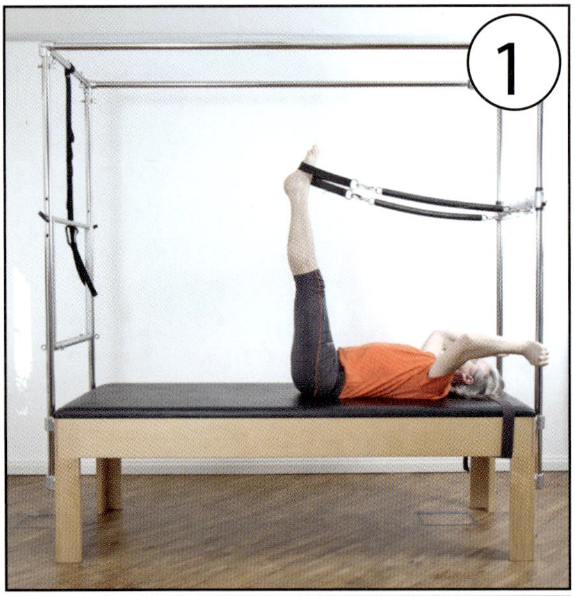

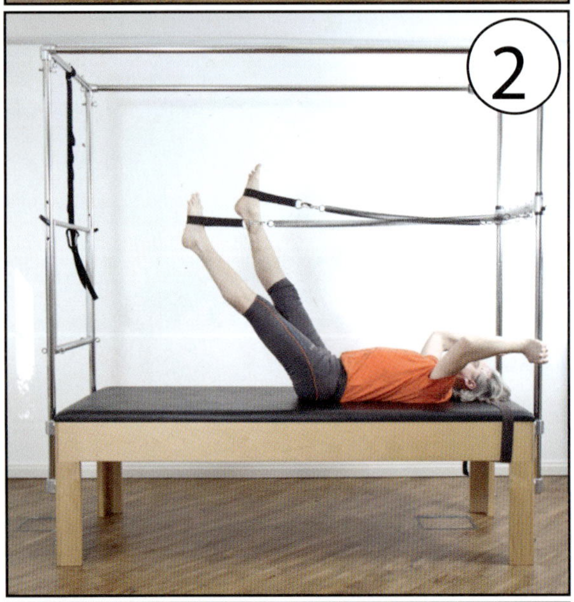

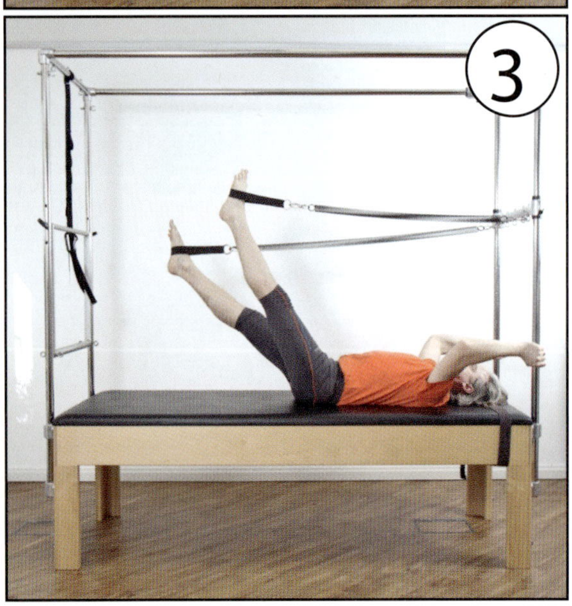

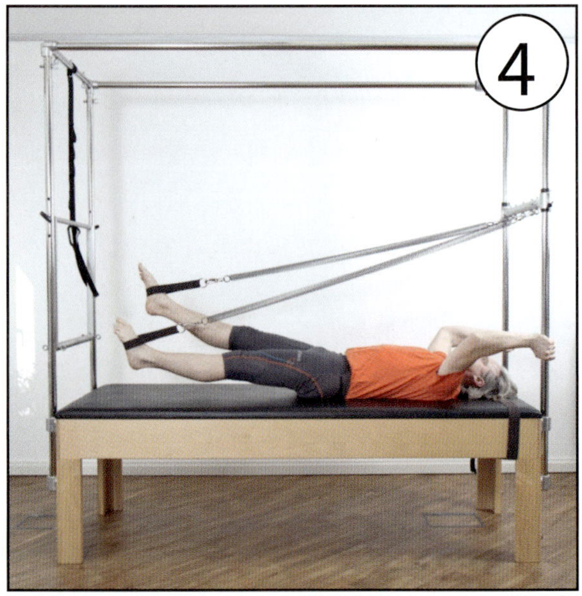

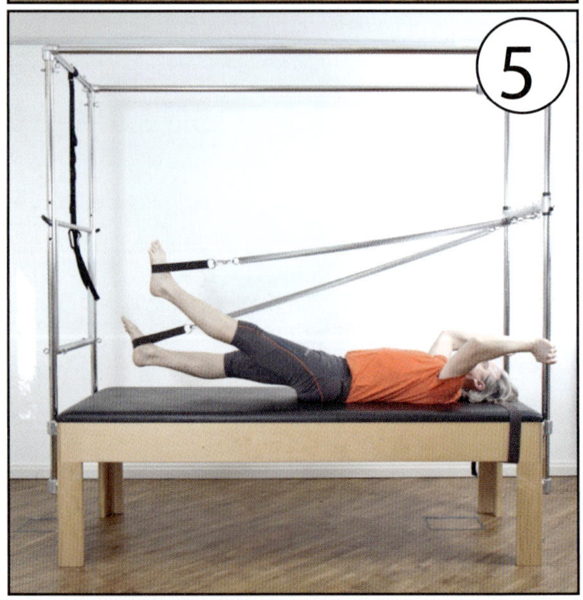

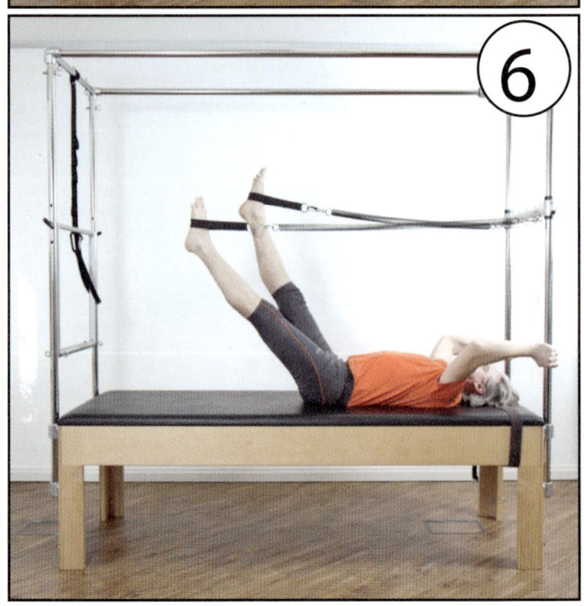

4. 워킹 (T) Walking (T) 2/2

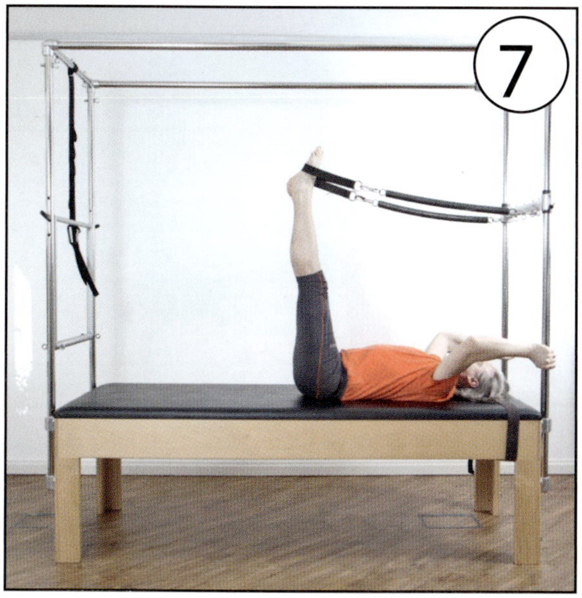

시작 자세:

레그 스프링을 80~85cm 높이에 건다. 스프링을 높이 걸수록 다리 후면 근육의 개입이 커진다. 스프링걸이 방향으로 머리를 두고 슈파인 자세로 눕는다. 캐딜락의 세로 기둥과의 거리가 팔길이 또는 팔의 반절 길이 사이여야 한다. 거리가 멀어질수록 운동강도는 세진다. 손은 살짝 어깨 위 높이에서 세로기둥을 잡고 골반과 척추는 중립자세로 유지한다. 발바닥 뒤꿈치에 가까운 아치에 루프를 걸어준다. 다리는 나란히 수직으로 곧게 뻗는다. 발등 또한 곧게 편다.

운동 목적:

엉덩이와 천장관절의 가동성.
엉덩이와 무릎의 신전근 강화.
엉덩이와 상체로부터 다리 움직임 분리.
협응력 훈련.

운동 실행: 3-7회

복부를 등쪽과 상흉부 방향으로 끌어당기고 근육으로 상체 전체를 안정화시킨다.
그림 2-4: 다리는 곧게 뻗은 채 빠르게 8걸음으로 걸어 내려온다. 작은 걸음걸이로 걷고 가급적 캐딜락 매트를 마지막 걸음에 찍을 수 있게 한다.
그림 5-7: 다리는 곧게 뻗은 채, 작은 걸음걸이로 빠르게 8걸음으로 걸어 올라온다.

흔한 실수:

골반의 안정화가 이루어지지않는다.
발등을 펼 때 발의 외전이 일어난다.
내전근의 수축이 이루어지지 않는다.
다리를 90°로 올리지 못한다.
중립자세 때의 스프링 저항을 버티지 못하고 자세가 흐트러져 스프링이 완전히 이완되어 클릭 소리가 나게 한다.

변형 또는 응용 동작:

키가 큰 사람들의 경우 더 긴 루프를 사용하거나 추가로 카라비너 고리를 사용하면 레그 스프링을 더 길게 밀어낼 수 있어 끝까지 신전했을 때 지나치게 무리가 되는 저항은 피할 수 있다. 중립척추를 유지한 채 수직 90°로 다리가 세워지지 않는다면 (골반의 후방경사와 요추의 압력이 심하게 가해지는 위험이 있다), 스프링이 부착되어 있는 방향으로 몸을 밀어 올려 위치하거나 카라비너 고리나 더 긴 루프를 사용하여 스프링의 길이를 더 길게 만들어 다리가 좀더 낮춰질 수 있게 한다. 이 경우 다리를 지나치게 90°로 세우려고 하지 않는다.
길고 부드러운 스프링(79cm 길이)을 캐딜락 높은 부분에 달고, 가능하다면 발목과 발 아치 부분을 모두 감싸는 Y자형 루프나 자이로더블 루프를 사용한다.
오버 더 프레임으로 동작을 실시한다. 10. 바이씨클 오버 더 프레임 편을 참고한다.

금기증/주의점: -

5. 비츠 (T) Beats (T)
1/2

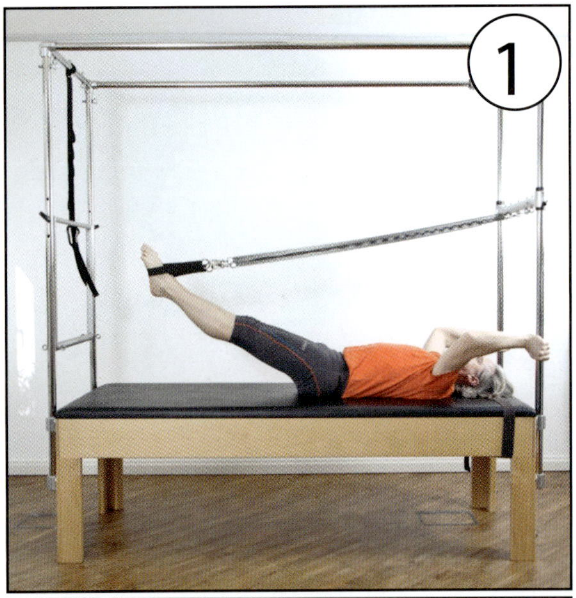

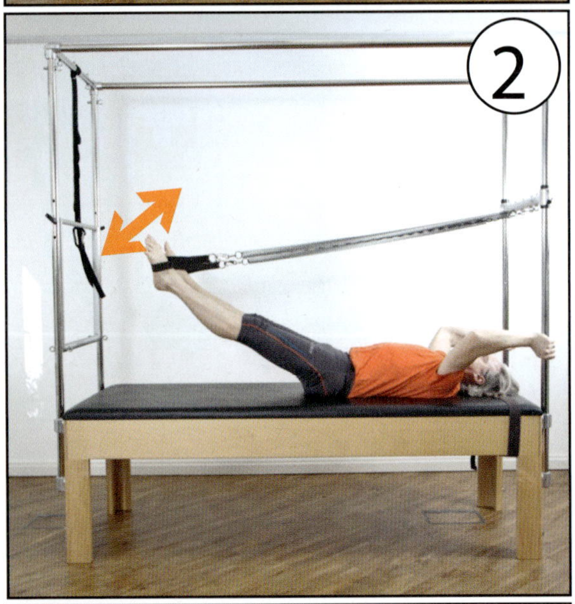

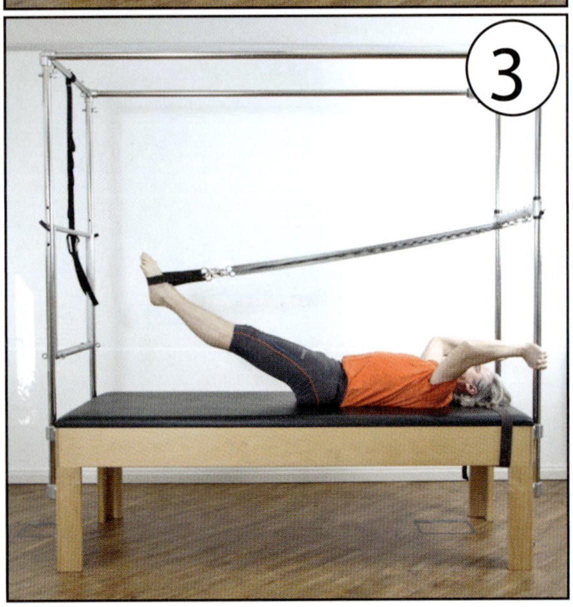

5. 비츠 (T) Beats (T) 2/2

시작 자세:

레그 스프링을 80~85cm 높이에 건다. 스프링을 높이 걸수록 다리 후면 근육의 개입이 커진다. 스프링걸이 방향으로 머리를 두고 슈파인 자세로 눕는다. 캐딜락의 세로 기둥과의 거리가 팔길이 또는 팔의 반절 길이 사이여야 한다. 거리가 멀어질수록 운동강도는 세진다. 손은 살짝 어깨 위 높이에서 세로기둥을 잡고 골반과 척추는 중립자세로 유지한다. 발바닥 뒤꿈치 가까운 아치에 루프를 걸어준다. 45° 각도로 다리를 뻗는다. 다리를 약간 외회전하여 뒤꿈치를 붙이고 발은 V자 형태를 만든다.

운동 목적:

내전근 강화.

협응력 훈련.

스프링의 저항감을 이겨내는 힘 유지.

운동 실행: 최소 10회 반복으로 3세트

복부를 등쪽과 상흉부 방향으로 끌어당기고 근육으로 상체 전체를 안정화시킨다.

빠르고 역동적이게 내전근을 사용하여 뒤꿈치를 뗐다가 다시 붙인다.

동작을 하는 동안 높이를 계속 유지한다.

10회 반복 후 잠시 정지.

다시 10회 반복 후 잠시 정지.

추가 10회 실시

흔한 실수:

스프링 자체의 진동으로 흔들리기 시작한다. 스프링 진동은 점점 더 증폭되어 위험하다. 가능한 스프링의 흔들림을 최소화하고 안정적으로 유지하려고 한다.

뒤꿈치를 너무 강하게 찧는다. 내전근의 수축에 조금 더 집중한다.

변형 또는 응용 동작:

3회의 세트를 각각 다른 높이에서 시행한다.

뒤꿈치를 너무 세게 치면, 안으로 모으는 동작보다 밖으로 벌리는 동작을 더 강조한다. 키가 매우 큰 사람들의 경우 더 긴 루프를 사용하거나 추가로 카라비너 고리를 사용하면 레그 스프링을 더 길게 밀어낼 수 있어 끝까지 신전했을 때 지나치게 무리가 되는 저항을 피할 수 있다.

길고 부드러운 스프링을 캐딜락 높은 부분(대략 79cm)에 달고, 가능하다면 발목과 발 아치 부분을 모두 감싸는 Y자형 루프나 자이로더블 루프를 사용한다.

금기증/주의점: -

6. 스몰 레그 써클 (T) Small Leg Circles (T) 1/3

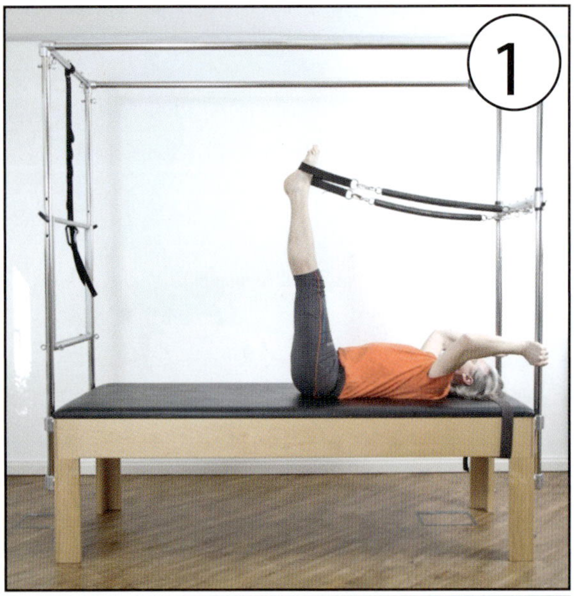

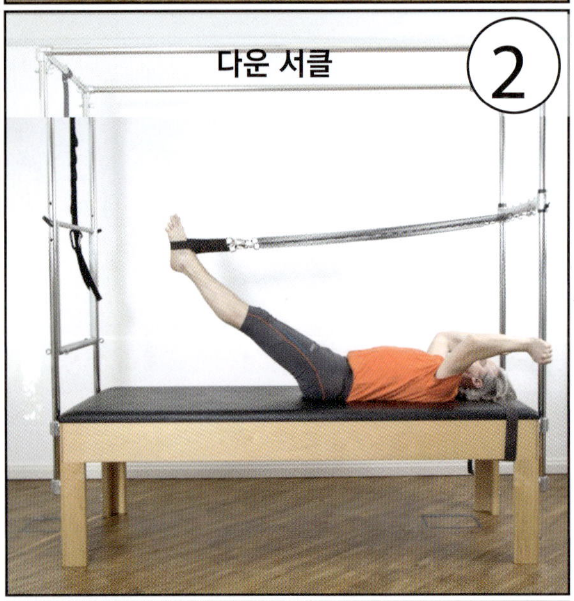

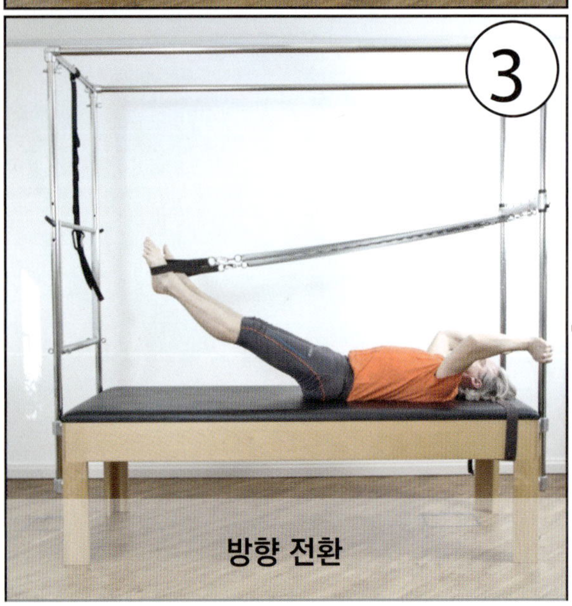

5회

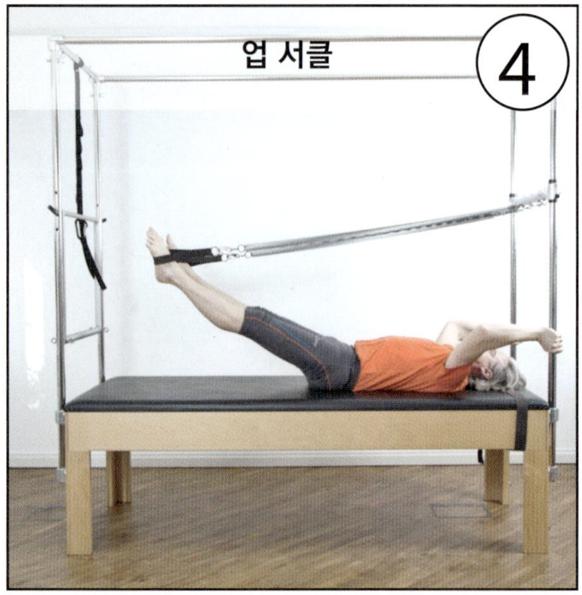

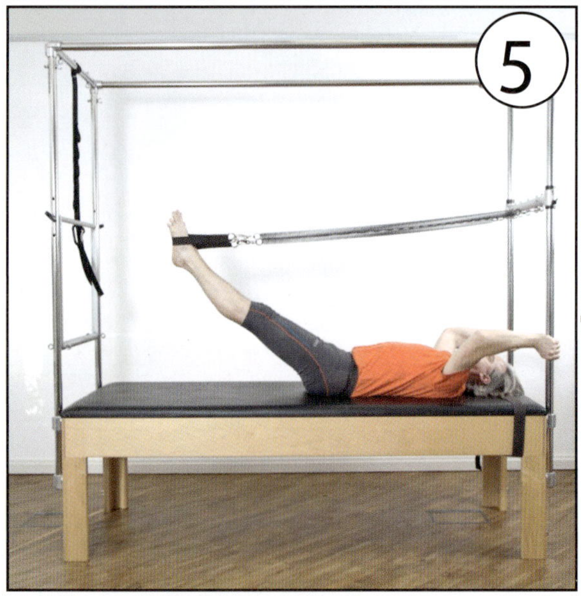

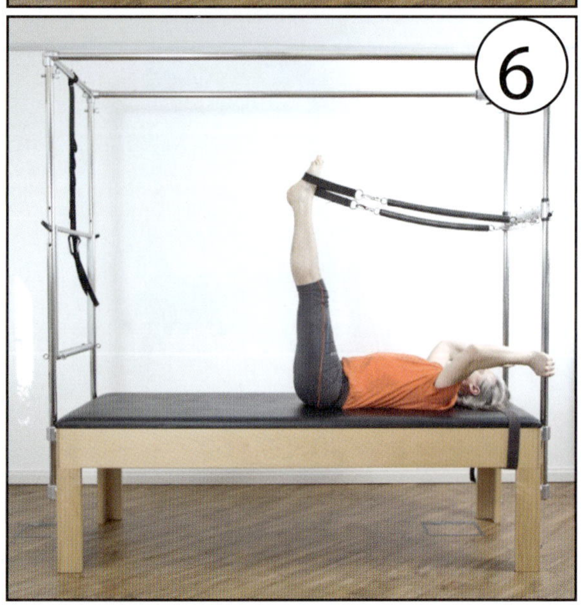

5회

6. 스몰 레그 써클 (T) Small Leg Circles (T) 2/3

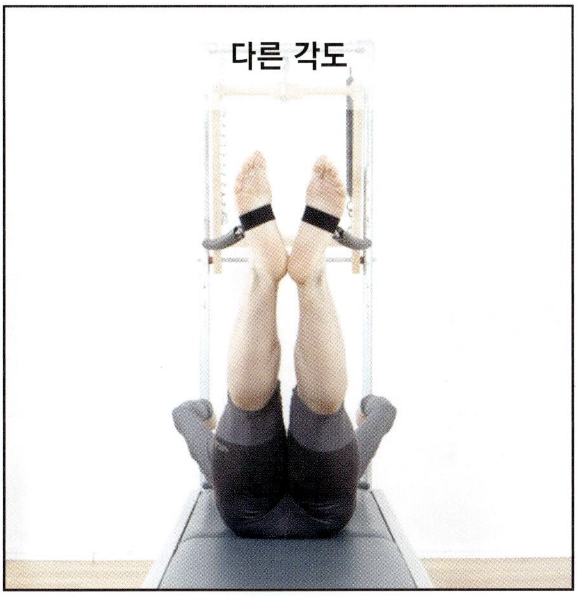

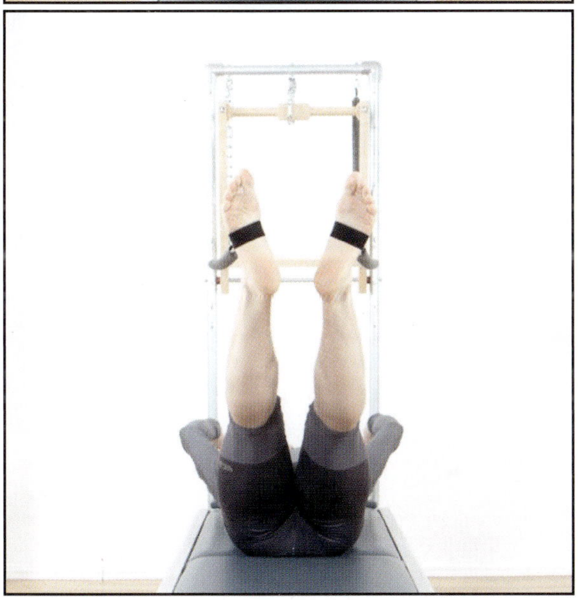

6. 스몰 레그 써클 (T) Small Leg Circles (T) 3/3

시작 자세:

레그 스프링을 80~85cm 높이에 건다. 스프링을 높이 걸수록 다리 후면 근육의 개입이 커진다. 스프링걸이 방향으로 머리를 두고 슈파인 자세로 눕는다. 캐딜락의 세로 기둥과의 거리가 팔길이 또는 팔의 반절 길이 사이여야 한다. 거리가 멀어질수록 운동강도는 세진다. 손은 살짝 어깨 위 높이에서 세로기둥을 잡고 골반과 척추는 중립자세로 유지한다. 발바닥 뒤꿈치 가까운 아치에 루프를 걸어준다. 수직으로 다리를 뻗어낸다. 다리를 약간 외회전하여 뒤꿈치를 붙이고 발은 V자 형태를 만든다.

운동 목적:

움직임의 작은 반경 안에서 다리 근육 전체와 엉덩이 신전근 강화.
협응력 훈련.

운동 실행: 5-10회

복부를 등쪽과 상흉부 방향으로 끌어당기고 근육으로 상체 전체를 안정화시킨다.
두 다리를 붙인 채 45° 각도로 내려준다.

다운 써클

꼭 붙인 두 다리를 30~40° 각도로 내려준다.
발 너비 정도로 다리를 벌린다(최대 발 길이 정도까지 허용한다).
외측으로 반원을 그리며 45°까지 다리를 올리며 두 다리를 모아준다.
5~10회 반복하고 방향을 바꾼다.

업 서클

45° 각도에서 발 너비 정도로 다리를 벌린다(최대 발길이 만큼 허용한다).
반원을 그리며 30~40°까지 다리를 내려 두 다리를 모아준다.
다리를 붙인 채 45°까지 다리를 올린다.
5~10회를 실시하고 직각 위치로 다시 돌아온다.

흔한 실수:

동작 실행에 있어 정확성이 떨어진다.
서클이 지나치게 크다.
작은 V자 형태가 유지되지 않는다.
골반 안정화가 유지되지 않는다.

변형 또는 응용 동작:

키가 매우 큰 사람들의 경우 더 긴 루프를 사용하거나 추가로 카라비너 고리를 사용하면 레그 스프링을 더 길게 밀어낼 수 있어 끝까지 신전했을 때 지나치게 무리가 되는 저항을 피할 수 있다.
길고 부드러운 스프링을 캐딜락 높은 부분에 달고, 가능하다면 발목과 발 아치 부분을 모두 감싸는 Y자형 루프나 자이로더블 루프를 사용한다.

금기증/주의점: -

7. 레그 써클 (T) Leg Circles (T)
1/3

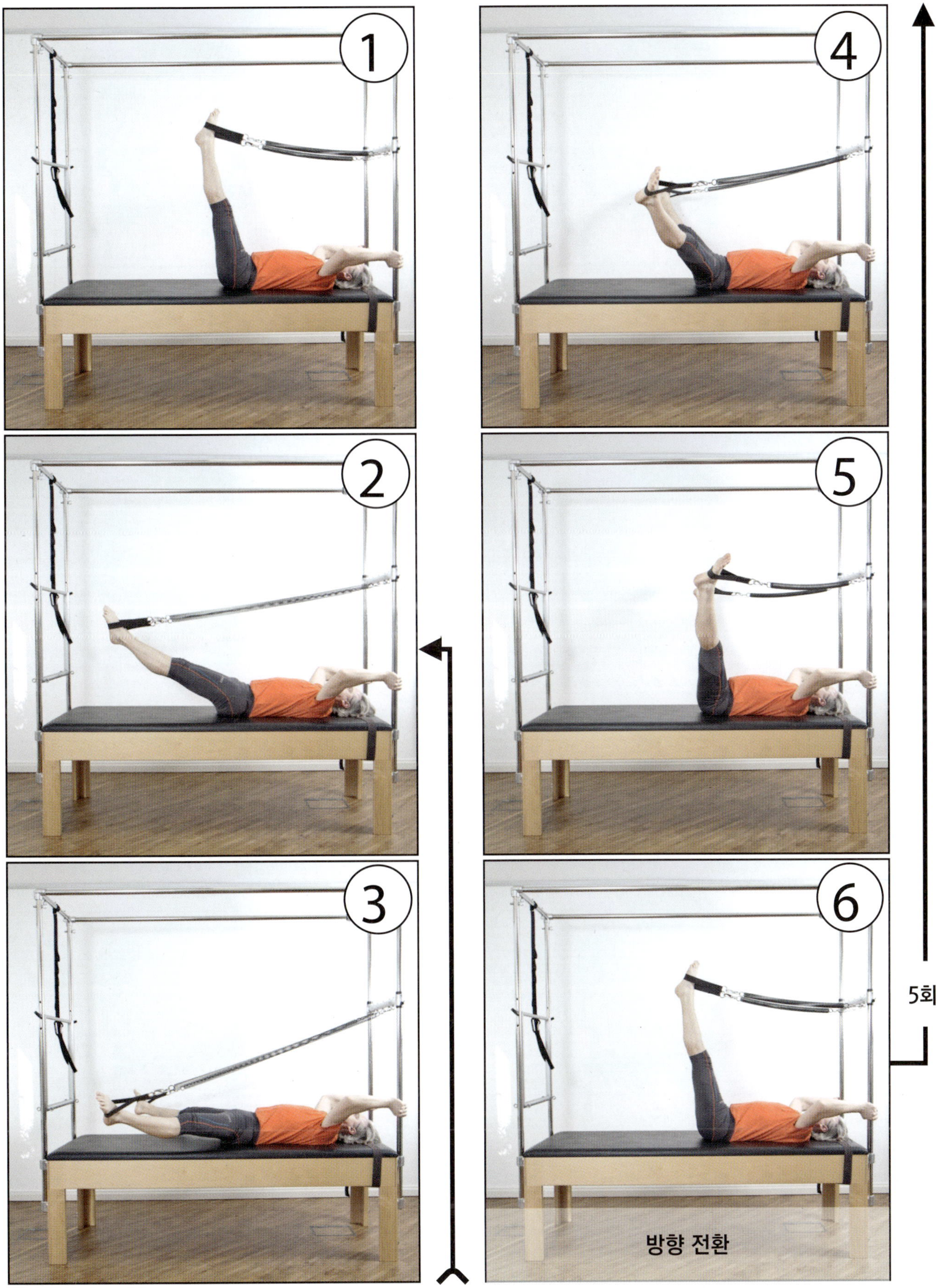

7. 레그 써클 (T) Leg Circles (T) 2/3

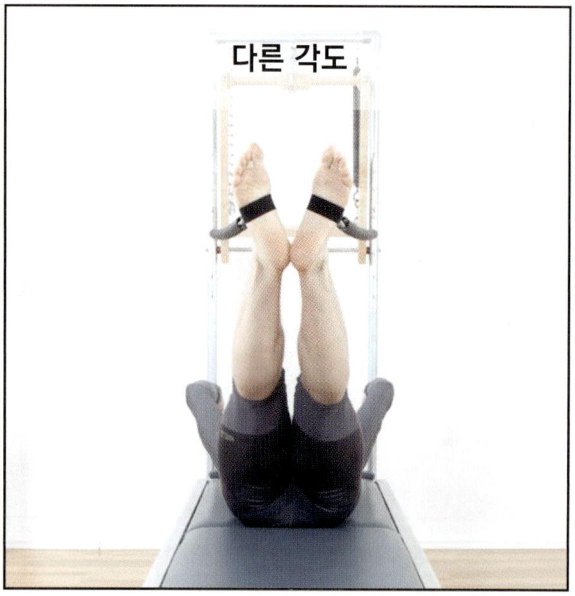

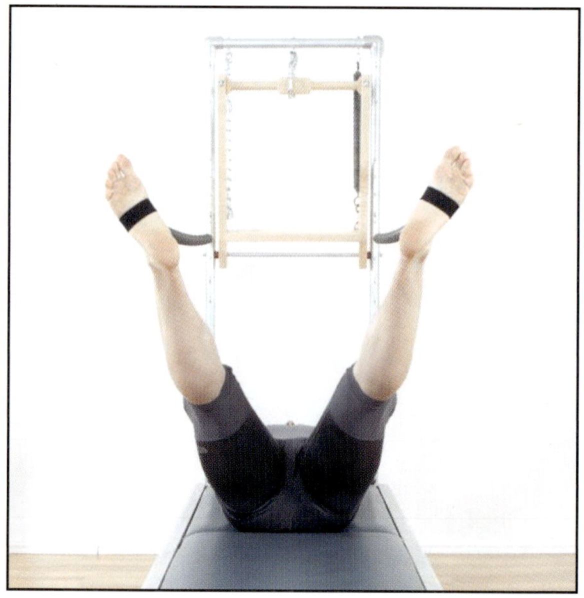

시작 자세:

레그 스프링을 80~85cm 높이에 건다. 스프링을 높이 걸수록 다리 후면 근육의 개입이 커진다. 스프링걸이 방향으로 머리를 두고 슈파인 자세로 눕는다. 캐딜락의 세로 기둥과의 거리가 팔길이 또는 팔의 반절 길이 사이여야 한다. 거리가 멀어질수록 운동강도는 세진다. 손은 살짝 어깨 위 높이에서 세로기둥을 잡고 골반과 척추는 중립자세로 유지한다. 발바닥 뒤꿈치에 가까운 아치에 루프를 걸어준다. 수직으로 다리를 뻗어낸다. 다리를 약간 외회전하여 뒤꿈치를 붙이고 발은 V자 형태를 만든다.

운동 목적:

다리 근육 전체의 강화.
특히, 내전근과 엉덩이 신전근의 강화.
엉덩이의 가동성.

운동 실행: 5-10회

복부를 등쪽과 상흉부 방향으로 끌어당기고 근육으로 상체 전체를 안정화시킨다.

다운 써클

몸을 움직이지 않고 가능한 단단히 다리를 붙여 아래로 내려준다.
다리를 양쪽으로 벌려 커다란 알파벳 "D"를 그리듯 원래 높이까지 다리를 올려준다.
5~10회 반복하고 방향을 바꾼다.

업 써클

시작 자세에서 양쪽으로 다리를 벌린다.
커다란 알파벳 "D"를 그리듯 다리를 내려 두 다리를 모아준다.
곧게 편 다리와 V자 발을 유지한 채 원래 위치로 다리를 올린다.
5~10회 반복하고 방향을 바꾼다(반복한다).

7. 레그 써클 (T) Leg Circles (T) 3/3

흔한 실수:

한쪽 다리가 밖으로 벌어지는 가동성이 더 크다면 제한된 다리 쪽으로 골반을 잡아당기는 현상이 생긴다.
따라서 좀 더 작은 서클을 만들도록 한다.
스프링이 아래쪽에 있을 때보다 위쪽에 위치할 때 더 빠른 속도로 동작이 진행되어 스프링의 장력이 빠르게 풀린다.
스프링의 이완 속도는 일정해야 한다.
골반이 후방경사 되어 스프링 장력이 완전히 풀려 갑자기 스프링이 늘어지듯 걸린다.
이 높이로는 진행하지 않는다.

변형 또는 응용 동작:

키가 큰 사람들의 경우, 더 긴 루프를 사용하거나 추가로 카라비너 고리를 사용하면 레그 스프링을 더 길게 밀어낼 수 있어 끝까지 신전했을 때 지나치게 무리가 되는 저항을 피할 수 있다. 중립척추를 유지한 채 수직 90°로 다리가 세워지지 않는다면 (골반의 후방경사와 요추의 압력이 심하게 가해지는 위험이 있다), 스프링이 부착되어 있는 방향으로 몸을 밀어 올려 위치하거나 카라비너 고리 더 사용하여 스프링의 길이를 더 길게 만들어 다리가 좀더 낮춰질 수 있게 한다. 선택적으로 다리를 지나치게 90°로 세우려고 하지 않는다.
길고 부드러운 스프링을 캐딜락 더 높은 부분에 달고, 가능하다면 발목과 발 아치 부분을 모두 감싸는 Y자형 루프나 자이로더블 루프를 사용한다.
오비 디 프레임으로 동작을 실시한다. 10. 바이써클 오비 디 프레임 편을 참고한다.
다운써클을 할 때 정확한 "D" 모양을 하려고 하지 말고 매트로 다리를 너무 강하게 눌러 내리지 않는다. 양쪽으로 다리를 벌릴 때는 다리를 약간만 낮추고 바로 제자리로 돌아온다. 윗부분으로 다리가 돌아올 때 역시 다리를 모으기 전에 약간 아래로 내린다. 마치 가운데에 긴 줄이 그어 있는 두개의 원을 그리듯 동작을 실행한다. 자석 막대기의 자성그림을 연상하도록 한다. D자를 그리는 표준 동작과 비교해서 내전근의 개입은 적지만, 이런 변형 동작은 좀더 역동적이고 외전과 외회전 근육을 조금 더 개입시킨다.
두개의 원 대신 네모를 그리도록 움직인다.
D모양에서는 V자 형 발 대신 평행한 발을 유지한다.

발목의 좀더 강화된 굴곡과 펴는 동작을 위해선 조금 더 부드러운 스프링을 사용할 것을 권한다.
업 서클을 먼저 실시한다.
발등을 당겨 배측굴곡 상태에서 두 다리는 평행하고 모아서 수직으로 세운다. 특히, 새끼발가락을 무릎을 향해 당긴다. 가능한 크게 다리를 외회전시킨다. 다리를 최대한 크게 벌리며 아래로 내린다. 반절 정도 왔을 때 발등을 펴고 동작을 이어가며 마지막 단계에서 두 다리를 붙인다. 다리는 평행하게 유지하며 발등을 당기고 수직방향으로 다리를 꼭 붙인 채 올린다.
5~10회 반복하고 다운써클을 이어 진행한다.
다리가 수직으로 세워진 상태에서 발등을 펴고 가능한 한 많이 낮게 내린다. 발등을 당겨 배측굴곡 하고 다리를 외회전하여 D자를 그리며 다리를 올린다. 두다리를 평행하게 붙이고 다시 발등을 편다.
5~10회 반복하고 방향을 바꾼다(반복한다).

금기증/주의점:

엉덩관절 전치환술을 한지 얼마 안된 사람은 탈구의 위험이 있다.

8. 씨저 (T) Scissors (T)
1/2

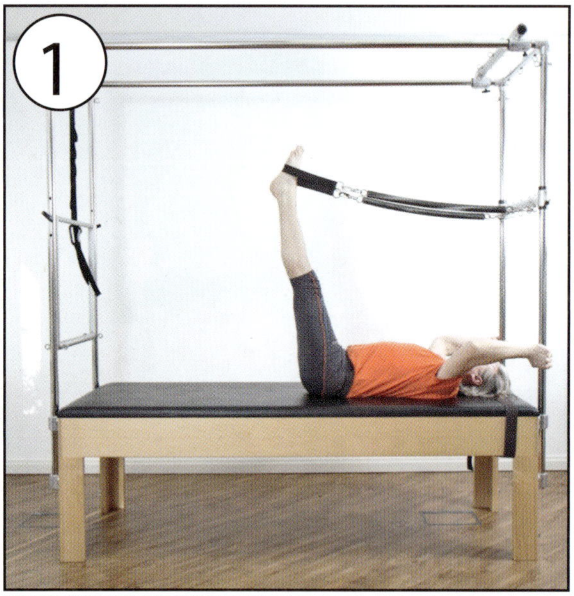

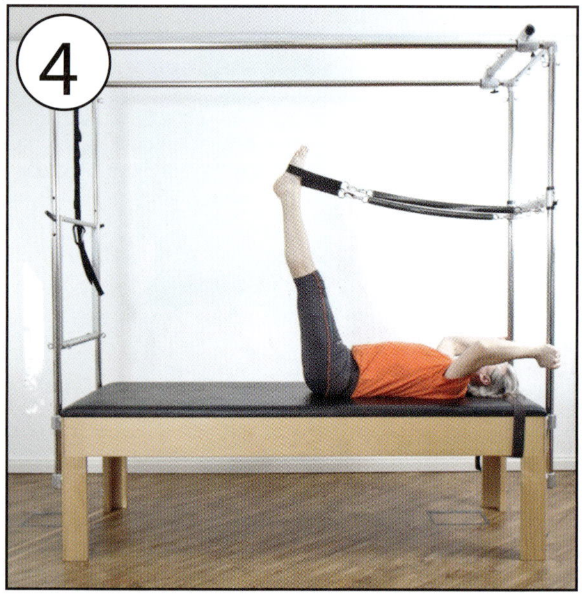

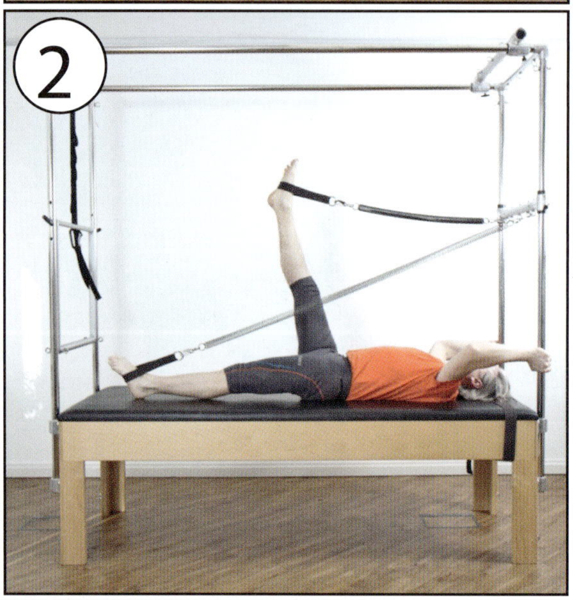

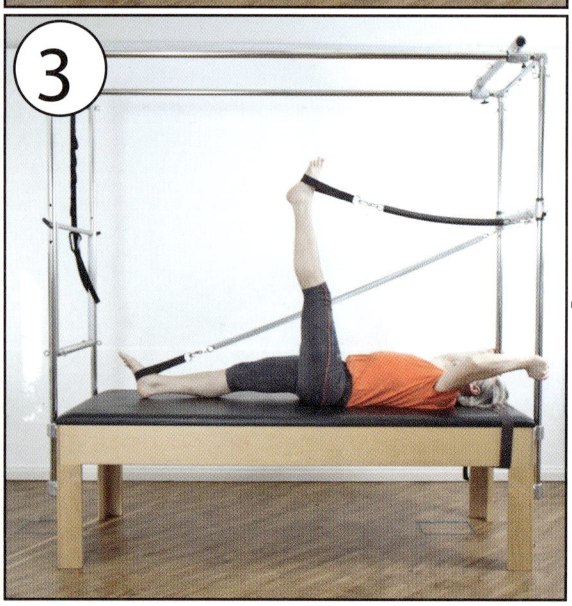

10회

8. 씨저 (T) Scissors (T) 2/2

시작 자세:

레그 스프링을 80~85cm 높이에 건다. 스프링을 높이 걸수록 다리 후면 근육의 개입이 커진다. 스프링걸이 방향으로 머리를 두고 슈파인 자세로 눕는다. 캐딜락의 세로 기둥과의 거리가 팔길이 또는 팔의 반절 길이 사이여야 한다. 거리가 멀어질수록 운동 강도는 세진다. 손은 살짝 어깨 위 높이에서 세로기둥을 잡고 골반과 척추는 중립자세로 유지한다. 발바닥 뒤꿈치 가까운 아치에 루프를 걸어준다.
내전근을 사용하여 두다리를 나란히 붙이고 수직으로 뻗는다. 중립척추를 유지한 채 수직 90°로 다리가 세워지지 않는다면 (골반의 후방경사와 요추의 압력이 심하게 가해지는 위험이 있다), 스프링이 부착되어 있는 방향으로 몸을 밀어 올려 위치하거나 카라비너 고리를 사용하여 스프링의 길이를 더 길게 만들어 다리가 좀더 낮춰질 수 있게 한다. 선택적으로 다리를 지나치게 90°로 세우려고 하지 않는다.

운동 목적:

엉덩이 신전근, 다리 뒷면 근육, 그리고 무릎 신전근 강화.
엉덩이와 천장관절의 가동성.

운동 실행: 10회

복부를 등쪽과 상흉부 방향으로 끌어당기고 근육으로 상체 전체를 안정화시킨다.
몸을 움직이지 말고 다리 하나를 최대한 멀리 아래로 내린다. 다리가 다시 제자리로 돌아오는 동안, 다른 한쪽 다리가 내려간다. 옆에서 보면, 한다리는 아래로 한다리는 위로 뻗어 큰 "L"자를 그리듯 보인다. 동작을 하는 동안 다리와 발이 최대 길이 위 아래로 움직일 때 골반이 따라 움직이지 않도록 한다. 이것은 다리를 엉덩이에서 끊임없이 멀어지게 하려는 것이다. 특히 위로 다리를 올리는 동작에서 허벅지가 엉덩이에서 최대한 멀어질 수 있게 신전하도록 한다.

흔한 실수:

다리가 움직일 때 끊임없이 골반이 따라 기울어진다.
한쪽 다리가 가동성이 더 넓어서 양쪽이 동일하게 수행이 되지 않는다.
스프링의 저항을 이겨내며 아래로 내리는 동작보다 위로 올리는 동작의 속도가 더 빠르다.
한 다리를 스프링이 완전히 이완되도록 너무 높이 들어올린다. 스프링이 달린 부분까지의 거리를 늘리거나 그리 높지 않게 스프링을 올린다.

변형 또는 응용 동작:

다리를 올리는 동작에서 엉덩이에서 대퇴골이 더 늘어나는 듯한 느낌을 강하게 하려면, 손 날을 이용해 다리 밑부분에서 올라오는 다리 허벅지를 직접적으로 밀어내도록 한다.
키가 큰 사람들의 경우, 더 긴 루프를 사용하거나 추가로 카라비너 고리를 사용하면 레그 스프링을 더 길게 밀어낼 수 있어 끝까지 신전했을 때 지나치게 무리가 되는 저항을 피할 수 있다. 길고 부드러운 스프링을 캐딜락 더 높은 부분에 달고, 가능하다면 발목과 발 아치 부분을 모두 감싸는 Y자형 루프나 자이로더블 루프를 사용한다.
약간 외회전시키고 V자로 발을 벌려 동작을 실행한다.
최대 각도로 넓게 동작을 실행한다. 오버 더 프레임으로 동작을 실시한다. 10. 바이씨클 오버 더 프레임 편을 참고한다. 양발을 펴지 말고 발등을 당겨 배측굴곡시킨다. 위로 다리를 당길 때 발을 당기고 아래로 밀어낼 때 발을 펴서 동작한다. 반대로 당길 때 발을 펴고 밀어낼 때 발을 굽혀서 동작을 실행한다.

금기증/주의점: -

9. 바이씨클 (T) Bicycle (T)
1/4

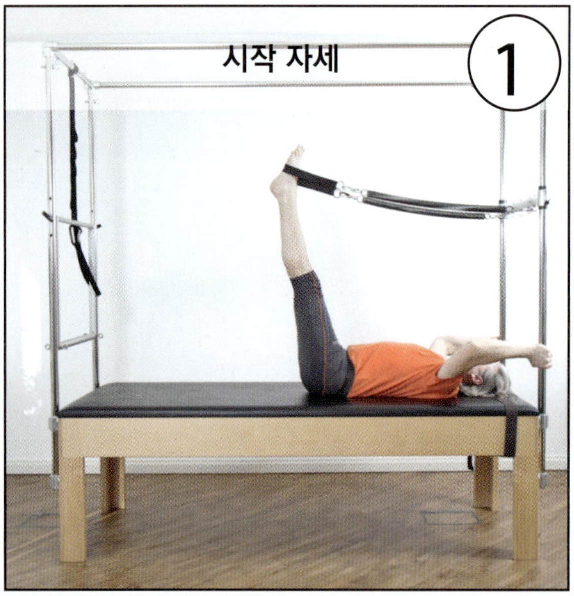

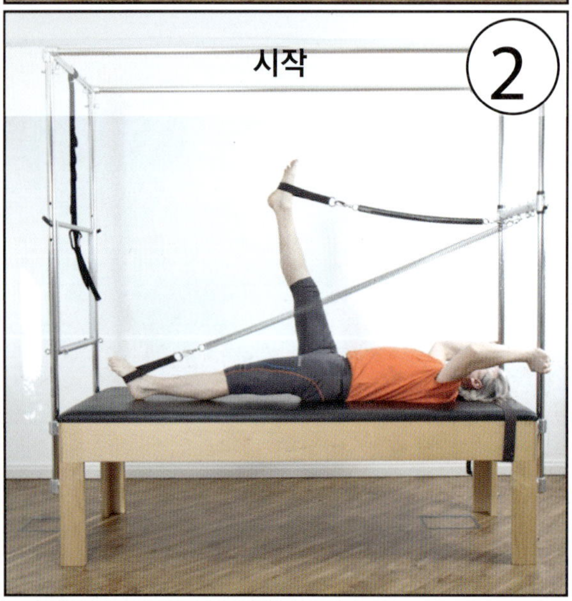

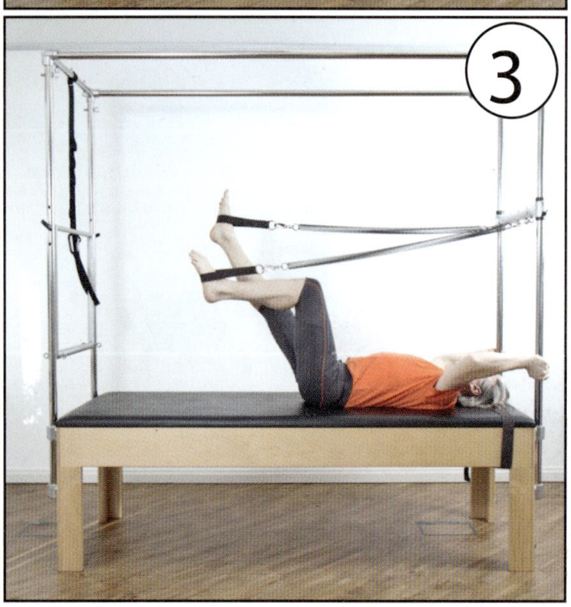

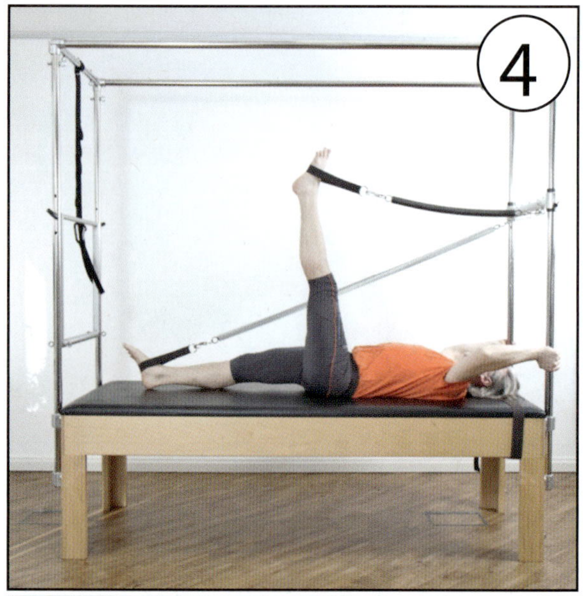

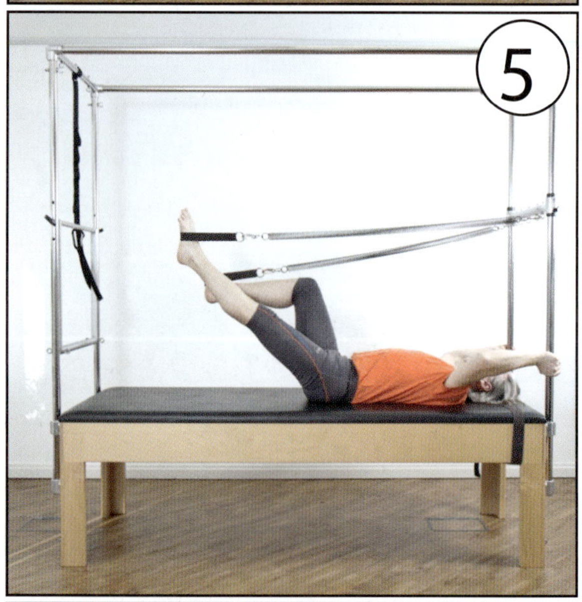

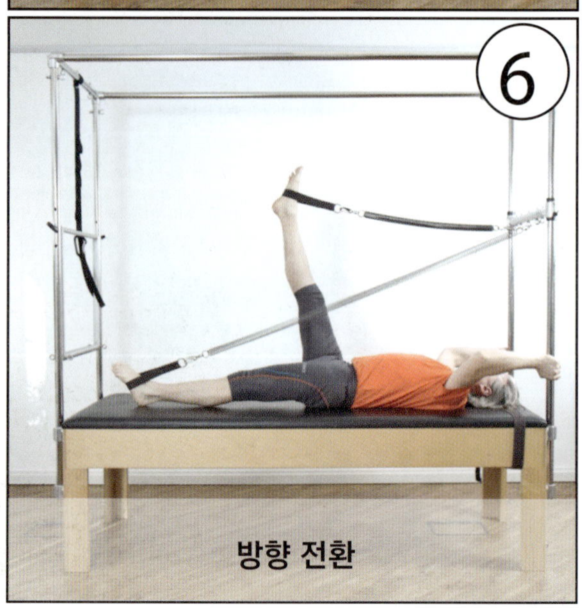

9. 바이씨클 (T) Bicycle (T)
2/4

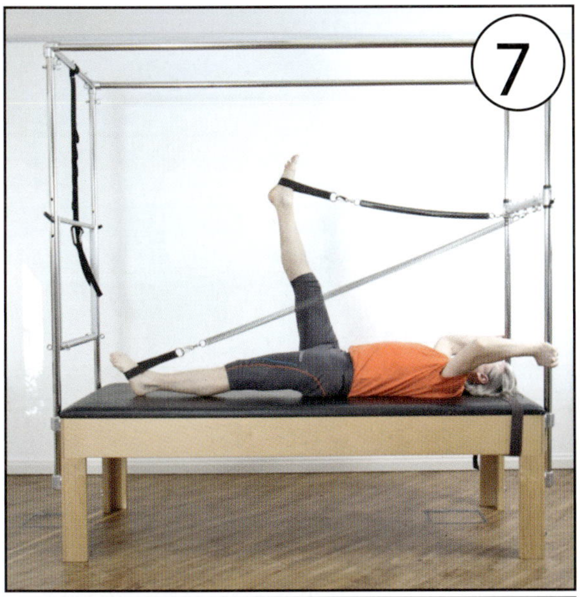

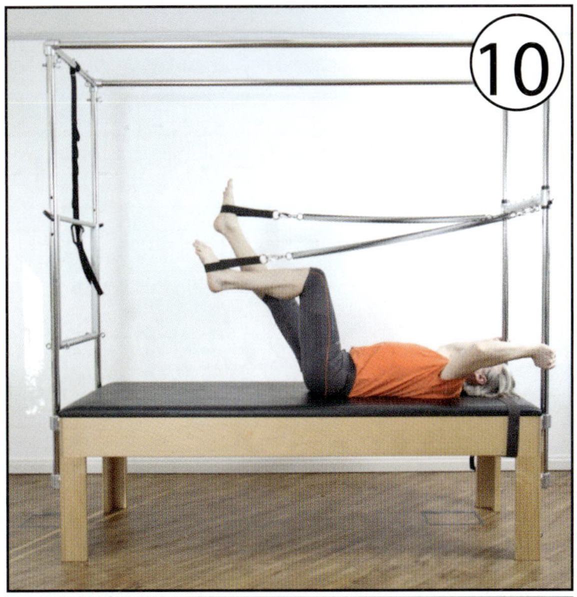

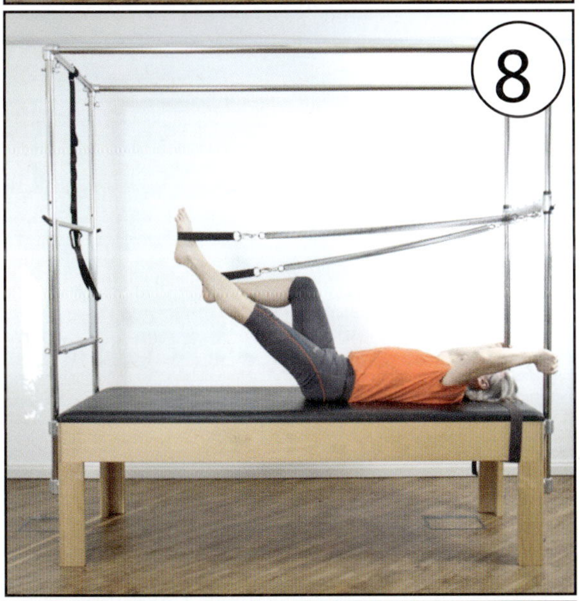

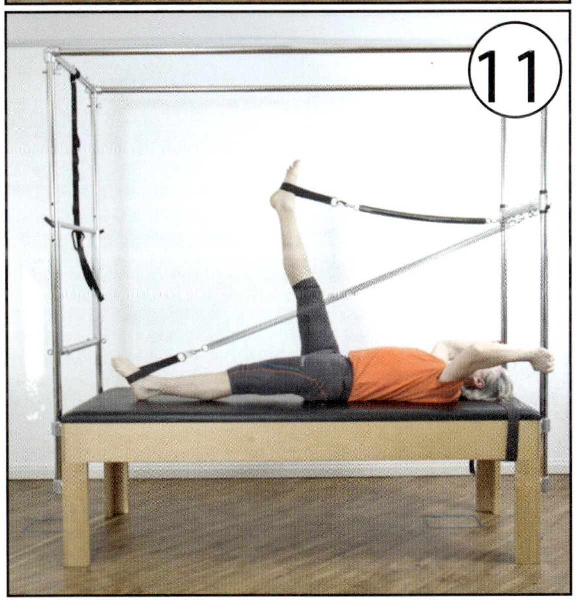

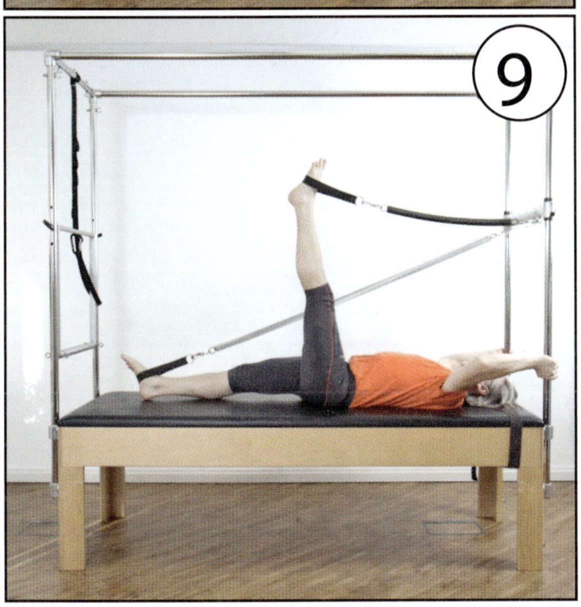

9. 바이씨클 (T) Bicycle (T) 3/4

시작 자세:

레그 스프링을 80~85cm 높이에 건다. 스프링을 높이 걸수록 다리 후면 근육의 개입이 커진다.
Note: 바이씨클은 전통적인 동작이지만, 예외적으로 대안적 방법이 처음에 소개될 것이다. 전통적인 동작은 "변형 또는 응용 동작" 부분을 참고하기 바란다.
스프링걸이 방향으로 머리를 두고 슈파인 자세로 눕는다. 캐딜락의 세로 기둥과의 거리가 팔길이 또는 팔의 반절 길이 사이여야 한다. 거리가 멀어질수록 운동강도는 세진다. 손은 살짝 어깨 위 높이에서 세로기둥을 잡고 골반과 척추는 중립자세로 유지한다. 발바닥 뒤꿈치 가까운 아치에 루프를 걸어준다.
발등을 편 채 다리는 나란히 천장을 향해 곧게 뻗는다. 중립척추를 유지한 채 수직 90°로 다리가 세워지지 않는다면 (골반의 후방경사와 요추의 압력이 심하게 가해지는 위험이 있다), 스프링이 부착되어 있는 방향으로 몸을 밀어 올려 위치하거나 카라비너 고리를 사용하여 스프링의 길이를 더 길게 만들어 다리가 좀더 낮춰질 수 있게 한다. 선택적으로 다리를 지나치게 90°로 세우려고 하지 않는다.

운동 목적:

무릎의 신전근과 굽힘근 그리고 엉덩이 신전근의 강화.
엉덩이와 천장관절의 가동성.
협응력의 증진.

운동 실행: 5-10회

복부를 등쪽과 상흉부 방향으로 끌어당기고 근육으로 상체 전체를 안정화시킨다.
그림 2: 곧게 뻗은 왼쪽 다리를 아래로 내린다.
그림 3: 왼쪽 다리를 구부리면, 오른 다리는 아래로 이미 내려가기 시작한다. 왼쪽 무릎을 구부릴 때 정강이가 항상 캐딜락 매트와 평행해야 한다. 테이블탑 자세가 될 때까지 정강이 위에 올려놓은 접시가 흔들리지 않게 동작을 한다고 상상한다. 동작을 수행하는 동안 스프링은 정강이에 닿지 않는다.
그림 4: 골반 위로 왼쪽 무릎이 위치하자 마자(테이블탑 자세) 왼쪽 다리를 천장으로 쭉 뻗는다. 무릎을 골반 바로 위에서 자세를 유지하고 몸 쪽으로 더 이상 당기지 않도록 한다. 오른 다리는 완전히 매트에 내려 놓는다.
그림 5: 오른 다리를 위로 다시 올리는 한편 왼다리를 편 상태로 아래로 내린다. 정강이가 항상 캐딜락 매트와 평행하도록 유지하며 오른다리를 구부린다.
그림 6: 테이블탑 자세에서 골반 위로 오른 무릎이 위치하자 마자 오른 다리를 천장으로 쭉 뻗는다. 무릎을 골반 바로 위에서 자세를 유지하고 몸 쪽으로 더 이상 당기지 않도록 한다. 왼 다리는 완전히 매트에 내려 놓는다.
5~10회 반복하고 방향을 바꿔 실행한다.

흔한 실수:

골반이 다리가 움직일 때마다 수없이 기울어진다.
다리를 너무 높이 올려 스프링이 늘어지게 이완된다. 스프링이 달린 부분까지의 거리를 늘려준다.
다리를 구부리면서 무릎을 많이 당겨 허벅지가 90° 각도보다 크게 넘어오게 된다.

9. 바이씨클 (T) Bicycle (T)
4/4

변형 또는 응용 동작:

전통적인 동작에서는, 무릎은 밖으로 향하고 스프링은 측면에서 달려있는 채로 다리는 외회전한다.
동작에서 조금 더 정확도를 올리려면 한다리만 가지고 동작을 실행한다.
동작을 수행하지 않는 다리는 매트에 스프링 제거한 채로 내려놓거나 스프링을 걸 되 수동적으로 다리를 걸어둔다.
길고 부드러운 스프링을 캐딜락 더 높은 부분에 달고, 가능하다면 발목과 발 아치 부분을 모두 감싸는 Y자형 루프나 자이로더블 루프를 사용한다.
오버 더 프레임으로 동작을 실시한다. 10. 바이씨클 오버 더 프레임 편을 참고한다.
양발을 펴지 말고 발등을 당겨 배측굴곡시킨다.
위로 다리를 당길 때 발을 당기고 아래로 밀어낼 때 발을 펴서 동작한다.
반대로 당길 때 발을 펴고 밀어낼 때 발을 굽혀서 동작을 실행한다.

금기증/주의점: -

10. 바이씨클 오버 더 프레임 (M) Bicycle over the Frame (M) 1/4

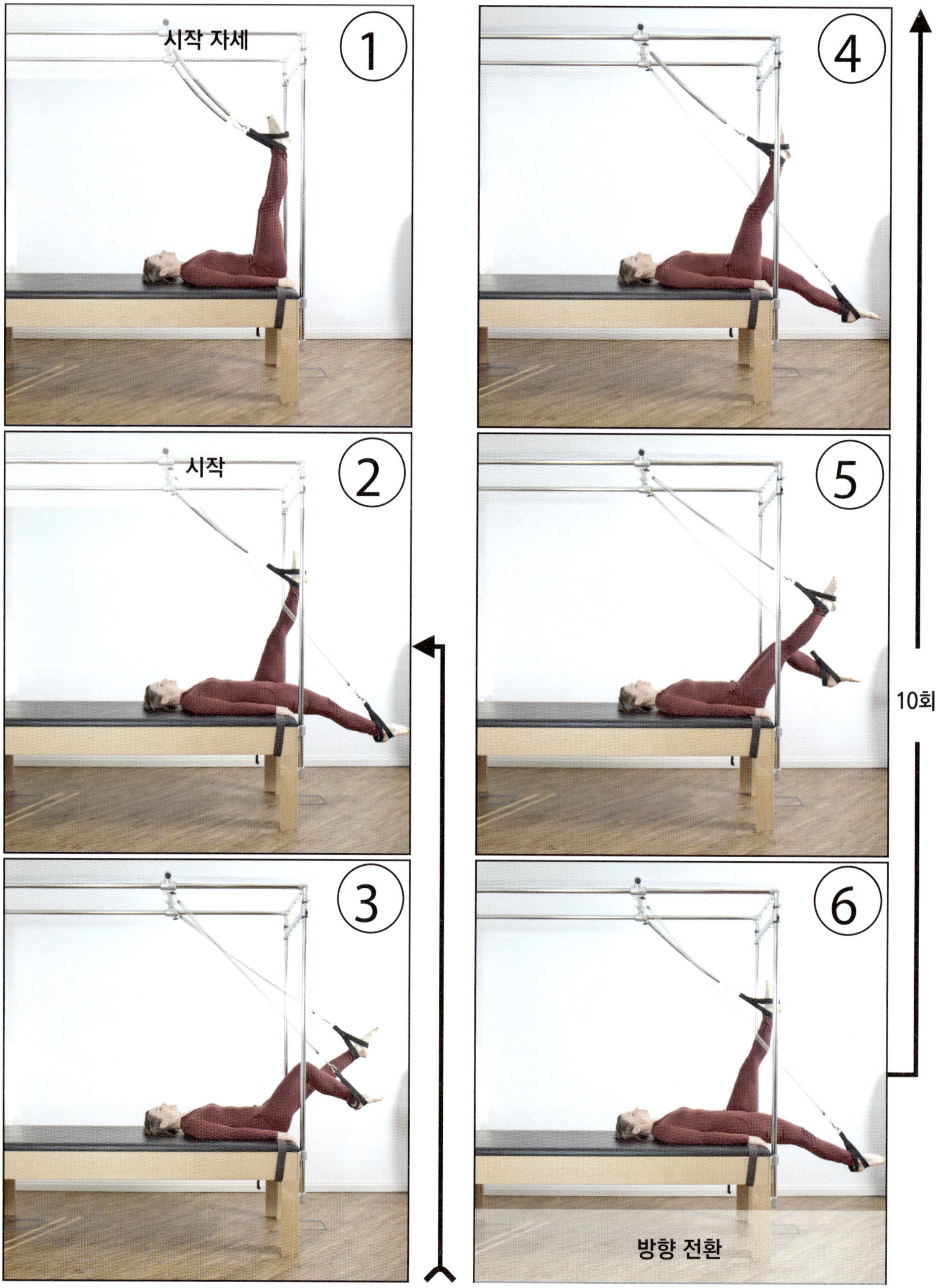

10. 바이씨클 오버 더 프레임 (M) Bicycle over the Frame (M) 2/4

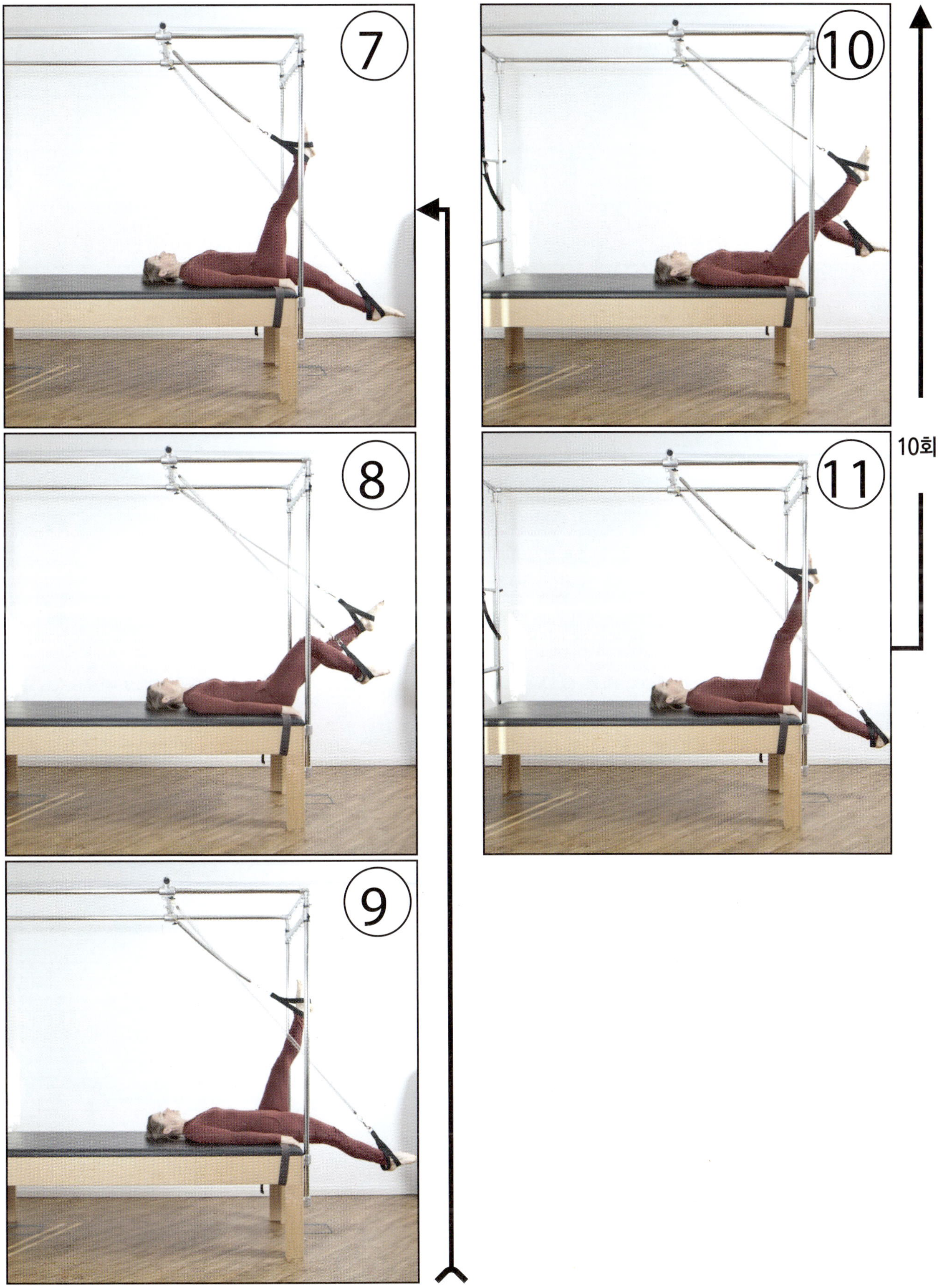

10. 바이씨클 오버 더 프레임 (M) Bicycle over the Frame (M) 3/4

시작 자세:

긴 레그 스프링을 트라페즈 바에 건다. 바는 안면 바로 위에 위치시킨다. 스프링걸이를 바로 바라보며 캐딜락 안쪽으로 머리를 두고 슈파인 자세로 눕는다. 골반과 척추는 중립자세로 유지한다. 가능하다면 발목과 발 아치 부분을 모두 감싸는 Y자형 루프나 자이로더블 루프를 사용해서 발바닥에 루프를 걸어준다. 발등을 편 채 다리는 나란히 천장을 향해 곧게 뻗는다. 중립척추를 유지한 채 수직 90°로 다리가 세워지지 않는다면 (골반의 후방경사와 요추의 압력이 심하게 가해지는 위험이 있다), 스프링이 부착되어 있는 방향으로 몸을 밀어 올려 위치하거나 카라비너 고리를 사용하여 스프링의 길이를 더 길게 만들어 다리가 좀더 낮춰질 수 있게 한다. 선택적으로 다리를 지나치게 90°로 세우려고 하지 않는다.

운동 목적:

무릎 신전근, 다리 후면근육 그리고 엉덩이 신전근의 강화.
엉덩이의 심부 굴곡근의 스트레칭.
엉덩이와 천장관절의 가동성.
협응력 증진.

운동 실행: 방향에 따라 5-10회

복부를 등쪽과 상흉부 방향으로 끌어당기고 근육으로 상체 전체를 안정화시킨다.
그림 2: 곧게 편 오른 다리를 가능한 아래로 내린다. 허리가 뜨거나 흉곽이 벌어지지 않게 한다.
그림 3: 오른 다리가 구부러질 때, 왼다리는 이미 내려가기 시작한다. 오른 다리를 구부리는 동안 정강이가 언제나 캐딜락 매트와 평행을 유지하게 주의한다. 다리는 긴장감을 늦추지 않는다.
그림 4: 골반 위로 오른 무릎이 위치하자 마자(테이블 자세) 다리를 천장으로 쭉 뻗는다. 무릎을 골반 위에 유지시키고 더 이상 당기지 않는다. 왼쪽다리는 이미 가장 낮은 곳에 위치한다.
그림 5: 왼다리가 올라오기 시작하면서 오른 다리도 곧게 편 채 아래로 내린다. 다리를 구부리면서 정강이가 캐딜락 매트와 평행을 유지하도록 주의한다
그림 6: 왼 다리가 테이블탑 자세로 골반 위로 위치하면 다리를 천장으로 곧게 편다. 무릎을 골반 바로 위로 유지하고 더 이상 당기지 않는다. 오른 다리는 이 시점에 가장 낮은 위치에 내려가 있다.
5~10회 반복하고 방향을 바꾸어 실행한다

흔한 실수:

골반이 다리가 움직일 때마다 수없이 기울어진다.
허리가 뜬다.
한 다리가 곧게 천장을 향해 신전되어있을 때 다른 다리가 아래로 내려가지 못한다.
한 다리가 너무 높이 올라가 스프링이 늘어지도록 이완된다. 트라테즈 바의 위치를 조정한다.

10. 바이씨클 오버 더 프레임 (M) Bicycle over the Frame (M) 4/4

변형 또는 응용 동작:

발은 찰리 채플린(Charlie Chaplin) 자세로 하고, 다리는 최대한 큰 회전으로 실행한다.
동작에서 조금 더 정확도를 올리려면 한다리만 가지고 동작을 실행한다.
동작을 수행하지 않는 다리는 매트에 스프링 제거한 채로 내려놓거나 또는 매트 위에 세워놓거나, 스프링을 걸 되 수동적으로 다리를 걸어둔다.
양발을 펴지 말고 발등을 당겨 배측굴곡시킨다.
위로 다리를 당길 때 발을 당기고 아래로 밀어낼 때 발을 펴서 동작한다.
반대로 당길 때 발을 펴고 밀어낼 때 발을 굽혀서 동작을 실행한다.
타워나 월유닛에서는 두개의 리포머 박스를 사용해서 상대적으로 높은 레그 스프링을 달고 동작을 실행할 수 있다.
대체 방안으로, 신전이 잘 되지 않는 다리는 문박스, 볼, 또는 폼롤러를 골반 아래 두고 실행할 수 있다.

금기증/주의점:

엉덩관절 전치환술을 한지 얼마 안된 사람은 탈구의 위험이 있다. 따라서 바닥과 수평할 때까지 다리를 아래로 내리는 동작은 하지 않는다. 대신, "9. 바이씨클" 동작을 실행한다.

11. 로어 레그 리프트 (M) Lower Legs Lift (M) 1/2

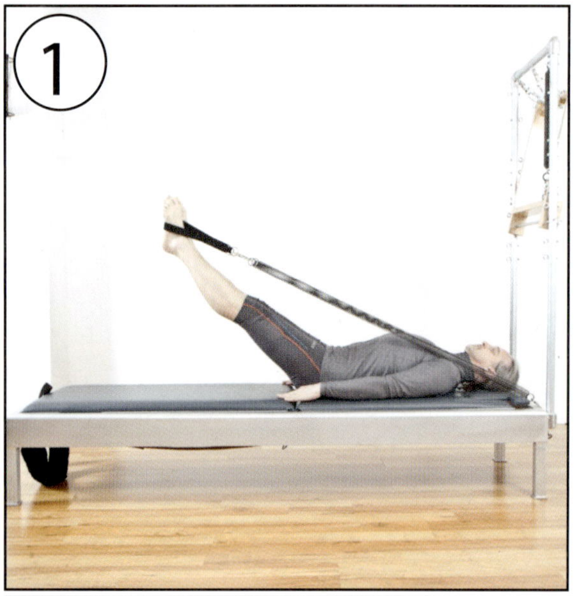

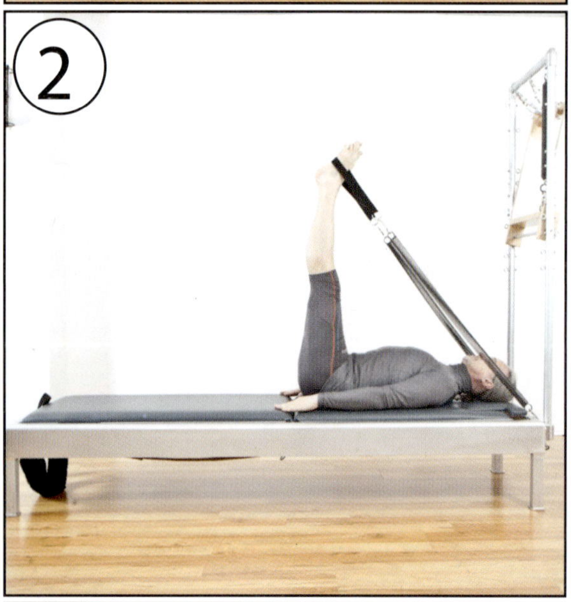

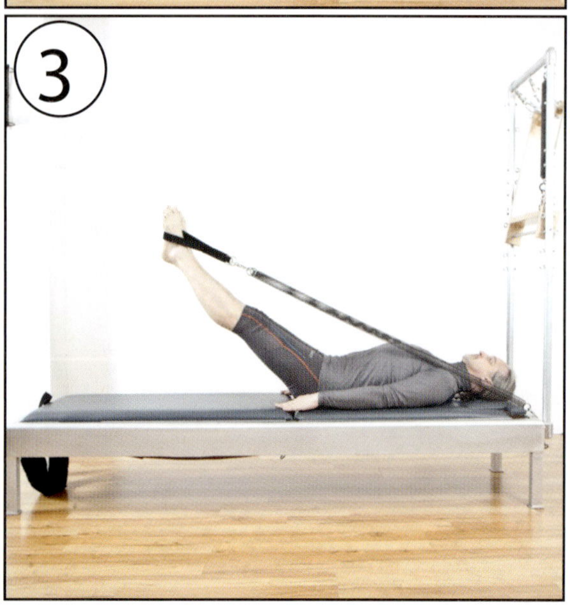

11. 로어 레그 리프트 (M) Lower Legs Lift (M) 2/2

시작 자세:

가능한 전통적인 레그 스프링을 매트 높이에 단다. 스프링걸이 방향으로 머리를 두고 슈파인 자세로 눕는다. 캐딜락의 세로 기둥과의 거리가 팔길이 또는 팔의 반절 길이 사이여야 한다. 거리가 멀어질수록 운동강도는 세진다. 양 팔을 쭉 뻗어 몸 옆 매트에 내려놓는다. 팔 후면 근육 전체와 손바닥으로 지긋이 매트에 압력을 가한다. 척추와 골반은 중립상태를 유지한다. 발바닥 뒤꿈치 가까운 아치에 루프를 걸어준다. 다리는 약간 외회전 시키고 작은 V자 모양(뒤꿈치는 붙이고 양 발가락은 벌린)의 발모양을 하고 쭉 뻗는다. 45° 각도로 다리를 뻗어 스프링이 어깨에 닿지 않으면서 어깨 위에 위치하게 자세를 잡는다.

운동 목적:

골반의 안정화.
엉덩이 신전근, 다리 후면근 그리고 무릎 신전근 강화.

운동 실행: 5-7회

복부를 등쪽과 상흉부 방향으로 끌어당기고 근육으로 상체 전체를 안정화시킨다.
골반이 움직이지 않게 유지하며 두다리를 꼭 모은 채 천장을 향해 뻗어준다. 이것은 동작 중에 요추가 움직이지 않는다는 의미이기도하다. 다리를 시작 위치로 다시 내려준다.

흔한 실수:

동작하는 동안 골반이 기울어지거나 요추가 펴진다.

변형 또는 응용 동작:

키가 큰 사람들의 경우, 추가로 카라비너 고리를 사용하면 레그 스프링을 더 길게 밀어낼 수 있어 끝까지 신전했을 때 지나치게 무리가 되는 저항을 피할 수 있다.
동작의 난이도를 더 높이고 싶다면 스프링걸이에서 조금 멀어지게끔 몸을 밀어낸다. 이렇게 하면 고관절의 더 많은 굴곡을 시킬 수 있다. 전통적인 레그 스프링을 80~85cm 높이에 걸어 사용한다.
요추의 움직임을 회원에게 가시적으로 보여주고 싶다면, 카타누가의 스태블라이저 바이오 피드백(Chattanooga STABILIZER™ Pressure Bio-Feedback)이 유용하다고 알려져있다.
요추 아래에 스태블라이저의 압력커프를 놓고 약 40 mmHg, 즉 40,000 millitorr (아날로그 혈압계에서 파생된 수은의 밀리미터 단위의 약자) 정도 공기를 주입시킨다. "로어 레그 리프트" 동작을 수행하게 하고 압력이 유지되도록 인지시킨다. 다른 방법으로는, 조금 더 저렴한 아날로그 혈압계가 사용될 수 있다. 그러나 상완에 연결되는 압력계의 두 선은 더 부드러운 재질로 만들어져 있어 골반이 닿도록 그 위에 눕게 되면 그 선들이 방해물이 되서 결국 압력계는 유효하지 않게 된다.

금기증/주의점: -

12. 리포머 동작인 프로그 (M) Reformer based Frog (M)

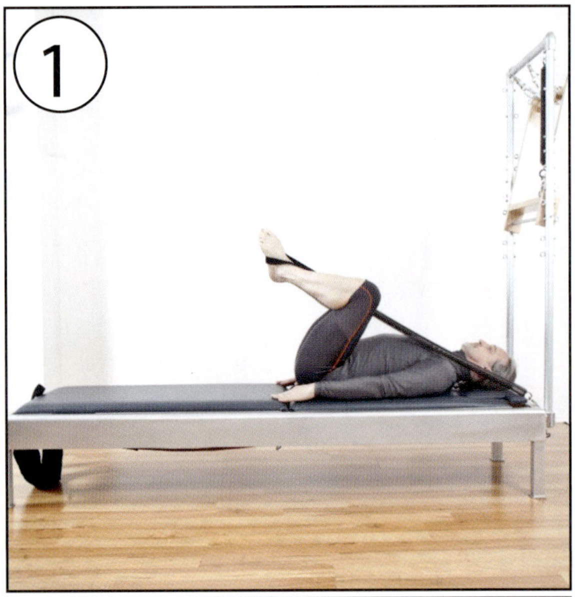

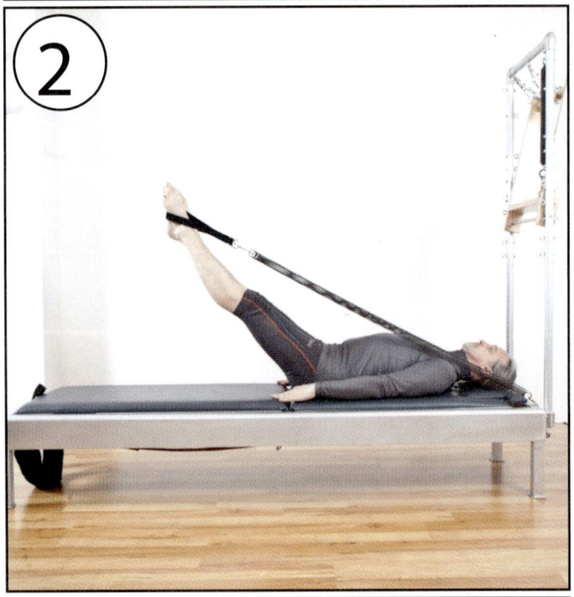

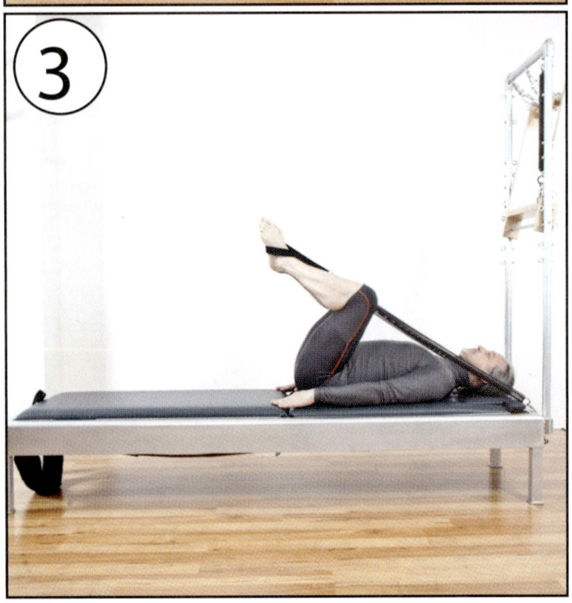

시작 자세:

가능한 전통적인 레그 스프링을 매트 높이에 단다.
스프링걸이 방향으로 머리를 두고 슈파인 자세로 눕는다.
캐딜락의 세로 기둥과의 거리가 팔길이 또는 팔의 반절 길이 사이여야 한다. 거리가 멀어질수록 운동강도는 세진다.
양 팔을 쭉 뻗어 몸 옆 매트에 내려놓는다. 팔 후면 근육 전체와 손바닥으로 지긋이 매트에 압력을 가한다. 척추와 골반은 중립상태를 유지한다. 발바닥 뒤꿈치 가까운 아치에 루프를 걸어준다. 다리는 약간 외회전 시키고 작은 V자 모양(뒤꿈치는 붙이고 양 발가락은 벌린)의 발모양을 하고 쭉 뻗는다. 어깨너비 간격으로 무릎을 구부리고 발은 무릎보다 약간 높게 위치시킨다. 프로그 자세이다.

운동 목적:

골반의 안정화.
내전근과 무릎 신전근의 강화.

운동 실행: 3-7회

복부를 등쪽과 상흉부 방향으로 끌어당기고 근육으로 상체 전체를 안정화시킨다.
45° 각도로 다리를 뻗어 스프링이 어깨에 닿지 않으면서 어깨위에 위치하게 자세를 잡는다. 내전근을 사용하여 동작을 개시하고 잠깐 동안 다리를 신전했다가 다시 구부려 시작 자세로 돌아온다.

흔한 실수:

시작 단계에서 내전근의 힘이 약해 무릎이 어깨보다 더 넓게 벌어진다.
무릎 신전근을 과도하게 사용하여 동작을 실행한다.
다리를 거의 수직으로 뻗는다.

변형 또는 응용 동작:

키가 큰 사람들의 경우, 추가로 카라비너 고리를 사용하면 레그 스프링을 더 길게 밀어낼 수 있어 끝까지 신전했을 때 지나치게 무리가 되는 저항을 피할 수 있다.
동작의 난이도를 더 높이고 싶다면 스프링걸이에서 조금 멀어지게끔 몸을 밀어낸다. 이렇게 하면 고관절의 더 많은 굴곡을 시킬 수 있다.

금기증/주의점: -

13. 리포머 동작인 오프닝 (M) Reformer based Openings (M) 1/2

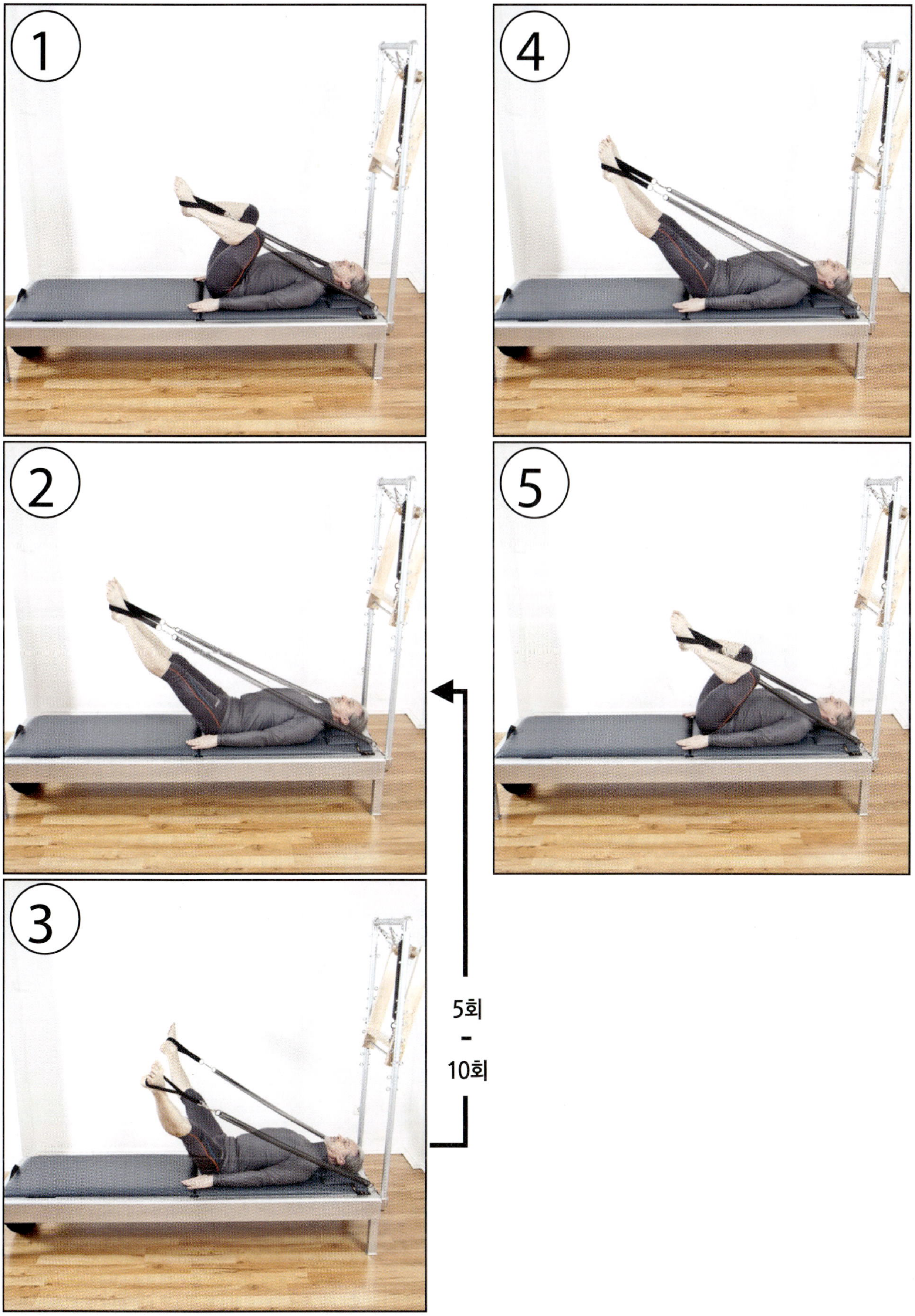

13. 리포머 동작인 오프닝 (M) Reformer based Openings (M) 2/2

시작 자세:

가능한 전통적인 레그 스프링을 매트 높이에 단다. 스프링걸이 방향으로 머리를 두고 슈파인 자세로 눕는다. 캐딜락의 세로 기둥과의 거리가 팔길이 또는 팔의 반절 길이 사이여야 한다. 거리가 멀어질수록 운동강도는 세진다. 양 팔을 쭉 뻗어 몸 옆 매트에 내려놓는다. 팔 후면 근육 전체와 손바닥으로 지긋이 매트에 압력을 가한다. 척추와 골반은 중립상태를 유지한다. 발바닥 뒤꿈치 가까운 아치에 루프를 걸어준다. 다리는 약간 외회전 시키고 작은 V자 모양(뒤꿈치는 붙이고 양 발가락은 벌린)의 발모양을 하고 쭉 뻗는다. 어깨너비 간격으로 무릎을 구부리고 발은 무릎보다 약간 높게 위치시킨다. 프로그 자세이다.

운동 목적:

골반의 안정화.
내전근의 강화와 스트레칭.

운동 실행: 5-10회

복부를 등쪽과 상흉부 방향으로 끌어당기고 근육으로 상체 전체를 안정화시킨다.
45° 각도로 다리를 뻗어 스프링이 어깨에 닿지 않으면서 어깨위에 위치하게 자세를 잡는다. 내전근을 사용하여 동작을 개시하고 잠깐 동안 다리를 뻗어 신전한다. 그리고 내전근의 스트레칭이 될 때까지 다리를 외전한다.
5~10회 반복하고 시작 자세로 돌아온다.

흔한 실수:

시작 자세로 돌아올 때 다리가 거의 수직으로 움직여 돌아와 45°를 유지하지 못하고 수직상태에서 사이드로만 움직이게 된다.

변형 또는 응용 동작:

키가 큰 사람들의 경우, 추가로 카라비너 고리를 사용하면 레그 스프링을 더 길게 밀어낼 수 있어 끝까지 신전했을 때 지나치게 무리가 되는 저항을 피할 수 있다.
동작의 난이도를 더 높이고 싶다면 스프링걸이에서 조금 멀어지게끔 몸을 밀어낸다. 이렇게 하면 고관절의 더 많은 굴곡을 시킬 수 있다.
내전근의 다른 부분까지 스트레칭을 하고자 한다면, 다리를 90°로 올려 수직상태에서 양측 사이드방향으로 움직인다. 전통적인 레그 스프링을 높이 80~85cm 높이에서 사용한다.

금기증/주의점:

민감한 무릎인 경우, 최대각까지 크게 동작을 하지 않도록 한다. 외전 시 불편감이 있다면 무릎을 구부리고 다리를 모아준다.

14. 리포머 동작인 익스텐디드 프로그 (M) Reformer based Extended Frog (M) 1/3

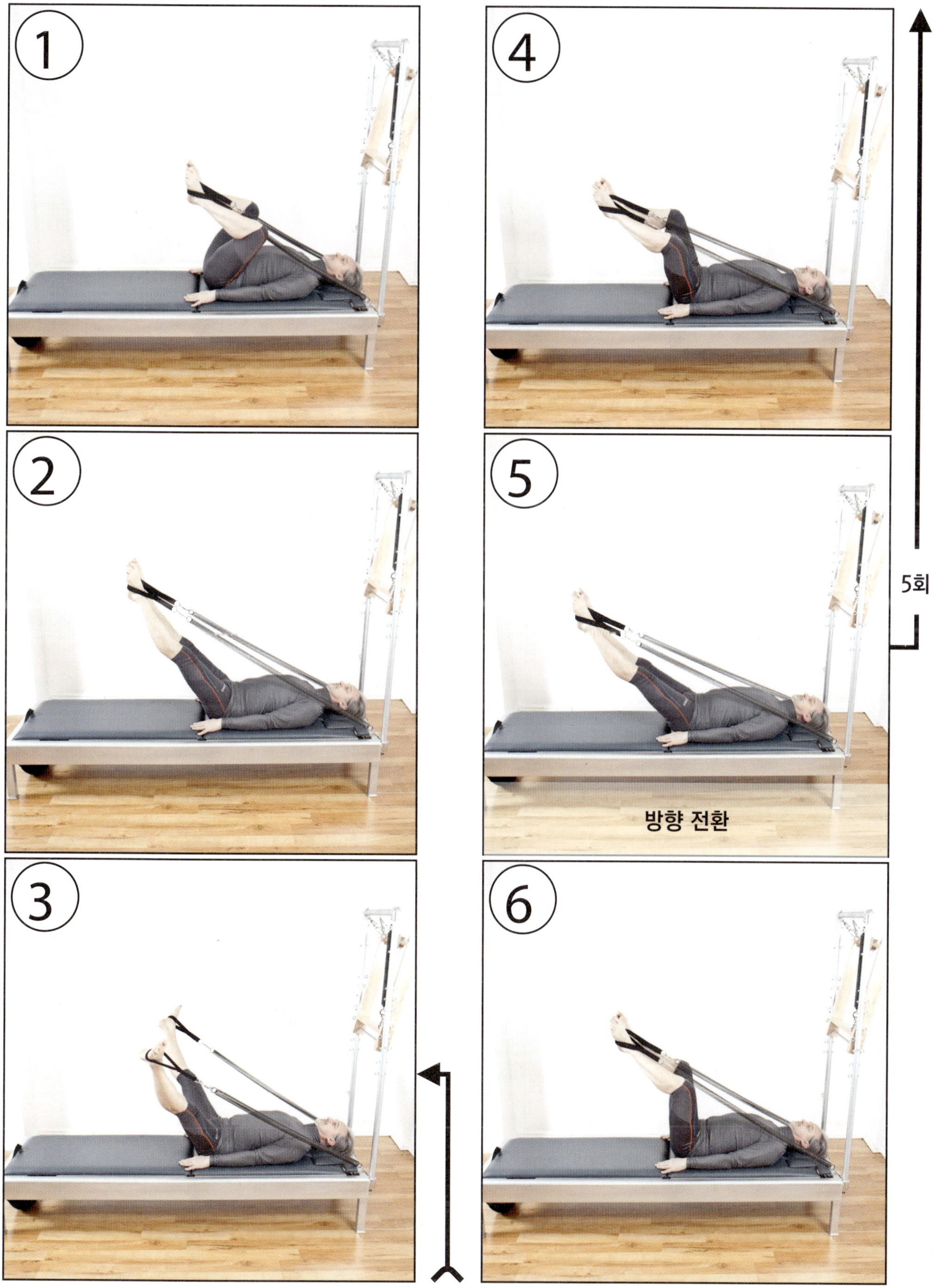

14. 리포머 동작인 익스텐디드 프로그 (M) Reformer based Extended Frog (M) 2/3

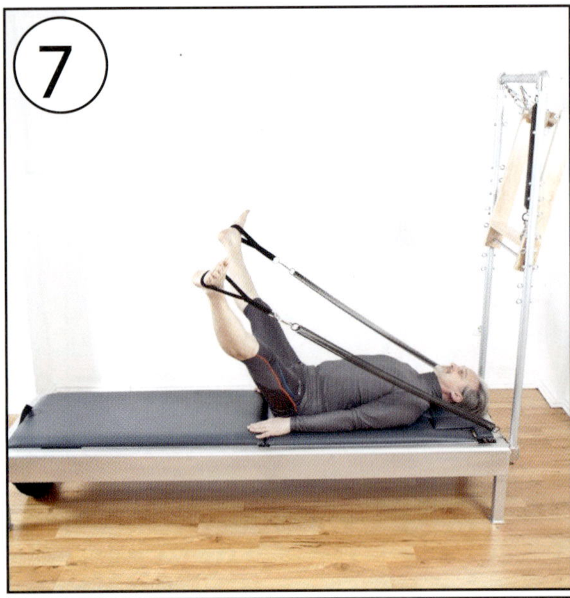

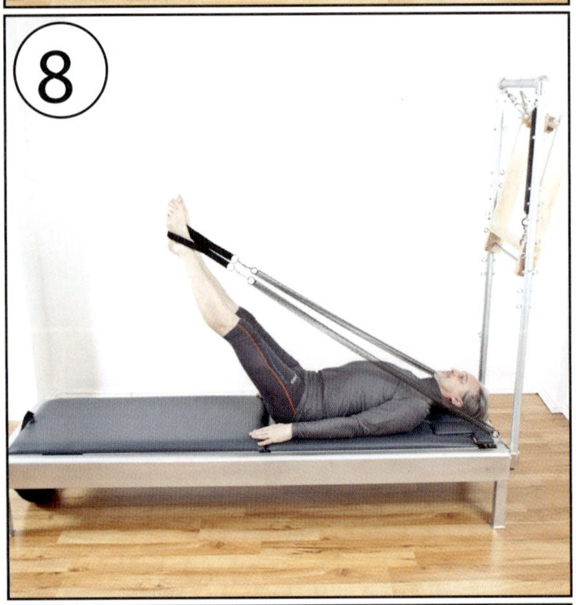

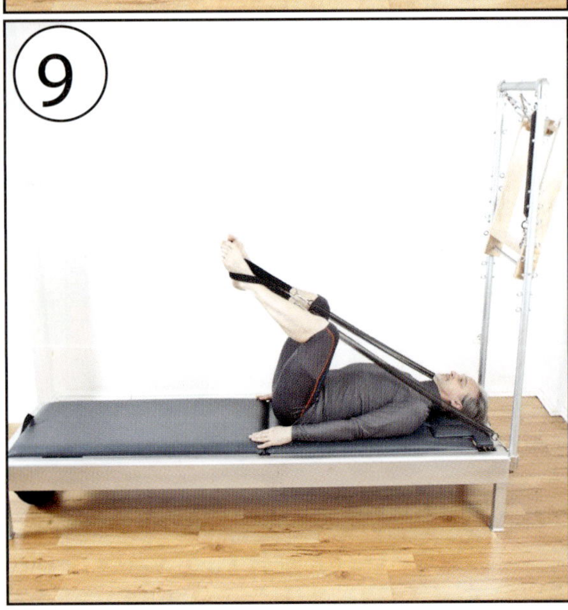

5회

14. 리포머 동작인 익스텐디드 프로그 (M) Reformer based Extended Frog (M) 3/3

시작 자세:

가능한 전통적인 레그 스프링을 매트 높이에 단다. 스프링걸이 방향으로 머리를 두고 슈파인 자세로 눕는다. 캐딜락의 세로 기둥과의 거리가 팔길이 또는 팔의 반절 길이 사이여야 한다. 거리가 멀어질수록 운동강도는 세진다. 양 팔을 쭉 뻗어 몸 옆 매트에 내려놓는다. 팔 후면 근육 전체와 손바닥으로 지긋이 매트에 압력을 가한다. 척추와 골반은 중립상태를 유지한다. 발바닥 뒤꿈치 가까운 아치에 루프를 걸어준다. 다리는 약간 외회전 시키고 작은 V자 모양(뒤꿈치는 붙이고 양 발가락은 벌린)의 발모양을 하고 쭉 뻗는다. 어깨너비 간격으로 무릎을 구부리고 발은 무릎보다 약간 높게 위치시킨다. 프로그 자세이다.

운동 목적:

골반의 안정화.
다리 후면 근육과 무릎 신전근의 강화.
내전근의 강화와 스트레칭.

운동 실행: 방향에 따라 5-7회

복부를 등쪽과 상흉부 방향으로 끌어당기고 근육으로 상체 전체를 안정화시킨다.
그림 2-5: 45° 각도로 다리를 뻗어 스프링이 어깨에 닿지 않으면서 어깨위에 위치하게 자세를 잡는다. 내전근을 사용하여 동작을 개시하고 잠깐 동안 다리를 뻗어 신전한다. 그리고 내전근의 스트레칭이 될 때까지 다리를 외전한다. 무릎을 굽혀 뒤꿈치를 다시 붙인다. 가능한 무릎에서 아랫다리 부분만 움직여 동작을 실행한다. 허벅지는 움직이지 않는다. 마치 무릎이 밖으로 당겨지는 느낌이다. 다리는 다이아몬드 모양을 만들게 된다. 커다란 볼을 다리로 끌어안는 듯 상상한다.
다시 다리를 뻗어낸다. 5~7회 반복하고 방향을 바꾸어 진행한다.
그림 6-9: 다리가 다이아몬드 모양으로 되거나 다소 더 구부려 프로그 자세처럼 된다. 다리를 벌리고 가능한 무릎에서 아랫다리 부분만 움직여 동작을 실행한다. 허벅지는 움직이지 않는다. 발의 높이는 그대로 유지한 채, 다리를 붙인다. 다리를 다시 구부린다. 5~7회 반복한다.

흔한 실수:

뒤꿈치를 붙일 때 허벅지의 위치가 유지되지 못한다. 방향을 바꾸어 실행할 때 다리를 벌리는 과정에서도 역시 같은 문제가 발생한다.

변형 또는 응용 동작:

키가 큰 사람들의 경우, 추가로 카라비너 고리를 사용하면 레그 스프링을 더 길게 밀어낼 수 있어 끝까지 신전했을 때 지나치게 무리가 되는 저항을 피할 수 있다. 동작의 난이도를 더 높이고 싶다면 스프링걸이에서 조금 멀어지게끔 몸을 밀어낸다. 이렇게 하면 고관절의 더 많은 굴곡을 시킬 수 있다. 전통적인 레그 스프링을 높이 80~85cm 높이에서 사용한다. 길고 부드러운 스프링을 캐딜락 높은 부분에 달고, 가능하다면 발목과 발 아치 부분을 모두 감싸는 Y자형 루프나 자이로더블 루프를 사용한다.
45°에서 동작을 하는 대신, 부드러운 레그 스프링(더 높은 곳에 걸린), 또는 전통적인 레그 스프링(80~85cm 높이에 걸린)을 사용하여 되도록 캐딜락 매트와 평행하게 매트까지 내려 동작을 실행한다.

금기증/주의점: -

15. 리포머 동작인 숏 스파인 (M) Reformer based Short Spine (M) 1/3

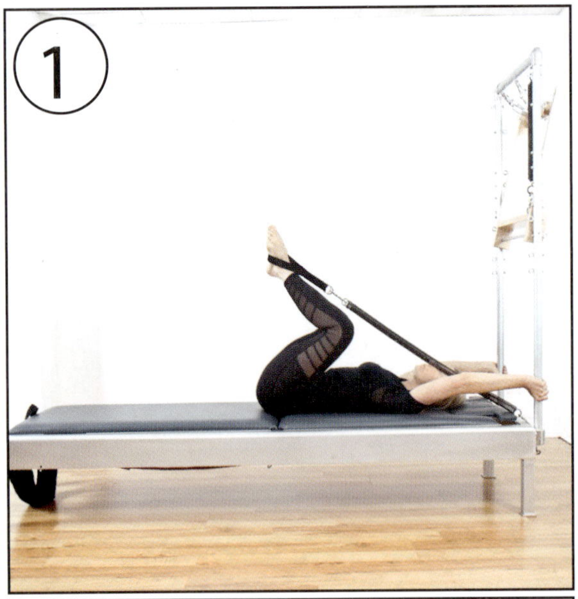

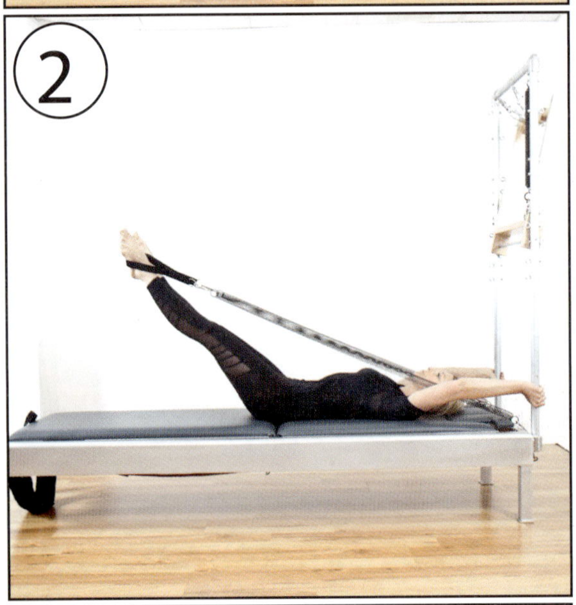

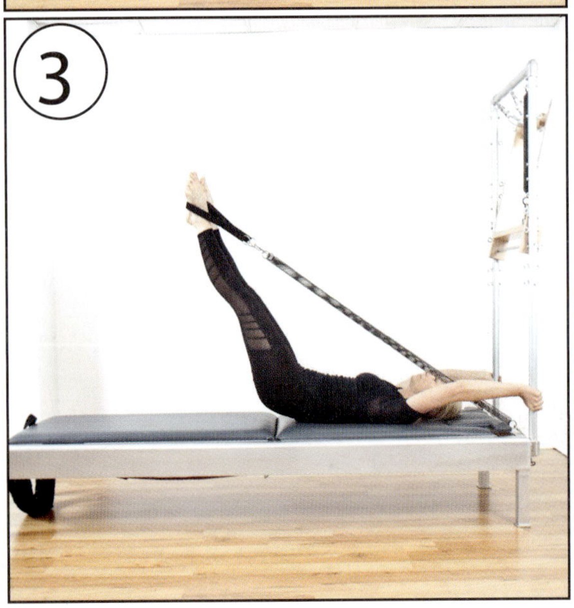

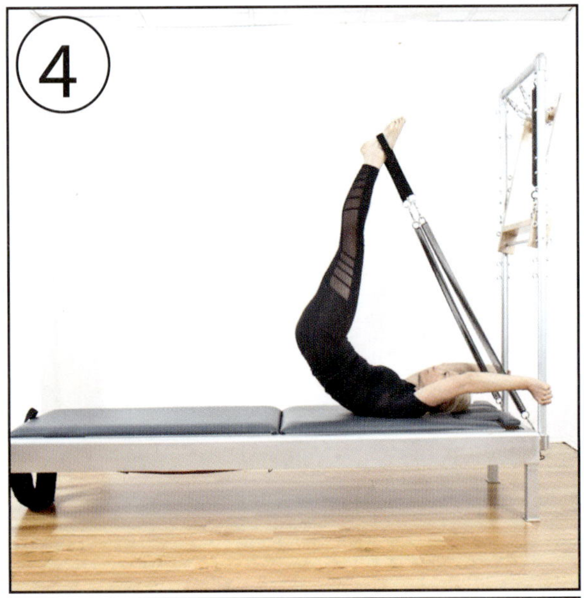

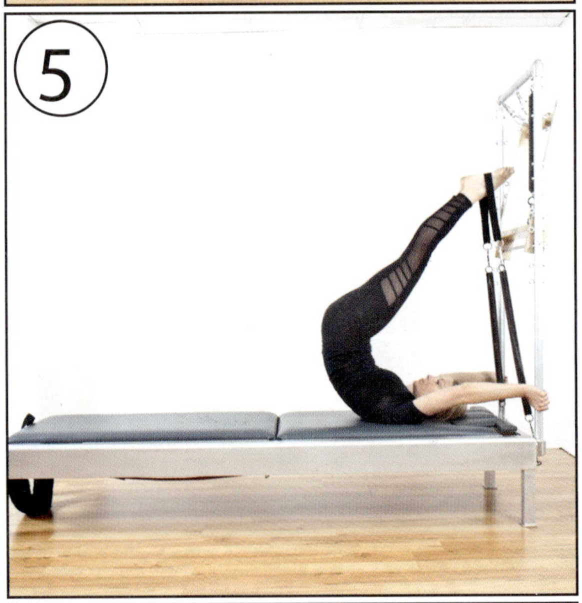

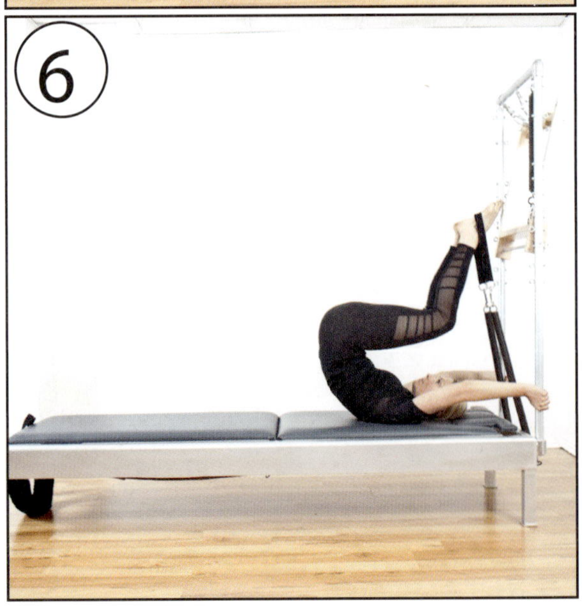

15. 리포머 동작인 숏 스파인 (M) Reformer based Short Spine (M) 2/3

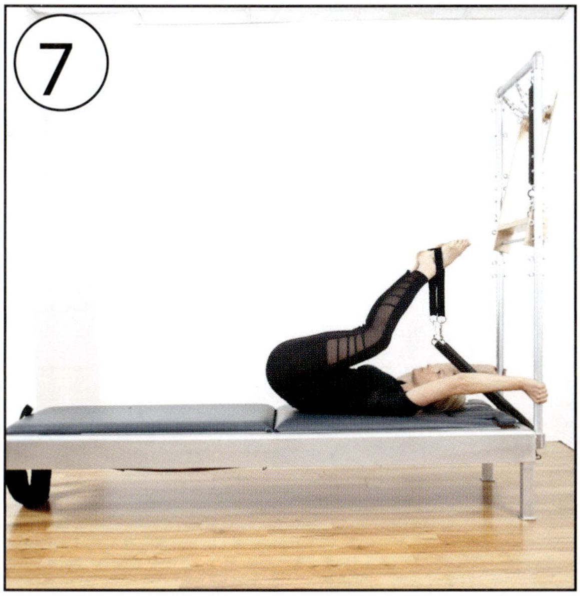

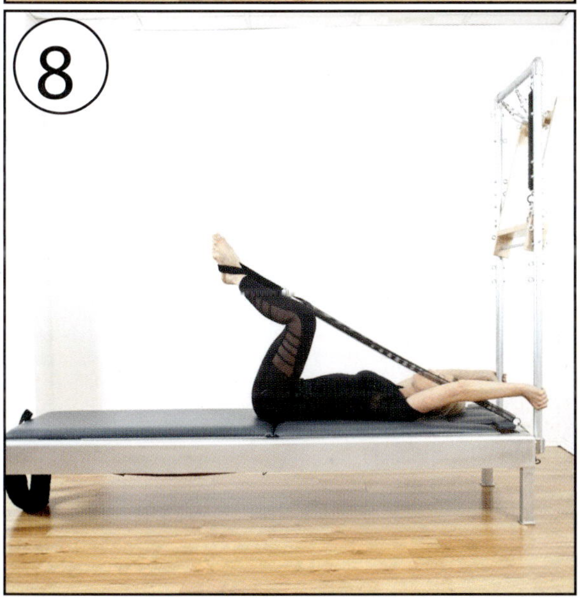

15. 리포머 동작인 숏 스파인 (M) Reformer based Short Spine (M) 3/3

시작 자세:

가능한 전통적인 레그 스프링을 매트 높이에 단다. 스프링걸이 방향으로 머리를 두고 슈파인 자세로 눕는다. 캐딜락의 세로 기둥과의 거리가 팔길이 또는 팔의 반절 길이 사이여야 한다. 손은 살짝 어깨 위 높이에서 세로기둥을 잡고 골반과 척추는 중립자세로 유지한다. 발바닥 뒤꿈치 가까운 아치에 루프를 걸어준다. 발바닥 뒤꿈치 가까운 아치에 루프를 걸어준다. 다리는 약간 외회전 시키고 작은 V자 모양(뒤꿈치는 붙이고 양 발가락은 벌린)의 발모양을 하고 쭉 뻗는다. 어깨너비 간격으로 무릎을 구부리고 발은 무릎보다 약간 높게 위치시킨다. 프로그 자세이다.

운동 목적:

요추에 집중한 전체 척추의 가동성과 스트레칭.
다이아몬드 자세에서 다리 신전을 통한 다리 후면 근육의 스트레칭.

운동 실행: 3-7회

그림 2: 45° 각도로 다리를 뻗어 스프링이 어깨에 닿지 않으면서 어깨위에 위치하게 자세를 잡는다.
내전근을 사용하여 동작을 개시하고 잠깐 동안 다리를 뻗어 신전한다.
그림 3: 골반을 후방경사 시켜 약간 들어올린다. 필요한 거리만큼 다리만 스프링 걸이 방향으로 움직인다.
그림 4–5: 상체와 발목 사이의 각도를 유지하면서 경추에 압력이 가해지지 않는 정도로만 발을 머리 위로 가져온다. 이 위치에서 머리를 살짝 들어올릴 수 있는 정도가 이상적이다.
그림 6: 발은 머리 위에서 유지한 채 골반의 높이를 유지하고 무릎을 어깨너비로 벌리면서 구부린다.
그림 7: 발은 머리 위에 위치한 그대로 천천히 척추를 롤다운으로 내린다. 밖으로 벌어져있는 무릎은 흉부를 위한 공간을 만들어준다. 다리는 다이아몬드 모양을 하게된다. 그림 6와 7의 두 동작은 리포머보다 캐딜락이 더 어렵다. 스프링이 이 지점에서 이완되기 때문인데 팔과 어깨 그리고 복근으로 롤다운 하는 동안 체중을 이겨내야 한다.
그림 8: 나머지 등 부분도 모두 내려놓는다. 동시에 발을 엉덩이를 향해서 골반이 중립상태가 될 때까지 당겨주어 시작 자세로 돌아온다.

흔한 실수:

그림 2–5에서 스프링이 다리를 너무 당겨서 머리와 무릎 간격이 좁혀져 몸이 납작히 접힌다. 뒤집어진 티져 동작을 하듯 머리와 무릎 사이에 공간을 만들어 둥글게 몸을 구부려 요추 부분이 신전되도록 한다. 스트레칭이 아님을 주의한다. 그림 6–7 에서의 동작이 부정확해지면서 스프링 지지가 약해져서 동작이 빨리 진행된다.
그림 4–6에서, 경추에 압박이 심하게 가해진다.

변형 또는 응용 동작:

롤다운할 때 무릎을 벌리지말고 무릎을 붙이고 실행한다.
롤다운하는 동안 스프링 저항 없이 동작을 하지 않고 그림 6의 동작 후에 다리를 앞으로 기울여 척추의 롤다운을 실행해서 스프링의 저항을 계속 느낄 수 있게 한다.
리포머의 하이프로그 동작도 같은 방법으로 실행할 수 있다.

금기증/주의점:

이 동작은 어깨에 무리한 부담을 줄 수 있으니 건강한 어깨를 가진 사람이 실행하도록 한다.
오버헤드 자세에서 경추의 압박이 지나치지 않도록 주의한다.

16. 리포머 동작인 롱 스파인 (M) Reformer based Long Spine (M)
1/3

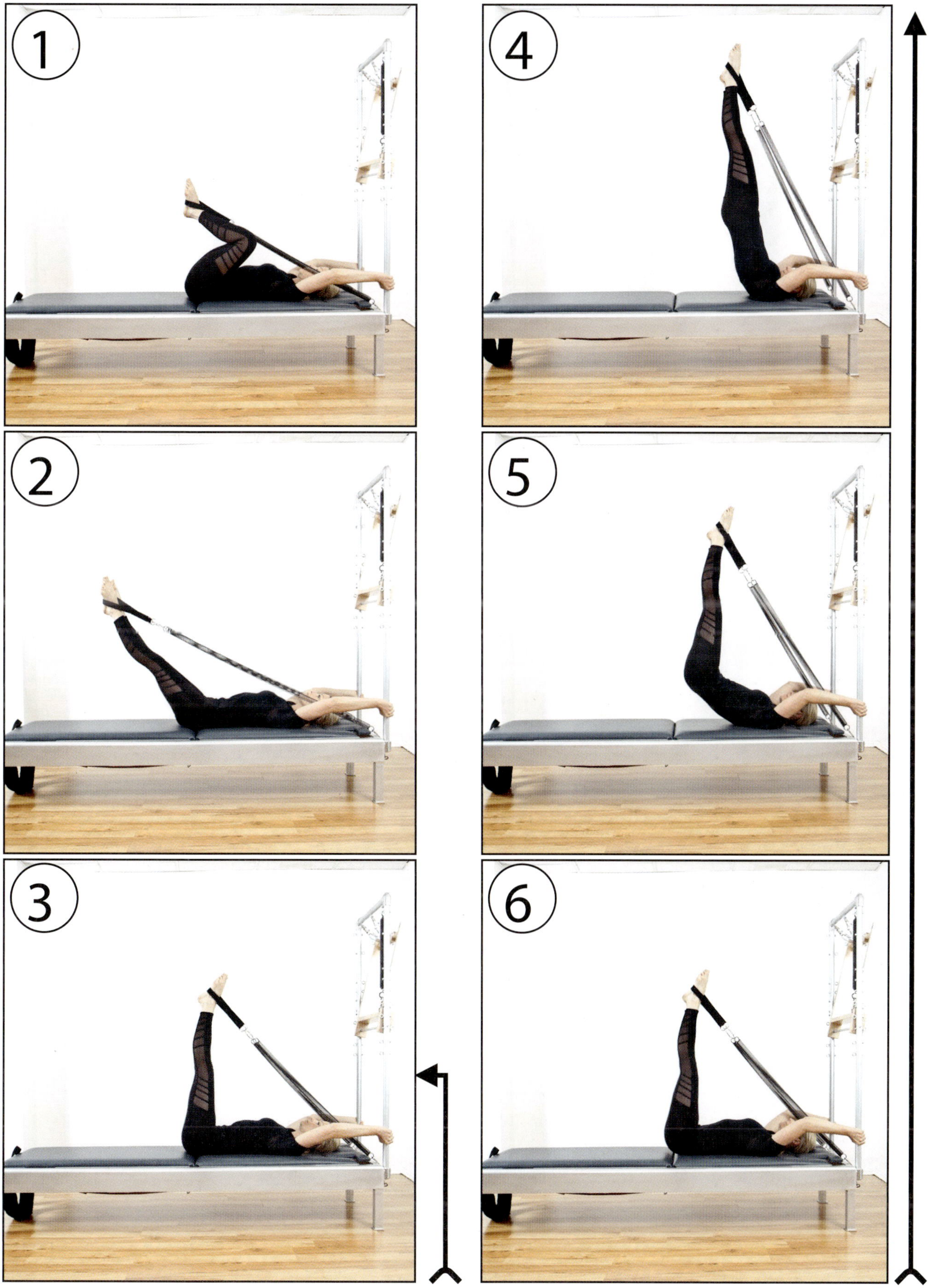

16. 리포머 동작인 롱 스파인 (M) Reformer based Long Spine (M) 2/3

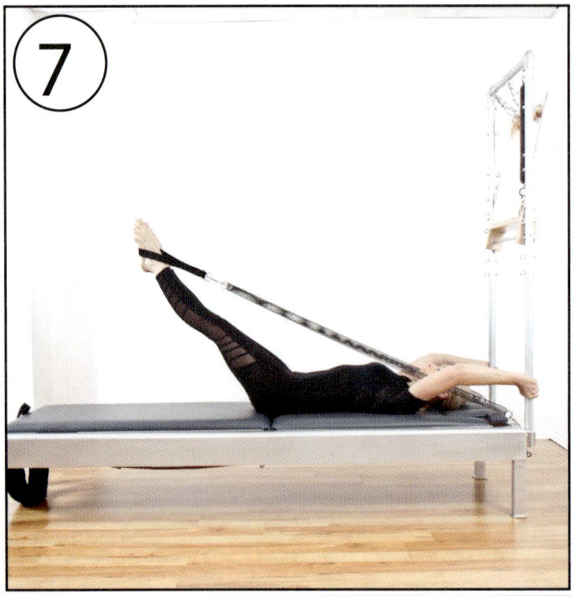

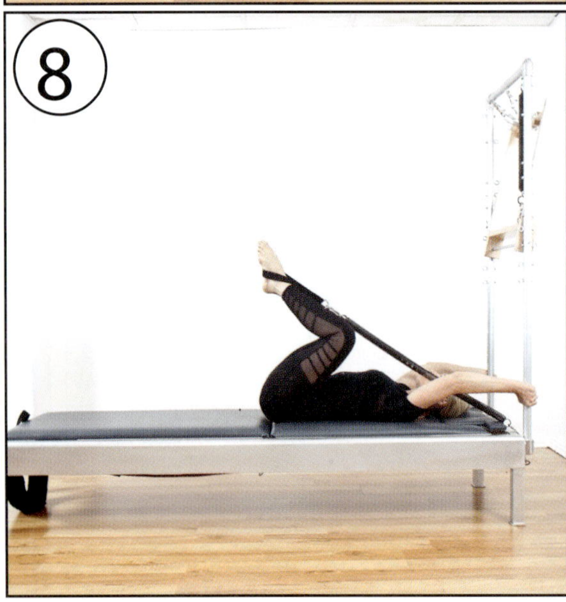

3회

16. 리포머 동작인 롱 스파인 (M) Reformer based Long Spine (M) 3/3

시작 자세:

가능한 전통적인 레그 스프링을 매트 높이에 단다. 스프링걸이 방향으로 머리를 두고 슈파인 자세로 눕는다. 캐딜락의 세로 기둥과의 거리가 팔길이 또는 팔의 반절 길이 사이여야 한다. 손은 살짝 어깨 위 높이에서 세로기둥을 잡고 골반과 척추는 중립자세로 유지한다. 발바닥 뒤꿈치 가까운 아치에 루프를 걸어준다. 더블루프를 사용할 때는 스프링에서 오는 압력을 줄이기 위해 큰 루프를 사용한다. 다리는 평행하게 하고 발등은 뻗는다. 불편감이 느껴지지 않을 정도로 몸 가까이 무릎을 구부려 가져온다. 발은 살짝 무릎보다 위에 위치한다.

운동 목적:

흉추에 중점을 둔 척추 전체의 가동성.

운동 실행: 3-5회

그림 2: 45° 각도로 다리를 뻗어 스프링이 어깨에 닿지 않으면서 어깨위에 위치하게 자세를 잡는다.
내전근을 사용하여 동작을 개시하고 잠깐 동안 다리를 뻗어 신전한다. 그림 3: 수직으로 다리를 세운다.
그림 4: 수직으로 뻗은 다리를 유지 한 채 척추를 둥글게 밀어 올린다. 경추에 압력이 가해지지 않는 높이까지만 진행하도록 주의한다. 이 자세에서 머리를 아주 살짝 들 수 있는 정도가 이상적이다.
그림 5-6: 수직으로 세운 다리를 유지하며 척추 하나하나 롤다운으로 내려온다.
그림 7: 45° 각도로 다리를 원위치 시키고 3~5회 반복한다.
그림 8: 마지막 반복 횟수 후에 다시 무릎을 구부린다.

흔한 실수:

그림 2-5 동작에서 스프링에 의해 다리가 너무 많이 딸려가 머리와 무릎이 지나치게 가깝도록 몸이 접힌다. 능동적인 자세를 취하기 보다는 머리와 무릎 사이의 공간을 두고 몸을 조금 더 둥글게 만들어 리버스 티져 자세처럼 요추부분을 신전시킨다. 스트레칭이 아님에 주의한다.
그림 6-7에서 동작이 부정확해지면서 스프링 지지가 약해져서 동작이 빨리 진행된다.
그림 4-6, 경추에 압박이 심하게 가해진다.

변형 또는 응용 동작:

발을 작은 V자로 만들고 다리를 약간 외회전한다.
수직 자세에서 다리를 약간 벌리고 (그림 4) 벌린 채로 롤다운으로 내려온다. 45°까지 다리를 내리고 두 다리를 모은다.

금기증/주의점:

이 동작은 어깨에 무리한 부담을 줄 수 있으니 건강한 어깨를 가진 사람이 실행하도록 한다.
오버헤드 자세에서 경추의 압박이 지나치지 않도록 주의한다.

17. 엑스-레그 (M) X-Legs (M)

1/4 다른 이름: 바닷가재(lobster)

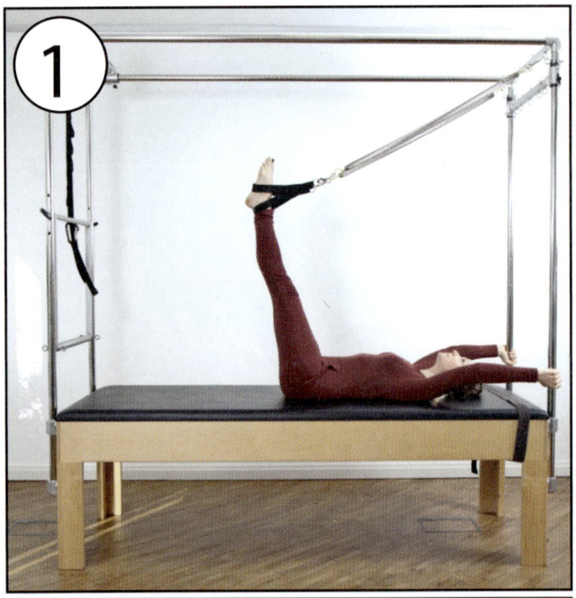

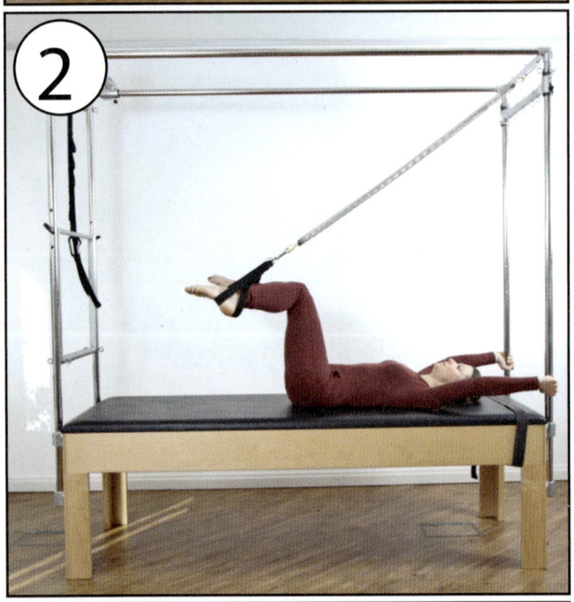

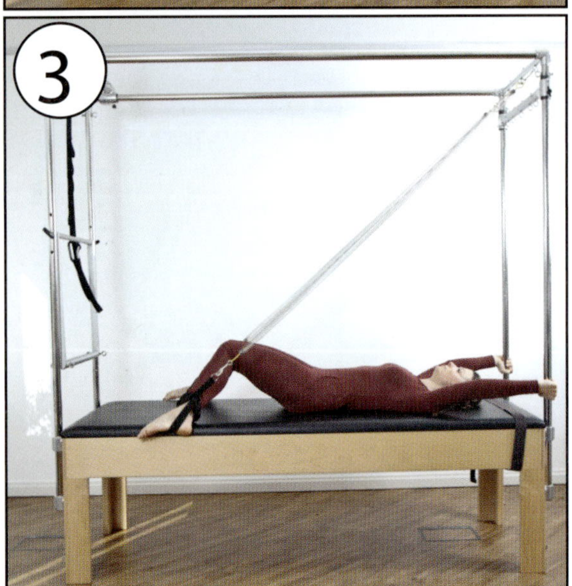

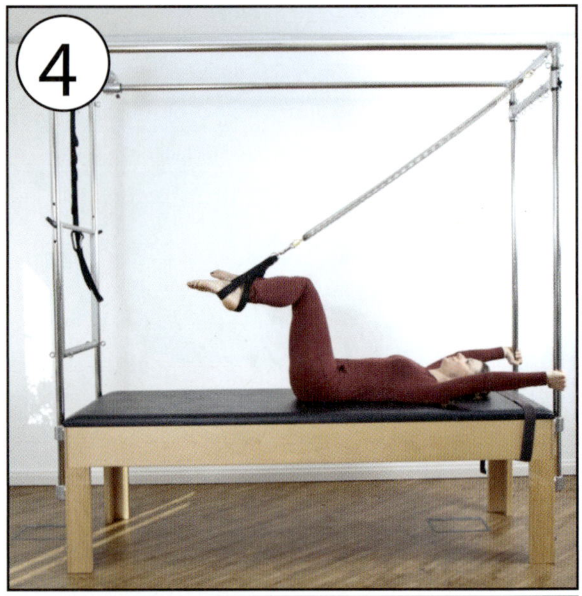

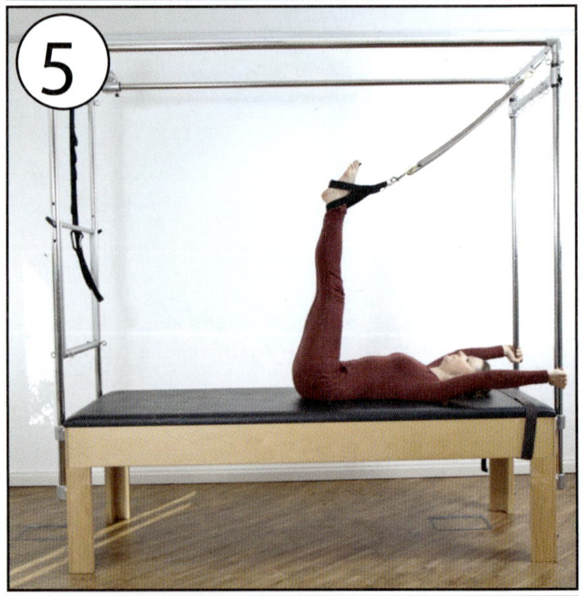

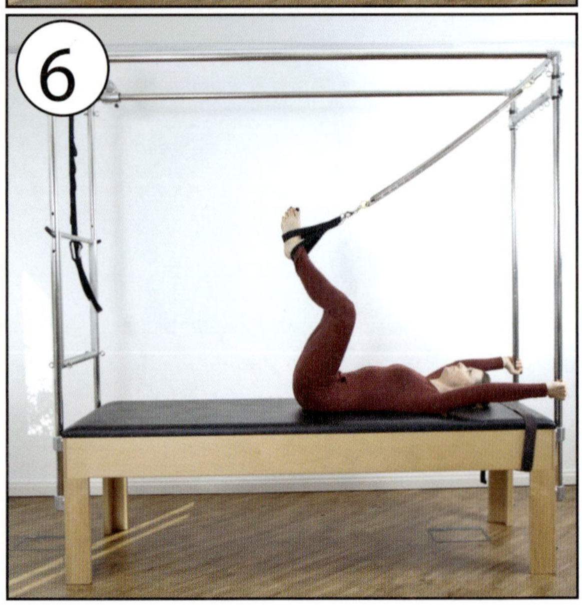

17. 엑스-레그 (M) X-Legs (M)

2/4 다른 이름: 바닷가재(lobster)

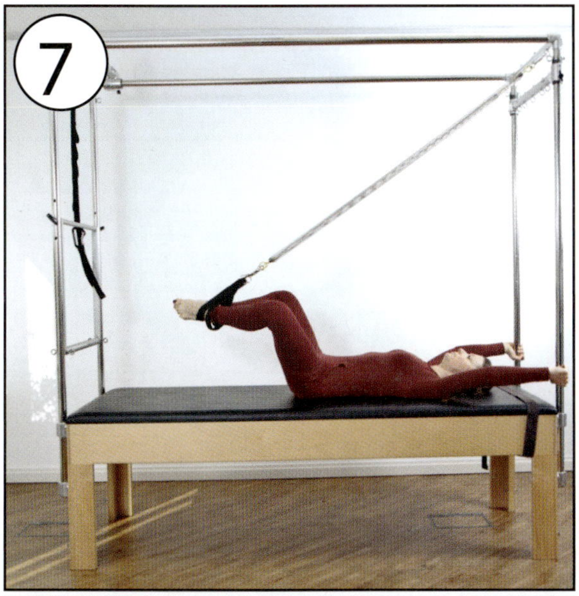

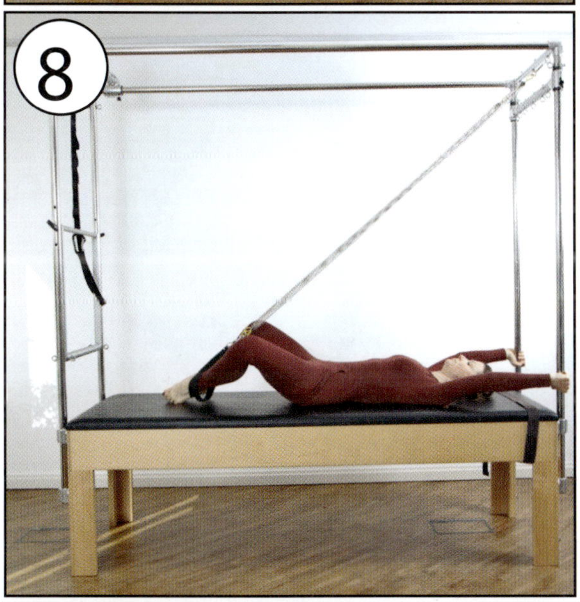

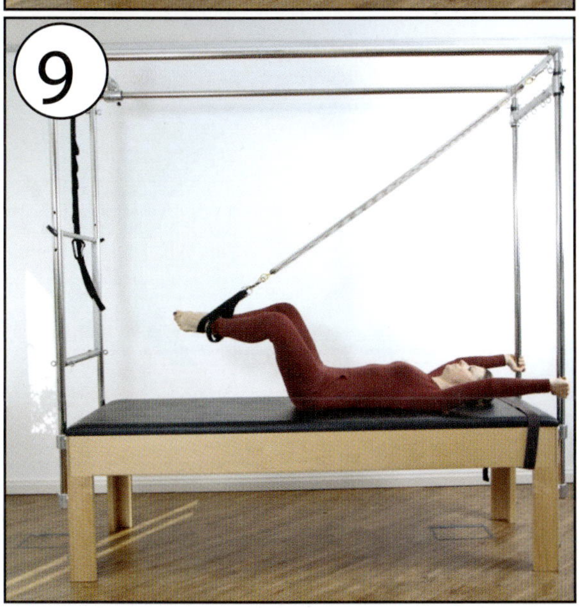

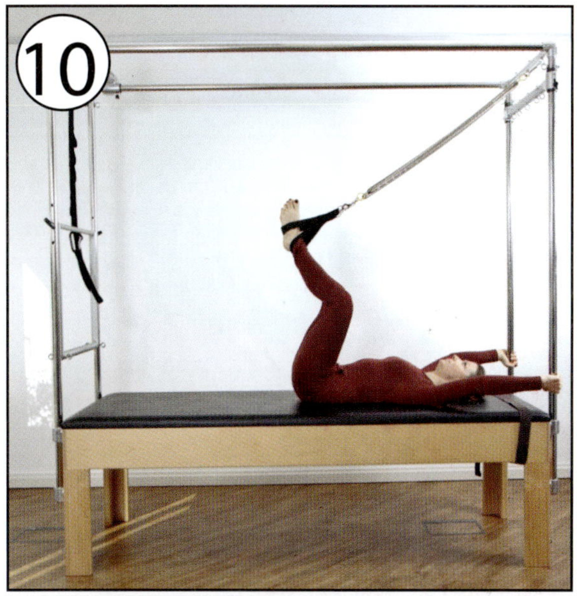

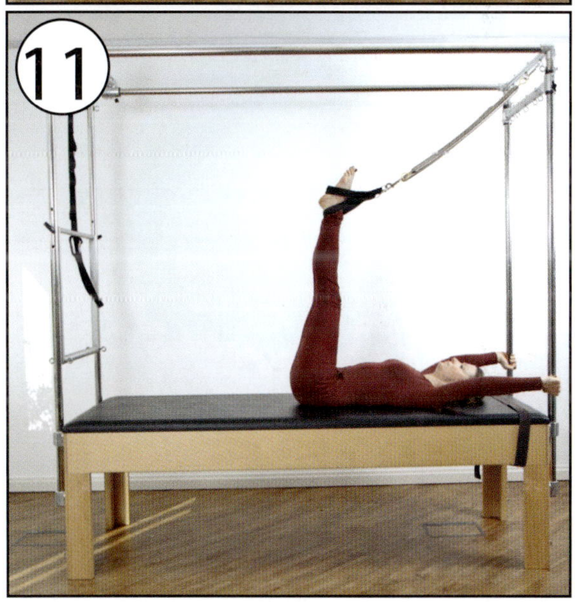

17. 엑스-레그 (M) X-Legs (M)
3/4 다른 이름: 바닷가재(lobster)

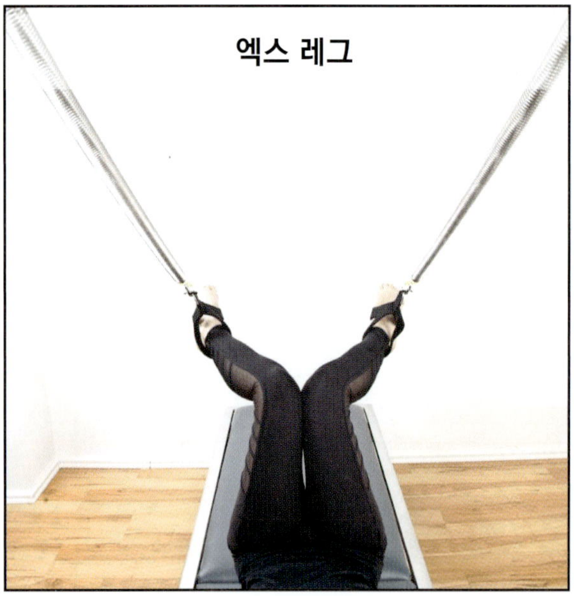

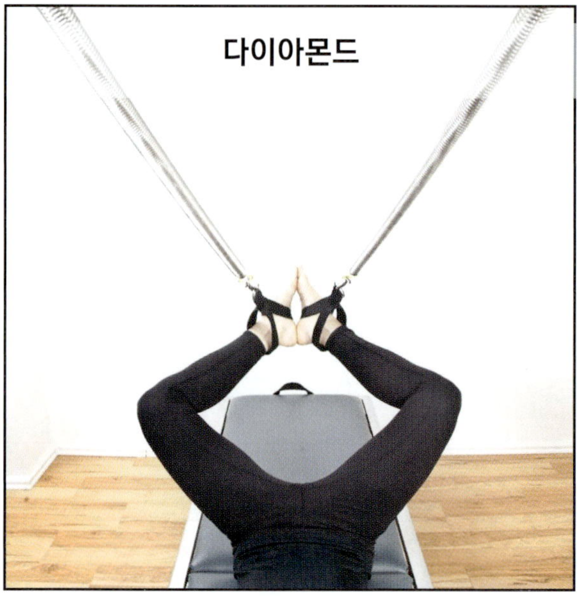

시작 자세:

보상작용없이 완벽하게 수행되도록 스프링의 위치를 잡는다. 스프링의 위치는 동작의 효과에 영향을 미친다. 일반적으로는 길고 부드러운 레그 스프링은 캐딜락의 가장 높은 곳에 건다. 발목과 발의 아치를 전부 감싸는 Y자 루프나 자이로더블루프 사용이 이상적이다.

스프링걸이 방향으로 머리를 두고 슈파인 자세로 눕는다. 캐딜락의 세로 기둥과의 거리가 팔길이 또는 팔의 반절 길이 사이여야 한다. 거리가 멀어질수록 운동강도는 세진다. 스프링은 다리가 수직으로 놓였을 때 늘어져 있지 않아야 한다. 손은 캐딜락의 세로기둥을 어깨보다 약간 위로 잡거나 또는 몸 옆에 길게 내려 놓는다. 골반과 척추는 중립자세를 유지한다. 발을 루프에 끼운다. 내전근을 사용하여 두다리를 나란히 붙이고 수직으로 뻗는다. 중립척추를 유지한 채 수직 90°로 다리가 세워지지 않는다면 (골반의 후방경사와 요추의 압력이 심하게 가해지는 위험이 있다) 골반이 안정적으로 유지될 수 있는 각도까지만 다리를 위로 세운다. 발은 평행하게 발등을 편다.

운동 목적:

엉덩이의 가동성.
발 근육과 다리의 외회전 내회전 근육의 강화.
최대 외회전 내회전에서의 무릎과 발의 움직임.
골반과 상체로부터 다리 움직임 분리.

17. 엑스-레그 (M) X-Legs (M)

4/4 다른 이름: 바닷가재(lobster)

운동 실행: 방향에 따라 5-10회

복부를 등쪽과 상흉부 방향으로 끌어당기고 근육으로 상체 전체를 안정화시킨다.

그림 2: 무릎을 구부리고 동시에 안쪽으로 무릎을 모은다. X자 다리형태로 정강이는 대퇴부와의 각도가 90°보다는 아주 살짝 크다. 대퇴부를 수직으로 유지하며 무릎으로 스프링을 이겨내는 힘을 유지한다. 엄지 발가락은 외측으로 밀어낸다

그림 3: 무릎을 펴지 않고 캐딜락의 양 모서리나 캐딜락 매트 밖을 향해서 다리를 내려준다.

자동적으로 무릎의 간격이 약간 벌어진다.

그림 4: 무릎의 각도를 유지한 채 다리를 다시 들어올린다. 골반의 중립을 유지한다.

그림 5: 다리를 천창으로 뻗어낸다. 두 다리는 다시 평행해진다. 발목을 굽혔다가 핀다(그림에는 나와있지 않는다).

그림 6: 무릎을 외측으로 벌려 다리를 다이아몬드 모양으로 만든다. 양 발은 발끝에서 서로 만나고 몸에서부터 멀어지듯 기울어진다. 발 끝은 천장을 가르키지는 않으나 몸에서 멀어지는 방향으로 뻗어낸다.

그림 7-8: 다이아몬드 자세에서, 가능하다면 캐딜락 매트에 닿도록 다리를 내린다. 다리를 펴는 동작이 아니다.

그림 9-10: 다리를 다이아몬드 자세로 다시 가져온다. 엄지발가락은 여전히 몸에서 멀어지듯 뻗고 있다.

그림 11: 다리를 천장으로 뻗어낸다. 평행한 두다리를 유지하고 발을 굽힌다(그림에는 나오지 않는다).

흔한 실수:

골반이 안정화가 무너진다.

엑스 다리 자세에서 발이 외전된다(supination).

엑스 다리 자세에서 앞으로 미는 힘을 유지하지 못하고 다리가 모아지며 매트방향으로 기울어진다.

엑스 자세, 다이아몬드 자세 두 자세에서 풋워크가 이루어지지않는다.

변형 또는 응용 동작:

엑스다리 자세가 만들어졌을 때 다리를 펴 올리지 말고 매트 방향으로 다리를 신전하여 외회전시킨다. 큰 원을 그리며 제자리로 돌아오고 방향을 바꾸어, 다리를 외측에서 매트방향으로 내린다. 매트에서 다리를 내회전하고 무릎을 붙여 엑스다리 자세로 다시 돌아온다. 여기서 다리를 올려 제자리로 돌아오고 두 다리를 곧게 천장으로 뻗는다.

금기증/주의점:

엉덩관절 전치환술을 한지 얼마 안된 사람은 탈구의 위험이 있다.

18. 피터 팬 (M) Peter Pan (M)
1/2

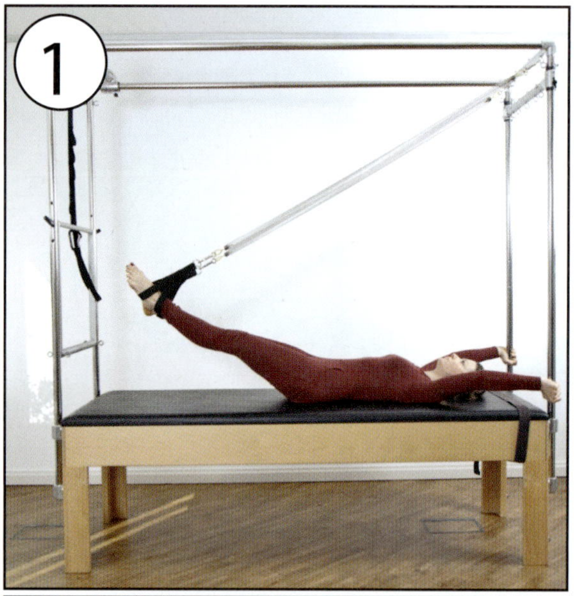

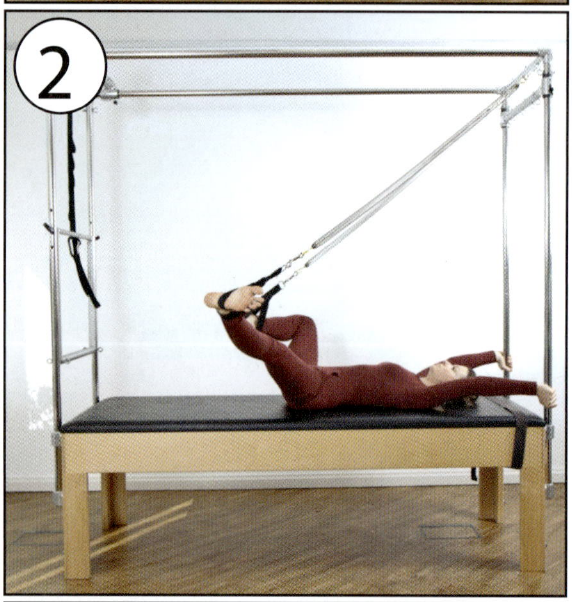

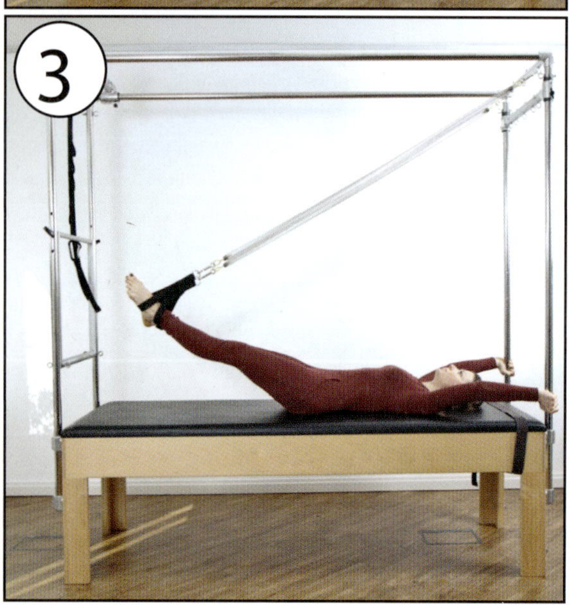

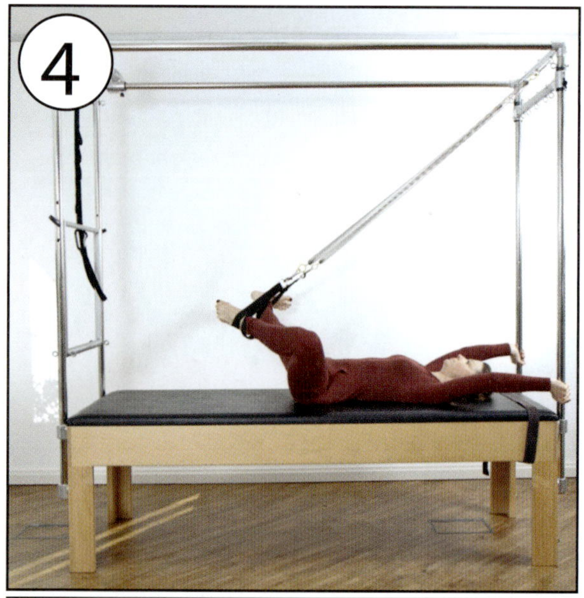

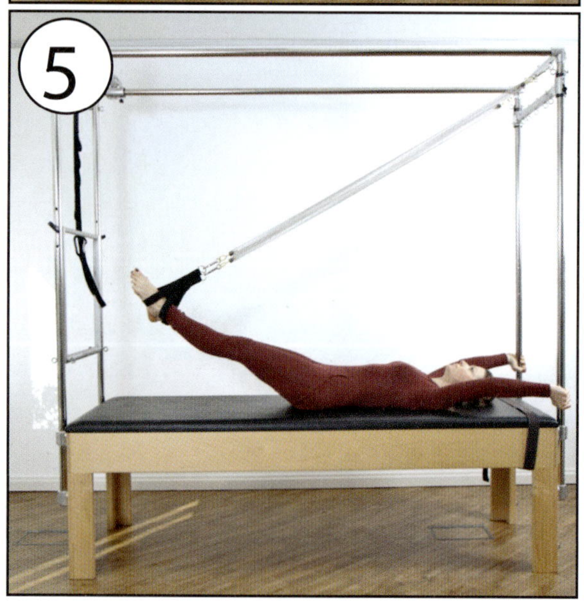

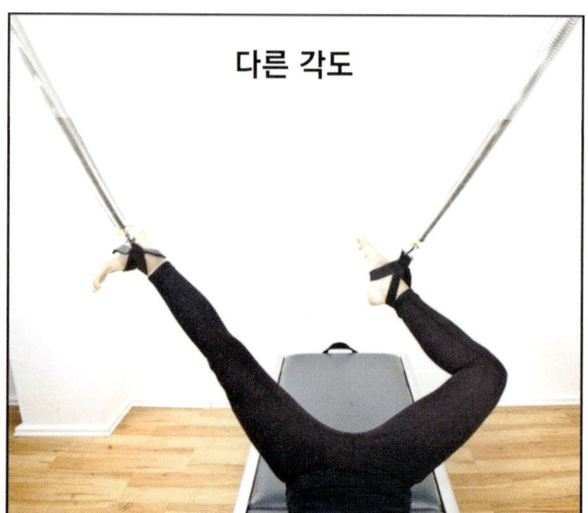

18. 피터 팬 (M) Peter Pan (M) 2/2

시작 자세:

보상작용없이 완벽하게 수행되도록 스프링의 위치를 잡는다. 스프링의 위치는 동작의 효과에 영향을 미친다. 일반적으로는 길고 부드러운 레그 스프링은 캐딜락의 가장 높은 곳에 건다. 발목과 발의 아치를 전부 감싸는 Y자 루프나 자이로더블루프 사용이 이상적이다.

스프링걸이 방향으로 머리를 두고 슈파인 자세로 눕는다. 캐딜락의 세로 기둥과의 거리가 팔길이 또는 팔의 반절 길이 사이여야 한다. 거리가 멀어질수록 운동강도는 세진다. 스프링은 다리가 수직으로 놓였을 때 늘어져있지 않아야한다. 손은 캐딜락의 세로기둥을 어깨보다 약간 위로 잡거나 또는 몸 옆에 길게 놓는다. 골반과 척추는 중립자세를 유지한다. 발을 루프에 끼운다. 다리는 약간 외회전 시키고 작은 V자 모양(뒤꿈치는 붙이고 양 발가락은 벌린)의 발모양을 하고 쭉 뻗는다. 내전근의 힘으로 두 다리를 붙인 채 45°나 더 아래로 내려준다.

운동 목적:

골반의 가동성.
내전근의 스트레칭.
골반의 상체로부터 다리 움직임 분리.

운동 실행: 방향에 따라 5-7회

복부를 등쪽과 상흉부 방향으로 끌어당기고 근육으로 상체 전체를 안정화시킨다.
오른 다리를 구부리고 무릎을 오른쪽으로 당긴다. 오른 발등은 쭉 펴서 왼쪽으로 포인트시킨다. 동시에 왼다리는 쭉 편 채 외전한다. 이 동작을 하는 동안 왼 발은 굴곡한다. 두 발은 똑 같은 높이를 유지한다. 양쪽 내전근이 스트레칭 되도록 다리를 벌리는 자세를 취한다. 두 다리를 시작 자세로 다시 모아준다.
이젠 왼다리를 구부리고 무릎을 왼쪽으로 당긴다. 왼 발은 쭉 펴서 오른 쪽을 포인트한다. 동시에 오른 다리는 쭉 펴서 외전한다. 동작을 실행하는 동안 오른 발은 굴곡한다. 두 발은 똑 같은 높이를 유지한다. 양쪽 내전근이 스트레칭 되도록 다리를 벌리는 자세를 취한다. 두 다리를 시작 자세로 다시 모아준다.

흔한 실수:

다리를 펴는 쪽으로 골반이 움직인다.
구분린 무릎이 측면으로 당겨지지 않고 중앙에 그대로 위치한다.
발이 서로 다른 높이에서 동작이 실행된다.
구부린 다리가 지나치게 수동적이다.
동작을 진행하는 도중에 다리를 중앙으로 다시 위치시키는 것을 잊는다.
발의 자세가 충분히 고려되지 않는다.
발이 외전된 채 뻗는다. 굴곡된 발이 새끼발가락 쪽으로 무릎을 향해 충분히 당겨지지 않는다.

변형 또는 응용 동작:

엉덩이를 쭉 펴낸 다리 쪽으로 움직인다. 골반은 그대로 낮게 위치해 있는다.

금기증/주의점:

외전근 사용으로 외회전할 때, 엉덩관절 전치환술을 한지 얼마 안된 사람은 탈구의 위험이 있다.

19. 윈드밀 (M) Windmill (M)
1/4

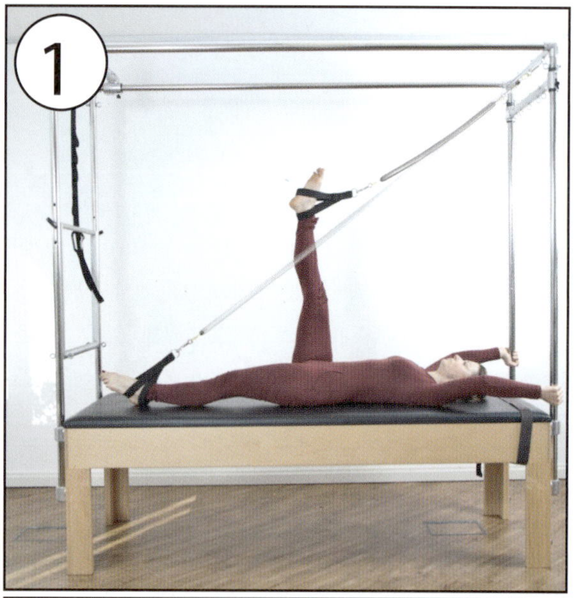

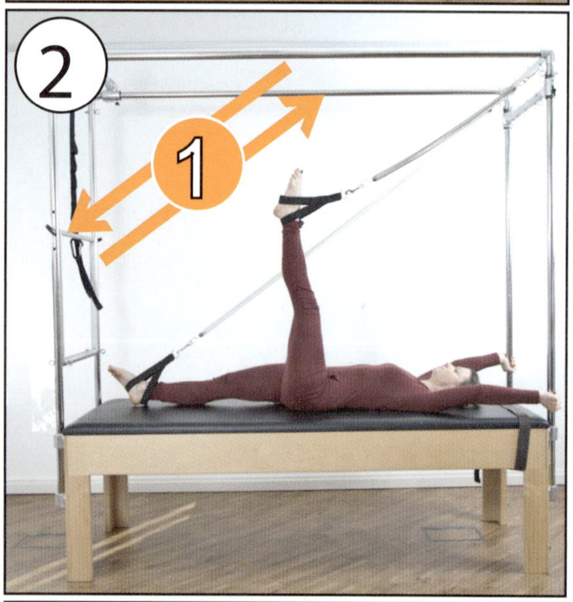

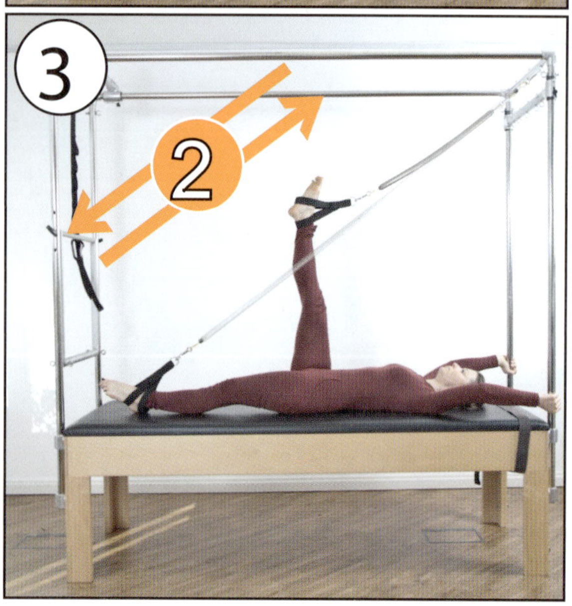

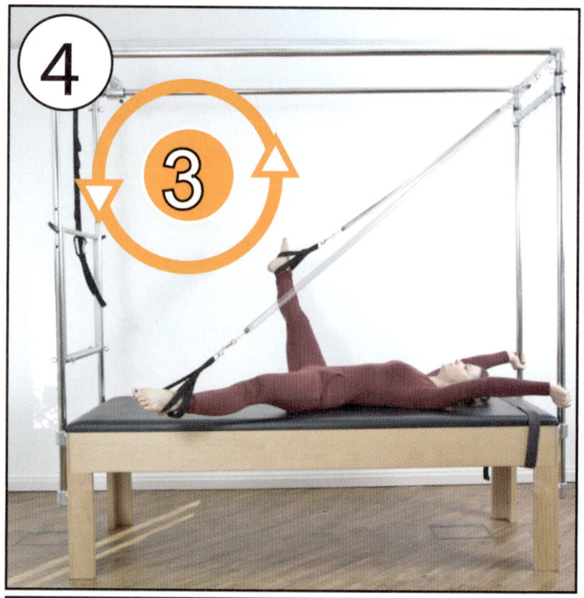

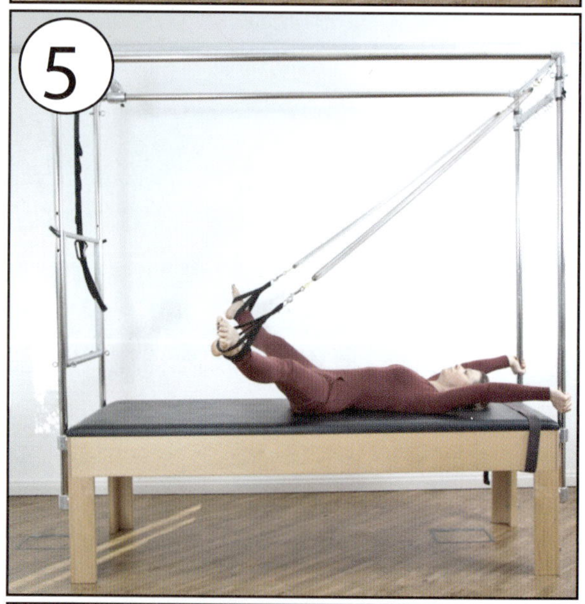

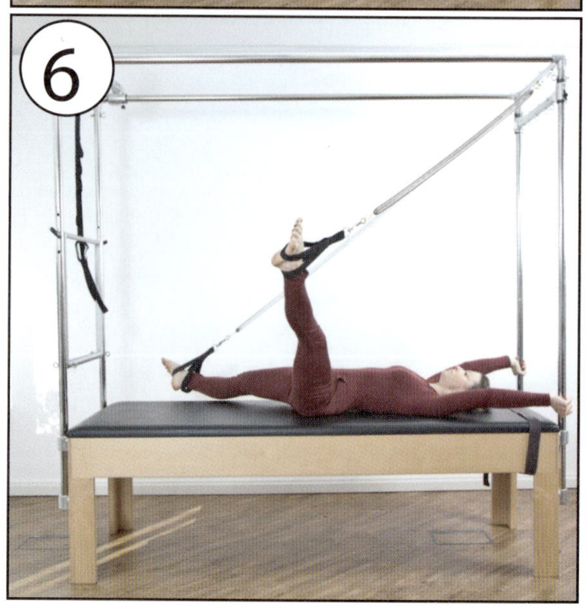

19. 윈드밀 (M) Windmill (M)
2/4

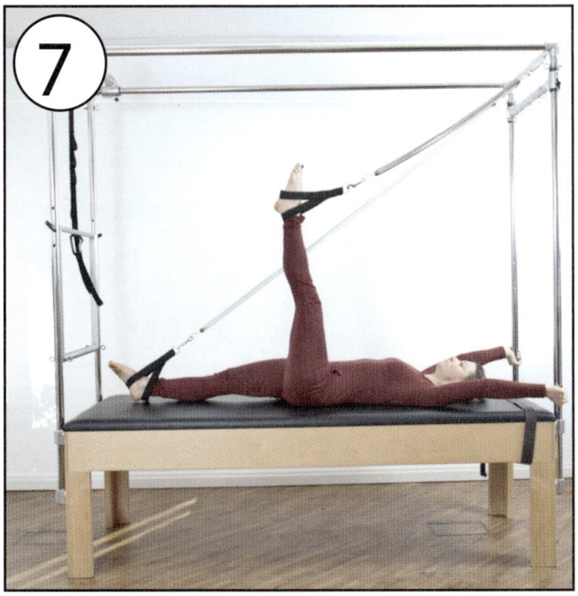

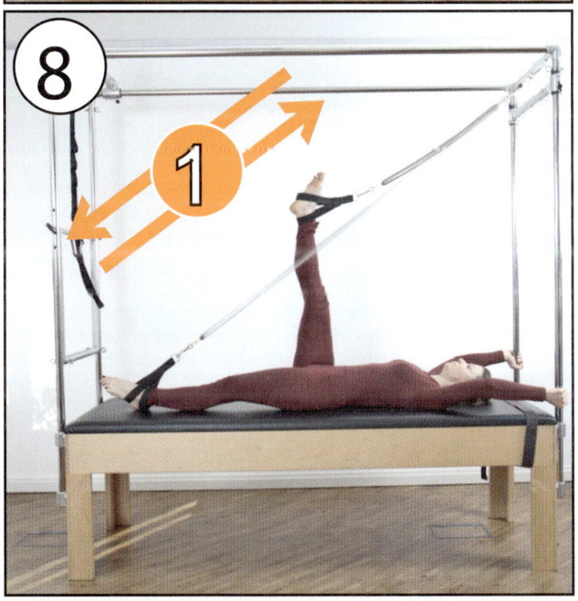

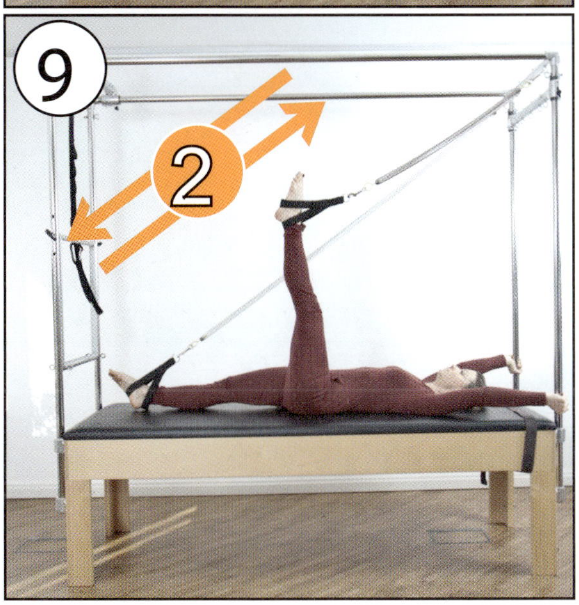

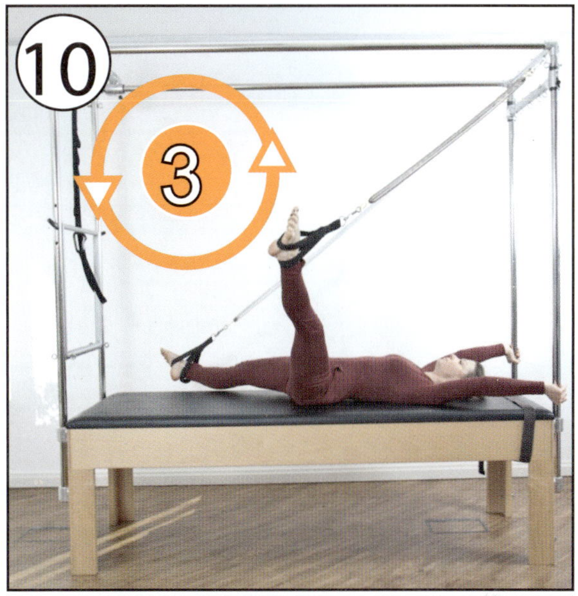

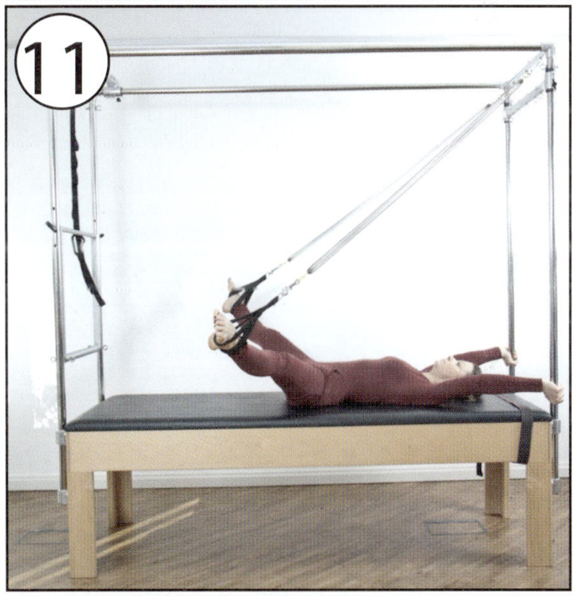

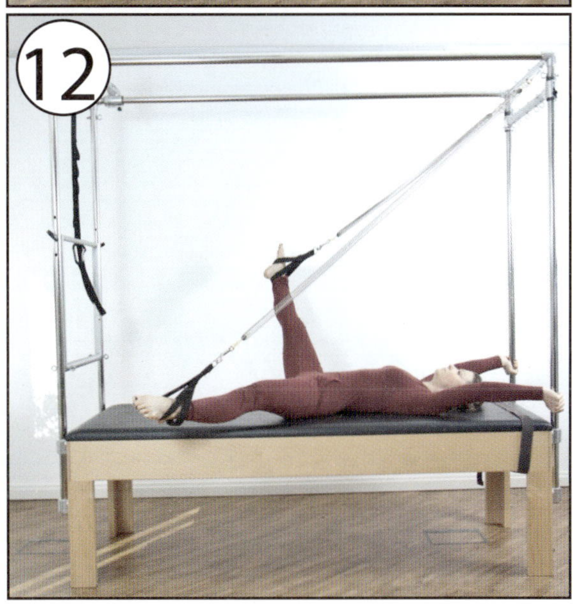

19. 윈드밀 (M) Windmill (M) 3/4

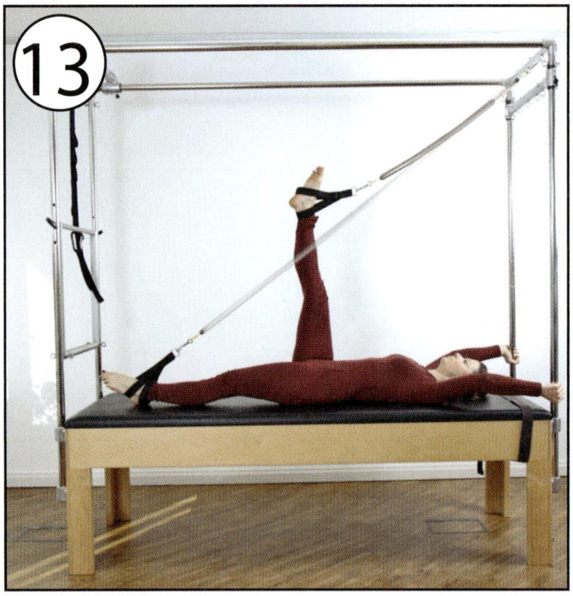

시작 자세:

보상작용없이 완벽하게 수행되도록 스프링의 위치를 잡는다. 스프링의 위치는 동작의 효과에 영향을 미친다. 일반적으로는 길고 부드러운 레그 스프링은 캐딜락의 가장 높은 곳에 건다. 발목과 발의 아치를 전부 감싸는 Y자 루프나 자이로더블루프 사용이 이상적이다.

스프링걸이 방향으로 머리를 두고 슈파인 자세로 눕는다. 캐딜락의 세로 기둥과의 거리가 팔길이 또는 팔의 반절 길이 사이여야 한다. 거리가 멀어질수록 운동강도는 세진다. 스프링은 다리가 수직으로 놓였을 때 늘어져있지 않아야한다. 손은 캐딜락의 세로기둥을 어깨보다 약간 위로 잡거나 또는 몸 옆에 길게 놓는다. 골반과 척추는 중립자세를 유지한다. 발을 루프에 끼운다. 내전근을 사용하여 두다리를 나란히 붙이고 수직으로 뻗는다. 중립척추를 유지한 채 수직 90°로 다리가 세워지지 않는다면 (골반의 후방경사와 요추의 압력이 심하게 가해지는 위험이 있다), 중립골반을 유지한 채 다리를 가능한 높이까지 올린다. 발은 평행하게 뻗는다.

운동 목적:

골반의 가동성.
엉덩이와 무릎 신전근의 강화.
골반과 상체로부터 다리 움직임 분리.
내전근과 다리 후면 근육의 스트레칭.
협응력 증진.

19. 윈드밀 (M) Windmill (M)
4/4

운동 실행: 6-10회

복부를 등쪽과 상흉부 방향으로 끌어당기고 근육으로 상체 전체를 안정화시킨다.

그림 1: 자세에 변화가 생기지 않게 발을 뻗은 채로 캐딜락 매트를 향해 왼다리를 내린다. 옆에서 보면, 대문자 알파벳 "L" 처럼 한 다리는 수직으로 뻗고, 다른 다리는 매트에 내려져 있다. 이것이 시작 자세이다.

그림 2: 1. 다리를 교체한다.

수직으로 뻗은 오른 다리를 내리고 동시에 왼다리를 올려 "L"자를 그린다.

그림 3: 2. 다리를 교체한다.

이제 왼다리를 내리고 오른 다리를 올린다.

그림 4-7: 3. 윈드밀

오른 다리를 오른쪽으로 멀리 보내며 반원을 그리듯 매트로 내린다. 동시에 왼다리를 왼쪽으로 멀리 보내며 반원을 그리듯 당겨올려 다리를 곧게 수직으로 뻗은 자세까지 움직인다.

그림 8: 1. 다리를 교체한다.

위로 곧게 뻗은 왼다리를 아래로, 동시에 오른 다리를 위로 올리며 "L"자를 그린다.

그림 8: 2. 다리를 교체한다.

이제 ㅇ른다리를 내리ㄱ 왼다리를 올린다.

그림 10-13: 3. 윈드밀

왼다리를 왼쪽으로 멀리 보내며 반원을 그리듯 매트로 내린다. 동시에 오른다리를 오른쪽으로 멀리 보내며 반원을 그리듯 당겨올려 다리를 곧게 수직으로 뻗은 자세까지 움직인다.

흔한 실수:

골반의 안정화가 무너진다.

발이 굴곡과 신전 시 외전된다.

윈드밀 동작이 부정확하거나 부적절하게 실행된다.

변형 또는 응용 동작:

윈드밀 동작의 협응이 너무 부담스럽다면, 동시에 다리를 움직이지 말고 하나씩 움직이도록 한다. 예를 들어, 위로 뻗은 다리가 반원을 그리며 아래로 내려오고나서 아래다리를 반원을 그리며 위로 올린다. 협응력의 관점에서 동작의 난이도를 올리고 싶다면, "씨저 동작"에서 했던 것처럼 발의 굴곡과 신전 움직임을 추가한다. 즉, 다리를 올릴 때 굴곡하고 내릴 때 신전하여 동작을 실행한다. 윈드밀 동작은 또한 양 발을 굽힌 상태에서 실행할 수 있다.

5회는 한방향, 5회는 반대 방향으로 진행하는 "헬리콥터"를 실행한다.

금기증/주의점:

엉덩관절 전치환술을 한지 얼마 안된 사람은 다리의 외회전으로 인한 탈구의 위험이 있다.

20. 원 레그 크로스 스프링 시리즈 (T) One Leg Cross Spring Series (T) 1/6

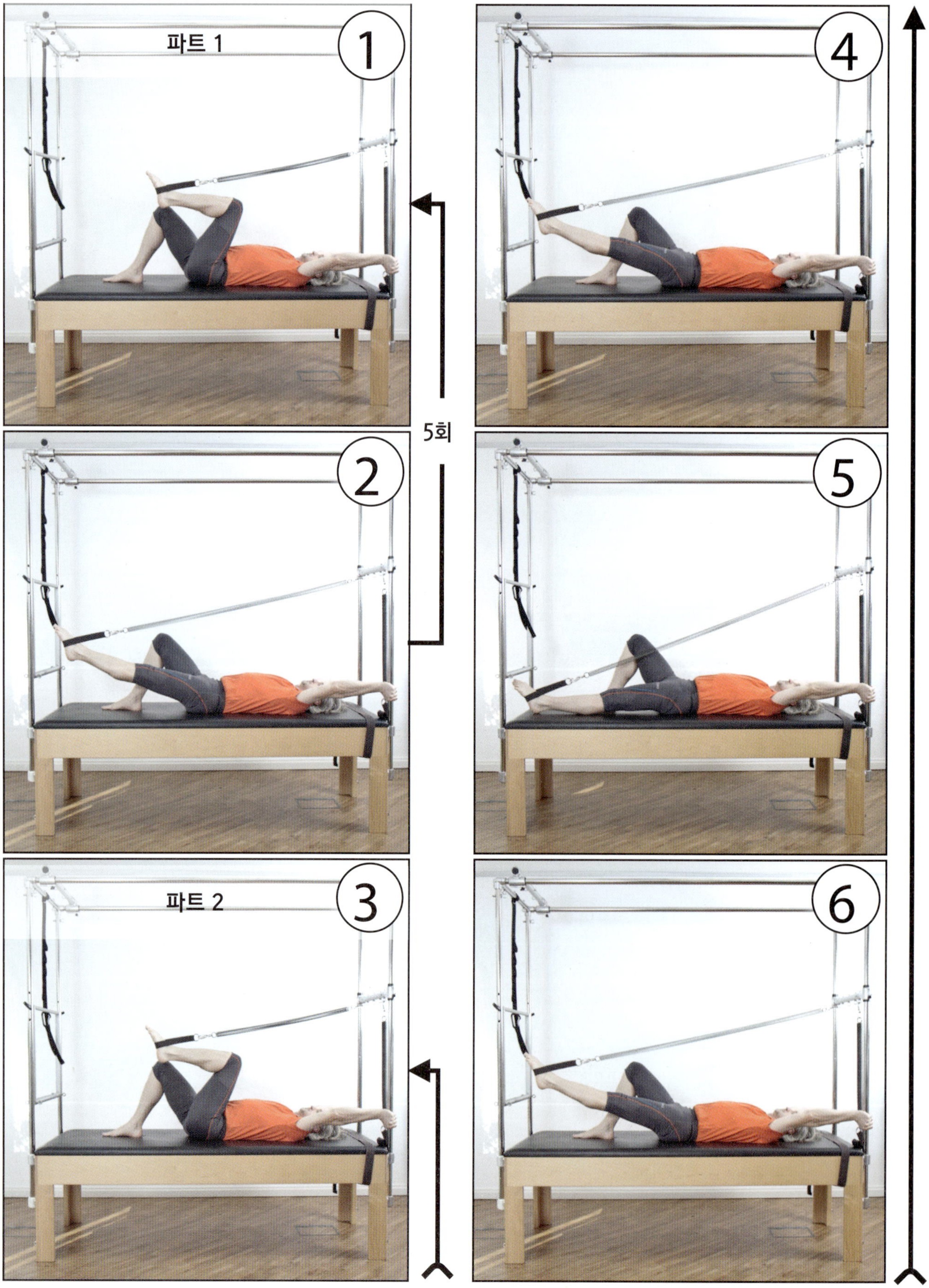

20. 원 레그 크로스 스프링 시리즈 (T) One Leg Cross Spring Series (T) 2/6

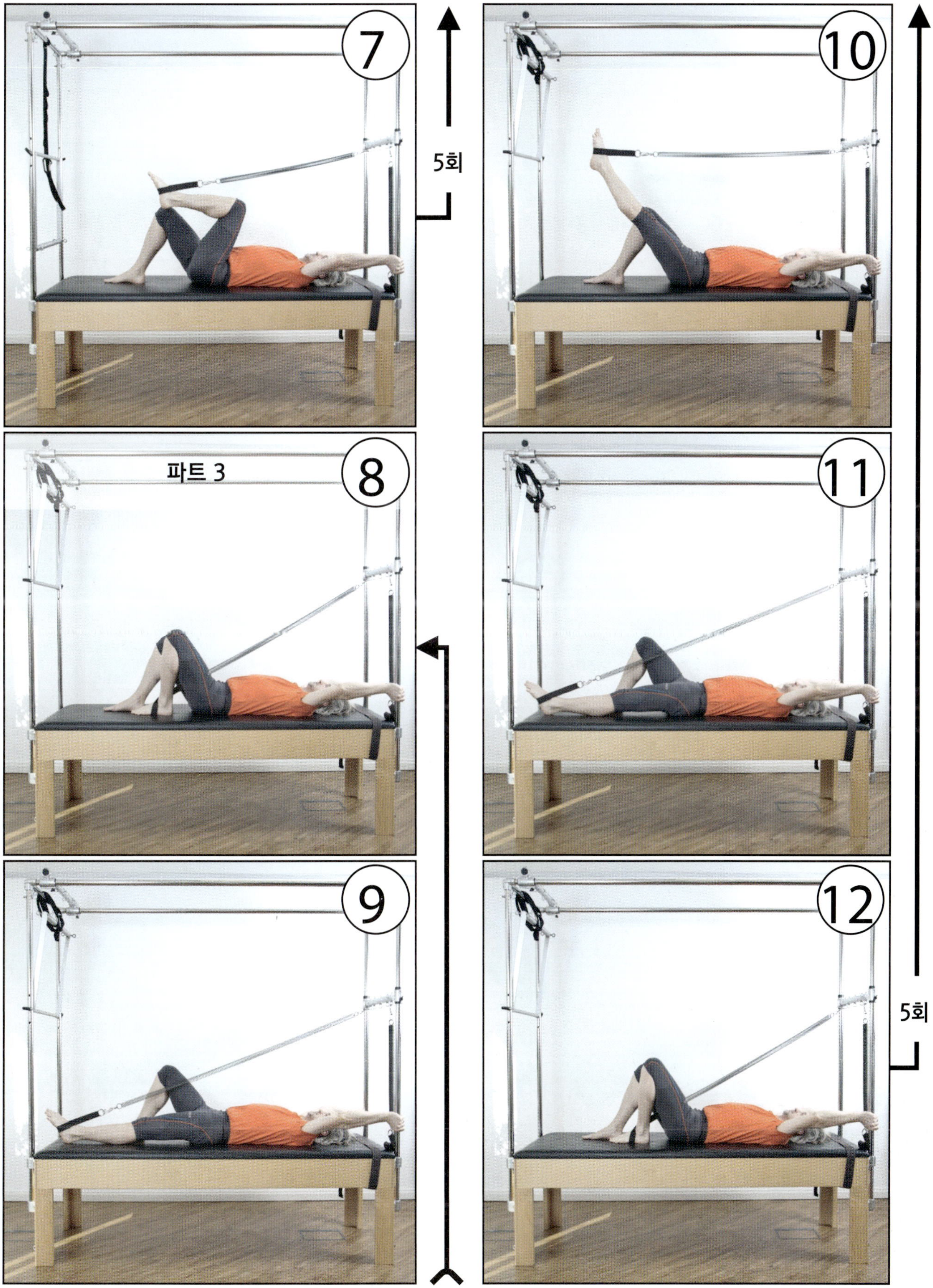

20. 원 레그 크로스 스프링 시리즈 (T) One Leg Cross Spring Series (T) 3/6

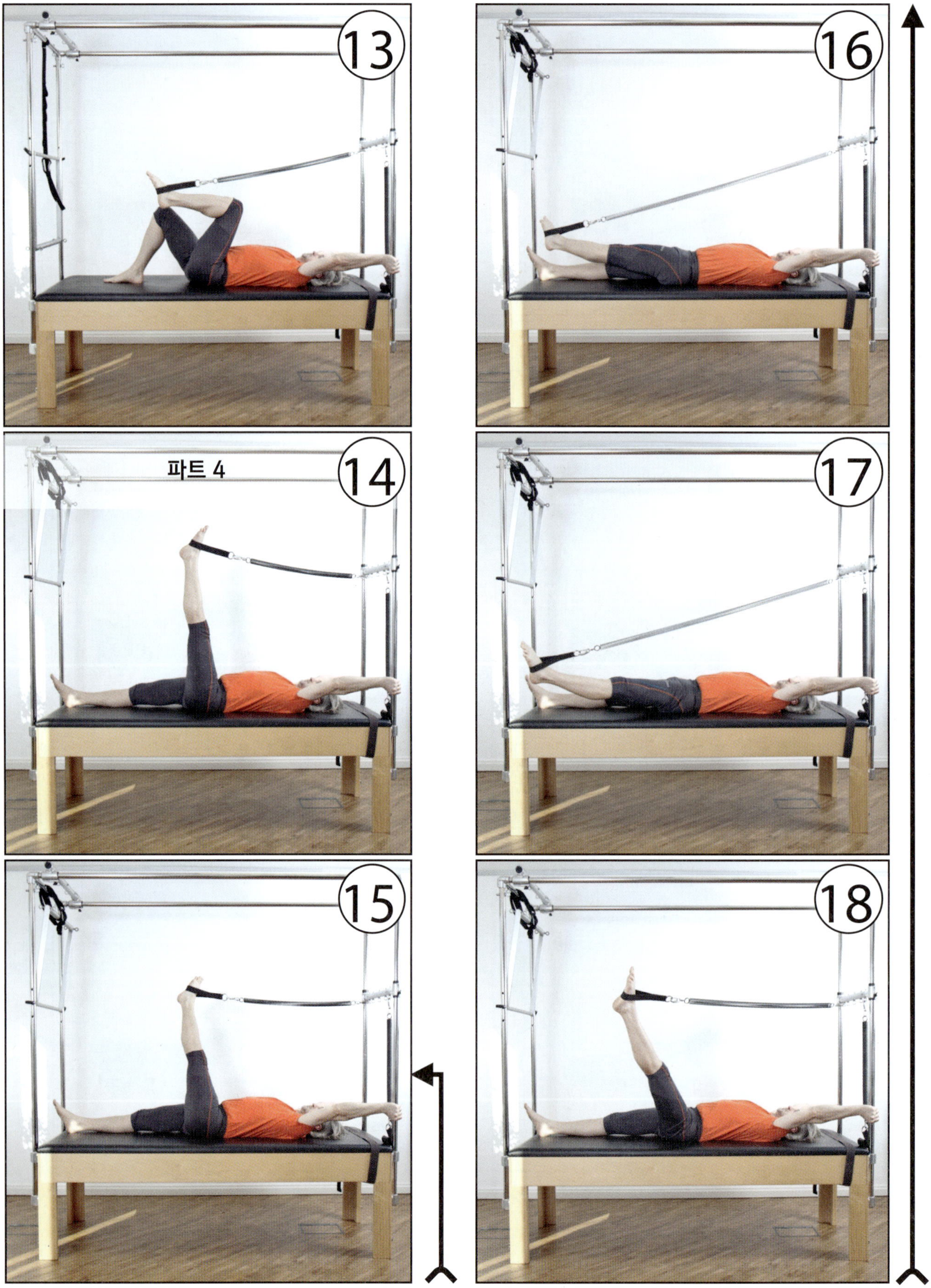

20. 원 레그 크로스 스프링 시리즈 (T) One Leg Cross Spring Series (T) 4/6

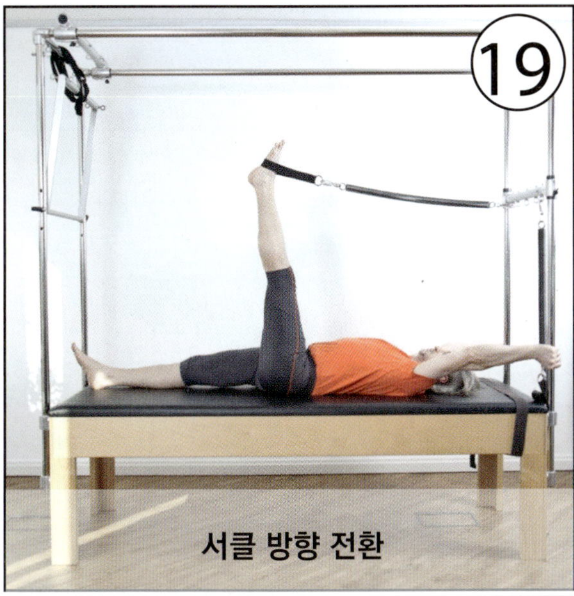

5회

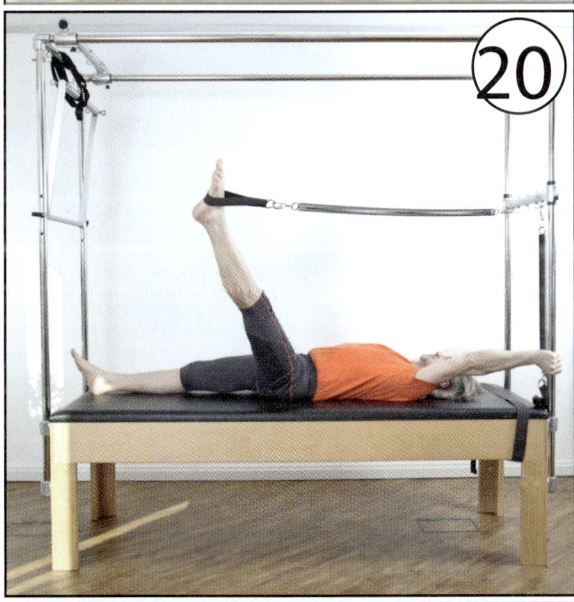

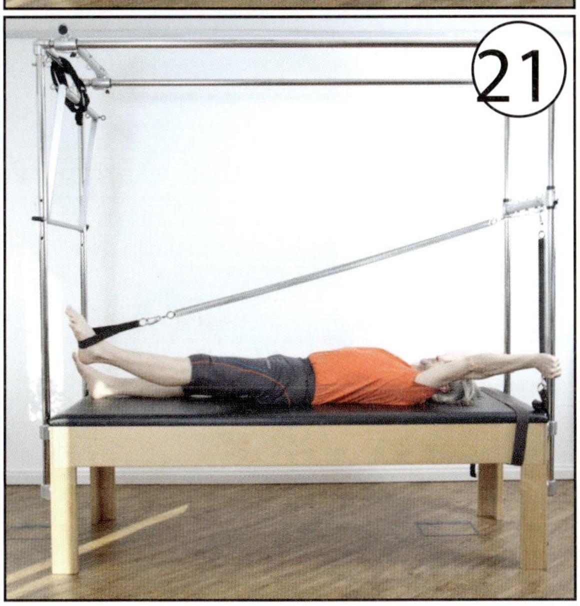

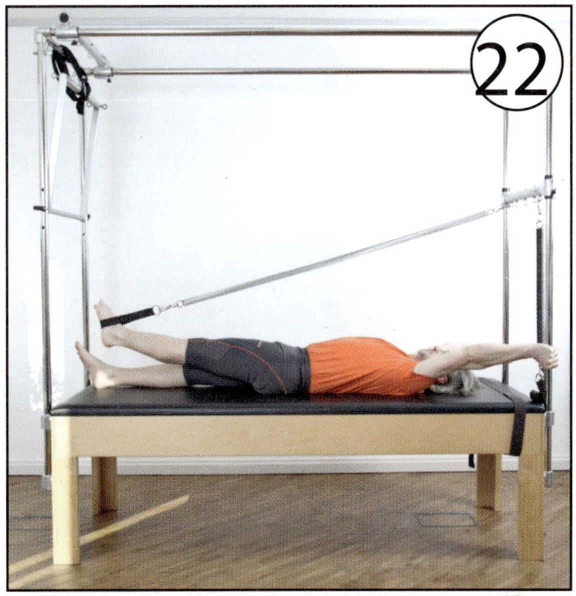

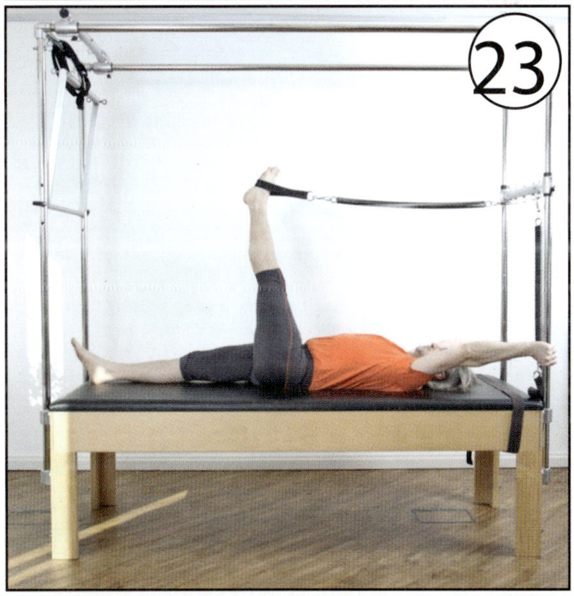

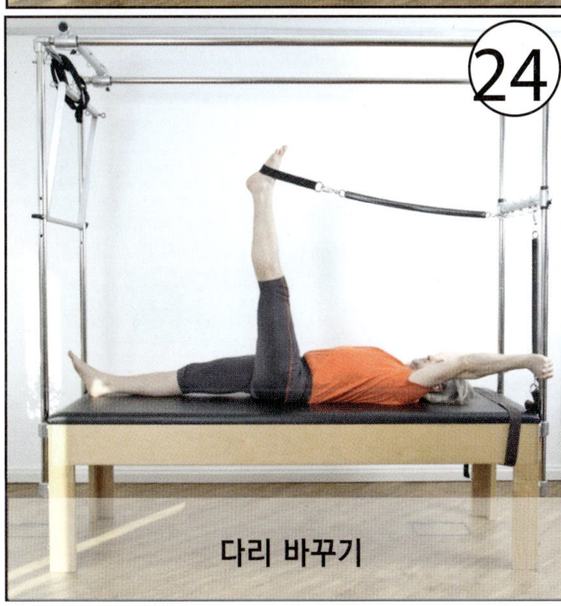

5회

20. 원 레그 크로스 스프링 시리즈 (T) One Leg Cross Spring Series (T) 5/6

시작 자세:

레그 스프링을 80~85cm 높이에 건다. 스프링을 높이 걸수록 다리 후면 근육의 개입이 커진다. 스프링걸이 방향으로 머리를 두고 슈파인 자세로 눕는다. 캐딜락의 세로 기둥과의 거리가 팔길이 또는 팔의 반절 길이 사이여야 한다. 거리가 멀어질수록 운동강도는 세진다. 손은 살짝 어깨 위 높이에서 세로기둥을 잡고 골반과 척추는 중립자세로 유지한다. 왼다리만 오른쪽 스프링 루프를 왼쪽 발바닥 뒤꿈치 가까운 아치에 루프를 걸어준다. 오른다리는 구부려 캐딜락 매트 위에 발바닥을 올려놓는다. 왼 발은 오른 다리 무릎과 같은 높이에 위치시킨다.

운동 목적:

다리 외측면에 초점을 둔 무릎 안정화 근육과 다리근육의 강화.

운동 실행: 아래 설명대로 반복

복부를 등쪽과 상흉부 방향으로 끌어당기고 근육으로 상체 전체를 안정화시킨다.

파트 1 – 그림 1-2: 발의 높이를 유지하면서 다리를 앞으로 편다. 왼다리를 구부려 오른 무릎과 평행해지도록 다리를 다시 가져온다. 다리를 앞 뒤로 밀고 당길 때 발, 정강이, 그리고 무릎은 캐딜락의 경계면과 평행하게 일직선을 그리듯 움직인다.

5회 반복한다.

파트 2 – 그림 3-7: 발의 높이를 유지하면서 다리를 앞으로 편다. 매트에 뻗은 채로 내렸다가 왼발이 오른 무릎과 평행해질 때까지 다리를 편 채 다시 가져온다. 왼발이 오른 무릎과 높이가 같게 왼다리를 구부린다. 앞으로 뻗고 뒤로 구부려 당길 때, 발, 정강이, 그리고 무릎은 항상 캐딜락의 경계면과 평행하게 일직선을 그리듯 움직인다.

5회 반복한다.

파트 3 – 그림 8-12: 왼다리를 구부리고 왼 발을 매트에 내려놓는다. 스프링은 다리 사이에 있다. 매트에서 왼다리를 쭉 편다. 왼다리 무릎이 오른 무릎 높이가 될 때까지 왼다리를 올린다. 다시 매트에 왼다리를 쭉 펴서 내려놓는다. 왼 다리를 구부려 왼발을 엉덩이 쪽으로 당긴다. 스프링은 다리 사이에 위치한다.

5회 반복한다.

파트 4 – 그림 13-14: 왼다리를 올리고 수직으로 뻗어낸다. 동시에 오른 다리를 매트에 쭉 뻗어 내려놓는다.

그림 15-19: 몸의 중심부 근육 힘으로 왼다리를 오른 쪽으로 뻗어낸다. 동작을 하는 동안 골반의 안정화가 이루어져야 한다. 원을 그리며 오른 발을 향해서 다리를 보내고 이어 왼쪽 사이드 쪽으로 멀리 뻗어내며 움직인다. 다시 수직 자세로 돌아온다.

5회 반복한다.

그림 20-24: 골반이 움직이지 않는 한도 내에서 왼다리를 왼쪽으로 보낸다. 다리를 오른 발 방향으로 서클을 그리며 움직이고, 마지막으로, 몸의 중심부 근육 힘으로 오른쪽 기둥을 향해 다리를 올린다.

5회 반복한다.

다리를 교체하고 실행한다.

20. 원 레그 크로스 스프링 시리즈 (T) One Leg Cross Spring Series (T) 6/6

흔한 실수:

동작 중에 무릎이 불안정하고 흔들린다.
파트 1,2를 수행 중에 발이 무릎 높이에서 유지되지 않는다.
무릎높이에서 다리를 멈추지 못하고 수직방향으로 올라오게 된다.
골반이 회전하거나 한 방향으로 당겨 올라온다.

변형 또는 응용 동작:

키가 큰 사람들의 경우 추가로 카라비너 고리를 사용하면 레그 스프링을 더 길게 밀어낼 수 있어 끝까지 신전했을 때 지나치게 무리가 되는 저항을 피할 수 있다.
양손을 몸 옆에 내려놓는다.

금기증/주의점:

엉덩관절 전치환술을 한지 얼마 안된 사람은 다리의 외회전으로 인한 탈구의 위험이 있다. 따라서 마지막 동작은 생략하도록 한다.

21. 원 레그 다이아고날 바이씨클 (M) One Leg Diagonal Bicycle (M) 1/4

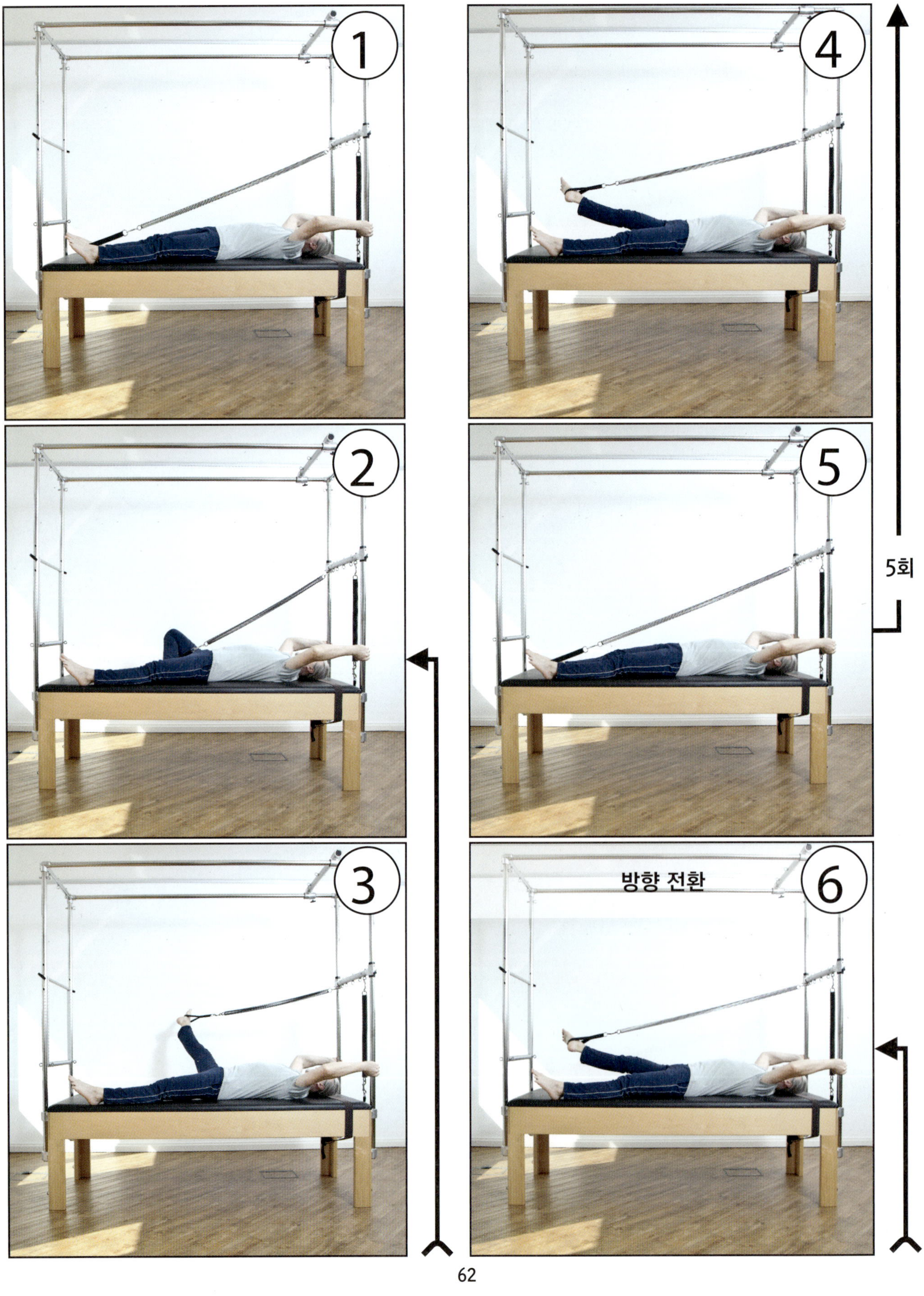

21. 원 레그 다이아고날 바이씨클 (M) One Leg Diagonal Bicycle (M) 2/4

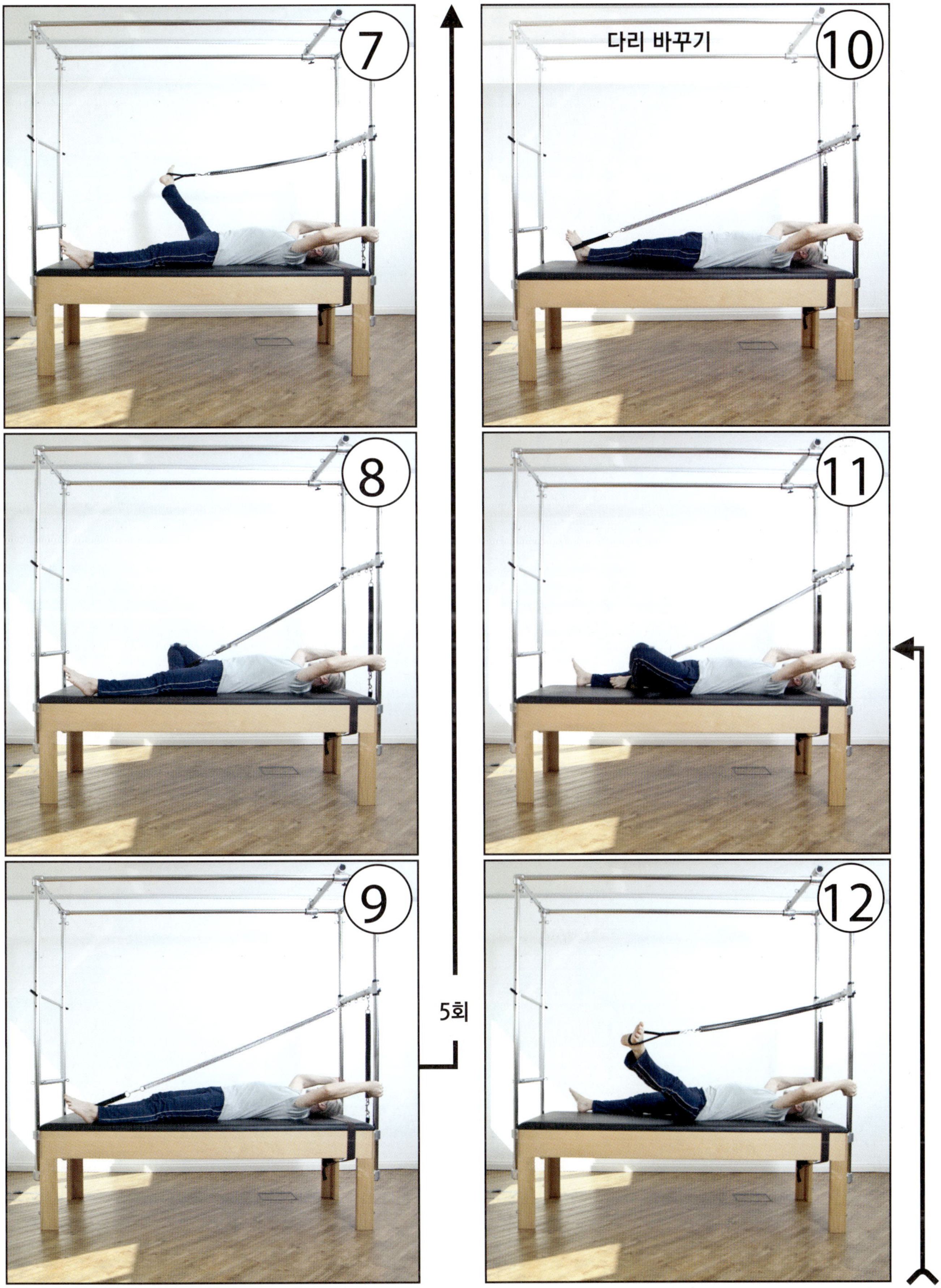

21. 원 레그 다이아고날 바이씨클 (M) One Leg Diagonal Bicycle (M) 3/4

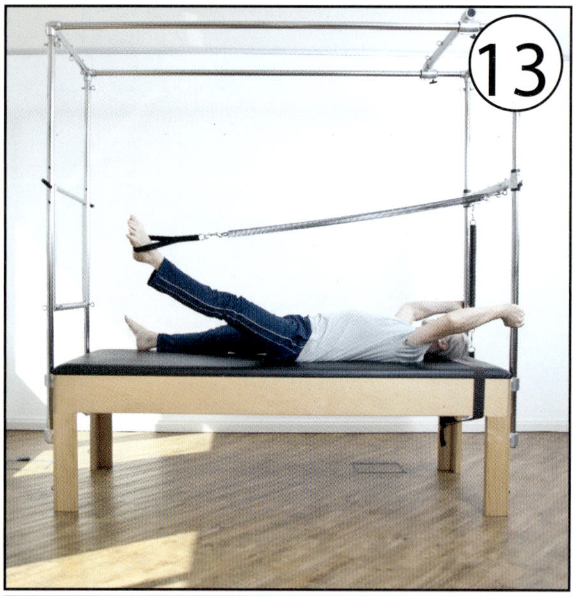

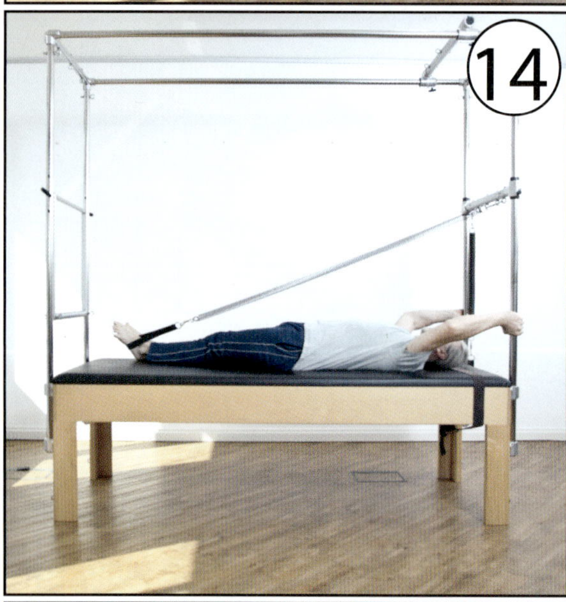

5회

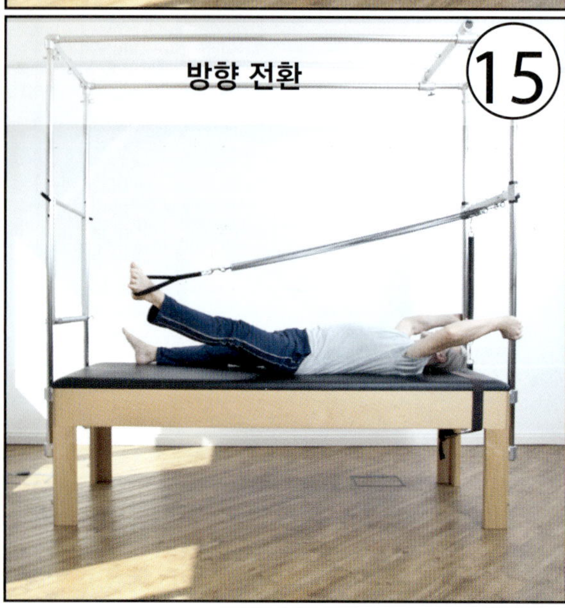

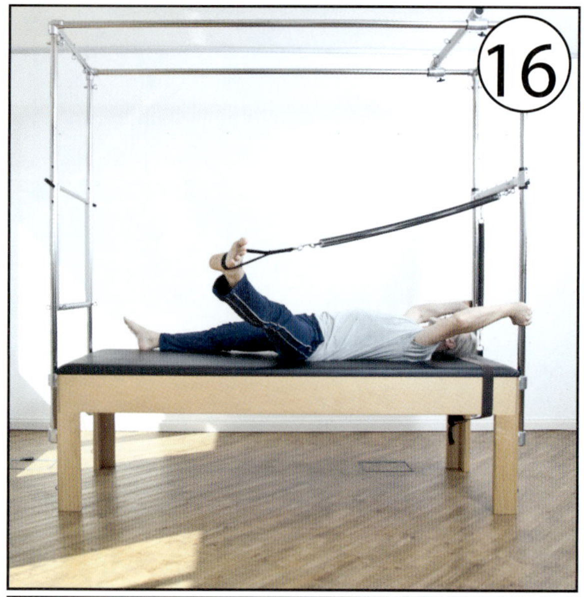

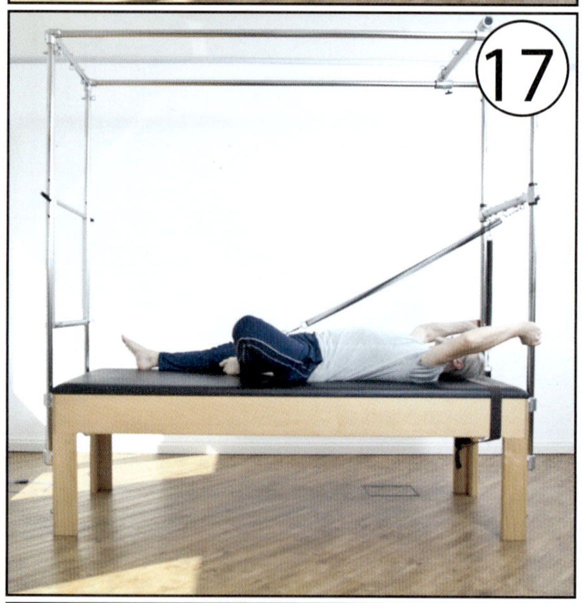

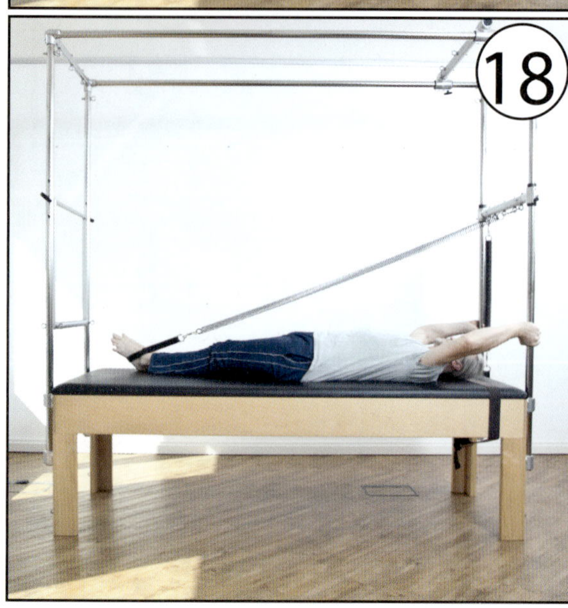

5회

21. 원 레그 다이아고날 바이씨클 (M) One Leg Diagonal Bicycle (M) 4/4

시작 자세:

레그 스프링을 80~85cm 높이에 건다. 스프링을 높이 걸수록 다리 후면 근육의 개입이 커진다. 스프링걸이 방향으로 머리를 두고 슈파인 자세로 눕는다. 캐딜락의 세로 기둥과의 거리가 팔길이 또는 팔의 반절 길이 사이여야 한다. 거리가 멀어질수록 운동강도는 세진다. 손은 살짝 어깨 위 높이에서 세로기둥을 잡고 골반과 척추는 중립자세로 유지한다. 오른쪽 스프링에 오른 발을 건다. 루프는 뒤꿈치에 가까운 발바닥 아치에 건다. 왼쪽 다리를 왼쪽 매트 모서리에 닿을 때까지 왼편으로 뻗어낸다. 오른다리는 왼다리 옆에 내려져 있다. 두 발은 작은 V를 만들어 쭉 편 상태이다.

운동 목적:

내전근에 초점을 둔 무릎 안정화 근육과 다리 근육의 강화.
다열근, 복횡근, 골반기저근, 내복사근과 외복사근, 그리고 복직근의 안정화.

운동 실행:

복부를 등쪽과 상흉부 방향으로 끌어당기고 근육으로 상체 전체를 안정화시킨다.
그림 2: 오른 다리를 구부려 오른 발을 왼쪽 발목 안쪽 면으로 가져온다.
한편, 오른 무릎을 외측으로 움직인다. 오른 발이 살짝 왼다리의 안쪽 면을 아래에서 위로 쓸어올린다.
그림 3: 발이 더 이상 당겨지지 않으면, 오른 다리를 사선으로 쭉 신전시키다. 골반이 흔들리지 않는 한도 내에서, 오른 다리만 외측으로 움직인다. **그림 4-5:** 오른 다리를 쭉 뻗어서 직선을 그리며 왼다리를 향해서 오른다리를 내려놓는다. 이제 두 다리는 나란히 옆에 있다.
5회 반복하고 방향을 전환하여 실행한다.
그림 6-7: 곧게 뻗은 오른 다리를 오른쪽 캐딜락 오른 편으로 가로지르 듯 움직인다. 골반이 움직이지 않는 가동범위 내에서 오른 다리만 움직이도록 한다. **그림 8-9:** 오른 무릎이 외측을 향하게 오른 다리를 구부린다. 오른발로 왼다리 안쪽 윗부분부터 아랫부분으로 쓸어내려 왼 발목까지 오면 왼다리 옆에 쭉 편 채 내려놓는다.
5회 반복하고 다리를 바꾼다.

흔한 실수:

다리를 너무 지나치게 멀리 뻗어내서 골반이 회전하거나 한쪽 골반만 위로 당겨올라온다.
동작의 시작과 끝에 움직이는 다리가 고정된 다리 옆에 완전히 오지 않는다.
양 쪽 다리 모두 외회전이 부족하다.

변형 또는 응용 동작:

키가 큰 사람들의 경우, 추가로 카라비너 고리를 사용하면 레그 스프링을 더 길게 밀어낼 수 있어 끝까지 신전했을 때 지나치게 무리가 되는 저항을 피할 수 있다.
양손을 몸 옆에 내려놓는다.

금기증/주의점:

엉덩관절 전치환술을 한지 얼마 안된 사람은 다리의 외회전으로 인한 탈구의 위험이 있다. 따라서 마지막 동작은 생략하도록 한다.

22. 풀 다운 사이드 라잉 (T) Pull Down Side Lying (T)

1/2

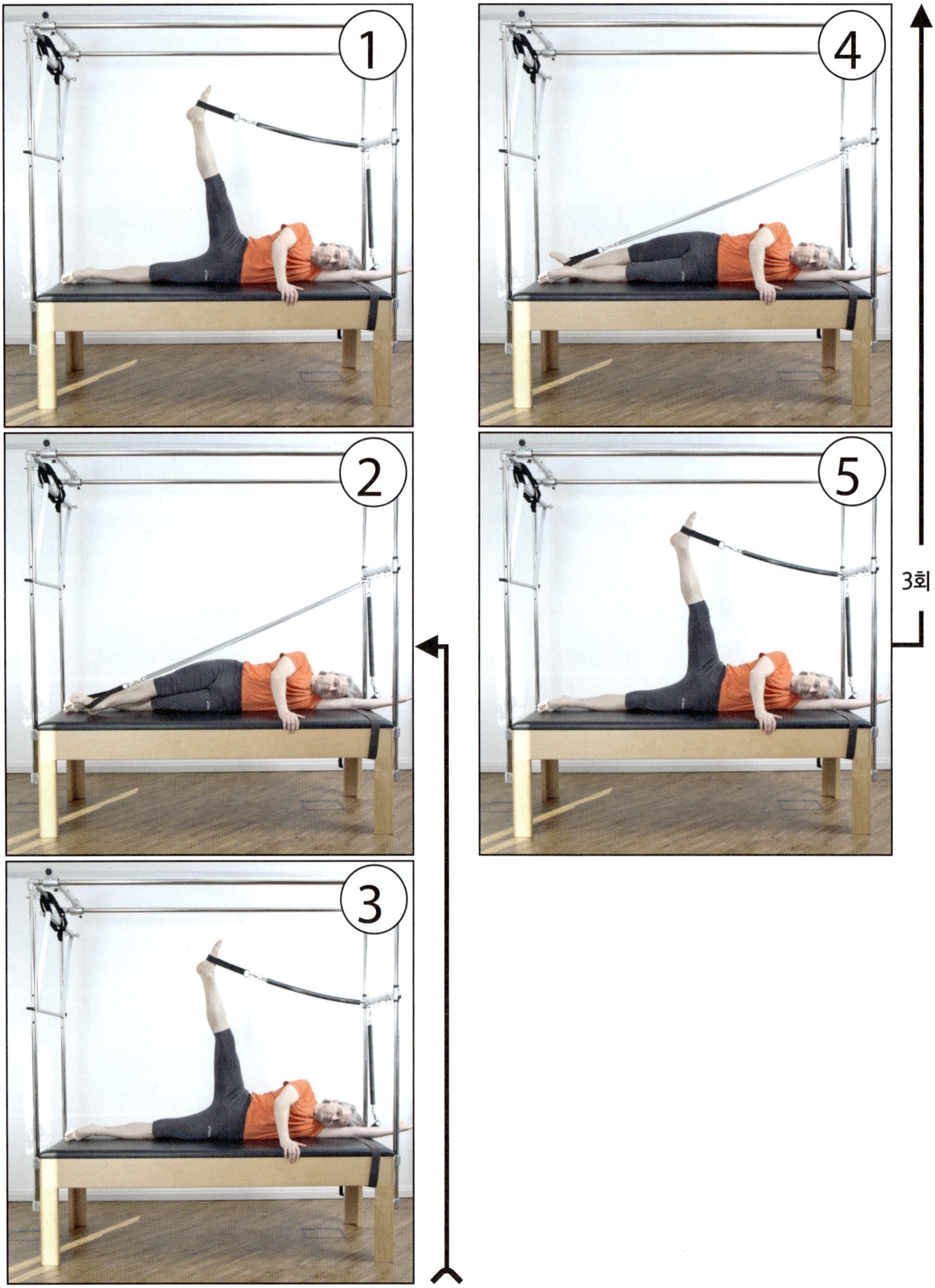

22. 풀 다운 사이드 라잉 (T) Pull Down Side Lying (T) 2/2

시작 자세:

레그 스프링을 80~85cm 높이에 건다. 스프링을 높이 걸수록 다리 후면 근육의 개입이 커진다. 가능하다면 스프링을 중앙에 건다. 스프링을 가운데 건 상태에서는 스프링 걸이 방향으로 머리를 두고 매트 가운데에 옆으로 눕는다. 스프링의 중앙 걸이가 불가능하다면 캐딜락의 가장자리에 다리 측면, 엉덩이, 등, 그리고 머리를 정렬을 맞추어 눕고(주의! 낙상위험) 스프링을 같은 사이드에 걸어 사용한다. 어떤 경우든 위에서 내려다보면 몸체는 일렬로 정렬이 맞추어 있어야 한다. 척추와 골반은 중립을 유지한다. 캐딜락의 세로 기둥과의 거리가 팔길이 또는 팔의 반절 길이 사이여야 한다. 거리가 멀어질수록 운동강도는 세진다. 가장자리에 팔의 반절 정도의 간격을 두고 누웠을 때는 팔꿈치와 전완이 캐딜락의 세로 기둥을 향하게 한다. 팔 하나 길이를 두고 누웠을 때는 아래에 있는 팔의 손이 캐딜락의 세로 기둥을 향하게 하고 기둥을 밀어낸다. 두 경우 모두 위로 향한 팔을 가슴 앞 캐딜락 매트에 내려놓고 몸을 지지하는데 도움을 준다. 위로 향한 다리는 위로 향하게 뻗고 외회전 한다. 발도 곧게 뻗는다.

운동 목적:

외회전근육 뿐만 아니라 내전근과 다리 후면 근육의 강화.
고관절의 가동성.

운동 실행: 방향에 따라 5-10회

복부를 등쪽과 상흉부 방향으로 끌어당기고 근육으로 상체 전체를 안정화시킨다.
그림 2: 외회전 한 채 윗다리를 아래로 쭉펴서 내린다. 윗다리 뒤꿈치로 아랫다리 발 앞의 캐딜락 매트를 터치한다.
그림 3: 시작 자세로 다리를 다시 원위치시킨다.
그림 4: 외회전 한 채 윗다리를 아래로 쭉펴서 내린다. 윗다리 뒤꿈치로 아랫다리 발 뒤의 캐딜락 매트를 터치한다. (또는 캐딜락의 가장자리에 누웠다면 아랫다리 발 바로 뒤 공중에서 멈춘다.)
그림 5: 시작 자세로 다리를 다시 원위치시킨다.
5~10회 반복하고 방향을 바꾼다.

흔한 실수:

위에서 봤을 때, 몸체가 일직선으로 누워있지 않는다. 대부분 상체와 앞으로 숙여진 머리가 다리와 함께 매트에 일직선으로 있지 않고 기울어져 있다. 외회전이 유지되지 않고 따라서 발끝이 위로 포인트 되지 않는다.

변형 또는 응용 동작:

아랫다리 앞이나 뒤로 윗다리를 내리는 동작 대신에 아랫다리에 붙여 윗다리를 곧게 펴낸다. 신전한다.
키가 큰 사람들의 경우, 추가로 카라비너 고리를 사용하면 레그 스프링을 더 길게 밀어낼 수 있어 끝까지 신전했을 때 지나치게 무리가 되는 저항을 피할 수 있다.
방향을 바꾸는 것 대신, 즉각 "사이드 킥" 동작이나 또는 다른 동작으로 이어 실시한다.
길고 부드러운 스프링을 캐딜락 높은 부분에 달고, 가능하다면 발목과 발 아치 부분을 모두 감싸는 Y자형 루프나 자이로더블 루프를 사용한다.
더 안정성을 올리려면 아랫다리를 앞쪽으로 이동한다.

금기증/주의점:

엉덩관절 전치환술을 한지 얼마 안된 사람은 탈구의 위험이 있다. 생략하도록 한다.

23. 사이드 킥 (T) Side Kick (T)
1/3

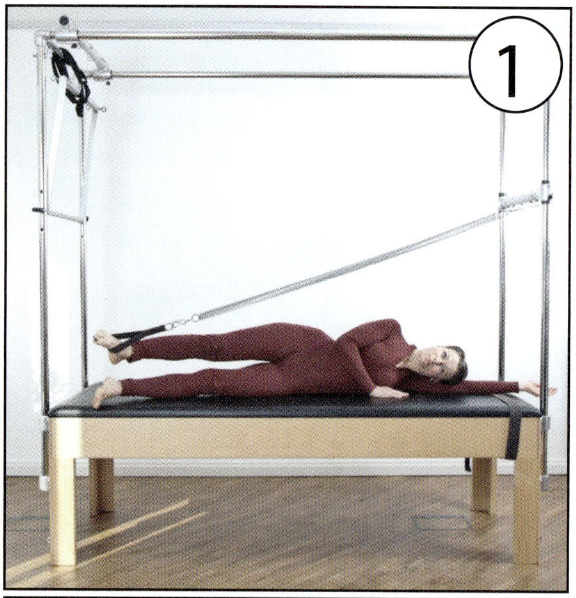

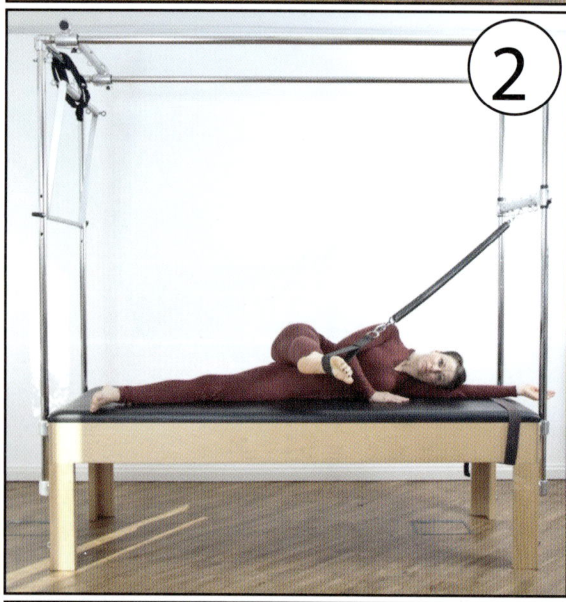

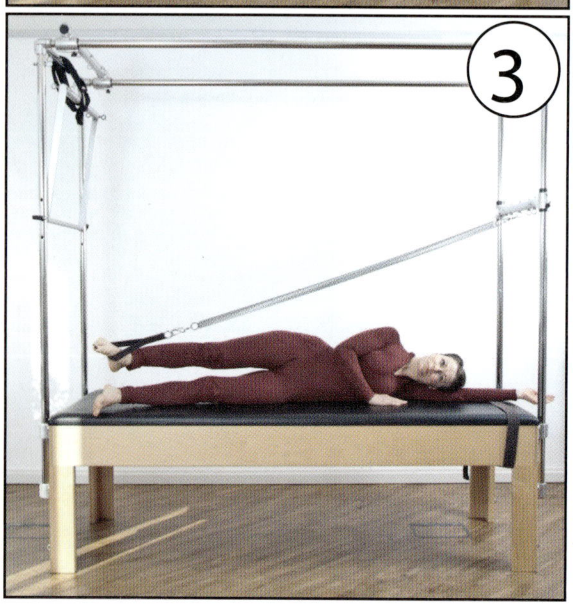

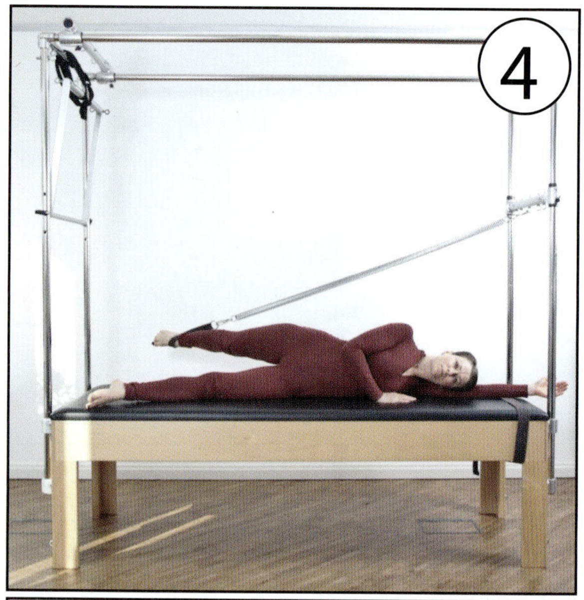

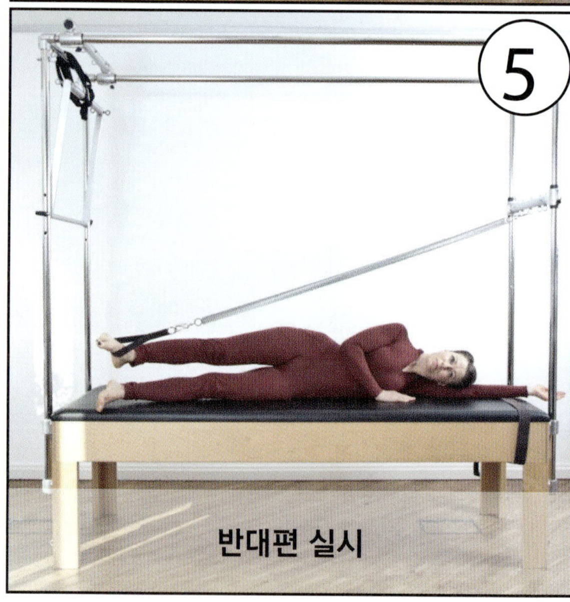

5회

23. 사이드 킥 (T) Side Kick (T) 2/3

시작 자세:

레그 스프링을 80~85cm 높이에 건다. 스프링을 높이 걸수록 다리 후면 근육의 개입이 커진다. 가능하다면 스프링을 중앙에 건다. 스프링을 가운데 건 상태에서는 스프링 걸이 방향으로 머리를 두고 매트 가운데에 옆으로 눕는다. 스프링의 중앙 걸이가 불가능하다면 캐딜락의 가장자리에 다리측면, 엉덩이, 등, 그리고 머리를 정렬을 맞추어 눕고(주의! 낙상위험) 스프링을 같은 사이드에 걸어 사용한다. 두 경우 모두, 아랫 다리 발이 캐딜락 매트에 닿은 채로 가능한 범위에서 아랫다리를 앞으로 뻗는다. 나머지는 위에서 봤을 때 일직선이 되도록 정렬한다. 골반과 척추는 중립을 유지한다. 캐딜락의 세로 기둥과의 거리가 팔길이 또는 팔의 반절 길이 사이여야 한다. 거리가 멀어질수록 운동강도는 세진다. 가장자리에 팔의 반절 정도의 간격을 두고 누웠을 때는 팔꿈치와 전완이 캐딜락의 세로 기둥을 향하게 한다. 팔 하나 길이를 두고 누웠을 때는 아래에 있는 팔의 손이 캐딜락의 세로 기둥을 향하게 하고 기둥을 밀어낸다. 두 경우 모두 위로 향한 팔을 가슴 앞 캐딜락 매트에 내려놓고 몸을 지지하는데 도움을 준다. 윗다리의 뒤꿈치에 가까운 발 아치에 루프를 건다. 윗다리는 위로 곧게 뻗고 약간 외회전 한다. 발도 곧게 편다.

운동 목적:

상체와 골반으로부터 다리 움직임 분리.
심부 엉덩이 굴곡근과 다리 후면 근육의 스트레칭.
고관절의 기동성.
외회전으로 인한 둔근의 강화.
내전근의 약간의 강화.

운동 실행: 방향에 따라 5-10회

복부를 등쪽과 상흉부 방향으로 끌어당기고 근육으로 상체 전체를 안정화시킨다.
그림 2: 살짝 외회전 한 다리와 발을 가능한 몸통의 자세가 변하지 않도록 주의하며 앞으로 뻗어낸다.
그림 3: 시작 자세로 다시 다리를 가지고 온다.
그림 4: 복부를 등쪽과 상흉부쪽으로 끌어당기고 가능한 몸통의 자세가 변하지 않도록 주의하며 멈추지 말고 곧게 뻗은 윗다리를 뒤로 뻗는다. 다리와 발은 평행하다.
그림 5: 다리를 다시 시작 자세로 가지고 온다.
5~10회 반복하고 방향을 바꾼다.
골반이 양쪽 방향으로 자연스레 반응을 보이더라도 최대한 움직이지 않게 안정화를 도모한다. 그러나, 골반뿐만 아니라 몸통도 앞이나 뒤로 회전하지 않는다. 더욱이, 신전 시 요추의 수축으로 인한 압박감도 없도록 한다. 따라서 특히 복부를 안으로 끌어당겨 요추를 보호하도록 주의한다.

23. 사이드 킥 (T) Side Kick (T) 3/3

흔한 실수:

위에서 봤을 때, 몸체가 일직선으로 누워있지 않는다. 대부분 상체와 앞으로 숙여진 머리가 다리와 함께 매트에 일직선으로 있지 않고 기울어져 있다.
다리가 앞 뒤로 움직일 때 높이가 변화한다.
보상작용으로 다리가 뒤로 갈 때 몸통이 앞으로 휜다.
다리가 앞으로 움직일 때는 등이 둥글게 말리고, 다리를 뒤로 보내는 동안 허리가 크게 꺾이도록 지나치게 다리가 뒤로 멀리 간다.
장골능(상전장골극)이 서로 수직으로 세워져있지 않고 골반의 윗부분이 가장 아래에 있는 늑골에 가까워져 있다.
윗다리의 발은 외전되어있다.

변형 또는 응용 동작:

키가 큰 사람들의 경우, 추가로 카라비너 고리를 사용하면 레그 스프링을 더 길게 밀어낼 수 있어 끝까지 신전했을 때 지나치게 무리가 되는 저항을 피할 수 있다.
평행한 다리 대신 윗다리를 외회전한다. 대부분 이렇게 하면 뒤로 보내는 동작이 제한이된다.
앞으로 다리를 보낼 때는, 발등을 당기고 마지막 단계에서 몇 초간 멈췄다가 다리를 조금 더 이동하도록 밀어낸다.
뒤로 돌아올 때, 발등을 편다. 이 동작은 두 번 반복하지 않는다. 속으로
앞으로: 킥, 킥
뒤로: 스트레치 라고 읍조린다.
골반은 움직이지 않도록 유지한다. 이렇게 하면 움직임의 반경이 작아질 수 있다.
방향을 바꾸지 말고 "사이드 바이씨클" 동작이나 다른 동작을 이어 진행한다.
길고 부드러운 스프링을 캐딜락 높은 부분에 달고, 가능하다면 발목과 발 아치 부분을 모두 감싸는 Y자형 루프나 자이로더블 루프를 사용한다.
동작을 더 어렵게 하려면, 아랫다리를 전제 몸과 일직선으로 정렬을 맞춰 진행한다.

금기증/주의점:

엉덩관절 전치환술을 한지 얼마 안된 사람은 탈구의 위험이 있다.

24. 사이드 바이씨클 (T) Side Bicycle (T)
1/4

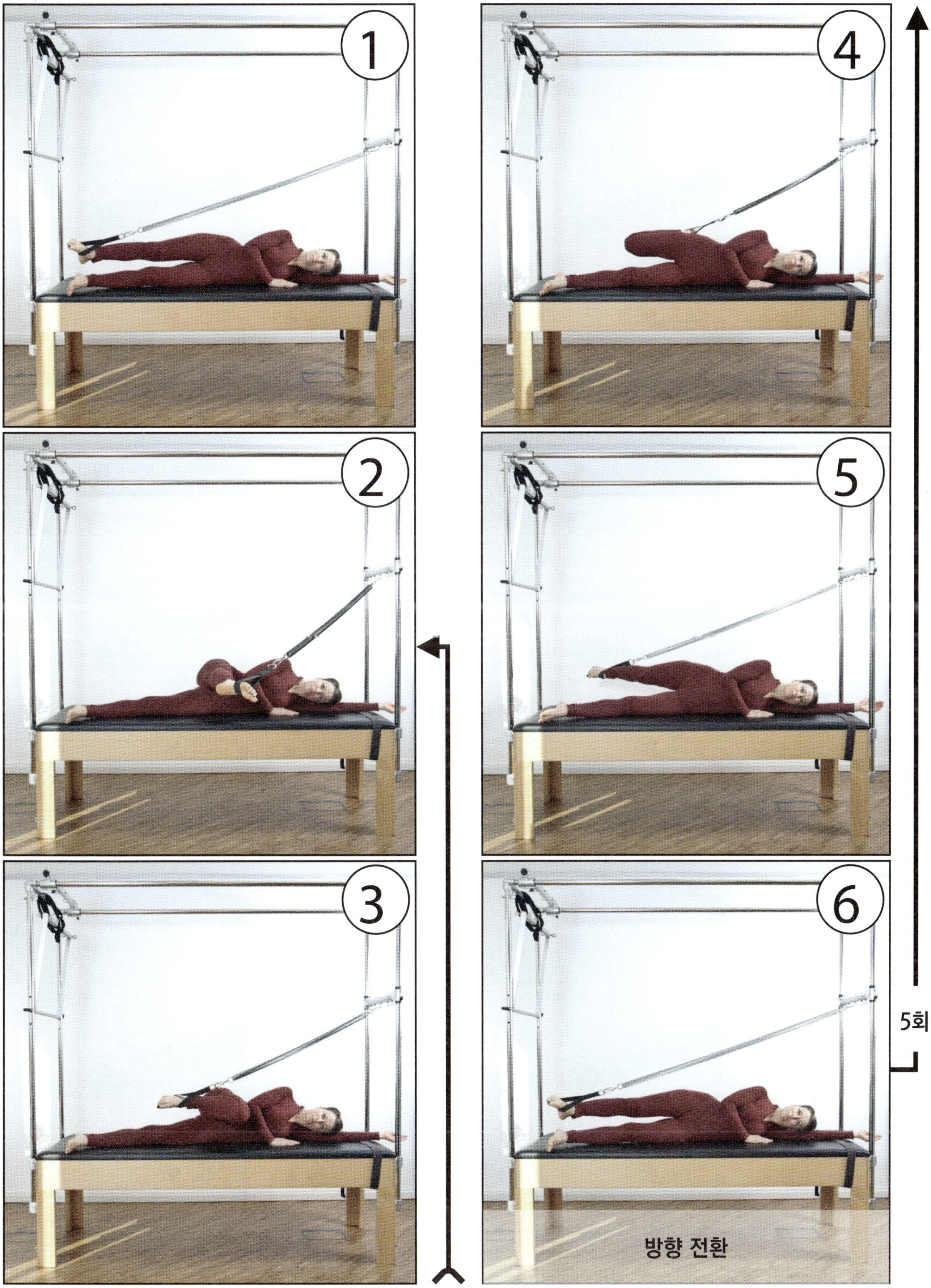

24. 사이드 바이씨클 (T) Side Bicycle (T)
2/4

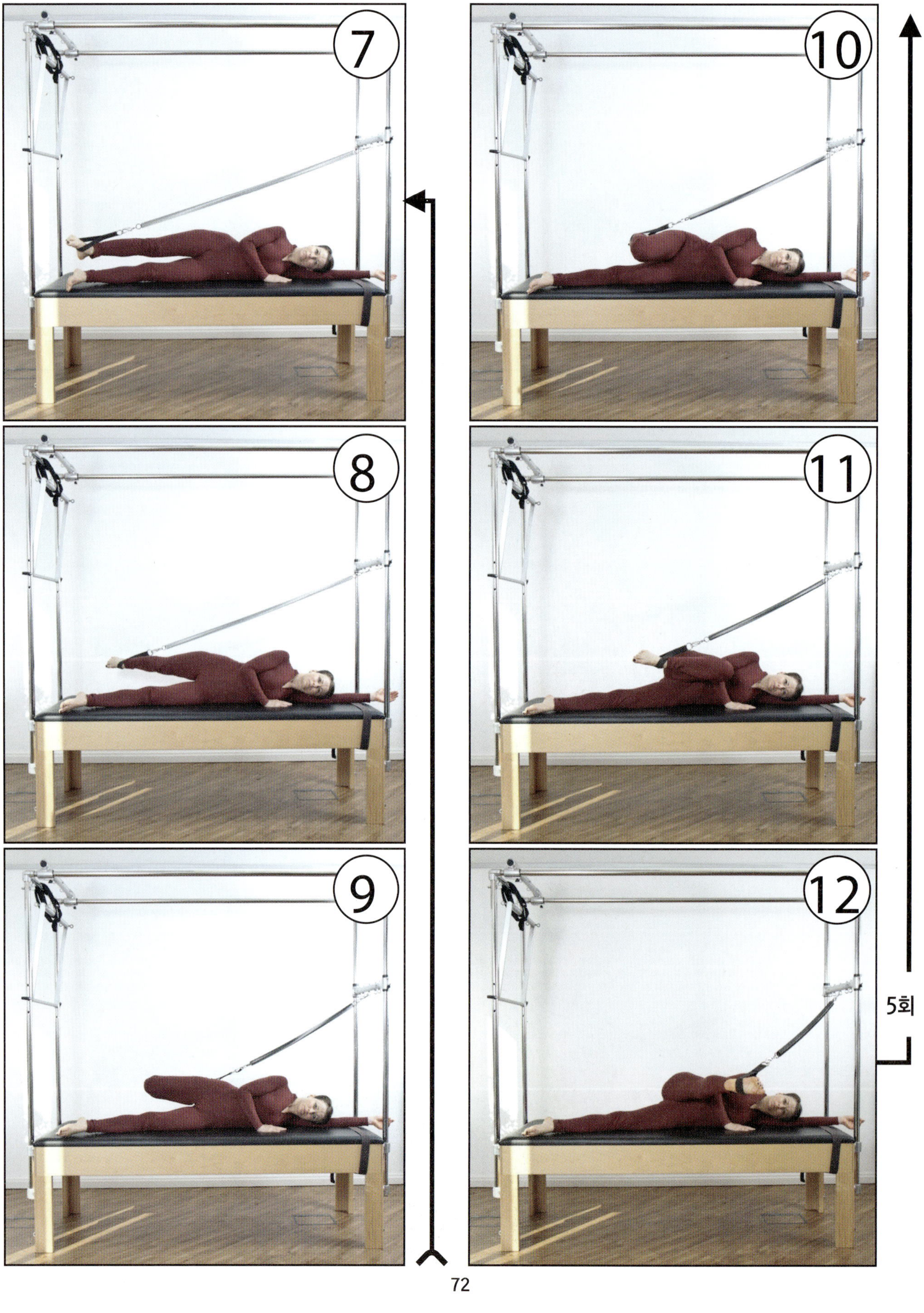

24. 사이드 바이씨클 (T) Side Bicycle (T) 3/4

시작 자세:

레그 스프링을 80~85cm 높이에 건다. 스프링을 높이 걸수록 다리 후면 근육의 개입이 커진다. 가능하다면 스프링을 중앙에 건다.
가능하다면 스프링을 중앙에 건다. 스프링을 가운데 건 상태에서는 스프링 걸이 방향으로 머리를 두고 매트 가운데에 옆으로 눕는다. 스프링의 중앙 걸이가 불가능하다면 캐딜락의 가장자리에 다리 측면, 엉덩이, 등, 그리고 머리를 정렬을 맞추어 눕고(주의! 낙상위험) 스프링을 같은 사이드에 걸어 사용한다. 두 경우 모두, 아랫 다리 발이 캐딜락 매트에 닿은 채로 가능한 범위에서 아랫다리를 앞으로 뻗는다. 나머지는 위에서 봤을 때 일직선이 되도록 정렬한다. 골반과 척추는 중립을 유지한다. 캐딜락의 세로 기둥과의 거리가 팔길이 또는 팔의 반절 길이 사이여야 한다. 거리가 멀어질수록 운동강도는 세진다. 가장자리에 팔의 반절 정도의 간격을 두고 누웠을 때는 팔꿈치와 전완이 캐딜락의 세로 기둥을 향하게 한다. 팔 하나 길이를 두고 누웠을 때는 아래에 있는 팔의 손이 캐딜락의 세로 기둥을 향하게 하고 기둥을 밀어낸다. 두 경우 모두 위로 향한 팔을 가슴 앞 캐딜락 매트에 내려놓고 몸을 지지하는데 도움을 준다. 윗다리의 뒤꿈치에 가까운 발 아치에 루프를 건다. 윗다리는 위로 곧게 뻗고 약간 외회전 한다. 발도 곧게 편다.

운동 목적:

심부 엉덩이 굴곡근과 다리 후면 근육의 스트레칭.
고관절의 기동성.
외회전으로 인한 둔근의 강화.
내전근의 약간의 강화.

운동 실행: 방향에 따라 5-10회

복부를 등쪽과 상흉부 방향으로 끌어당기고 근육으로 상체 전체를 안정화시킨다.
그림 2: 가능한 몸통의 자세가 변하지 않도록 주의하며 앞으로 뻗어낸다. 외회전 상태를 유지하는 것이 이상적이다.
그림 3: 무릎을 구부려 가능한 가까이 가슴 쪽으로 당긴다. 무릎이 움직이지 않은 채, 발을 엉덩이 쪽으로 가져온다. 이 단계에서 다리를 뒤로 더 움직이지 않는다.
그림 4: 이 단계에서 몸통이 흔들리지 않게 유지하며 다리를 가능한 멀리 뒤로 보낸다.
그림 5: 복부를 등쪽과 상흉부쪽으로 끌어당긴다. 멈추지 않고 윗다리를 뒤로 펴서 신전한다. 가능하다면 원래 시작했던 무릎 위치보다 더 멀리 뻗어낸다. 다리와 발은 평행하게 한다.
그림 6: 시작 자세로 다리를 다시 가져온다. 그리고 다리와 발은 살짝 외회전한다.
5~10회 반복하고 방향을 바꾼다.
그림 7-8: 복부를 등쪽과 상흉부쪽으로 끌어당기고 몸통의 자세가 변해 허리가 전만 되지 않도록 주의하며 윗다리를 뒤로 신전시켜 뻗는다. 발은 평행하다.
그림 9: 무릎을 구부리고 발을 엉덩이로 가까이 가져온다. 무릎의 위치는 같은 곳에 위치한다. 이 단계에서 다리를 뒤로 더 움직이지 않는다.
그림 10-11: 엉덩이 가까이 최대한 유지하면서 구부린 무릎과 발을 가능한 상체 가까이 앞으로 당겨온다. 등을 둥글게 말지 않는다.
그림 12: 가능한 몸통의 자세가 변하지 않도록 주의하며 머리를 향해 최대한 가까이 다리를 가져온다. 다리와 발은 살짝 외회전한다.
그림 7: 시작 자세로 다리를 다시 가져온다.

24. 사이드 바이씨클 (T) Side Bicycle (T) 4/4

골반이 양쪽 방향으로 자연스레 반응을 보이더라도 최대한 움직이지 않게 안정화를 도모한다. 그러나, 골반뿐만 아니라 몸통도 앞이나 뒤로 회전하지 않는다. 더욱이, 엉덩이 쪽으로 다리 신전 시 또는 엉덩이를 향해 굴곡시킨 다리를 회전시킬 때 요추의 수축으로 인한 압박감도 없도록 한다. 따라서 특히 복부를 안으로 끌어당겨 요추를 보호하도록 주의한다.

흔한 실수:

위에서 봤을 때, 몸체가 일직선으로 누워있지 않는다. 대부분 상체와 앞으로 숙여진 머리가 다리와 함께 매트에 일직선으로 있지 않고 기울어져 있다.
다리가 앞 뒤로 움직일 때 높이가 변화한다.
보상작용으로 다리가 뒤로 갈 때 몸통이 앞으로 휜다.
다리가 앞으로 움직일 때는 등이 둥글게 말리고, 다리를 뒤로 보내는 동안 허리가 전만이 되게 지나치게 다리가 뒤로 멀리 간다.
장골능(상전장골극)이 서로 수직으로 세워져있지 않고 골반의 윗부분이 가장 아래에 있는 늑골에 가까워져 있다.
윗다리의 발은 외전되어있다.

변형 또는 응용 동작:

키가 큰 사람들의 경우, 추가로 카라비너 고리를 사용하면 레그 스프링을 더 길게 밀어낼 수 있어 끝까지 신전했을 때 지나치게 무리가 되는 저항을 피할 수 있다.
골반은 움직이지 않도록 유지한다. 이렇게 하면 움직임의 반경이 작아질 수 있다.
방향을 바꾸지 말고 "론드쟘" 동작이나 다른 동작을 이어 진행한다.
길고 부드러운 스프링을 캐딜락 높은 부분에 달고, 가능하다면 발목과 발 아치 부분을 모두 감싸는 Y자형 루프나 자이로더블 루프를 사용한다.
동작을 더 어렵게 하려면, 아랫다리를 전제 몸과 일직선으로 정렬을 맞춰 진행한다.

금기증/주의점:

엉덩관절 전치환술을 한지 얼마 안된 사람은 탈구의 위험이 있다.

25. 론드쟘 (T) Ronde de Jambe (T)

1/4 다른 이름: 사이드 라잉 빅 레그 서클

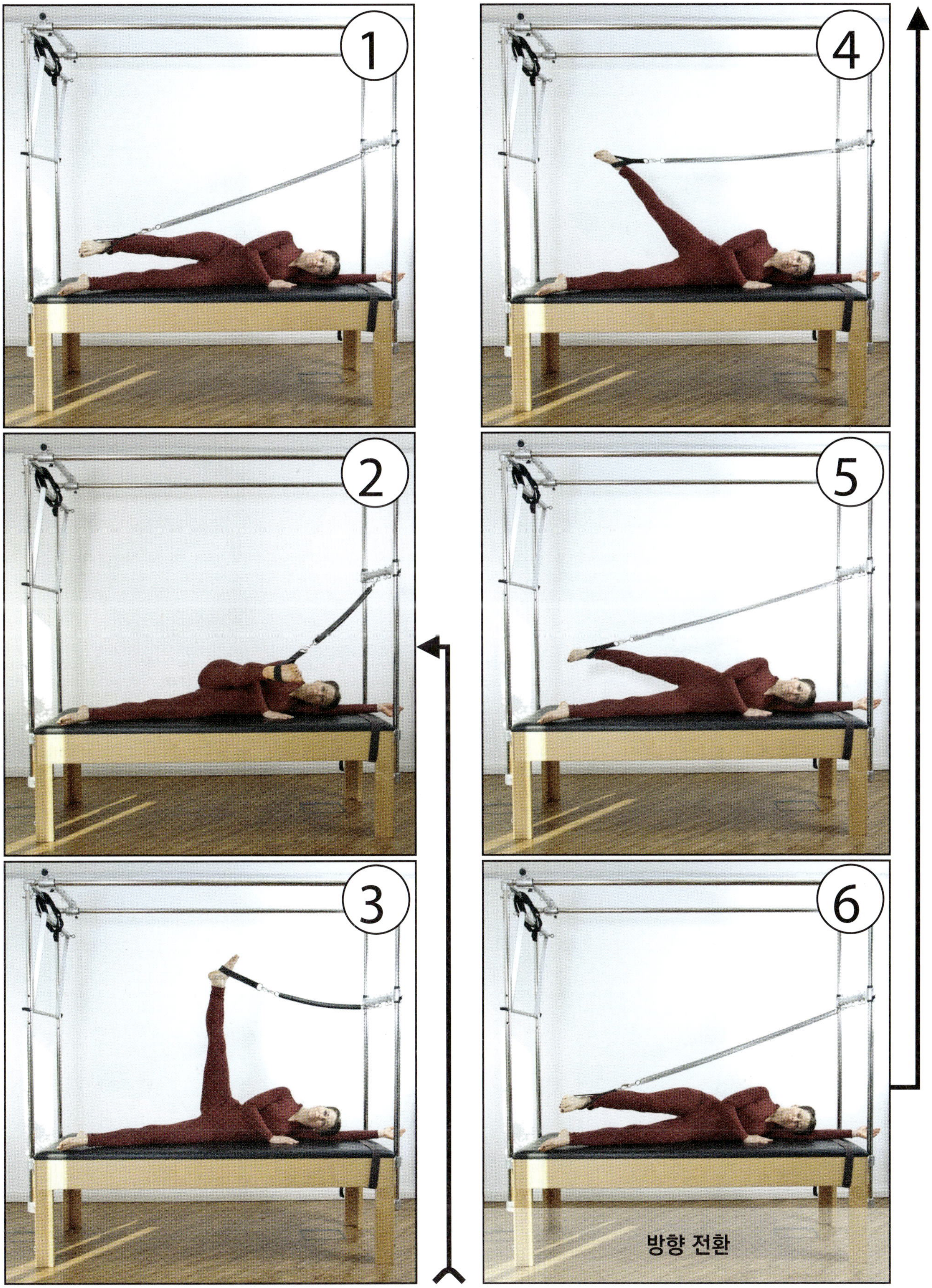

25. 론드쟘 (T) Ronde de Jambe (T)

2/4 다른 이름: 사이드 라잉 빅 레그 서클

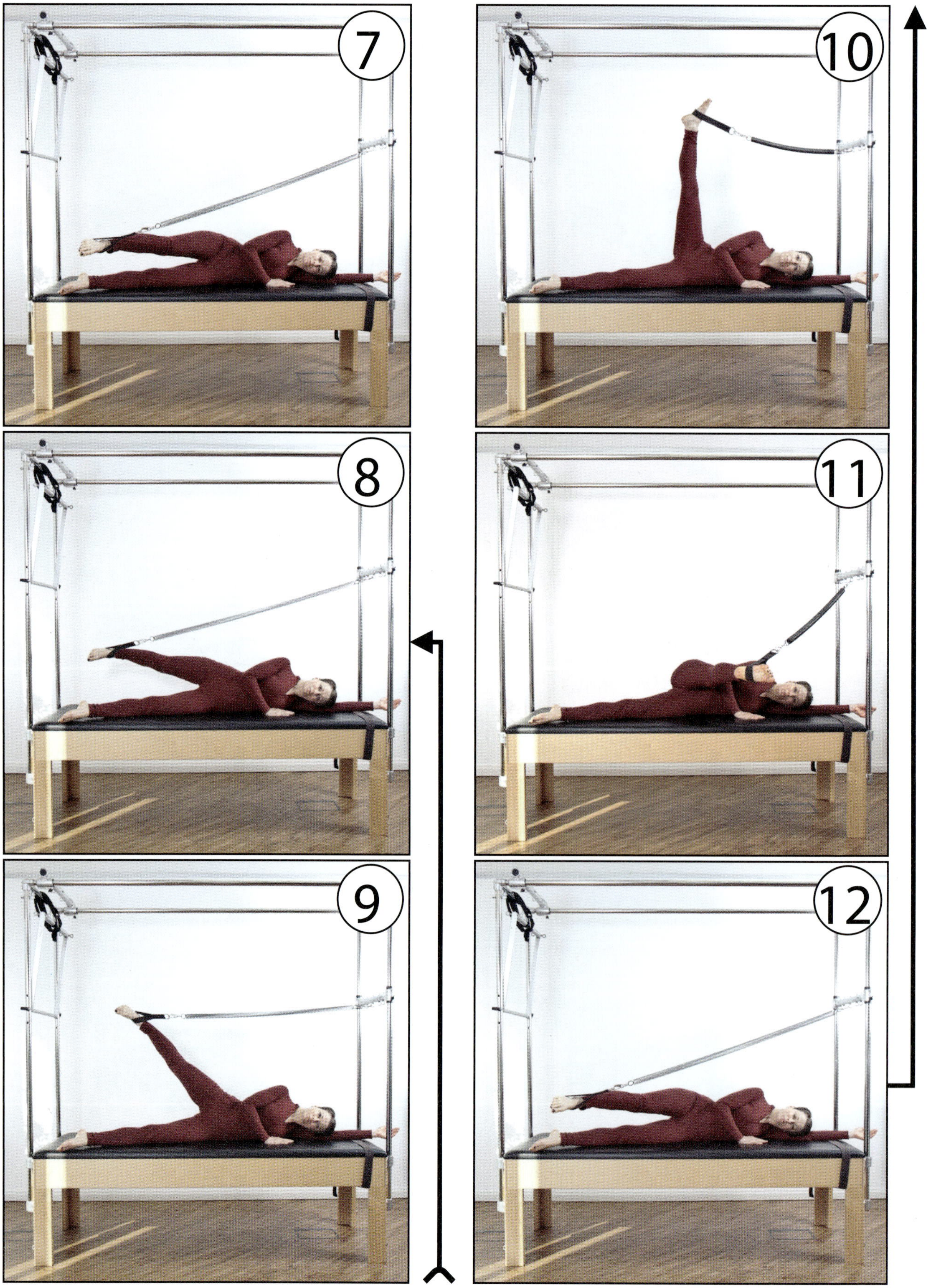

25. 론드잠 (T) Ronde de Jambe (T)

3/4 다른 이름: 사이드 라잉 빅 레그 서클

시작 자세:

레그 스프링을 80~85cm 높이에 건다. 스프링을 높이 걸수록 다리 후면 근육의 개입이 커진다. 가능하다면 스프링을 중앙에 건다.

가능하다면 스프링을 중앙에 건다. 스프링을 가운데 건 상태에서는 스프링 걸이 방향으로 머리를 두고 매트 가운데에 옆으로 눕는다. 스프링의 중앙 걸이가 불가능하다면 캐딜락의 가장자리에 다리측면, 엉덩이, 등, 그리고 머리를 정렬을 맞추어 눕고(주의! 낙상위험) 스프링을 같은 사이드에 걸어 사용한다. 두 경우 모두, 아랫다리 발이 캐딜락 매트에 닿은 채로 가능한 범위에서 아랫다리를 앞으로 뻗는다. 나머지는 위에서 봤을 때 일직선이 되도록 정렬한다. 골반과 척추는 중립을 유지한다. 캐딜락의 세로 기둥과의 거리가 팔길이 또는 팔의 반절 길이 사이여야 한다. 거리가 멀어질수록 운동강도는 세진다. 가장자리에 팔의 반절 정도의 간격을 두고 누웠을 때는 팔꿈치와 전완이 캐딜락의 세로 기둥을 향하게 한다. 팔 하나 길이를 두고 누웠을 때는 아래에 있는 팔의 손이 캐딜락의 세로 기둥을 향하게 하고 기둥을 밀어낸다. 두 경우 모두 위로 향한 팔을 가슴 앞 캐딜락 매트에 내려놓고 몸을 지지하는데 도움을 준다. 윗다리의 뒤꿈치에 가까운 발 아치에 루프를 건다. 윗다리는 위로 곧게 뻗고 약간 외회전 한다. 발도 곧게 편다.

운동 목적:

심부 엉덩이 굴곡근과 다리 후면 근육의 스트레칭.
고관절의 가동성.
상체와 골반으로부터 다리 움직임 분리.
내전근의 약간의 강화.

운동 실행: 방향에 따라 5-10회

복부를 등쪽과 상흉부 방향으로 끌어당기고 근육으로 상체 전체를 안정화시킨다.
그림 2: 가능한 몸통의 자세가 변하지 않도록 주의하며 앞으로 뻗어낸다. 이상적으로, 외회전 상태를 유지한다.
그림 3: 윗다리를 수직으로 쭉 편다. 이 동작으로 다리가 외회전하게 된다.
그림 4-5: 몸통의 자세가 변해 허리가 전만 되지 않도록 주의하며 윗다리를 가능한 뒤로 그리고 아래로 보낸다.
그림 6: 시작 자세로 다리를 다시 가져온다.
5~10회 반복하고 방향을 바꾼다.
그림 7-8: 복부를 등쪽과 상흉부쪽으로 끌어당기고 몸통의 자세가 변해 허리가 전만 되지 않도록 주의하며 윗다리를 뒤로 곧게 뻗는다.
그림 9-10: 큰 원을 그리며 수직 방향으로 다리를 세운다. 다리는 현재 외회전 되어있다.
그림 11: 몸의 자세가 변하지 않게 주의하며 앞으로 그리고 아래로 가능한 멀리 다리를 길게 뻗어 움직인다. 등을 둥글게 만들지 않는다.
그림 12: 시작 자세로 다리를 다시 가져온다.
골반이 양쪽 방향으로 자연스레 반응을 보이더라도 최대한 움직이지 않게 안정화를 도모한다. 그러나, 골반뿐만

25. 론드쟘 (T) Ronde de Jambe (T)

4/4 다른 이름: 사이드 라잉 빅 레그 서클

아니라 몸통도 앞이나 뒤로 회전하지 않는다. 더욱이, 엉덩이 쪽으로 다리 신전 시 또는 엉덩이를 향해 굴곡시킨 다리를 회전시킬 때 요추의 수축으로 인한 압박감도 없도록 한다. 따라서 특히 복부를 안으로 끌어당겨 요추를 보호하도록 주의한다.

흔한 실수:

위에서 봤을 때, 몸체가 일직선으로 누워있지 않는다. 대부분 상체와 앞으로 숙여진 머리가 다리와 함께 매트에 일직선으로 있지 않고 기울어져 있다.
다리가 앞 뒤로 움직일 때 높이가 변화한다.
보상작용으로 다리가 뒤로 갈 때 몸통이 앞으로 휜다.
다리가 앞으로 움직일 때는 등이 둥글게 말리고, 다리를 뒤로 보내는 동안 허리가 전만이 되게 지나치게 다리가 뒤로 멀리 간다.
장골능(상전장골극)이 서로 수직으로 세워져있지 않고 골반의 윗부분이 가장 아래에 있는 늑골에 가까워져 있다.
윗다리의 발은 외전되어있다.
서클을 돌리는 동안 동작 중에 가동성이 적게 나오는 자세가 있다. 이 부분은 생략한다.

변형 또는 응용 동작:

키가 큰 사람들의 경우 추가로 카라비너 고리를 사용하면 레그 스프링을 더 길게 밀어낼 수 있어 끝까지 신전했을 때 지나치게 무리가 되는 저항을 피할 수 있다.
골반은 움직이지 않도록 유지한다. 이렇게 하면 움직임의 반경이 작아질 수 있다.
방향을 바꾸지 말고 앞선 동작들 중 하나를 이어서 진행한다.
길고 부드러운 스프링을 캐딜락 높은 부분에 달고, 가능하다면 발목과 발 아치 부분을 모두 감싸는 Y자형 루프나 자이로더블 루프를 사용한다.
동작을 더 어렵게 하려면, 아랫다리를 전제 몸과 일직선으로 정렬을 맞춰 진행한다.

금기증/주의점:

엉덩관절 전치환술을 한지 얼마 안된 사람은 탈구의 위험이 있다.

26. 매지션 시리즈 레그 서클 (T) Magician Series Leg Circles (T)

1/3 다른 이름: 레그 스프링 시리즈 업 인 디 에어

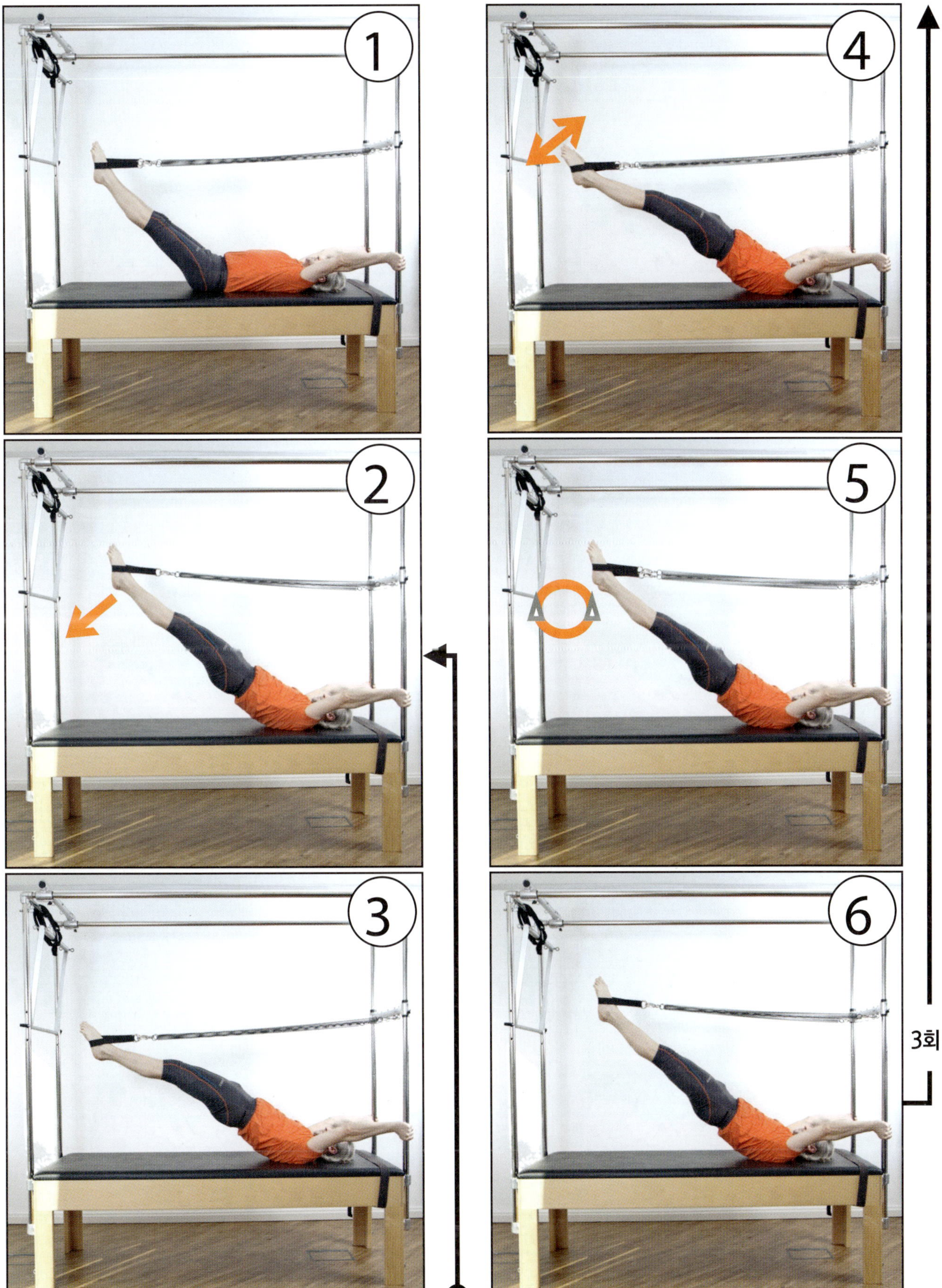

26. 매지션 시리즈 레그 서클 (T) Magician Series Leg Circles (T)

2/3 다른 이름: 레그 스프링 시리즈 업 인 디 에어

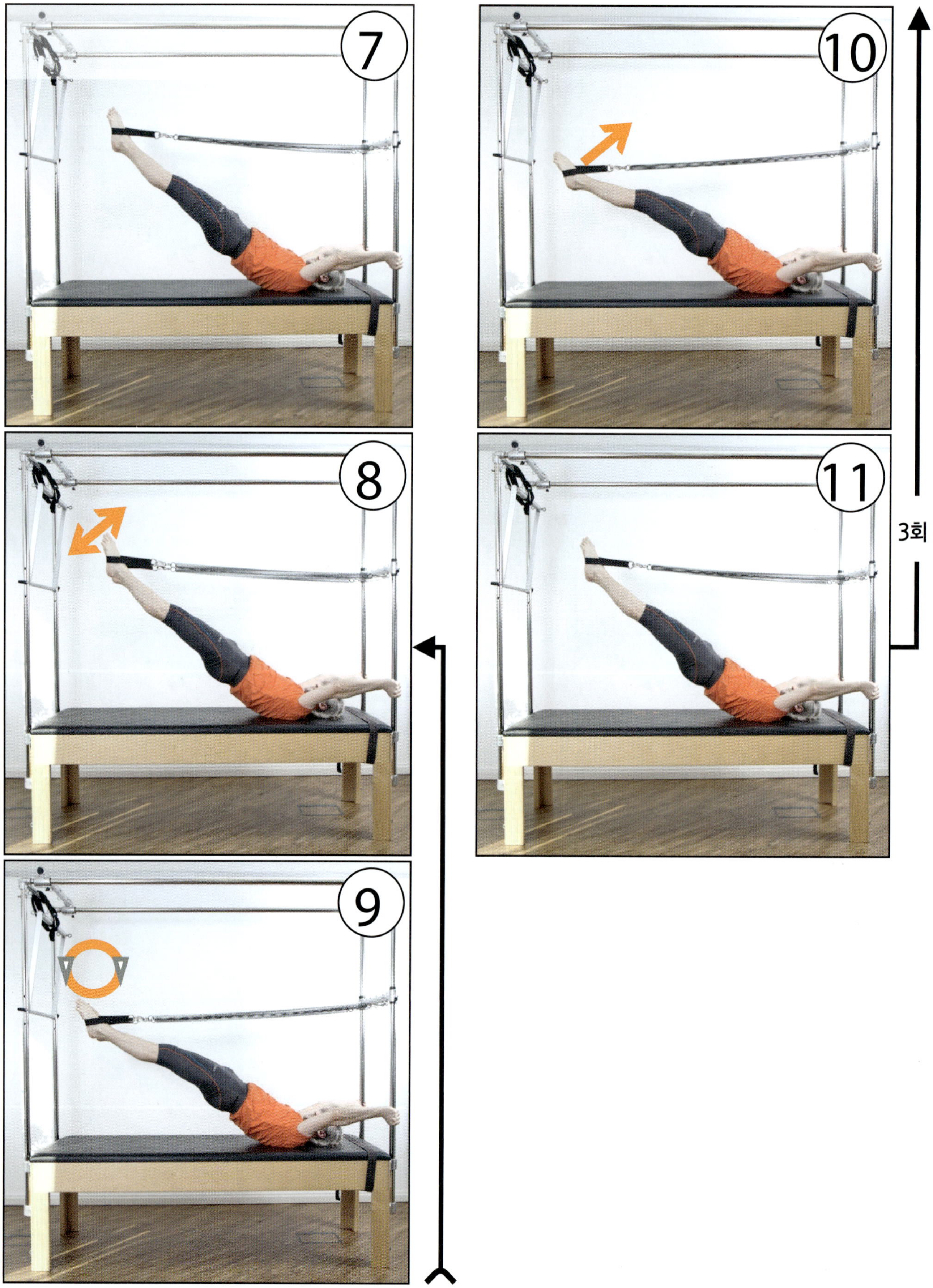

26. 매지션 시리즈 레그 서클 (T) Magician Series Leg Circles (T)
3/3 다른 이름: 레그 스프링 시리즈 업 인 디 에어

시작 자세:

레그 스프링을 80~85cm 높이에 건다. 스프링을 높이 걸수록 몸을 직선으로 들어올리기 쉽다. 스프링걸이 방향으로 머리를 두고 슈파인 자세로 눕는다. 캐딜락의 세로 기둥과의 거리가 팔길이 또는 팔의 반절 길이 사이여야 한다. 거리가 멀어질수록 몸을 들어올리기 쉬워진다. 세로 기둥을 살짝 어깨 위로 손으로 잡는다. 본 동작에서 손을 쥐는 형태는 중요한 역할을 한다. 손가락을 꼭 쥐고 동작을 실행하면, 직선으로 몸을 유지하는 힘에 어깨근육의 개입이 커지게 되고, 원천적으로 복부, 등, 그리고 둔근의 개입을 크게 하고 싶다면 손가락을 펴고 실행한다. 골반과 척추는 중립상태를 유지한다. 발바닥 뒤꿈치 가까운 아치에 루프를 걸어준다. 다리는 살짝 외회전하고 작은 V자로 발모양(뒤꿈치는 붙이고 양쪽 발가락은 떨어뜨린 자세)을 만들고 발등을 뻗는다. 다리는 45°로 정도로 뻗은 채 들어올린다.

운동 목적:

광배근과 삼두뿐만 아니라 복부와 등 그리고 둔근의 등척성 수축으로 인한 강화.

운동 실행: 방향에 따라 3-5회

그림 2: 복부를 등쪽과 상흉부 방향으로 끌어당긴다. 내전근을 수축하고 골반을 후방경사시킨다. 척추 하나하나 둥글게 말면서 어깨부터 발까지 일직선이 될 때까지 올라온다. 두 발은 같은 높이에 위치한다.
그림 2-6: 다운써클: 골반의 높이와 기울기가 변하지 않도록 주의하며 다리를 꼭 붙인 채 아래로 내린다. 양 다리를 외측으로 보냈다가 위로 올려 매트 너비의 알파벳 "D" 라인을 만들며 정상에서 두 다리를 붙인다. 다시 어깨부터 발까지 일직선을 유지한다.
3~5회 반복하고 방향 전환하기 전에 시작 자세로 돌아오거나 또는 바로 방향을 바꾸어 동작을 실행한다.
그림 8-11: 업 써클: 시작 자세에서, 두 다리를 외측으로 보내고 커다란 알파벳 "D" 라인을 그리며 매트 방향으로 다리를 내린다. 가능한 범위에서 끝까지 내려오면 다리를 모으고 다시 시작 자세로 돌아온다.
3~5회 반복하고 다음 동작인 "26. 매지션 시리즈 비트"를 실행하거나 다리는 같은 위치에 둔 채 천천히 척추를 구부려 매트로 롤다운으로 내려온다.

흔한 실수:

시작 자세가 45° 보다 더 높게 잡힌다.
처음 롤업으로 올라갈 때 다리가 아래로 떨어진다.
어깨부터 발까지 일직선이 만들어지지 않는다.

변형 또는 응용 동작:

다른 높이를 시도해 본다.
길고 부드러운 스프링을 캐딜락 높은 부분에 달고, 가능하다면 발목과 발 아치 부분을 모두 감싸는 Y자형 루프나 자이로더블 루프를 사용한다.

금기증/주의점:

엉덩관절 전치환술을 한지 얼마 안된 사람은 탈구의 위험이 있다.
스프링에 따라 어깨에 압박감이 증가할 수 있어서 어깨가 건강한 사람이 이 동작을 실행한다.
내전근의 힘이 부족하면, 이상근이 이상근 증후근과 같은 과긴장 상태가 될 수 있다.

27. 매지션 시리즈 비트 (T) Magician Series Beats (T)

1/2 다른 이름: (매지션 시리즈 대신) 레그 스프링 시리즈 업 인 디 에어

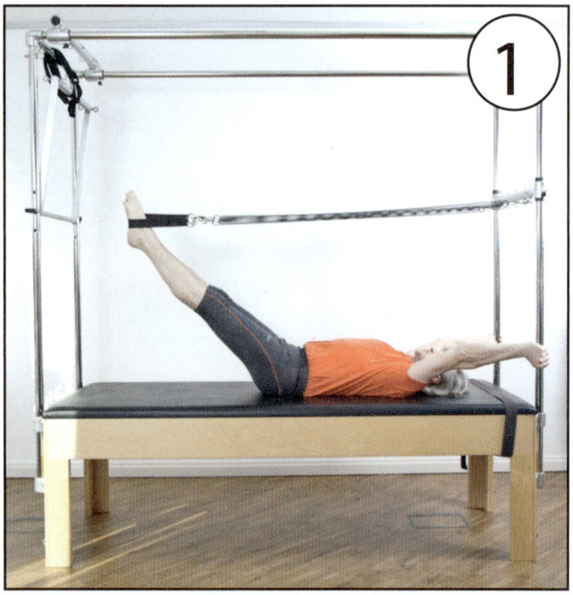

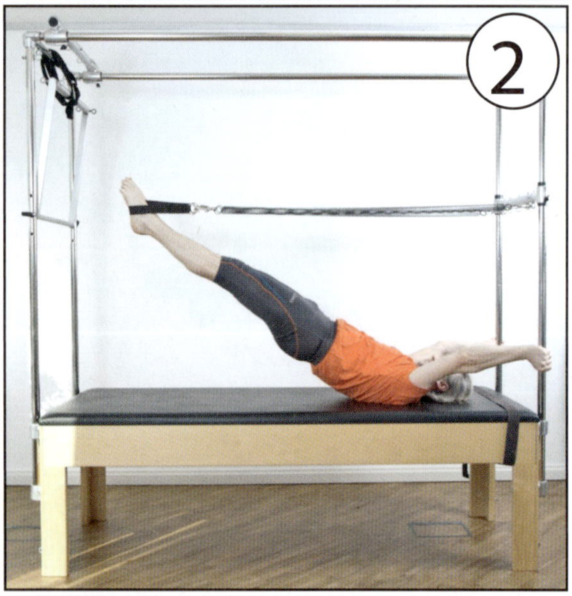

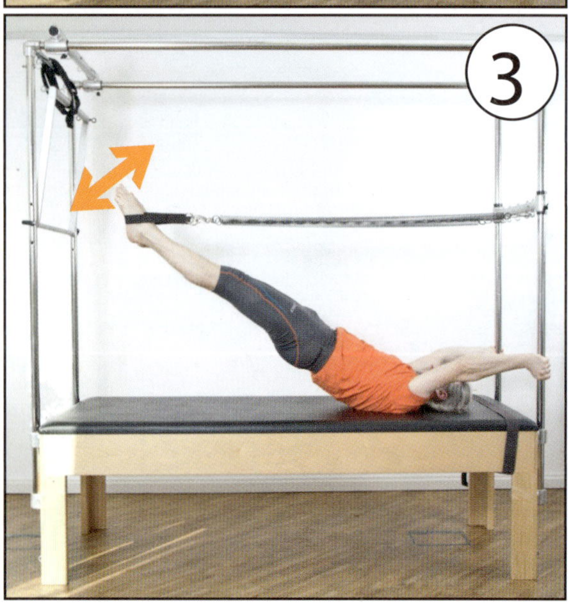

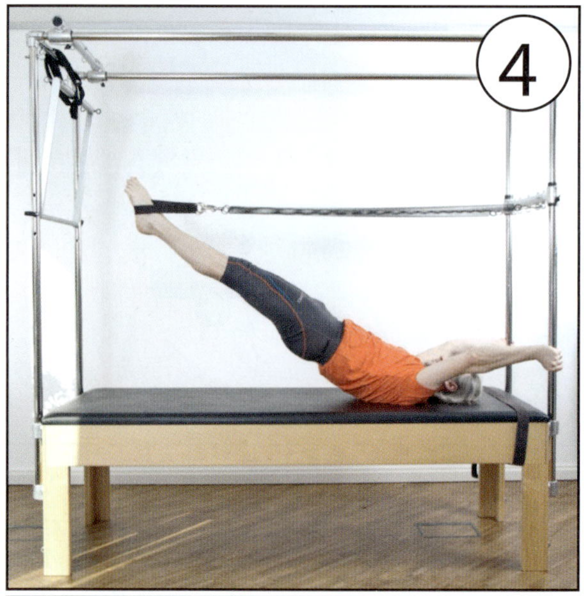

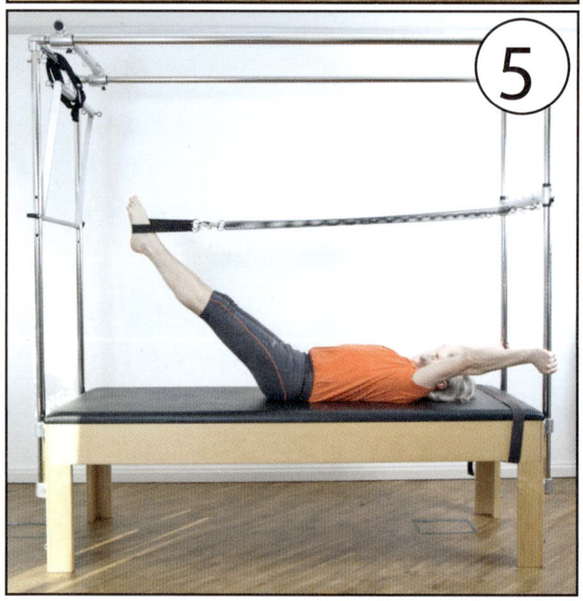

27. 매지션 시리즈 비트 (T) Magician Series Beats (T)

2/2 다른 이름: (매지션 시리즈 대신) 레그 스프링 시리즈 업 인 디 에어

시작 자세:

레그 스프링을 80~85cm 높이에 건다. 스프링을 높이 걸수록 몸을 직선으로 들어올리기 쉽다. 스프링걸이 방향으로 머리를 두고 슈파인 자세로 눕는다. 캐딜락의 세로 기둥과의 거리가 팔길이 또는 팔의 반절 길이 사이여야 한다. 거리가 멀어질수록 몸을 들어올리기 쉬워진다. 세로 기둥을 살짝 어깨 위로 손으로 잡는다. 본 동작에서 손을 쥐는 형태는 중요한 역할을 한다. 손가락을 꽉 쥐고 동작을 실행하면, 직선으로 몸을 유지하는 힘에 어깨근육의 개입이 커지게 되고, 원천적으로 복부, 등, 그리고 둔근의 개입을 크게 하고 싶다면 손가락을 펴고 실행한다. 골반과 척추는 중립상태를 유지한다. 발바닥 뒤꿈치 가까운 아치에 루프를 걸어준다. 다리는 살짝 외회전하고 작은 V자로 발모양(뒤꿈치는 붙이고 양쪽 발가락은 떨어뜨린 자세)을 만들고 발등을 뻗는다. 다리는 45°로 정도로 뻗은 채 들어올린다.

운동 목적:

광배근과 삼두뿐만 아니라 복부와 등 그리고 둔근의 등척성 수축으로 인한 강화.
내전근의 강화.
스프링 저항에 대한 통제.

운동 실행: 최대 10회 3세트 반복

그림 2: 복부를 등쪽과 상흉부 방향으로 끌어당긴다. 내전근을 수축하고 골반을 후방경사 시킨다. 척추 하나하나 둥글게 말면서 어깨부터 발까지 일직선이 될 때까지 올라온다. 두 발은 같은 높이에 위치한다.
그림 3: Separate 뒤꿈치를 살짝 떼어내고 빠르고 힘있게 다시 붙인다. 높이가 변하지 않도록 유지하면 실행한다.
10회 반복 잠시 멈춤.
10회 반복 잠시 멈춤.
10회 반복.
다음 동작인 "29. 매지션 시리즈 워킹"을 바로 실행하거나 다리는 같은 위치에 둔 채 천천히 척추를 구부려 매트로 롤다운으로 내려온다.

흔한 실수:

시작 자세가 45° 보다 더 높게 잡힌다.
처음 롤업으로 올라갈 때 다리가 아래로 떨어진다.
어깨부터 발까지 일직선이 만들어지지 않는다.
스프링 자체의 진동으로 흔들리기 시작한다. 스프링진동은 점점 더 증폭되어 위험하다. 가능한 스프링의 흔들림을 최소화하고 안정적으로 유지하려고 한다.

변형 또는 응용 동작:

다른 높이에서 시도해 본다. 길고 부드러운 스프링을 캐딜락 높은 부분에 달고, 가능하다면 발목과 발 아치 부분을 모두 감싸는 Y자형 루프나 자이로더블 루프를 사용한다.

금기증/주의점:

스프링에 따라 어깨에 압박감이 증가할 수 있어서 어깨가 건강한 사람이 이 동작을 실행한다.
내전근의 힘이 부족하면, 이상근이 이상근 증후근과 같은 과긴장 상태가 될 수 있다.

28. 매지션 시리즈 워킹 프렙 (M) Magician Series Walking Prep (M)

1/2 다른 이름: (매지션 시리즈 대신) 레그 스프링 시리즈 업 인 디 에어

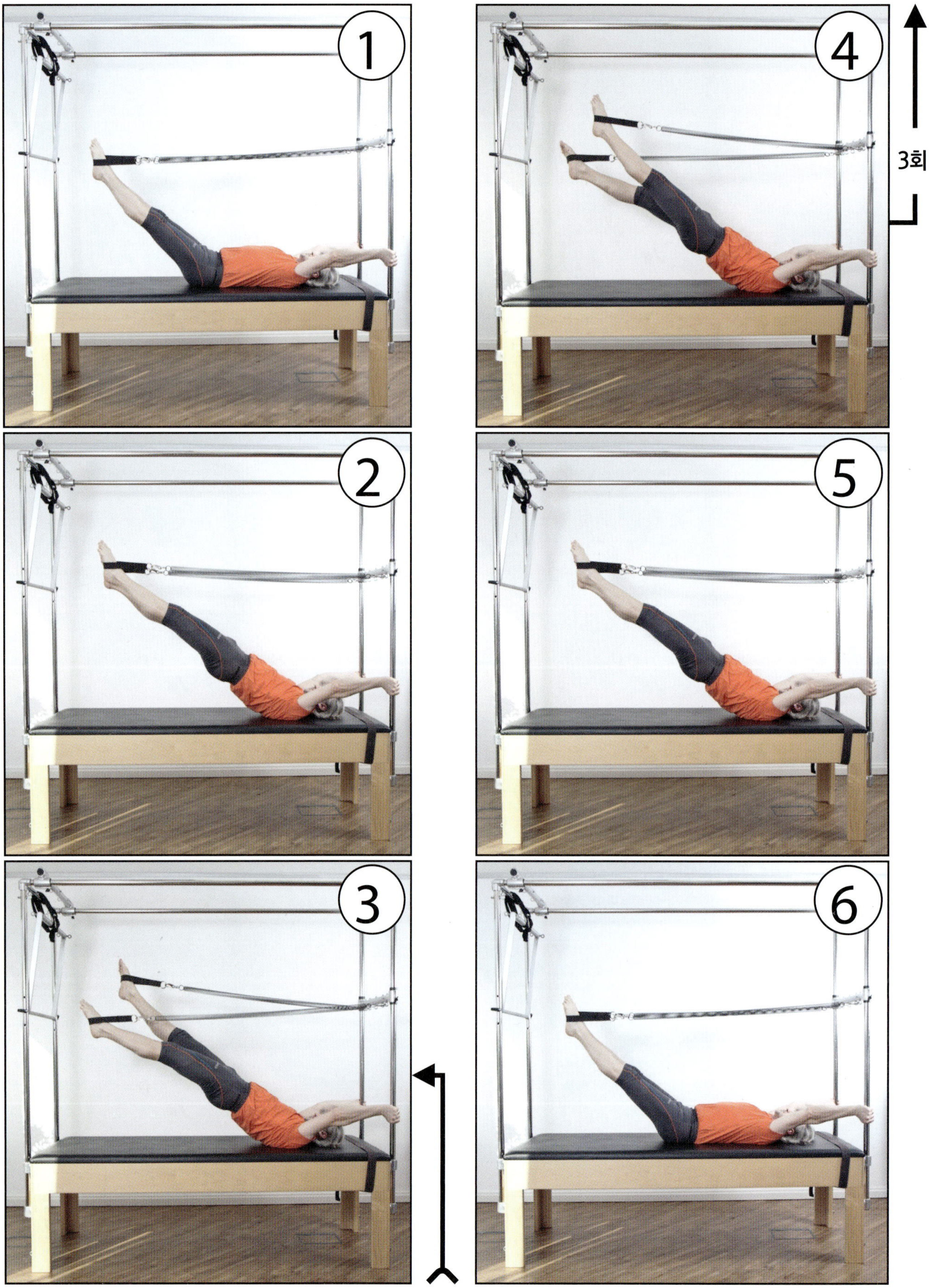

28. 매지션 시리즈 워킹 프렙 (M) Magician Series Walking Prep (M)

2/2 다른 이름: (매지션 시리즈 대신) 레그 스프링 시리즈 업 인 디 에어

시작 자세:

레그 스프링을 80~85cm 높이에 건다. 스프링을 높이 걸수록 몸을 직선으로 들어올리기 쉽다. 스프링걸이 방향으로 머리를 두고 슈파인 자세로 눕는다. 캐딜락의 세로 기둥과의 거리가 팔길이 또는 팔의 반절 길이 사이여야 한다. 거리가 멀어질수록 몸을 들어올리기 쉬워진다. 세로 기둥을 살짝 어깨 위로 손으로 잡는다. 본 동작에서 손을 쥐는 형태는 중요한 역할을 한다. 손가락을 꽉 쥐고 동작을 실행하면, 직선으로 몸을 유지하는 힘에 어깨근육의 개입이 커지게 되고, 원천적으로 복부, 등, 그리고 둔근의 개입을 크게 하고 싶다면 손가락을 펴고 실행한다. 골반과 척추는 중립상태를 유지한다. 발바닥 뒤꿈치 가까운 아치에 루프를 걸어준다. 다리는 살짝 외회전하고 작은 V자로 발모양(뒤꿈치는 붙이고 양쪽 발가락은 떨어뜨린 자세)을 만들고 발등을 뻗는다. 다리는 45°로 정도로 뻗은 채 들어올린다.

운동 목적:

광배근과 삼두뿐만 아니라 복부와 등 그리고 둔근의 등척성 수축으로 인한 강화.
내전근의 강화.

운동 실행: 3-7회 1세트

그림 2: 복부를 등쪽과 상흉부 방향으로 끌어당긴다. 내전근을 수축하고 골반을 후방경사 시킨다. 척추 하나하나 둥글게 말면서 어깨부터 발까지 일직선이 될 때까지 올라온다. 두 발은 같은 높이에 위치한다.
그림 3: 골반의 높이나 기울기의 변화가 생기지 않게 주의하며 왼다리를 살짝 아래로 내린다. 오른 다리는 왼다리가 내려간 만큼 똑 같은 간격으로 살짝 다리를 올린다.
그림 4: 왼다리가 오른다리 높이만큼 올라오는 동안 오른다리를 내려준다.
3~7회 반복한다. 발의 높이를 유지한 채 천천히 롤다운으로 내려온다.

흔한 실수:

시작 자세가 45° 보다 더 높게 잡힌다.
처음 롤업으로 올라갈 때 다리가 아래로 떨어진다.
어깨부터 발까지 일직선이 만들어지지 않는다.
스프링 자체의 진동으로 흔들리기 시작한다. 스프링진동은 점점 더 증폭되어 위험하다. 가능한 스프링의 흔들림을 최소화하고 안정적으로 유지하려고 한다.

변형 또는 응용 동작:

다른 높이에서 시도해 본다.
길고 부드러운 스프링을 캐딜락 높은 부분에 달고, 가능하다면 발목과 발 아치 부분을 모두 감싸는 Y자형 루프나 자이로더블 루프를 사용한다.

금기증/주의점:

엉덩관절 전치환술을 한지 얼마 안된 사람은 탈구의 위험이 있다.
스프링에 따라 어깨에 압박감이 증가할 수 있어서 어깨가 건강한 사람이 이 동작을 실행한다.
내전근의 힘이 부족하면, 이상근이 이상근 증후근과 같은 과긴장 상태가 될 수 있다.

29. 매지션 시리즈 워킹 (T) Magician Series Walking (T)

1/4 다른 이름: (매지션 시리즈 대신) 레그 스프링 시리즈 업 인 디 에어

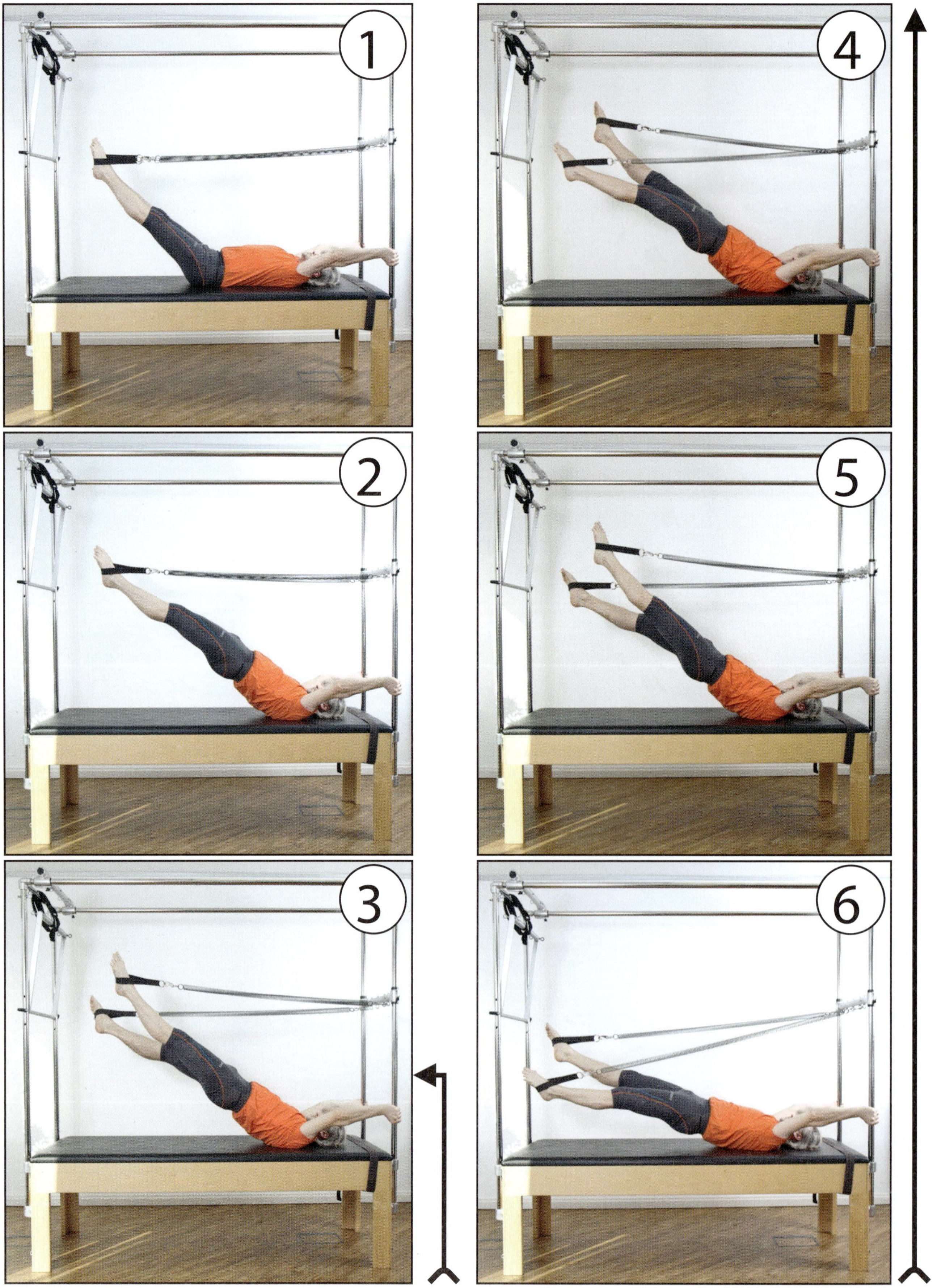

29. 매지션 시리즈 워킹 (T) Magician Series Walking (T)

2/4 다른 이름: (매지션 시리즈 대신) 레그 스프링 시리즈 업 인 디 에어

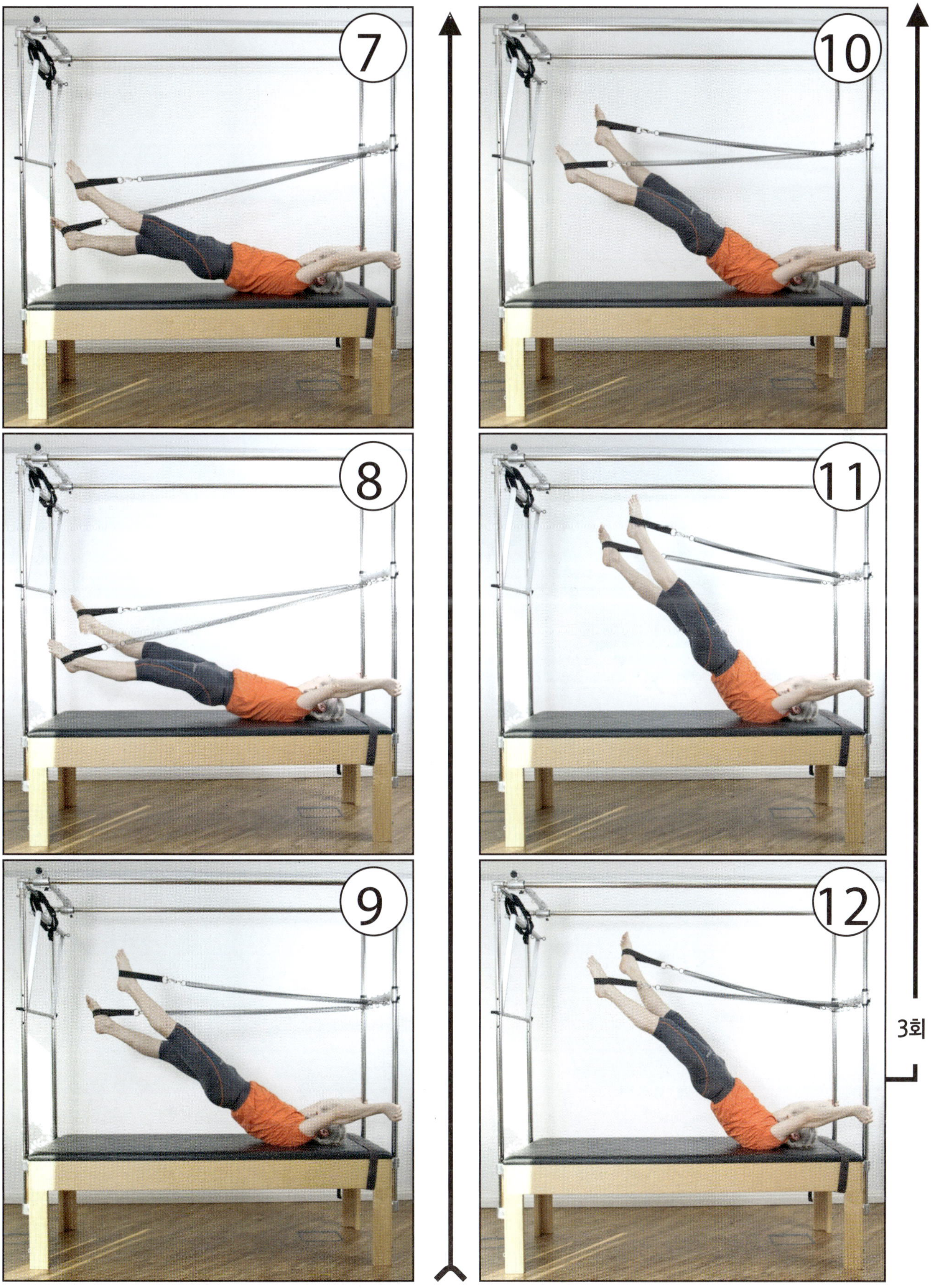

29. 매지션 시리즈 워킹 (T) Magician Series Walking (T)

3/4 다른 이름: (매지션 시리즈 대신) 레그 스프링 시리즈 업 인 디 에어

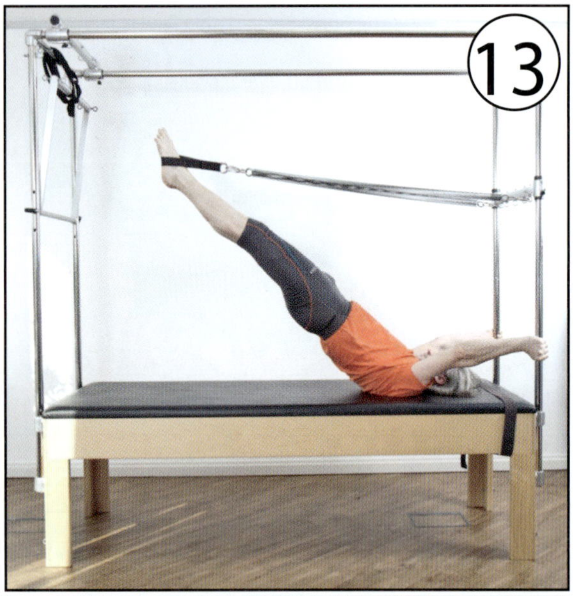

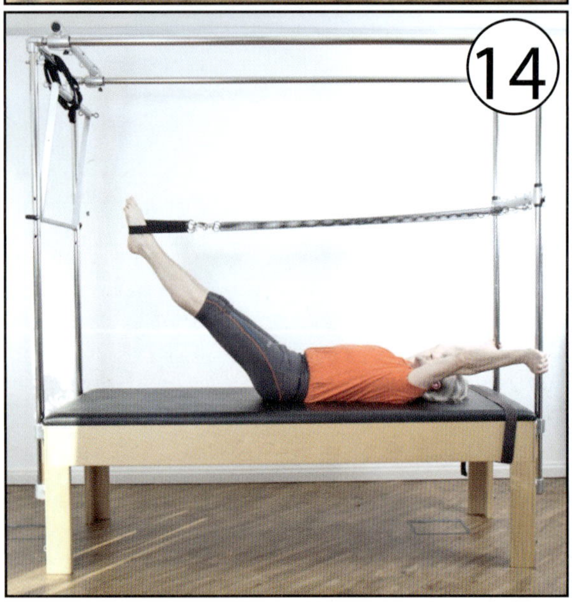

29. 매지션 시리즈 워킹 (T) Magician Series Walking (T)

4/4 다른 이름: (매지션 시리즈 대신) 레그 스프링 시리즈 업 인 디 에어

시작 자세:

레그 스프링을 80~85cm 높이에 건다. 스프링을 높이 걸수록 몸을 직선으로 들어올리기 쉽다. 스프링걸이 방향으로 머리를 두고 슈파인 자세로 눕는다. 캐딜락의 세로 기둥과의 거리가 팔길이 또는 팔의 반절 길이 사이여야 한다. 거리가 멀어질수록 몸을 들어올리기 쉬워진다. 세로 기둥을 살짝 어깨 위로 손으로 잡는다. 본 동작에서 손을 쥐는 형태는 중요한 역할을 한다. 손가락을 꽉 쥐고 동작을 실행하면, 직선으로 몸을 유지하는 힘에 어깨근육의 개입이 커지게 되고, 원천적으로 복부, 등, 그리고 둔근의 개입을 크게 하고 싶다면 손가락을 펴고 실행한다. 골반과 척추는 중립상태를 유지한다. 발바닥 뒤꿈치 가까운 아치에 루프를 걸어준다. 다리는 살짝 외회전하고 작은 V자로 발모양(뒤꿈치는 붙이고 양쪽 발가락은 떨어뜨린 자세)을 만들고 발등을 뻗는다. 다리는 45°로 정도로 뻗은 채 들어올린다.

운동 목적:

광배근과 삼두뿐만 아니라 복부와 등 그리고 둔근의 등척성 수축으로 인한 강화.
내전근의 강화.

운동 실행: 3-5회 반복

그림 2: 복부를 등쪽과 상흉부 방향으로 끌어당긴다. 내전근을 수축하고 골반을 후방경사 시킨다. 척추 하나하나 둥글게 말면서 어깨부터 발까지 일직선이 될 때까지 올라온다. 두 발은 같은 높이에 위치한다.
그림 3: 골반의 높이나 기울기의 변화가 생기지 않게 주의하며 왼다리를 살짝 아래로 내린다. 오른 다리는 왼다리가 내려간 만큼 똑 같은 간격으로 살짝 다리를 올린다. **그림 4:** 왼다리가 오른다리 높이만큼 올라오는 동안 오른다리를 내려준다. **그림 5-12:** 다리가 서로 반대방향으로 움직일 때 몸통을 일직선으로 조금 더 위로 보낸다. 경추를 누르지 않도록 주의한다. 몸 전체를 일직선으로 유지한 채 아래로 가능한 높이만큼 내려오면서 다리 동작을 계속 이어간다. 할 수 있는 곳까지 내려갔다가 다리 동작을 이어가며 다시 몸통을 올려준다. 내리고 올리는 동작을 3~5회 반복하고 시작 자세로 돌아온다. 발의 높이를 유지하며 천천히 롤다운으로 내려온다.

흔한 실수:

시작 자세가 45° 보다 더 높게 잡힌다.
처음 롤업으로 올라갈 때 다리가 아래로 떨어진다.
어깨부터 발까지 일직선이 만들어지지 않는다.
스프링 자체의 진동으로 흔들리기 시작한다. 스프링진동은 점점 더 증폭되어 위험하다. 가능한 스프링의 흔들림을 최소화하고 안정적으로 유지하려고 한다.

변형 또는 응용 동작:

길고 부드러운 스프링을 캐딜락 높은 부분에 달고, 가능하다면 발목과 발 아치 부분을 모두 감싸는 Y자형 루프나 자이로더블 루프를 사용한다.

금기증/주의점:

엉덩관절 전치환술을 한지 얼마 안된 사람은 탈구의 위험이 있다.
스프링에 따라 어깨에 압박감이 증가할 수 있어서 어깨가 건강한 사람이 이 동작을 실행한다.
내전근의 힘이 부족하면, 이상근이 이상근 증후근과 같은 과긴장 상태가 될 수 있다.

30. 매지션 시리즈 바이씨클 (T) Magician Series Bicycle (T)

1/4 다른 이름: (매지션 시리즈 대신) 레그 스프링 시리즈 업 인 디 에어

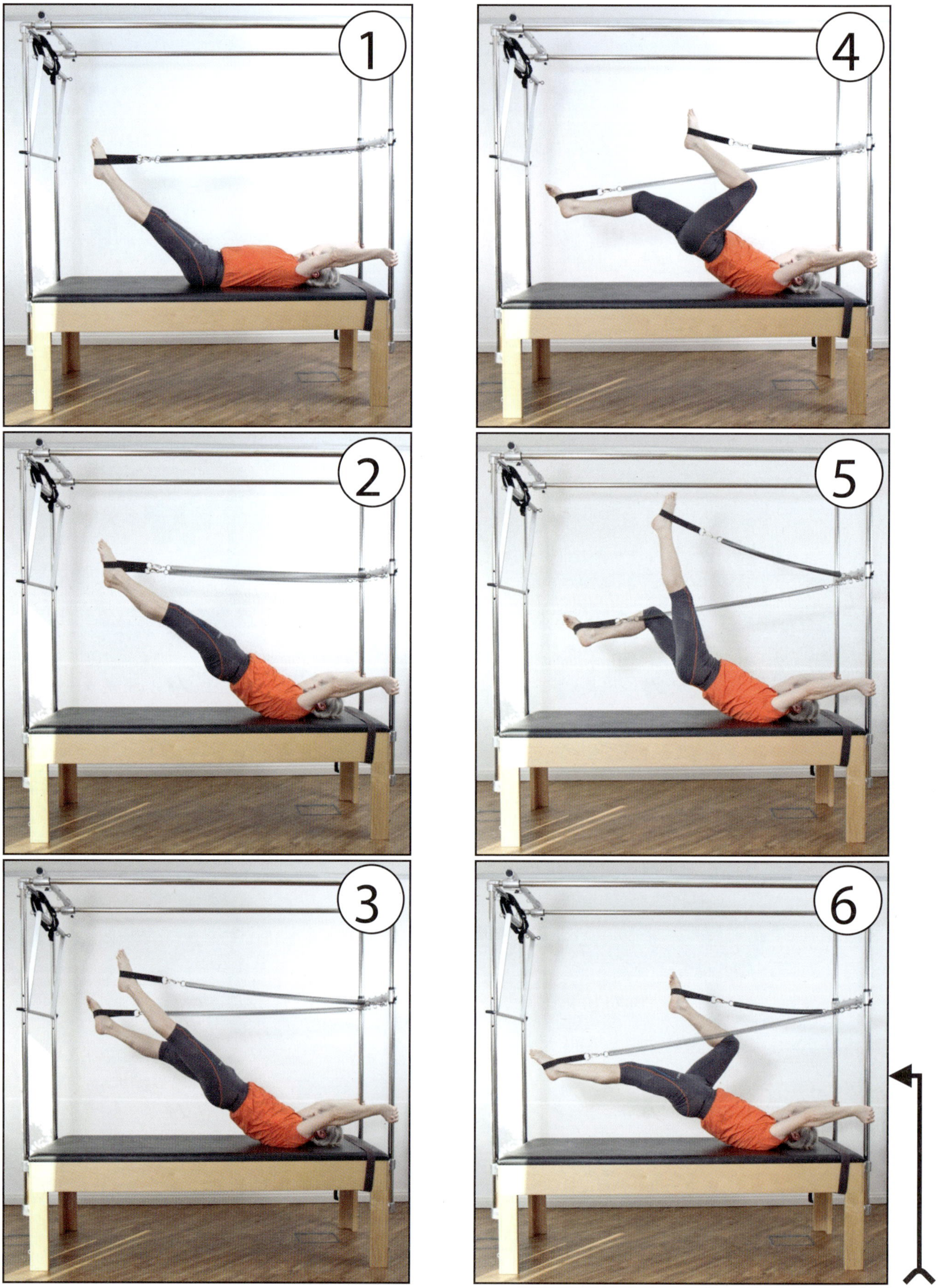

30. 매지션 시리즈 바이씨클 (T) Magician Series Bicycle (T)

2/4 다른 이름: (매지션 시리즈 대신) 레그 스프링 시리즈 업 인 디 에어

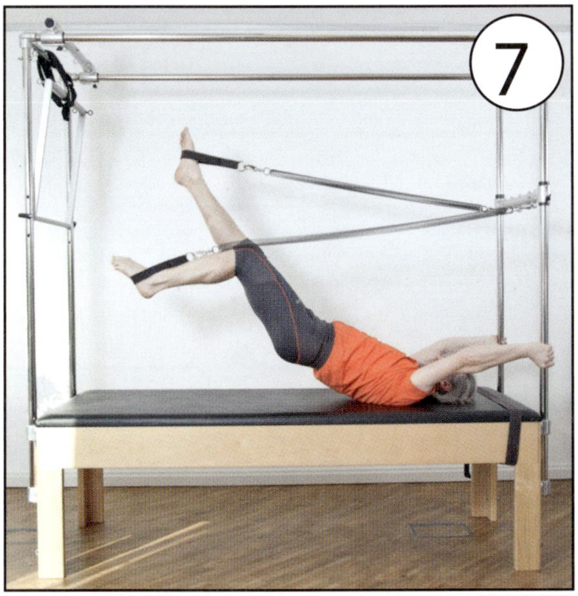

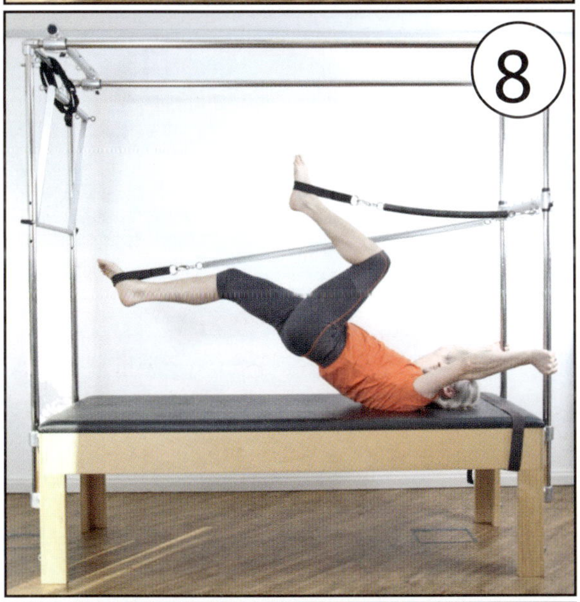

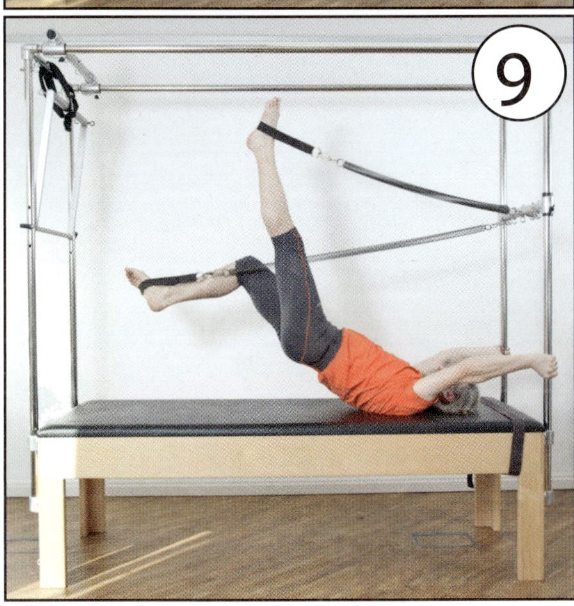

5회

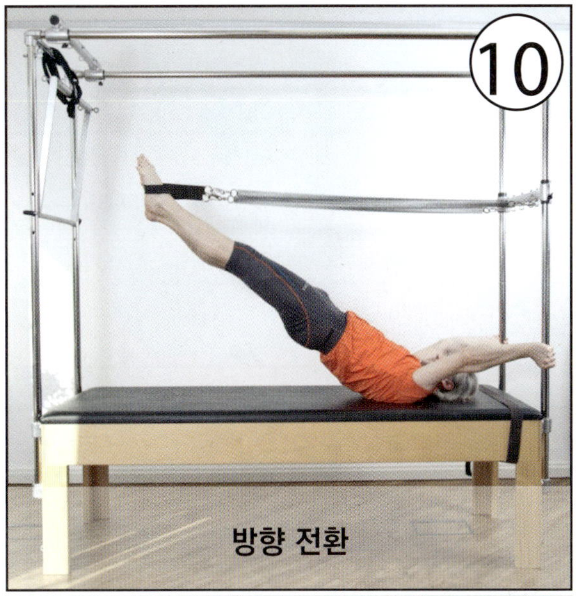

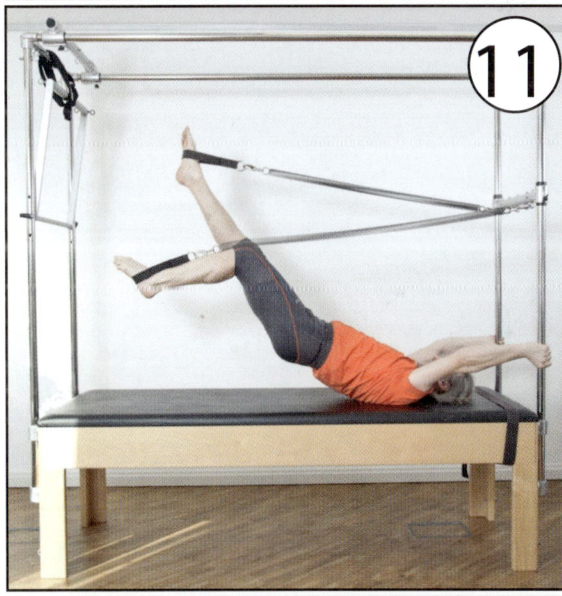

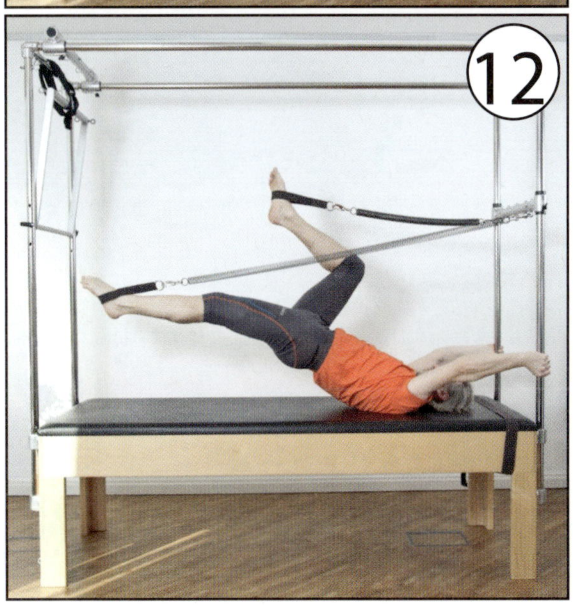

30. 매지션 시리즈 바이씨클 (T) Magician Series Bicycle (T)

3/4 다른 이름: (매지션 시리즈 대신) 레그 스프링 시리즈 업 인 디 에어

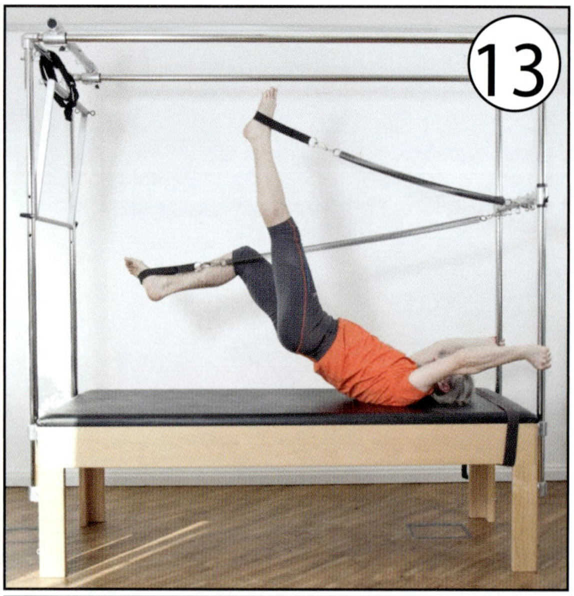

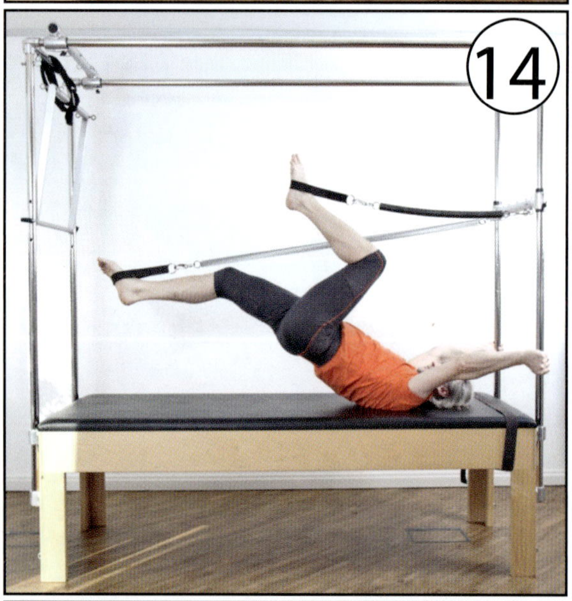

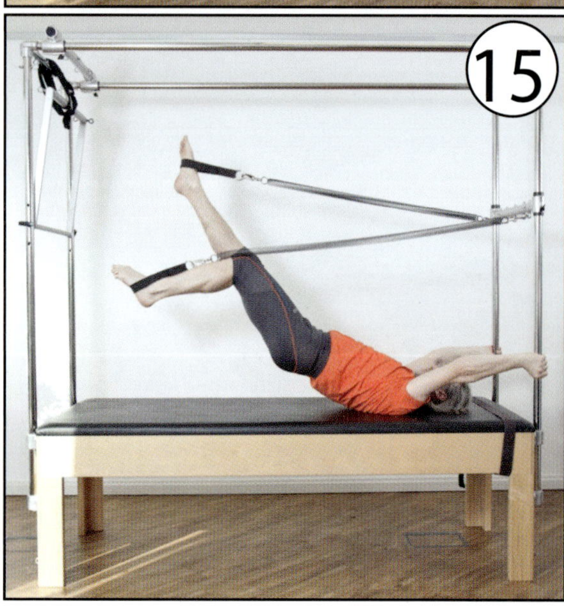

5회

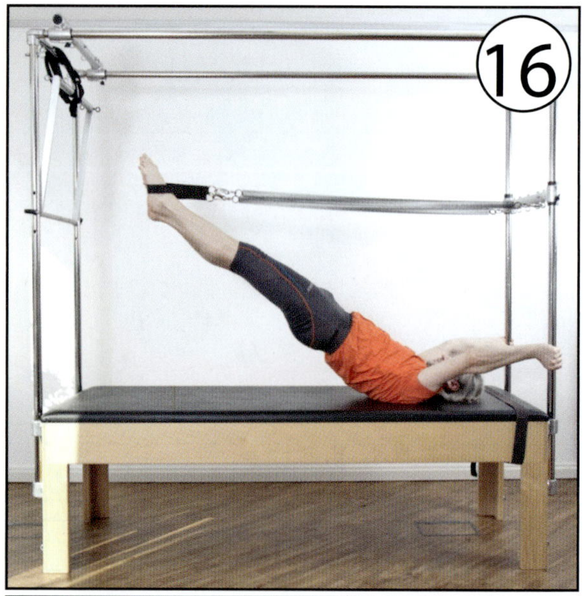

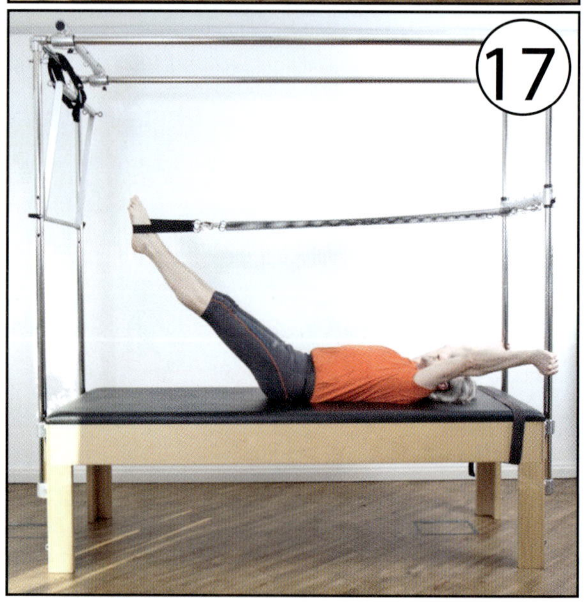

30. 매지션 시리즈 바이씨클 (T) Magician Series Bicycle (T)

4/4 다른 이름: (매지션 시리즈 대신) 레그 스프링 시리즈 업 인 디 에어

시작 자세:

레그 스프링을 80~85cm 높이에 건다. 스프링을 높이 걸수록 몸을 직선으로 들어올리기 쉽다. 스프링걸이 방향으로 머리를 두고 슈파인 자세로 눕는다. 캐딜락의 세로 기둥과의 거리가 팔길이 또는 팔의 반절 길이 사이여야 한다. 거리가 멀어질수록 몸을 들어올리기 쉬워진다. 세로 기둥을 살짝 어깨 위로 손으로 잡는다. 본 동작에서 손을 쥐는 형태는 중요한 역할을 한다. 손가락을 꼭 쥐고 동작을 실행하면, 직선으로 몸을 유지하는 힘에 어깨근육의 개입이 커지게 되고, 원천적으로 복부, 등, 그리고 둔근의 개입을 크게 하고 싶다면 손가락을 펴고 실행한다. 골반과 척추는 중립상태를 유지한다. 발바닥 뒤꿈치 가까운 아치에 루프를 걸어준다. 다리와 발은 평행하게 뻗어낸다. 다리는 45°로 정도로 뻗은 채 들어올린다.

운동 목적:

광배근과 삼두뿐만 아니라 복부와 등 그리고 둔근의 등척성 수축으로 인한 강화.
내전근의 강화.

운동 실행: 5-7회 반복

그림 2: 복부를 등쪽과 상흉부 방향으로 끌어당긴다. 내전근을 수축하고 골반을 후방경사시킨다. 척추 하나하나 둥글게 말면서 어깨부터 발까지 일직선이 될 때까지 올라온다. 두 발은 같은 높이에 위치한다.
그림 3: 쭉 뻗은 오른다리를 살짝 아래로 내리고 쭉 뻗은 왼다리는 살짝 올린다.
그림 4-5: 왼다리를 구부려 가슴 쪽으로 당기고 다시 위로 그리고 앞으로 편다. 동시에 오른다리를 조금 더 내리고 구부린다. **그림 6-7:** 오른다리를 구부려 가슴 쪽으로 당기고 다시 위로 그리고 앞으로 편다. 동시에 왼다리를 조금 더 내리고 구부린다. **그림 8-9:** 왼다리를 구부려 가슴 쪽으로 당기고 다시 위로 그리고 앞으로 편다. 동시에 오른다리를 조금 더 내리고 구부린다.
그림 6-그림9 사이의 동작을 5회에서 7회 반복하고 방향을 바꾸거나 롤다운으로 내려온다.

흔한 실수:

시작 자세가 45° 보다 더 높게 잡힌다.
처음 롤업으로 올라갈 때 다리가 아래로 떨어진다.
어깨부터 발까지 일직선이 만들어지지 않는다.
다리 동작이 원을 그리지 못하고 조화롭지 못하다. 예를 들어, 한 무릎이 항상 외측으로 빠진다.

변형 또는 응용 동작:

다른 높이에서 시도해 본다.
길고 부드러운 스프링을 캐딜락 높은 부분에 달고, 가능하다면 발목과 발 아치 부분을 모두 감싸는 Y자형 루프나 자이로더블 루프를 사용한다.

금기증/주의점:

엉덩관절 전치환술을 한지 얼마 안된 사람은 탈구의 위험이 있다.
스프링에 따라 어깨에 압박감이 증가할 수 있어서 어깨가 건강한 사람이 이 동작을 실행한다.
내전근의 힘이 부족하면, 이상근이 이상근 증후근과 같은 과긴장 상태가 될 수 있다.

31. 에어플레인 (T) Airplane (T)

1/4 다른 이름: 매지션 시리즈 파트

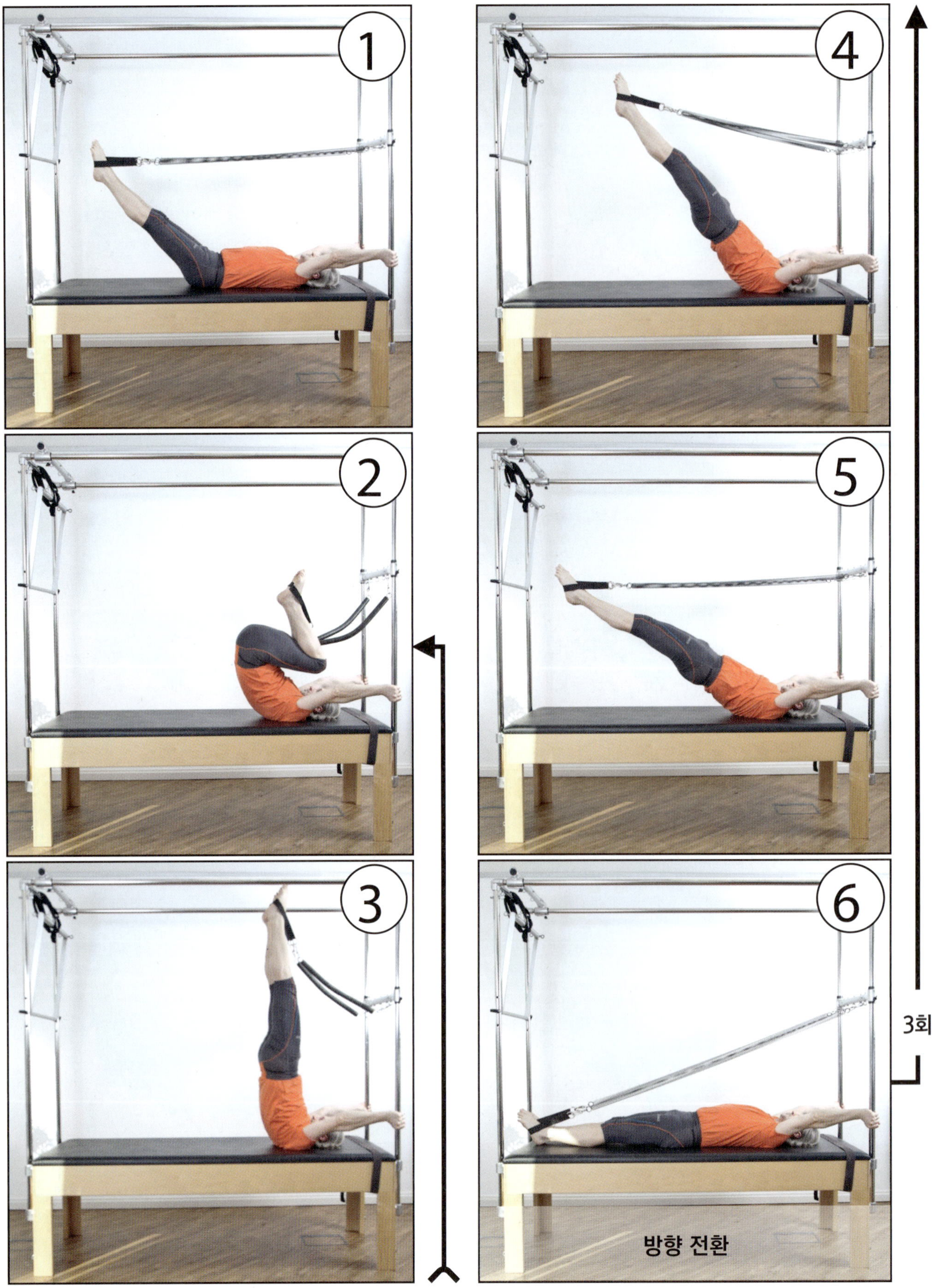

31. 에어플레인 (T) Airplane (T)

2/4 다른 이름: 매지션 시리즈 파트

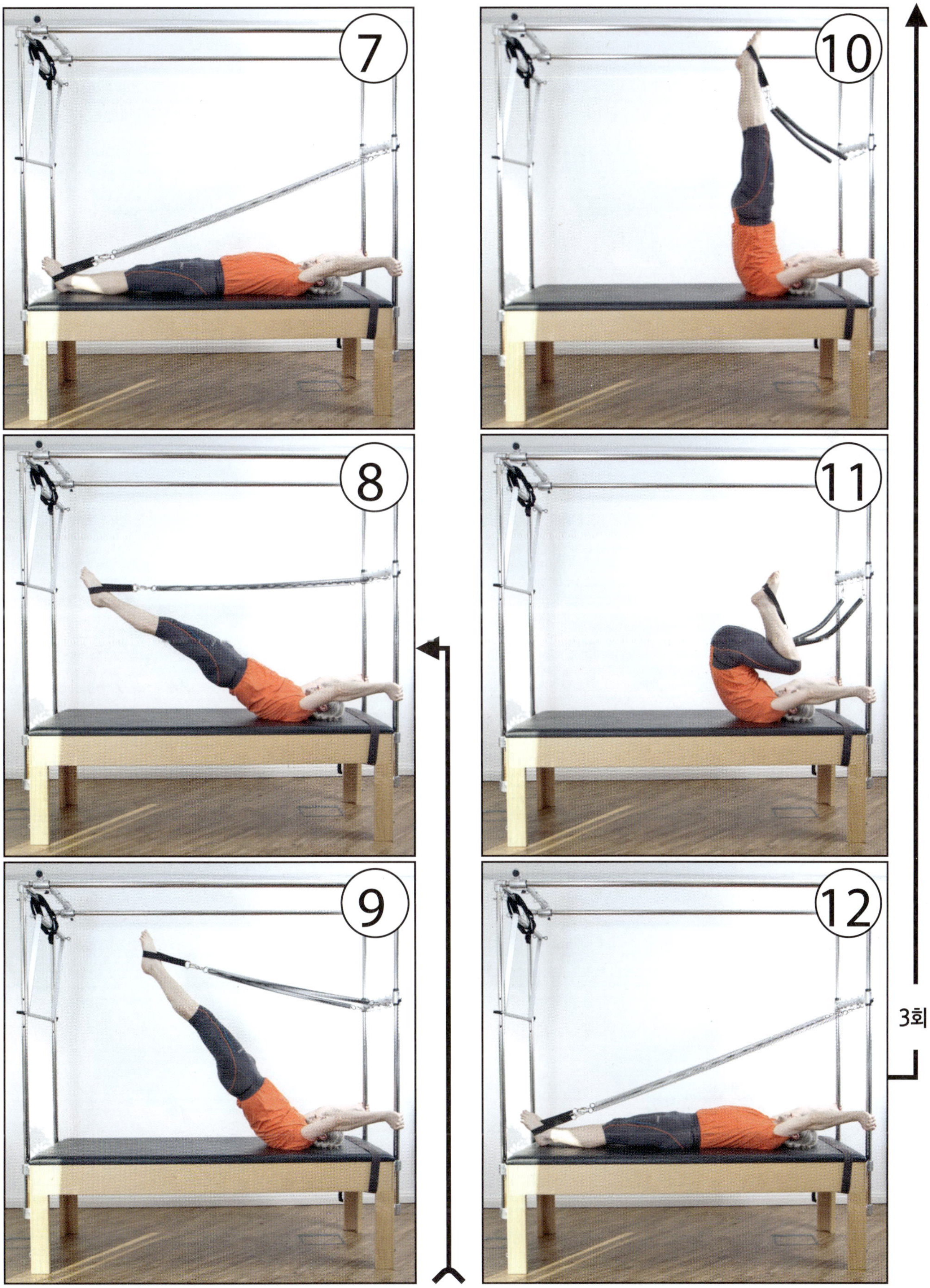

31. 에어플레인 (T) Airplane (T)

3/4 다른 이름: 매지션 시리즈 파트

시작 자세:

레그 스프링을 80~85cm 높이에 건다. 스프링을 높이 걸수록 몸을 직선으로 들어올리기 쉽다. 스프링걸이 방향으로 머리를 두고 슈파인 자세로 눕는다. 캐딜락의 세로 기둥과의 거리가 팔길이 또는 팔의 반절 길이 사이여야 한다. 거리가 멀어질수록 몸을 들어올리기 쉬워진다. 세로 기둥을 살짝 어깨 위로 손으로 잡는다. 본 동작에서 손을 쥐는 형태는 중요한 역할을 한다. 손가락을 꼭 쥐고 동작을 실행하면, 직선으로 몸을 유지하는 힘에 어깨근육의 개입이 커지게 되고, 원천적으로 복부, 등, 그리고 둔근의 개입을 크게 하고 싶다면 손가락을 펴고 실행한다. 골반과 척추는 중립상태를 유지한다. 발바닥 뒤꿈치 가까운 아치에 루프를 걸어준다. 다리는 살짝 외회전하고 작은 V자로 발모양(뒤꿈치는 붙이고 양쪽 발가락은 떨어뜨린 자세)을 만들고 발등을 뻗는다. 다리는 45°로 정도로 뻗은 채 들어올린다.

운동 목적:

어깨, 복부, 등 그리고 둔근의 강화.
내전근의 강화.
척추의 가동성.

운동 실행: 3-5회 반복

그림 2: 복부를 등쪽과 상흉부 방향으로 끌어당긴다. 내전근을 수축하고 골반을 후방경사 시킨다. 무릎을 가슴으로 가져오고 척추 하나하나 둥글게 말면서 무릎이 눈 높이보다 위로 올 때까지 올라온다.
그림 3: 이제 다리를 위로 쭉 뻗어 몸을 일직선으로 만든다. 이 단계에서 스프링은 정상적으로 이완 되어있다. 목이 압박을 받지 않게 주의한다. 압박감이 없을 때까지 이상적인 수직라인이 만들어지도록 몸통을 수정한다. 반복하는 동안 이 각도를 유지하도록 애쓴다.
그림 4-6: 어깨를 축으로 몸을 일직선으로 뻗은 채 다리를 스프링걸이에서 멀어지게 움직인다. 어떤 지점에서 스프링은 저항을 지니며 펴지고 "랜딩과정"을 도와준다. 다리를 내리고 매트에 다리가 닿을 때까지 롤다운으로 내려온다. 그 후에 무릎을 다시 구부리고 그림 2에서 그림6까지의 동작을 3~5회 반복하고 방향을 바꾼다.
그림 7-10: 복부를 등쪽과 상흉부 방향으로 끌어당긴다. 내전근을 수축한다. 수직으로 또는 개인의 상황에 맞게 천천히 뻗은 몸을 위로 올린다. 다시 어깨라인이 축이 된다.
그림 11-12: 이제 눈 높이보다 위로 오게 무릎을 구부린다. 이 자세를 유지하고 마치 공처럼 천천히 척추 하나하나 구부려 롤다운으로 내려온다. 골반이 중립이 될 때까지 내려온다. 이제 캐딜락 매트에 다리를 편다. 리포머에서 하는 동작과 다른 점은 스프링이 이 지점에서 롤다운 과정을 지지해주지 않는다는 것이다. 따라서 각별히 조절된 자세로 내려온다. 그림 8에서 12까지의 동작을 3~5회 반복한다.

31. 에어플레인 (T) Airplane (T)

4/4 다른 이름: 매지션 시리즈 파트

흔한 실수:

다리를 뻗어 내리는 동작에서 스프링으로 몸이 당겨지고 대체로 조절력을 잃고 아래로 떨어진다.
방향 전환 후 몸통이 빠르게 올라오며 스프링이 클릭하고 제자리로 들어가버린다.
스프링으로부터 도움을 받지 못하는 롤다운 동작이 너무 급히 이루어진다.

변형 또는 응용 동작:

다른 높이에서 시도해 본다.
길고 부드러운 스프링을 캐딜락 높은 부분에 달고, 가능하다면 발목과 발 아치 부분을 모두 감싸는 Y자형 루프나 자이로더블 루프를 사용한다.
두가지 타입의 스프링으로 실행할 수 있는 변형동작은 "31. 플라잉 에어플레인 변형" 동작이다.
첫번째 방향을 스프링 없이 실행한다. 세로 기둥에 매우 가까이 다가가 팔의 각도가 작은 것이 이상적이다.
대안적으로는 가능하다면 머리 위 캐딜락의 매트 모서리를 잡는다(팔꿈치와 손바닥을 위를 향하게 한다).

금기증/주의점:

스프링에 따라 어깨에 압박감이 증가할 수 있어서 어깨가 건강한 사람이 이 동작을 실행한다.
내전근의 힘이 부족하면, 이상근이 이상근 증후근과 같은 과긴장 상태가 될 수 있다.

32. 플라잉 에어플레인 변형 동작 (M) Flying Airplane Variation (M) 1/4

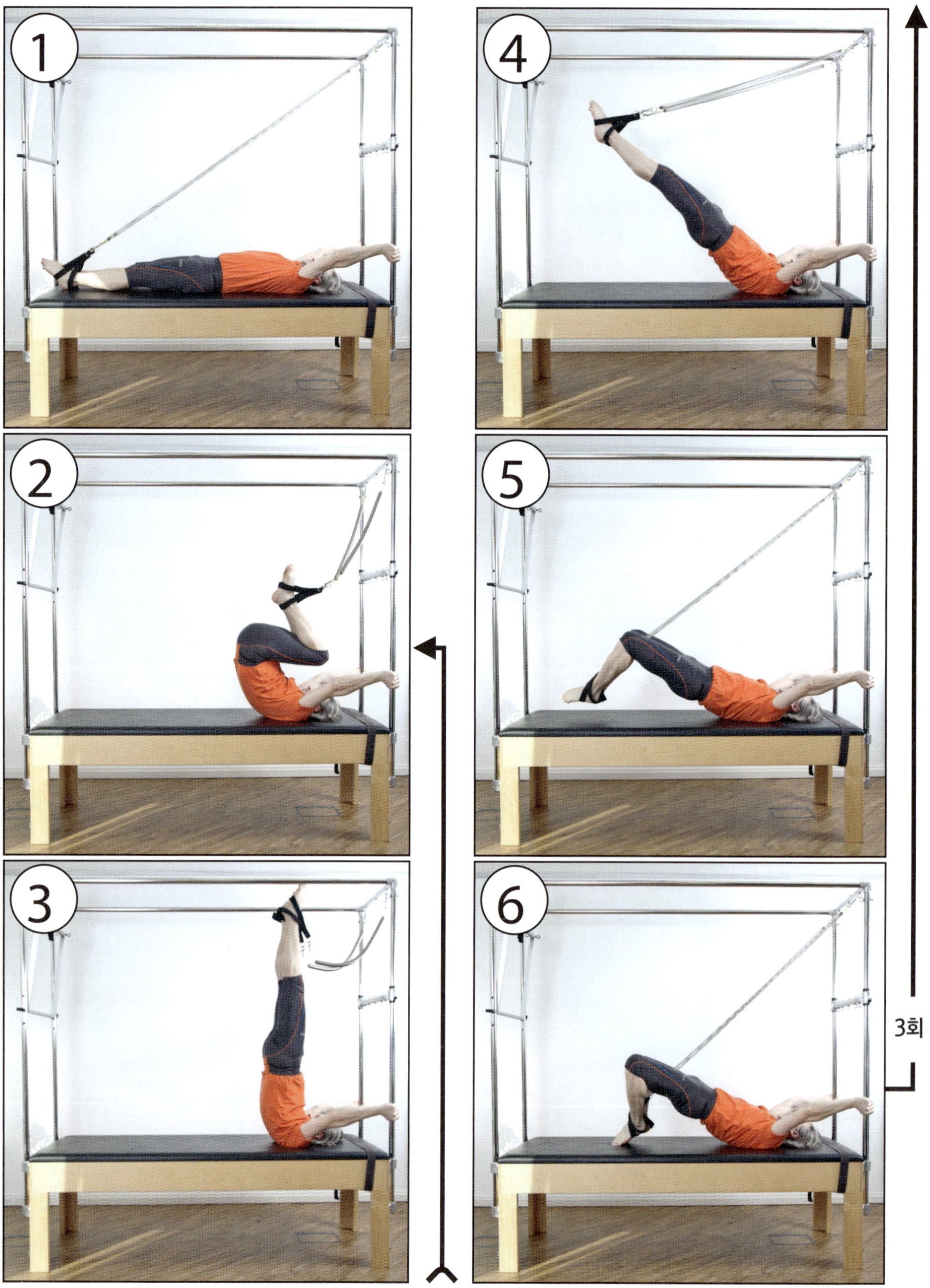

32. 플라잉 에어플레인 변형 동작 (M) Flying Airplane Variation (M) 2/4

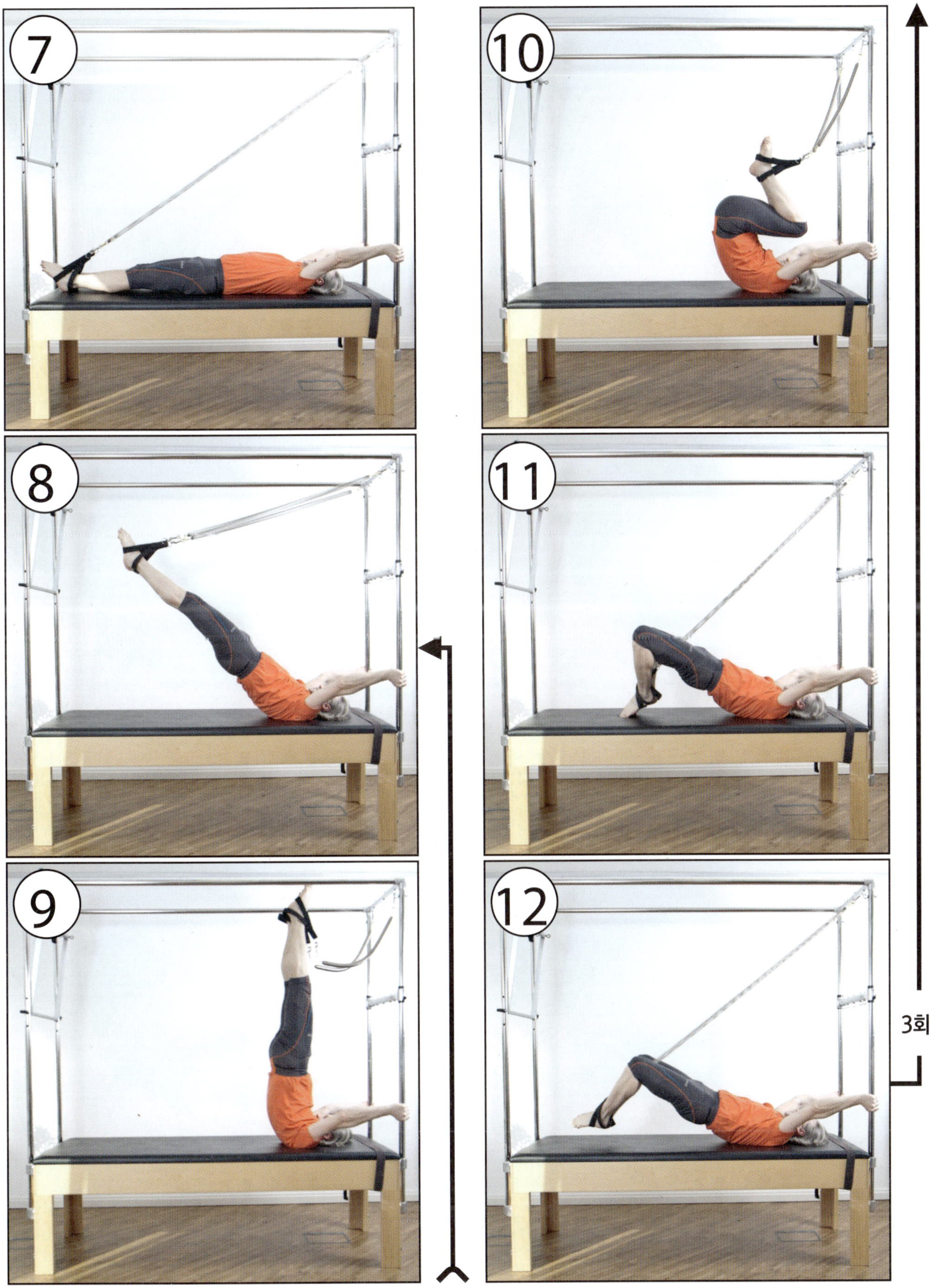

32. 플라잉 에어플레인 변형 동작 (M) Flying Airplane Variation (M) 3/4

시작 자세:

보상작용없이 완벽하게 수행되도록 스프링의 위치를 잡는다. 스프링의 위치는 동작의 효과에 영향을 미친다. 일반적으로는 길고 부드러운 레그 스프링은 캐딜락의 가장 높은 곳에 건다. 발목과 발의 아치를 전부 감싸는 Y자 루프나 자이로더블루프 사용이 이상적이다.

스프링걸이 방향으로 머리를 두고 슈파인 자세로 눕는다. 캐딜락의 세로 기둥과의 거리가 팔길이 또는 팔의 반절길이 사이여야 한다. 거리가 멀어질수록 몸을 들어올리기 쉬워진다. 세로 기둥을 살짝 어깨 위로 손으로 잡는다. 본 동작에서 손을 쥐는 형태는 중요한 역할을 한다. 손가락을 꼭 쥐고 동작을 실행하면, 직선으로 몸을 유지하는 힘에 어깨근육의 개입이 커지게 되고, 원천적으로 복부, 등, 그리고 둔근의 개입을 크게 하고 싶다면 손가락을 펴고 실행한다. 골반과 척추는 중립상태를 유지한다. 발바닥 뒤꿈치 가까운 아치에 루프를 걸어준다. 다리는 살짝 외회전하고 작은 V자로 발모양(뒤꿈치는 붙이고 양쪽 발가락은 떨어뜨린 자세)을 만들고 발등을 뻗는다.
다리는 뻗은 채 캐딜락 매트에 내려놓는다.

운동 목적:

어깨, 복부, 등 그리고 둔근의 강화.
척추의 가동성.

운동 실행: 3-5회 반복

그림 2: 복부를 등쪽과 상흉부 방향으로 끌어당긴다. 내전근을 수축하고 무릎을 구부려 얼굴 방향으로 가지고 온다. 무릎이 골반위로 오면 골반을 후방경사 시킨다. 동시에 무릎을 가슴으로 가져오고 척추 하나하나 둥글게 말면서 무릎이 눈 높이보다 위로 올 때까지 들어올린다.

그림 3: 다리를 위로 쭉 펴서 몸을 수직으로 만든다. 이 자세에서는 스프링은 대부분 이완된다. 목이 압박을 받지 않게 주의한다. 목이 너무 눌리지 않게 주의한다. 압박감이 없을 때까지 이상적인 수직라인이 만들어지도록 몸통을 수정한다. 반복하는 동안 이 각도를 유지하도록 애쓴다.

그림 4: 어깨를 축으로 몸을 일직선으로 뻗은 채 다리를 스프링걸이에서 멀어지게 움직인다. 어떤 지점에서 스프링은 저항을 지니며 펴지고 "랜딩과정"을 도와준다. 매트의 끝에 닿을 때까지 다리를 내린다

그림 5-6: 무릎을 구부리고 살짝 벌린다. 나머지 몸통은 그대로 전단계 높이에 있다. 캐딜락 매트를 살짝 스치며 발가락을 당긴다. 그리고 무릎을 가슴쪽으로 당기고 그림 2의 자세로 바로 돌아온다. 다리를 다시 구부리고 그림 2에서 6의 동작을 3~5회 반복한다.

그림 7: 캐딜락 매트에 몸을 편 채 눕는다. 복부를 등쪽과 상흉부 방향으로 끌어당긴다. 내전근을 수축한다.

그림 8-9: 복부를 등쪽과 상흉부 방향으로 끌어당긴다. 내전근을 수축한다. 곧게 편 몸을 천천히 수직으로 또는 개인의 상황에 맞게 올린다. 다시 어깨가 동작의 축이 된다.

그림 10-11: 이제 무릎을 구부리고 눈 위에 위치하도록 가져온다. 완벽한 롤다운을 실행하기 보다는 롤다운바를 이용한 "26. 롤링 인앤아웃" 동작(캐딜락 책 파트 1)의 "하이점핑" 처럼 동작을 실행한다. 발가락은 캐딜락 매트를 살짝 스친다.

그림 12: Keep the골반의 높이를 유지하고 천천히 다리를 편다. 다리를 완전히 펴 매트에 살짝 닿을 때까지 캐딜락 매트를 향하여 가능한 앞으로 뻗어낸다.
그림 8에서 12의 동작을 3~5회 반복한다.

32. 플라잉 에어플레인 변형 동작 (M) Flying Airplane Variation (M) 4/4

흔한 실수:

그림 5-6 그리고 그림 11-12에서 골반의 높이가 유지되지 않거나 발이 지나치게 매트를 눌러 체중을 버티게 된다.

변형 또는 응용 동작:

전통적인 레그 스프링을 80~85cm 높이에 단다.

금기증/주의점:

스프링에 따라 어깨에 압박감이 증가할 수 있어서 어깨가 건강한 사람이 이 동작을 실행한다.
내전근의 힘이 부족하면, 이상근이 이상근 증후근과 같은 과긴장 상태가 될 수 있다.

33. 코디네이션 (T) Coordination (T) 1/2

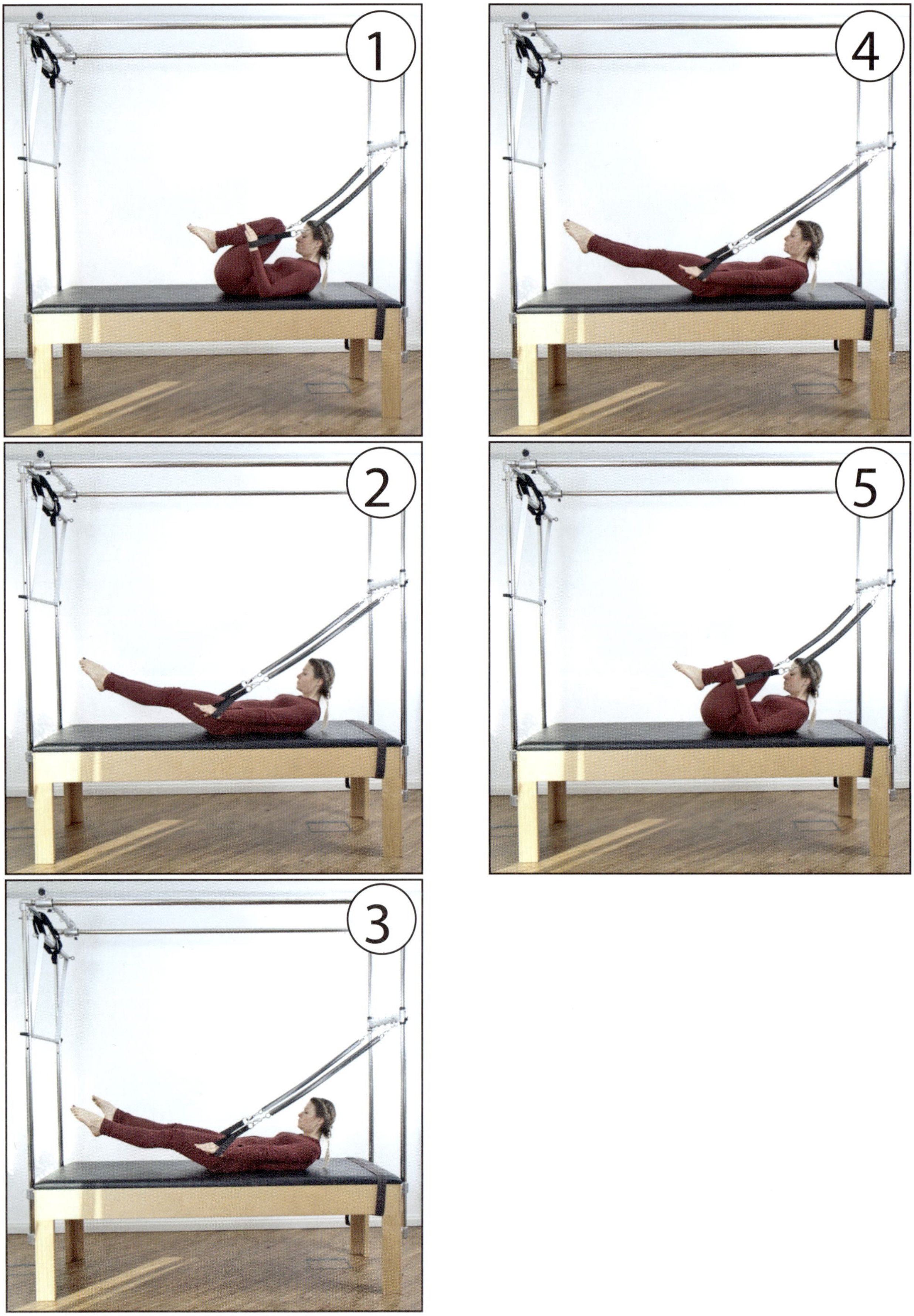

33. 코디네이션 (T) Coordination (T) 2/2

시작 자세:

레그 스프링을 80~85cm 높이에 건다. 스프링걸이 방향으로 머리를 두고 슈파인 자세로 눕는다. 머리의 위치는 캐딜락 끝에 닿거나 조금 떨어뜨려 눕는다. 거리가 멀어질수록 팔을 펴고 상체를 들어올리기가 더 힘들어진다.
루프에 손을 넣거나 손으로 줄을 잡듯이 루프를 잡는다. 무릎을 살짝 벌려 가슴 가까이 당기고 골반을 약간 후방경사시켜 요추가 살짝 펴지도록 유도한다. 발은 작은 V자로 발모양(뒤꿈치는 붙이고 양쪽 발가락은 떨어뜨린 자세)을 만들고 발등을 뻗는다. 팔꿈치를 구부리고 몸 가까이 붙인다. 스프링은 아직 펴진 상태가 아니다.
머리와 가슴을 살짝 들어올린다. 견갑대의 하각은 여전히 캐딜락 매트에 닿아 있다.

운동 목적:

복직근의 강화.
엉덩이 심부 굴곡근의 강화.
호흡훈련.

운동 실행: 5-7회

그림 2: 호흡을 일정하게 내쉬며 몸 가까이 캐딜락 매트위로 팔을 길게 뻗는다. 팔동작이 시작되자 마자 호흡의 호기상태를 유지하며 다리를 뻗어준다. "팔이 다리를 끌어당긴다"는 개념으로 동작이 이루어진다. 다리는 외회전 상태를 유지한다. 매트로 부터 다리의 높이는 동작을 실행하는 사람의 개인적 역량에 따라 차이가 난다.
점진적으로 완성이 되어가는 다리의 가장 낮은 지점은 눈높이 정도이다.
그림 3-4: 호흡을 멈추고, 다리를 벌렸다 다시 붙여준다.
그림 5: 일정하게 호흡을 하며, 무릎을 구부리고 머리방향으로 가지고 온다. 이 동작이 시작되자 마자 팔꿈치를 구부린다. "다리가 팔을 가져온다"는 개념으로 동작이 이루어진다.

흔한 실수:

요추전만의 위험이 있다. 다리의 높이를 충분히 올려준다.
동작을 하는 동안 상체가 점점 바닥으로 내려간다.
가슴을 말아올리지 않고 목을 곧게 세운다. 상체의 유연성이 떨어져 목의 과굴곡이 생기는 경우이다. 턱이 가슴위에 거의 얹어져 있는 것으로 짐작이 될 수 있다.
이 자세에서 앞 목의 근육이 과긴장되어 기도가 부분적으로 막힌다.
흉쇄유돌근의 과긴장으로 머리가 너무 앞으로 빠져있다. 이것은 귀 뒤의 근육 끝을 촉진하면 느낄 수 있다.
팔이 완전히 펴지지 않는다.
흉근의 과한 개입으로 어깨가 뜬다.
손목이 충분히 안정화가 안되어 과도하게 손등을 당겨 굴곡한다.

변형 또는 응용 동작:

머리 드는 일 없이 동작을 실행한다.

금기증/주의점:

경추와 관련된 먼저부터 존재한 문제가 있는 경우, 계속되는 굴곡이 문제를 더 악화시킬 수 있다.
척추가 매트에 제대로 위치해 있지 않으면 요추에 과한 압박감이 생기는 위험이 있다.

34. 플라잉 이글 (T) Flying Eagle (T)
1/3

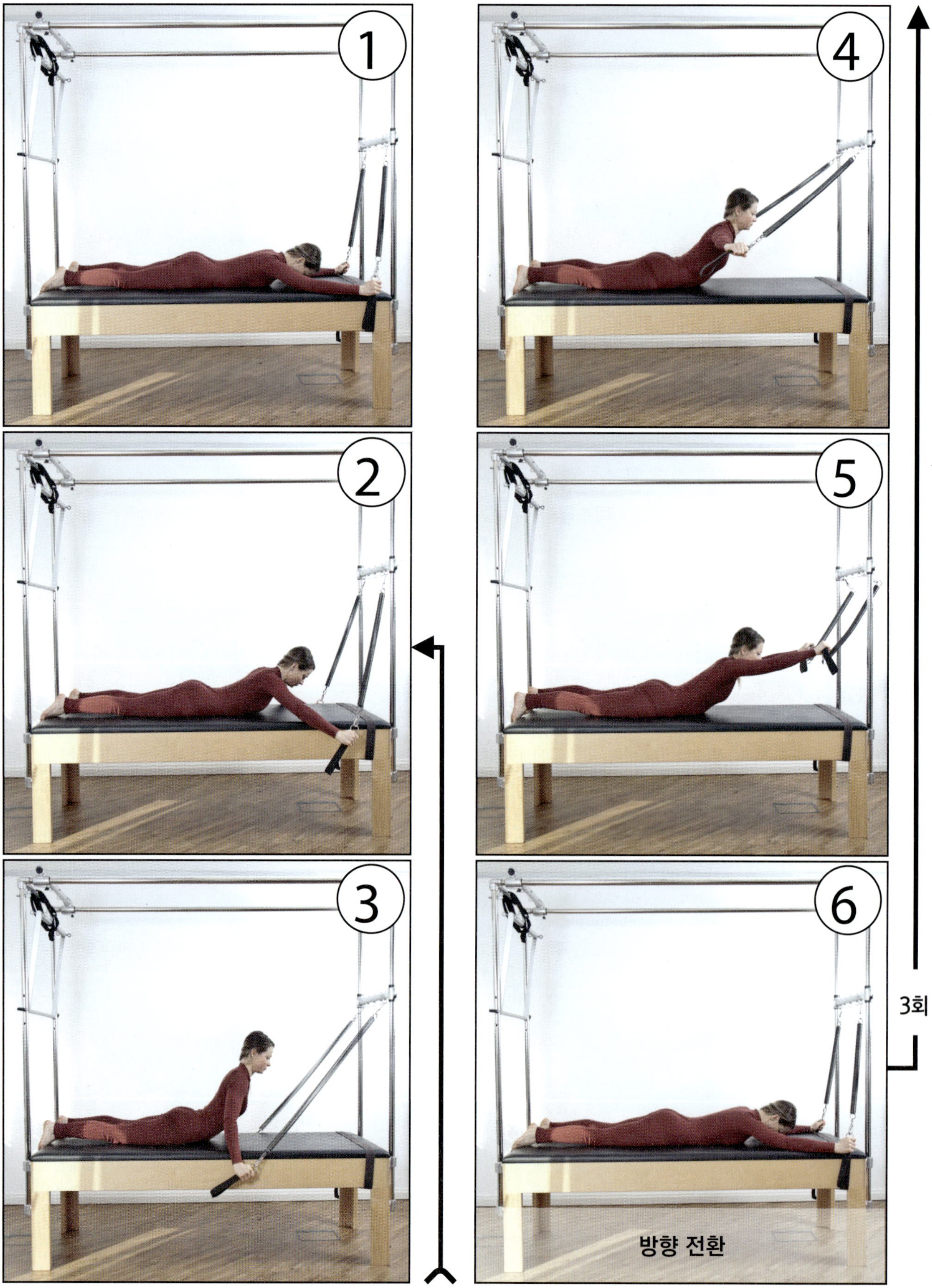

34. 플라잉 이글 (T) Flying Eagle (T) 2/3

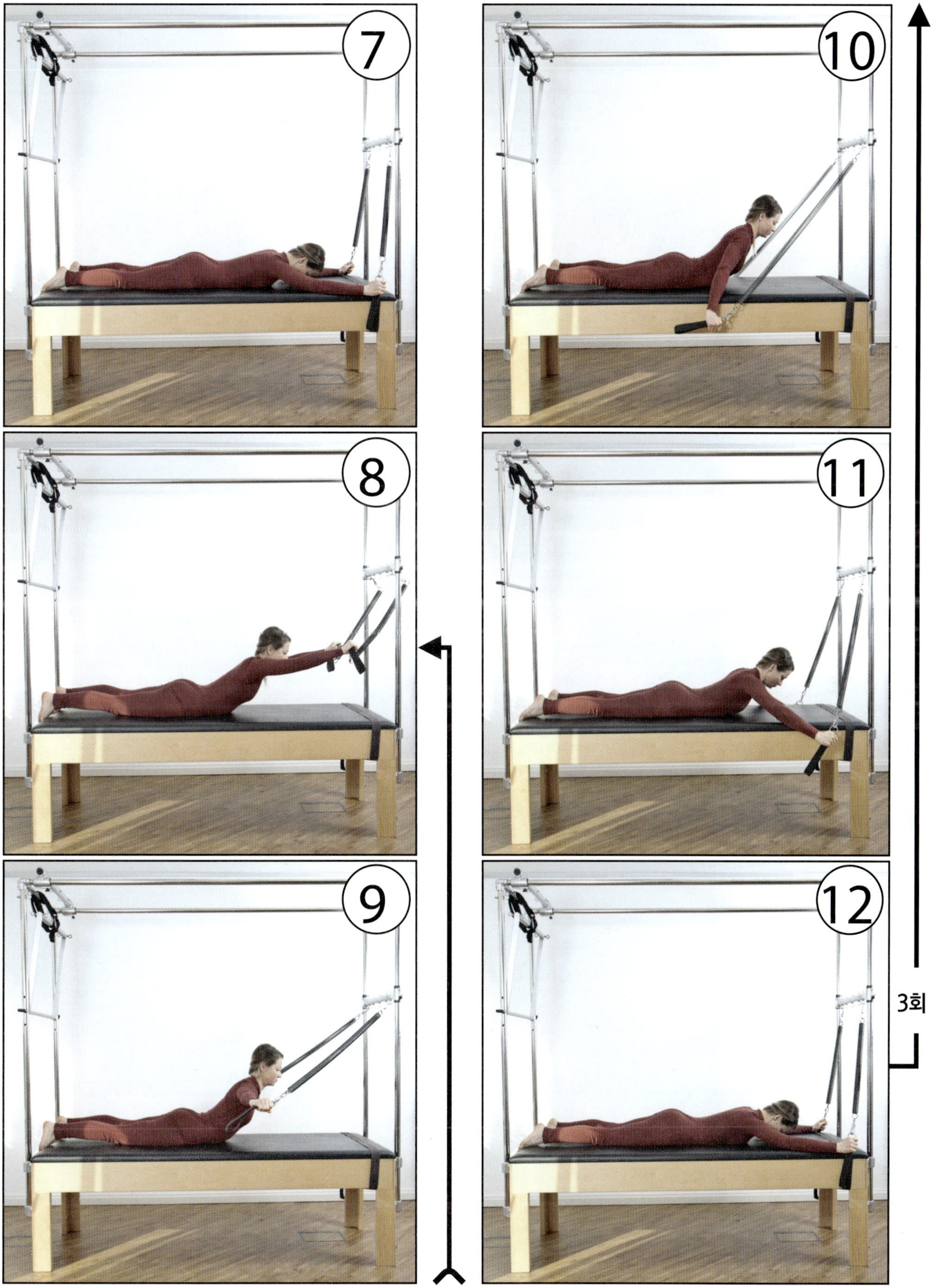

34. 플라잉 이글 (T) Flying Eagle (T) 3/3

시작 자세:

레그 스프링을 80~85cm 높이에 건다.
캐딜락 세로 기둥으로부터 팔길이 만큼 떨어져서 프론 자세로 바닥을 보고 눕는다.
밧줄을 잡듯이 루프를 손으로 잡고 루프를 잡은 손끝을 엄지 손가락 안으로 향하게 쥐는 게 이상적이다. 캐딜락 매트의 양 측으로 팔을 뻗는다. 머리는 살짝 들고 바닥을 보아 코가 매트에 닿지 않게 한다. 다리는 붙이거나 벌려서 아니면 넓게 벌려서 동작을 하는 동안 요추가 편안하도록 한다. 반대로, 다리를 모으면 허리근육의 개입을 줄일 수 있다. 몸의 올라오는 높이가 가능하다면 캐딜락의 모서리까지 발을 뻗을 수 있다.

운동 목적:

등 근육 전체, 광배, 삼두 그리고 후면삼각근의 강화.
만약 발이 캐딜락 모서리까지 닿도록 실행하는 경우, 발을 들어올리는 근육의 강화.
척추의 신전 범위의 개선.

운동 실행: 방향에 따라 3-6회

그림 2-3: 척추에 가해지는 압박을 고루 분산시키기 위해 복부를 안으로 끌어당긴다. 가능한 높이 머리와 가슴을 들어준다. 동시에, 레그 스프링이 캐딜락을 스쳐지나 가게 다리 외측으로 최대한 뒤로 멀리 당긴다.
그림 4-5: 가슴을 든 채 유지하고 옆으로 팔을 뻗어 스프링을 외측으로 보냈다가 앞으로 큰 원을 그리듯 보낸다.
그림 6: 상체를 내려준다.
3~5회 반복하고 방향을 바꾼다.
그림 7-8: 가슴을 들고 높이를 유지하며 스프링을 밖으로 뻗어 보내고 큰 원을 그리며 앞으로 뻗는다.
동시에 팔을 들어올린다.
그림 9: 가슴의 높이를 유지하고 큰 원을 그리며 다리의 외측방향으로 스프링을 뒤를 향해 보낸다.
그림 10-11: 캐딜락의 측면을 따라 팔을 아래로 내리고 앞으로 보낸다. 상체의 높이를 가능한 유지한다.
그림 12: 상체를 내려준다.
3~5회 반복한다.

흔한 실수:

흉추의 유연성을 감추기 위해 머리를 지나치게 들어준다.
동작이 요추에 의해 과도하게 실행된다.

변형 또는 응용 동작:

원을 그리듯 동작을 하지 말고 리포머의 "풀링스트랩 1" 동작처럼 팔을 뒤로 보내고 바로 앞으로 돌아온다.
리포머 박스 위에서 실행한다. 이때 스프링은 더 높은 위치에 건다.
끌어당기는 힘이 약한 부드러운 스프링을 사용한다.

금기증/주의점:

척추의 신전 시 통증이 생기는 등의 문제
어깨 문제

35. 백 스트로크 (T) Backstroke (T)
1/3

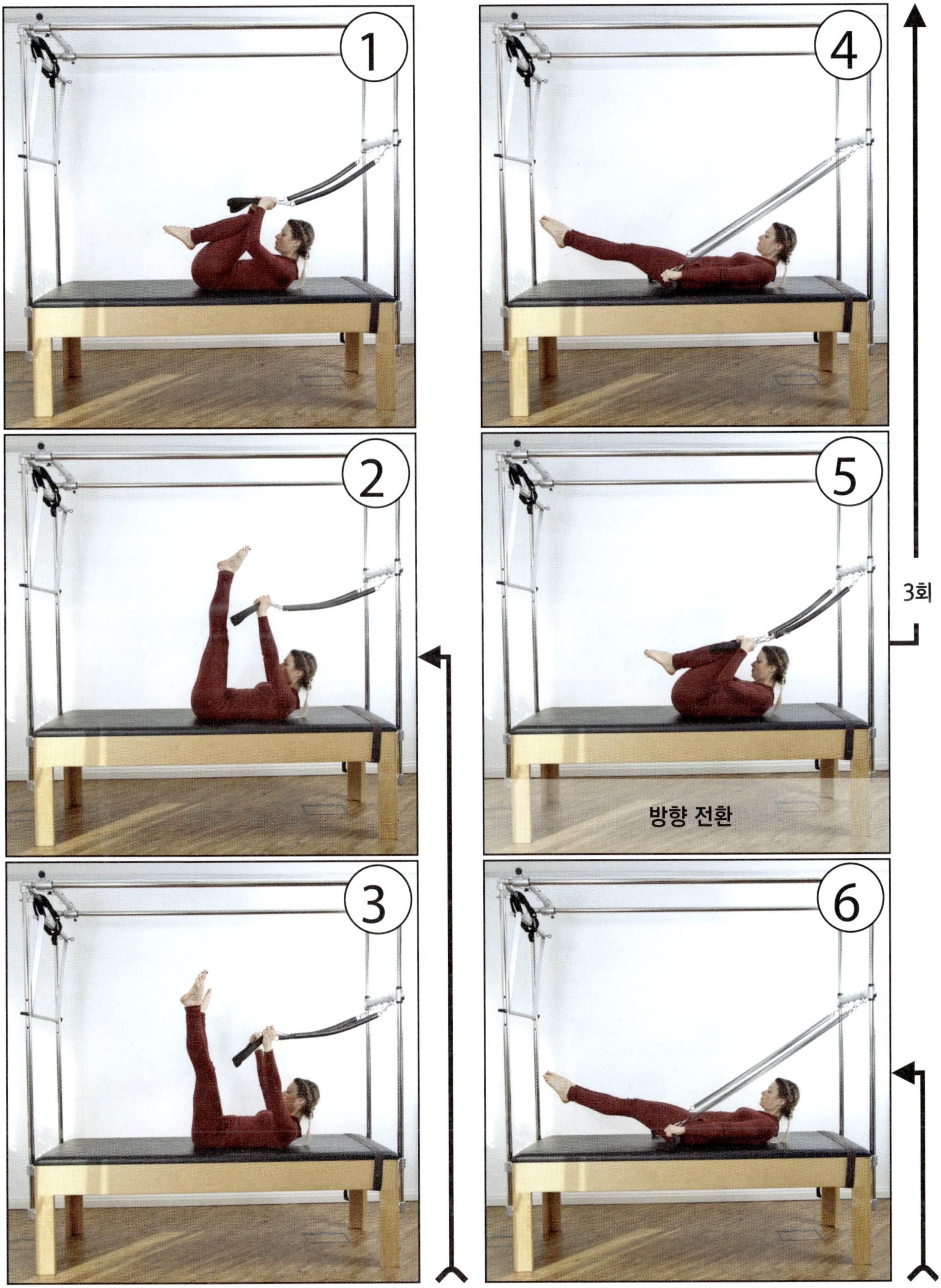

35. 백 스트로크 (T) Backstroke (T) 2/3

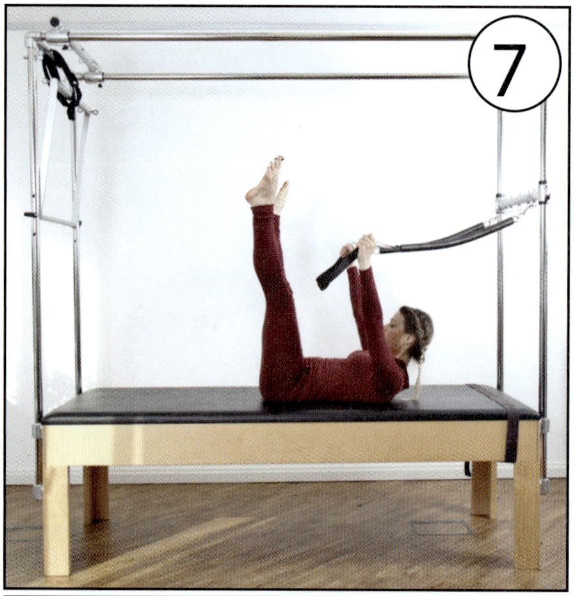

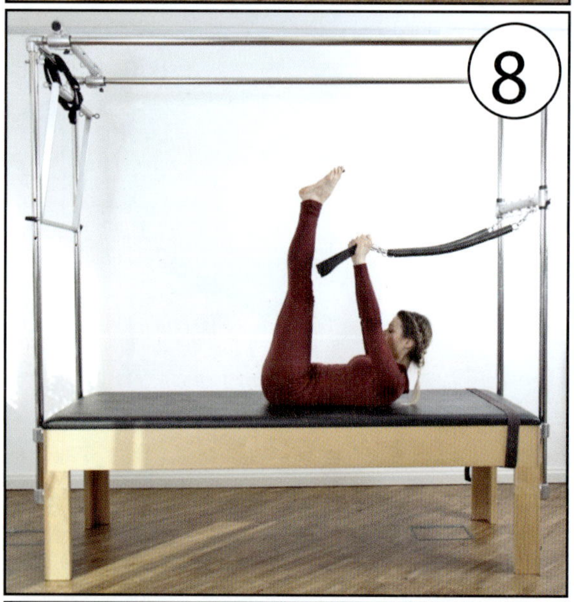

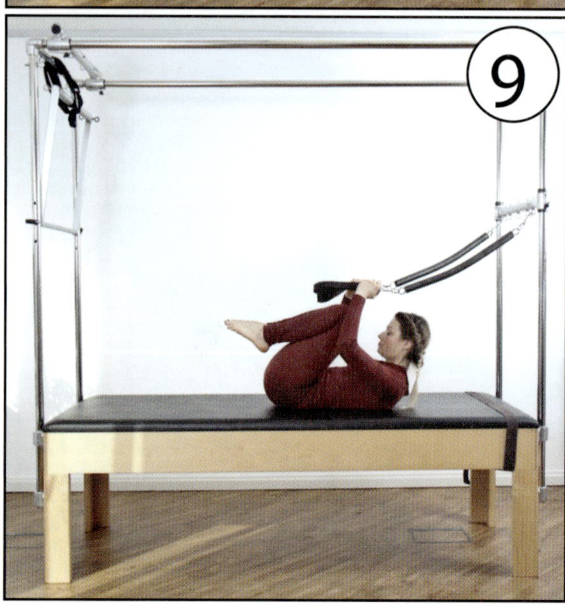

3회

시작 자세:

레그 스프링을 80~85cm 높이에 건다. 스프링걸이 방향으로 머리를 두고 슈파인 자세로 눕는다. 머리의 위치는 캐딜락 끝에 닿거나 조금 떨어뜨려 눕는다. 거리가 멀어질수록 팔을 펴고 상체를 들어올리기가 더 힘들어진다. 밧줄을 잡듯이 루프를 잡는다. 무릎을 살짝 벌려 가슴 가까이 당기고 골반을 약간 후방경사 시켜 요추가 살짝 펴지도록 유도한다. 발은 작은 V자로 발모양(뒤꿈치는 붙이고 양쪽 발가락은 떨어뜨린 자세)을 만들고 발등을 뻗는다. 팔꿈치를 구부리고 무릎 옆에 두고 주먹은 서로 맞대어 놓는다. 스프링은 아직 펴진 상태가 아니다. 머리와 가슴을 살짝 들어올린다. 견갑대의 하각은 여전히 캐딜락 매트에 닿아 있다.

운동 목적:

복직근의 강화.
엉덩이 굴곡근과 광배근의 강화.

35. 백 스트로크 (T) Backstroke (T) 3/3

운동 실행: 5-7회

그림 2: 팔과 다리를 서로 거의 평행하게 위로 향하게 편다. 다리는 붙이고 팔은 어깨너비로 벌린다.
그림 3: 팔과 다리는 캐딜락 너비 정도로 벌린다.
그림 4: 포물선을 그리며 팔과 다리를 앞으로 뻗어낸다. 다리를 붙이고 쭉 뻗은 팔을 몸의 양측에 바짝 밀착시킨다. 다리는 외회전한 채 유지한다. 매트로부터 다리의 높이는 동작을 실행하는 사람의 개인적 역량에 따라 차이가 난다. 점진적으로 완성이 되어가는 다리의 가장 낮은 지점은 조셉 필라테스의 지도에 따르면, 비슷한 매트 동작들에는 대략 5cm라고 한다. 잠시 멈췄다가 다리 위치의 변화를 주지 않고 롤업으로 조금 더 올라오려고 시도한다.
그림 5: 상체나 머리를 내리지 말고 시작 자세로 돌아온다.
3~5회 반복하고 방향을 바꾼다.
그림 6: 다리와 팔을 앞으로 보낸다. 다리는 붙이고 살짝 외회전해서 발은 작은 V자로 한 채 쭉 편다. 뻗은 팔은 몸에 바짝 붙인다. 매트로부터 다리의 높이는 동작을 실행하는 사람의 개인적 역량에 따라 차이가 난다. 점진적으로 완성이 되어가는 다리의 가장 낮은 지점은 조셉 필라테스의 지도에 따르면, 비슷한 매트 동작들에는 대략 5cm라고 한다.
그림 7: 팔과 다리는 캐딜락 너비 정도로 벌리고 수직으로 뻗는다.
그림 8: 다리를 붙이고 팔을 어깨 너비로 벌린다.
그림 9: 상체나 머리를 내리지 말고 시작 자세로 돌아온다.
3~5회 반복한다.

흔한 실수:

요추전만의 위험이 있다. 다리의 높이를 충분히 올려준다.
동작을 하는 동안 상체가 점점 바닥으로 내려간다.
가슴을 말아 올리지 않고 목을 곧게 세운다. 상체의 유연성이 떨어져 목의 과굴곡이 생기는 경우이다.
흉쇄유돌근의 과긴장으로 머리가 너무 앞으로 빠져 있다.
손목이 충분히 안정화가 안되어 과도하게 손등을 당겨 굴곡한다.

변형 또는 응용 동작: -

금기증/주의점:

경추와 관련된 먼저부터 문제가 있는 경우, 계속되는 굴곡이 문제를 더 악화시킬 수 있다.
척추가 매트에 제대로 위치해 있지 않으면 요추에 과한 압박감이 생기는 위험이 있다.

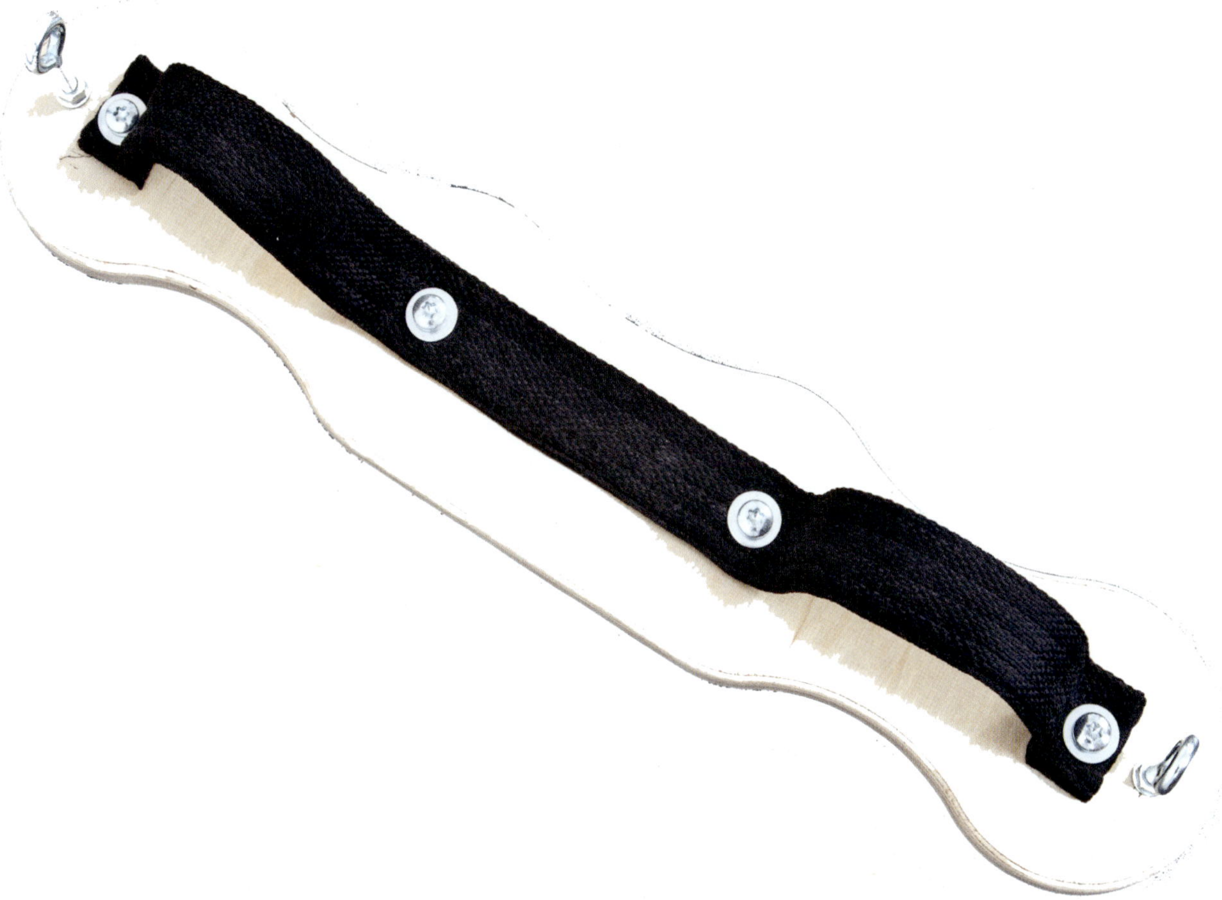

Airplane Board

에어플레인 보드를 위한 머리말
Preliminary Remarks for the Airplane Board

에어플레인 보드는 조셉 필라테스가 개발한 것으로 다양한 영상이나 기록물에서 보여진다. 예를 들어, 1951년 라이프(LIFE) 잡지에 실린 조셉 필라테스가 에어플레인 보드를 이용해 로베르타 피터스(Roberta Peters)를 지도하는 사진이 있다.

에어플레인 보드는 레그 스프링의 일방적인 운동을 양방향의 운동으로 전환시켜주는 보조적인 도구이다. 레그 스프링의 루프와 비교해보면, 에어플레인 보드가 훨씬 더 많이 지지하는 힘을 제공해준다. 덧붙여 다리 사이의 끈이 채워지면 에어플레인 시리즈 같은 동작들은 훨씬 실행하기 쉽게 된다.

1. 에어플레인 보드를 사용한 에어플레인 (T) Airplane with Airplane Board (T) 1/4

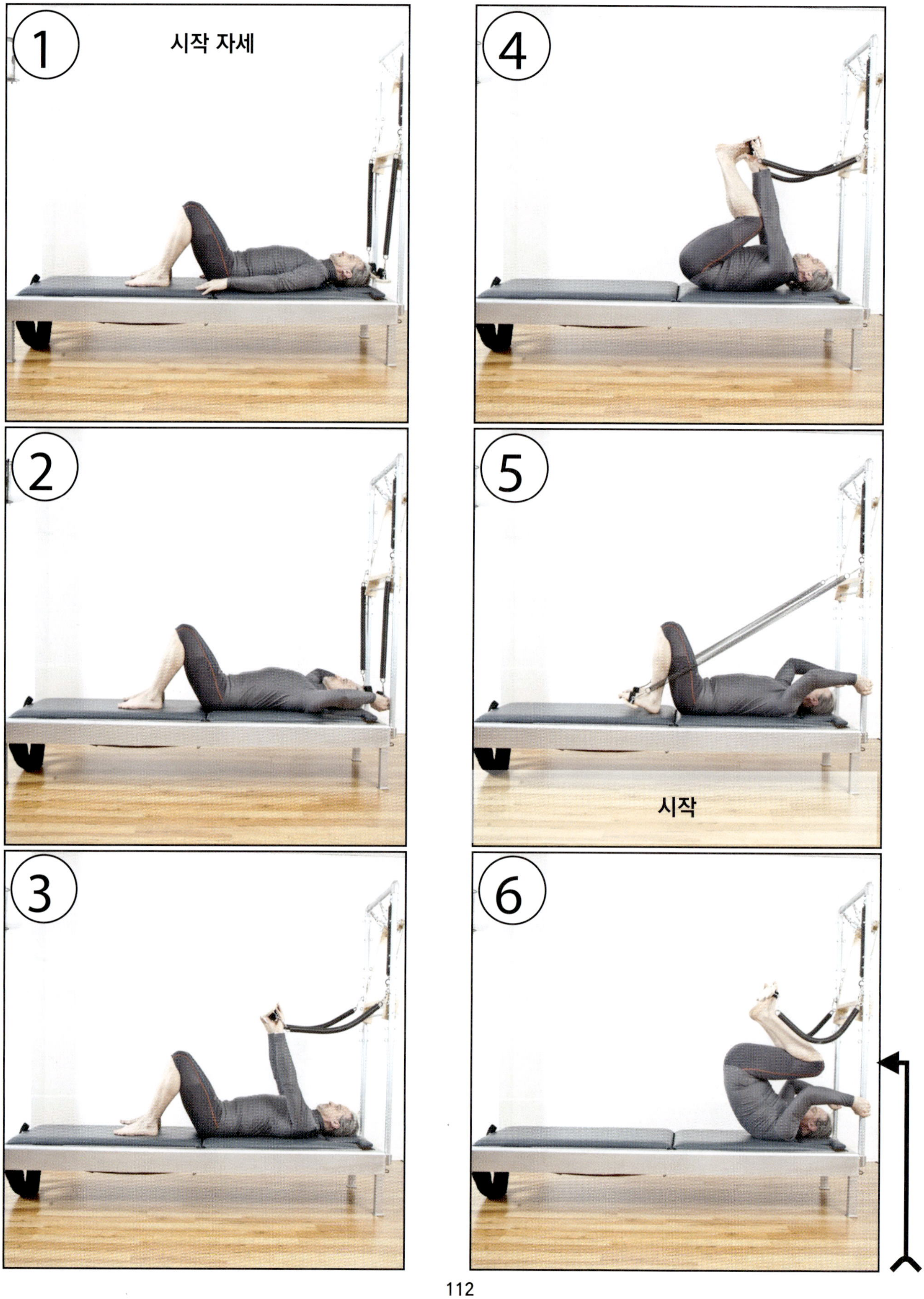

1. 에어플레인 보드를 사용한 에어플레인 (T) Airplane with Airplane Board (T) 2/4

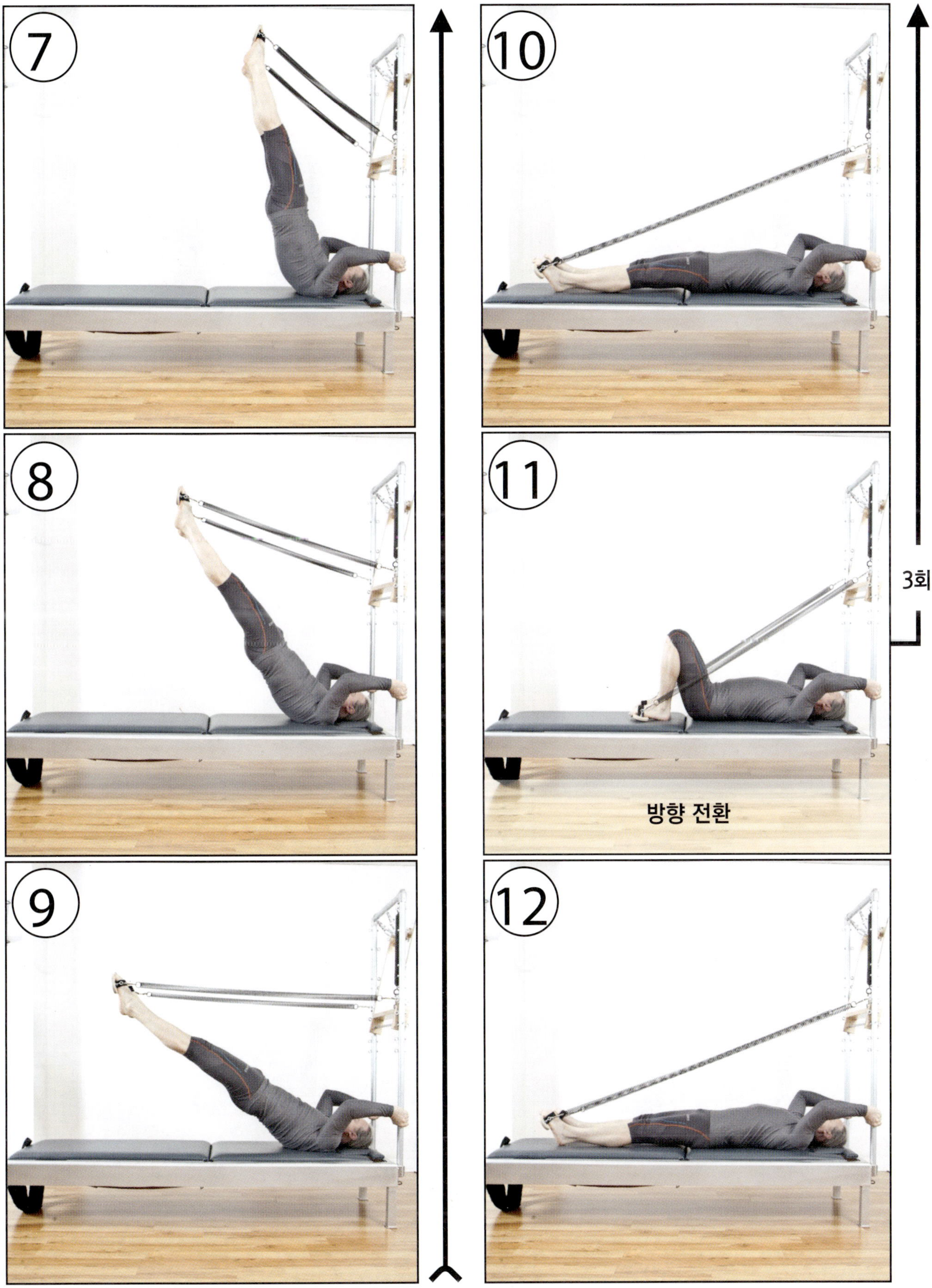

1. 에어플레인 보드를 사용한 에어플레인 (T) Airplane with Airplane Board (T) 3/4

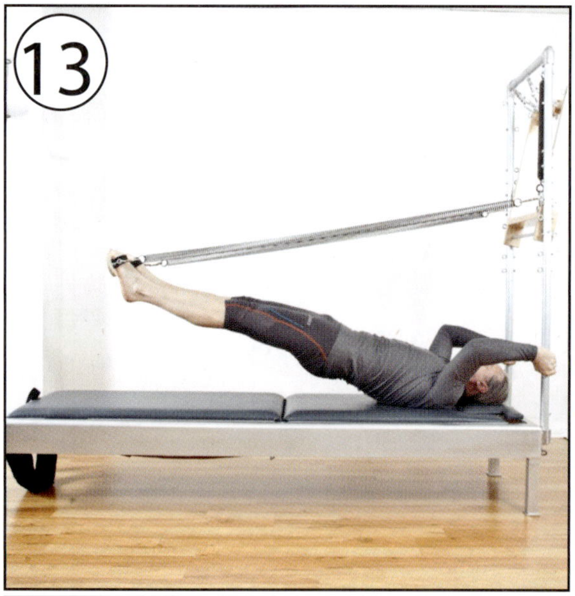

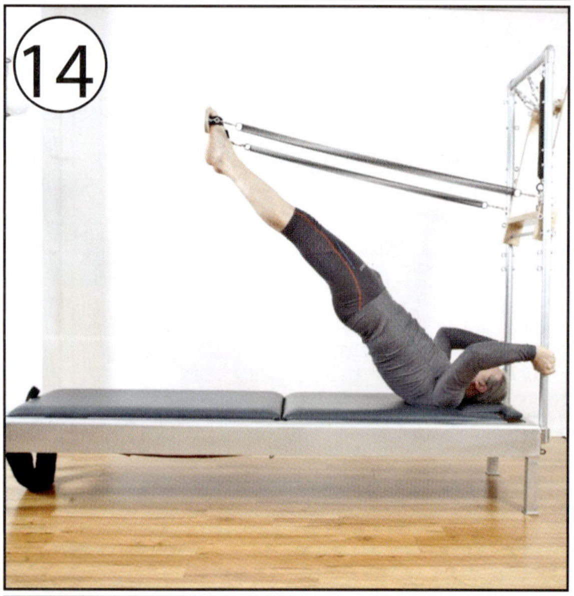

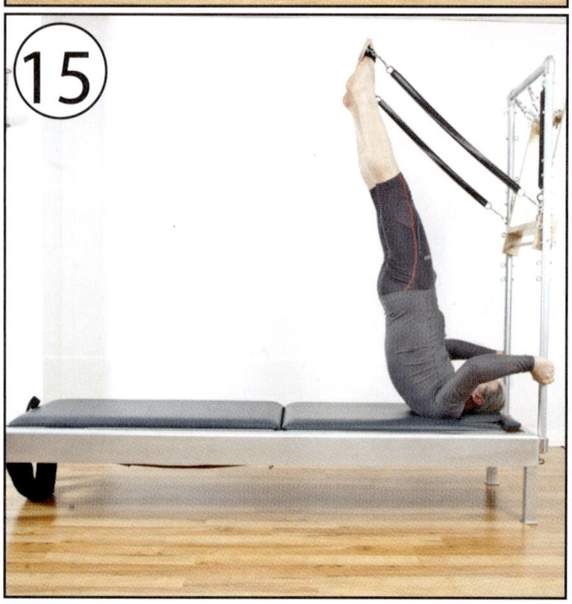

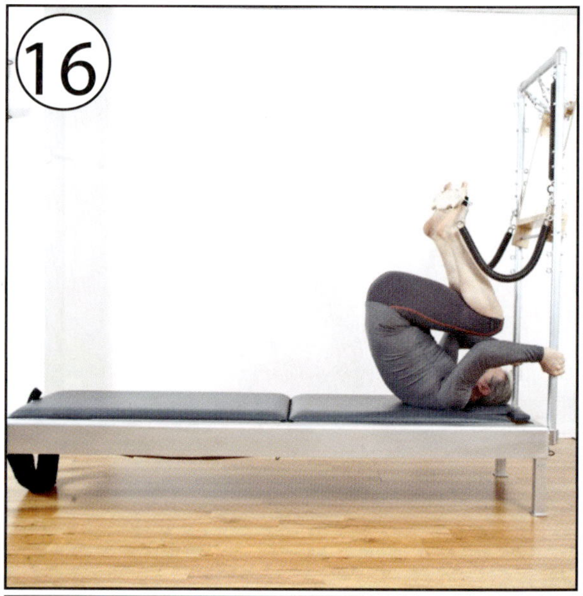

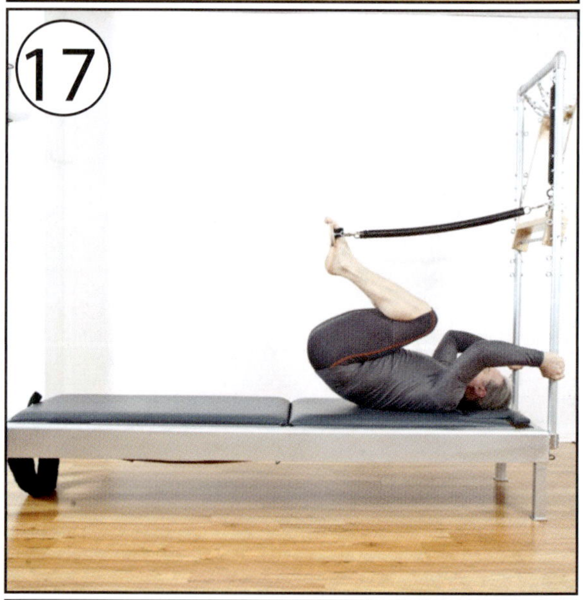

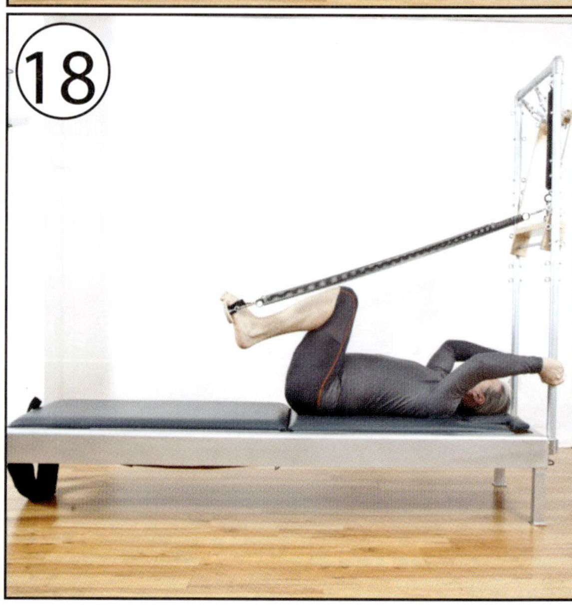

3회

1. 에어플레인 보드를 사용한 에어플레인 (T) Airplane with Airplane Board (T) 4/4

시작 자세:

전통적인 레그 스프링을 80~85cm 높이에 에어플레인 보드와 함께 걸어준다. 스프링을 높이 걸수록 다리의 후면 근육의 개입이 커진다. 스프링걸이 방향으로 머리를 두고 슈파인 자세로 눕는다. 캐딜락의 세로 기둥과의 거리가 팔길이 또는 팔의 반절 길이 사이여야 한다. 거리가 멀어질수록 운동강도는 세진다. 손은 에어플레인 보드를 잡고 있는다. 에어플레인 보드에 발을 안전하게 끼운다. 손은 살짝 어깨 위 높이에서 세로기둥을 잡고 골반과 척추는 중립자세로 유지한다. 무릎을 구부리고 발을 엉덩이 밑에 둔다. 발을 보드에 끼고 더 안전성을 높이려면 다리를 구부려 에어플레인 보드가 매트에 고정이 될 때 발을 루프안으로 더 바짝 붙여준다.

운동 목적:

어깨, 복근, 등 그리고 둔근의 강화.

운동 실행: 3-5회 반복

그림 6: 복부를 등쪽과 상흉부 방향으로 끌어당긴다. 내전근을 수축하고 골반을 후방경사 시킨다. 무릎을 가슴으로 가져오고 척추 하나하나 둥글게 말면서 무릎이 눈 높이보다 위로 올 때까지 올라온다.

그림 7: 이제 다리를 위로 쭉 뻗어 몸을 일직선으로 만든다. 이 단계에서 스프링은 정상적으로 이완 되어있다. 목이 압박을 받지 않게 주의한다. 압박감이 없을 때까지 이상적인 수직라인이 만들어지도록 몸통을 수정한다. 반복하는 동안 이 각도를 유지하도록 애쓴다.

그림 8-10: 어깨를 축으로 몸을 일직선으로 뻗은 채 다리를 스프링걸이에서 멀어지게 움직인다. 어떤 지점에서 스프링은 저항을 지니며 펴지고 "랜딩과정"을 도와준다. 몸이 완전히 매트에 내려올 때까지 뻗어 내려온다.

그림 11: 무릎을 구부리고 발을 엉덩이 밑으로 가져온다.

그림 6에서 11사이의 동작을 3~5회 반복하고 방향을 바꾼다.

그림 12: 몸이 완전히 캐딜락 매트에 내려올 때까지 다리를 뻗어 내려온다.

그림 13-15: 복부를 등쪽과 상흉부 방향으로 끌어당긴다. 내전근을 수축한다. 수직으로 또는 개인의 상황에 맞게 천천히 뻗은 몸을 위로 올린다. 다시 어깨라인이 축이 된다.

그림 16-18: 이제 눈 높이보다 위로 오게 무릎을 구부린다. 이 자세를 유지하고 마치 공처럼 천천히 척추 하나하나 구부려 롤다운으로 내려온다. 골반이 중립이 될 때까지 내려온다. 리포머에서 하는 "숏 스파인" 동작과 다른 점은 스프링이 이 지점에서 롤다운 과정을 지지해주지 않는다는 것이다. 따라서 각별히 조절된 자세로 내려온다.

그림 12에서 18까지의 동작을 3~5회 반복한다.

흔한 실수:

다리를 뻗어 내리는 동작에서 스프링으로 몸이 당겨지고 대체로 조절력을 잃고 아래로 떨어진다.

방향 전환 후 몸통이 빠르게 올라오며 스프링이 클릭하고 제자리로 들어가버린다.

스프링으로부터 도움을 받지 못하는 롤다운 동작이 너무 급히 이루어진다.

변형 또는 응용 동작: -

금기증/주의점:

스프링에 따라 어깨에 압박감이 증가할 수 있어서 어깨가 건강한 사람이 이 동작을 실행한다.

2. 프레싱 아웃 앤 풀링 인 (T) Pressing out & Pulling in (T)

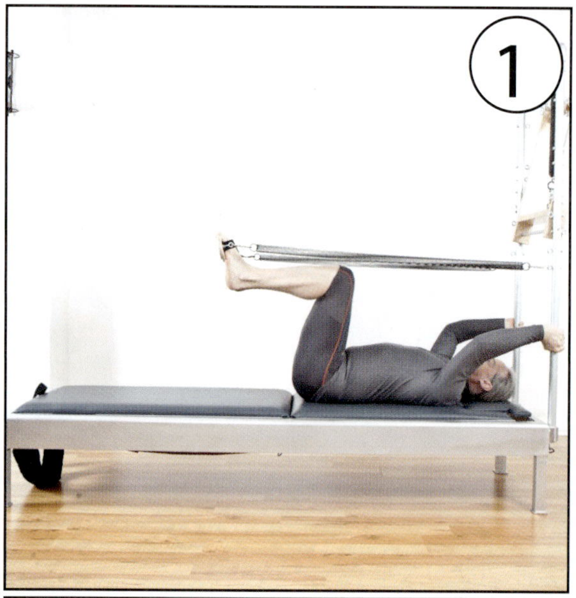

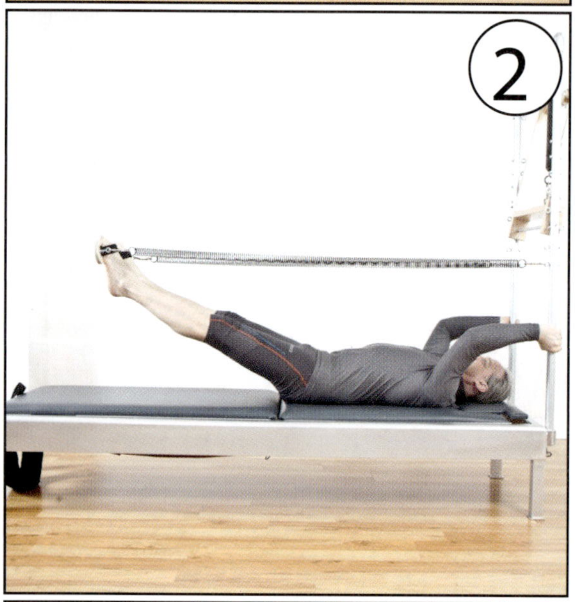

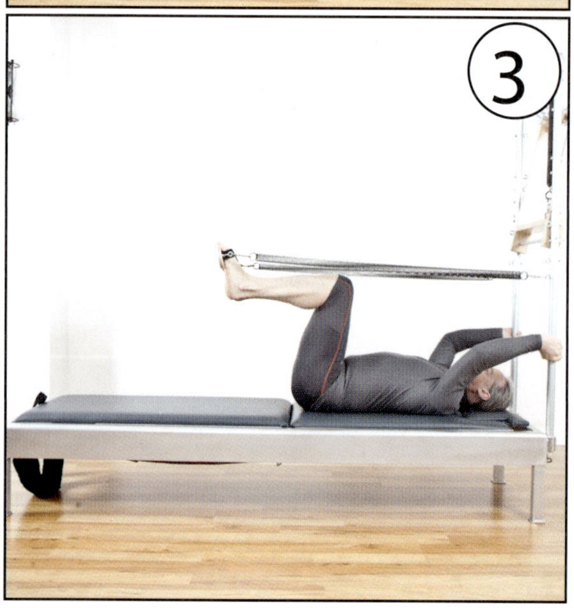

시작 자세:

전통적인 레그 스프링을 80~85cm 높이에 에어플레인 보드와 함께 걸어준다. 스프링을 높이 걸수록 다리의 후면 근육의 개입이 커진다. 스프링걸이 방향으로 머리를 두고 슈파인 자세로 눕는다. 캐딜락의 세로 기둥과의 거리가 팔길이 또는 팔의 반절 길이 사이여야 한다. 거리가 멀어질수록 운동강도는 세진다. 손은 살짝 어깨 위 높이에서 세로기둥을 잡고 골반과 척추는 중립자세로 유지한다. 에어플레인 보드에 발을 안전하게 끼우고 발은 살짝 펴준다. 다리는 평행하게 하고 구부린다. 발은 살짝 무릎 위에 위치한다. 골반은 중립을 유지한다.

운동 목적:

엉덩이의 가동성.
동작 시작 근육으로 천골 근육 사용.
엉덩이와 무릎의 신전근 강화.
발목과 발의 신전근 강화.
엉덩이와 상체로부터 다리 움직임 분리.

운동 실행: 5-10회

스프링 저항을 이겨내며 다리를 점진적으로 뻗어낸다.
골반과 요추의 안정화가 이루어진다.
다시 다리를 구부리고 시작 자세로 돌아온다.

흔한 실수:

골반이 다리 움직임에 따라 기울어진다.
시작 자세에서 무릎이 너무 벌어진다.
다리를 신전할 때 내회전 된다.

변형 또는 응용 동작:

키가 큰 사람들의 경우, 더 긴 루프를 사용하거나 추가로 카라비너 고리를 사용하면 레그 스프링을 더 길게 밀어낼 수 있어 끝까지 신전했을 때 지나치게 무리가 되는 저항을 피할 수 있다.
처음 5회를 반복하고 나서 속도를 바꾼다. 처음 5회는 천천히, 나머지 5회는 더 빠르게 진행한다.

금기증/주의점:

본 동작은 심한 추간판탈출증이나 요추의 척추전위증, 골다공증 등의 기저질환이 있는 경우는 생략한다.

3. 돌핀 앤 돌핀 리버스 (M) Dolphin & Dolphin Reverse (M)
1/2

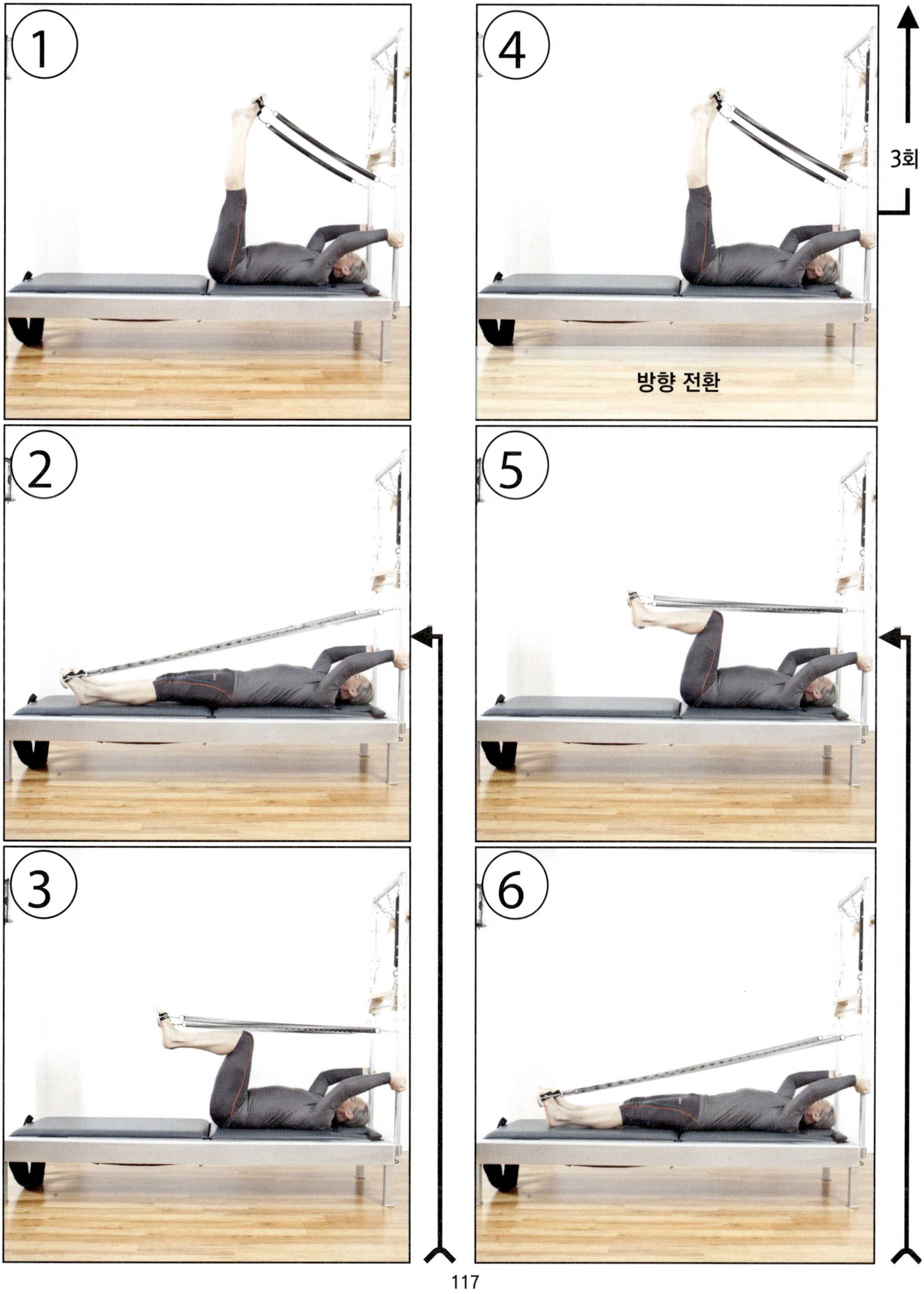

3. 돌핀 앤 돌핀 리버스 (M) Dolphin & Dolphin Reverse (M) 2/2

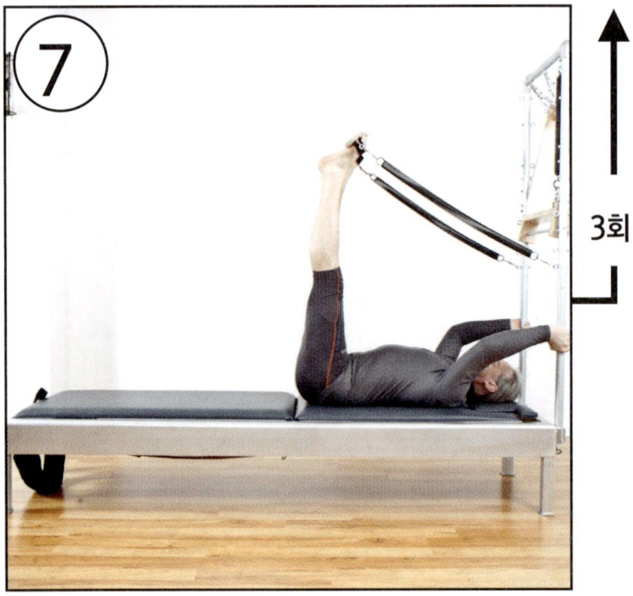

시작 자세:

전통적인 레그 스프링을 80~85cm 높이에 에어플레인 보드와 함께 걸어준다. 스프링을 높이 걸수록 다리의 후면 근육의 개입이 커진다. 스프링걸이 방향으로 머리를 두고 슈파인 자세로 눕는다. 캐딜락의 세로 기둥과의 거리가 팔길이 또는 팔의 반절 길이 사이여야 한다. 거리가 멀어질수록 운동강도는 세진다. 손은 살짝 어깨 위 높이에서 세로기둥을 잡고 골반과 척추는 중립자세로 유지한다. 에어플레인 보드에 발을 안전하게 끼우고 발은 살짝 펴준다. 다리는 평행하게 붙이고 수직방향으로 뻗는다. 골반은 중립을 유지한다. 중립척추를 유지한 채 수직 90°로 다리가 세워지지 않는다면 (골반의 후방경사와 요추의 압력이 심하게 가해지는 위험이 있다), 골반이 안정적으로 유지될 수 있는 각도까지만 다리를 위로 세운다.

운동 목적:

엉덩이의 가동성.
엉덩이와 무릎의 신전근 강화.
엉덩이와 상체로부터 다리 움직임 분리.
후면 근육의 스트레칭.

운동 실행: 방향에 따라 5-10회

그림 2: 곧게 뻗은 다리를 캐딜락 매트로 내린다.
그림 3: 테이블탑 자세(무릎을 90°로 세우는 자세)로 만든다. 정강이가 캐딜락 매트와 평행하게 하도록 주의한다. 과도하게 무릎을 구부리지 않도록 하며 정강이 위에 발란스박스가 올려져 있다고 상상한다. 스프링은 다리에 닿지 않는다.
그림 4: 다리는 수직으로 뻗는다. 다리를 펼 때 무릎의 위치는 변하지 않는다. 가슴쪽으로 무릎을 당기지 않도록 한다.
3~5회 반복하고 방향을 바꾼다.
그림 5-6: 테이블탑 자세에서, 다리를 아래로 뻗어낸다. 정강이가 캐딜락 매트와 평행해지도록 동작을 한다. 과도하게 무릎을 구부리지 않도록 주의한다.
그림 7: 곧게 뻗은 다리를 수직으로 세운다.
3~5회 반복한다.

흔한 실수:

골반의 안정화가 이루워지지 않는다.

변형 또는 응용 동작: -

금기증/주의점: -

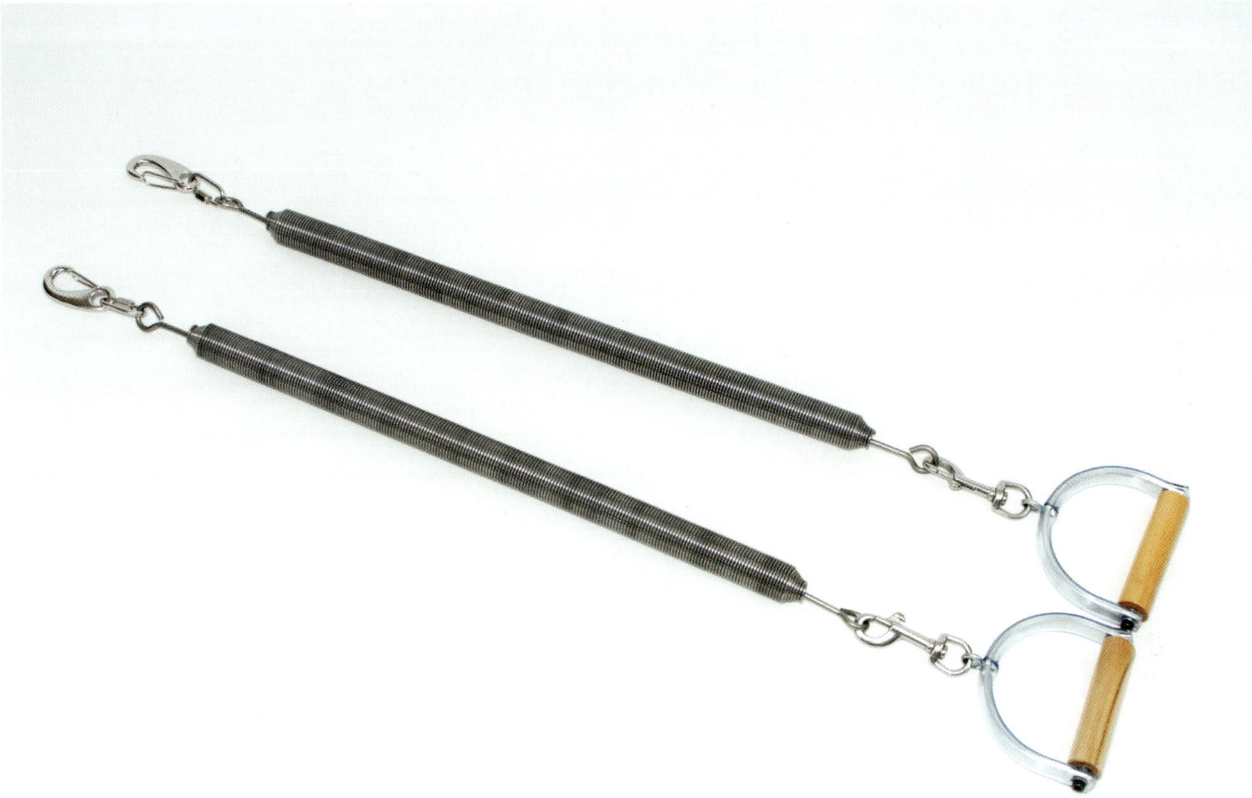

Arm Springs

암 스프링을 위한 머리말
Preliminary Remarks for the Arm Springs

암 스프링 동작은 길로틴타워 (the Guillotine Tower)에서 주로 실행된다. 길로틴타워는 스프링걸이 금속고리가 여러 높이에 있어 사람의 신장에 따라 맞춰서 스프링을 걸고 운동을 할 수 있다는 장점이 있다.

그렇지만 길로틴타워는 전문가가 천장과 바닥에 모두 고정을 시켜야 하는 것이어서 요즘은 스튜디오에서 흔히 볼 수 있는 것은 아니다. 2016년에 발란스드바디 회사에서 플로어플레이트 (floor plate)에 부착된 길로틴타워를 제작하기 시작했고 다시 길로틴타워를 살아나게했다.

필라테스에서는 팔 운동같은 작은 시리즈들이 있다.

캐딜락에 누워서 하는 대표적인 비기너 암 시리즈는 다음과 같이 구성된다:

- 암 업 앤 다운 Arm Up & Down
- 트라이셉 Triceps
- 암 서클 Arm Circles

스탠딩으로 진행하는 어드밴스 시리즈는 다음과 같다:

- 체스트 익스펜션 Chest Expansion
- 스쿼트 Squat
- 복싱 Boxing
- 허그 Hug
- 쉐이빙 Shaving
- 배트/버터플라이 Bat / Butterfly

이 동작들 말고도 암 스프링을 이용한 동작들은 많이 있다. 늘 그렇듯 지금 회원에게 가장 필요한 동작을 찾는 게 필수적이다. 다양한 종류의 스프링이 암시리즈에 사용될 수 있다. 그라츠, 필라테스 디자인 바이 바질, 등의 회사들이 제작한 표준 스프링이 분명히 존재하지만, 효과가 있는 다른 스프링들도 많이 있다.

베이비/암 체어 스프링, 노란색 발라스드바디 쇼트 그리고 롱 스프링이나 암시리즈에서 가장 많이 쓰이는 데보라 레슨의 필라테스 레그 스프링을 예로 들 수 있다.

지금 이 순간 회원에게 잘 맞는 동작, 적합한 스프링, 최적화된 스프링 걸이 높이, 그리고 스프링걸이와의 적절한 거리 등이 회원에게 운동이 맞고 또한 성공적으로 수행하도록 하는 데 결정적인 역할을 한다.

1. 업 앤 다운 (T) Up & Down (T)

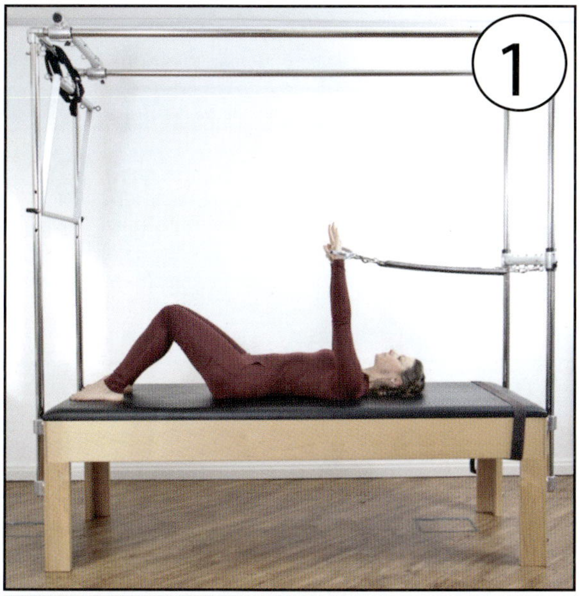

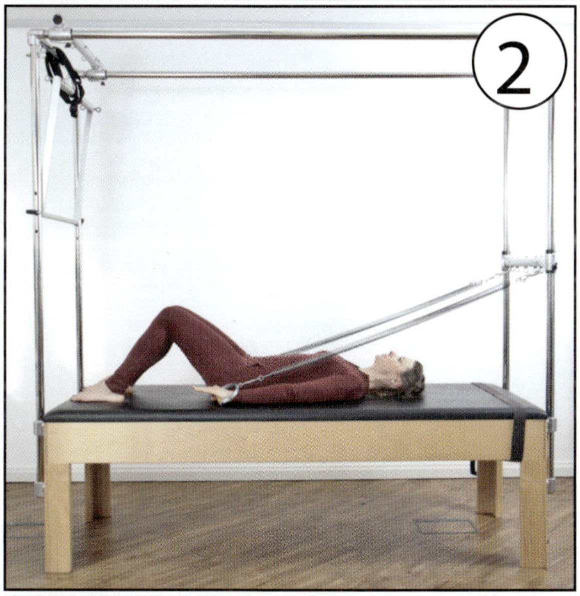

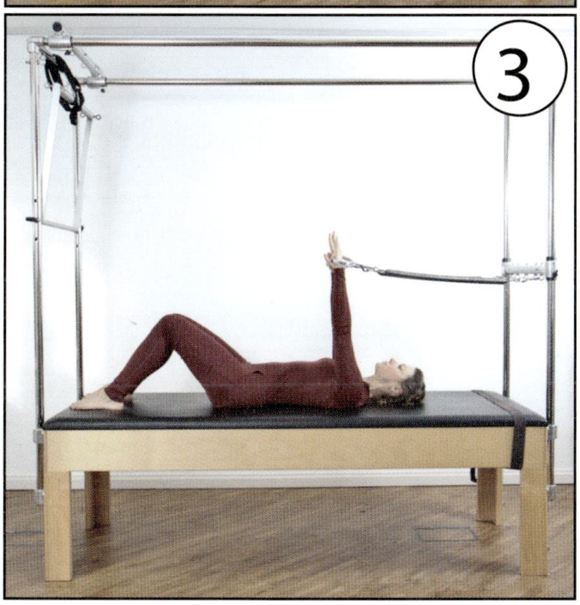

시작 자세:

55cm 높이에 암 스프링을 건다. 스프링걸이 방향으로 머리를 두고 무릎을 세워 매트에 발을 두고 슈파인 자세로 눕는다.
보상작용이 일어나지 않는 완벽한 동작수행을 위해 스프링과 위치를 결정한다. 손은 핸들을 잡고 손가락은 가능한 곧게 편다. 스프링은 아직 긴장감은 없지만 늘어져있지는 않는다.

운동 목적:

광배근, 삼두, 그리고 후삼각근의 강화.

운동 실행: 5-10회

곧게 편 팔을 내리고 몸의 양측에 가까이 위치시킨다.
3초가 정지하고 다시 팔을 시작 자세로 옮겨온다.

흔한 실수:

팔을 아래로 내릴 때 어깨가 앞으로 말린다.
팔이 내회전된다.
팔꿈치가 구부러지고 외측으로 움직인다.
팔이 몸에 붙어있지 않고 외측으로 움직인다.

변형 또는 응용 동작:

스프링의 높이에 변화를 준다.
스프링과의 거리에 변화를 준다.
테이블탑 자세로 다리를 가져오고 무릎을 상체 가까이 당겨서 허벅지가 더 이상 직각이 되지 않고 90° 보다 큰 각이 되도록 만든다. 복부를 자극하기 위한 것이다.
만약 회원의 근육힘을 다소 과하게 평가한 경우라면 스프링을 교체하지 말고 보상이 일어나지 않는 한도까지만 팔을 내리게 한다.

금기증/주의점:

어깨 부상의 경우, 과도한 압박이 가해지는 위험이 있다.
이런 경우는 매우 가벼운 스프링 (베이비/암 체어스프링)을 사용하고 위치를 조정해서 팔이 이미 약간 내려져 있는 또는 45° 보다는 높은 각도에서 동작이 시작하게 해 준다.

2. 트라이셉 (T) Triceps (T)

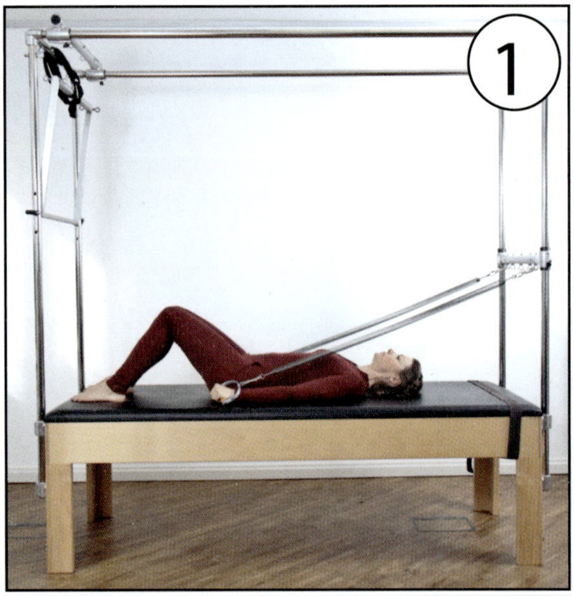

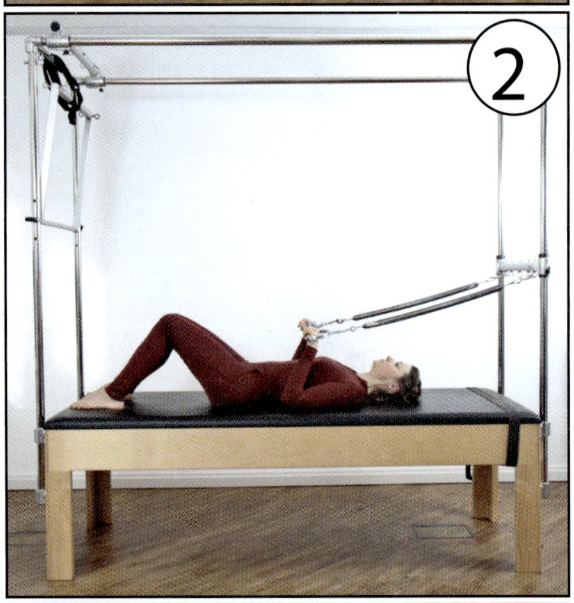

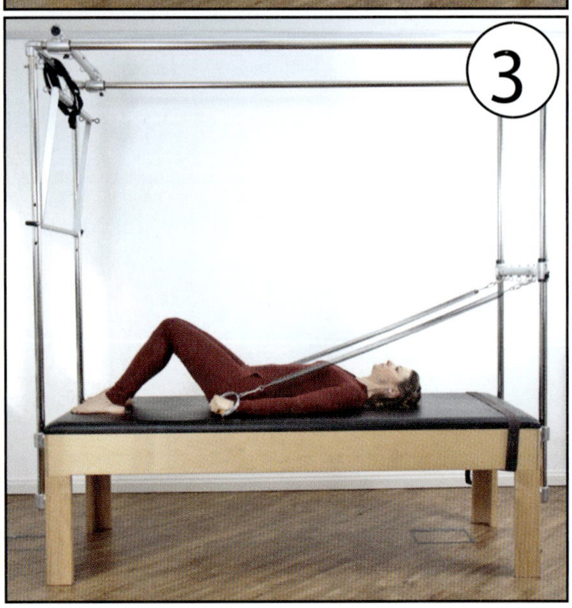

시작 자세:

55cm 높이에 암 스프링을 건다. 스프링걸이 방향으로 머리를 두고 무릎을 세워 매트에 발을 두고 슈파인 자세로 눕는다.
보상작용이 일어나지 않는 완벽한 동작수행을 위해 스프링과 위치를 결정한다. 손은 핸들을 잡고 손가락은 가능한 곧게 편다. 자세는 "업 앤 다운" 동작의 연속처럼 보일 수 있다. 마지막 팔을 편 자세 후, 굴곡이 시작된다. 따라서 팔은 매트 방향으로 이미 내려져 몸에 붙어 있는 상태이다.

운동 목적:

상완삼두근, 광배근, 대흉근, 대원근, 소원근, 오훼완근 같은 팔의 내전근들의 통제 아래 삼두의 강화.

운동 실행: 5-10회

전완을 구부리고 다시 편다.

흔한 실수:

어깨가 앞으로 말린다.
팔꿈치가 측면으로 빠지는 보상 동작이 일어난다.

변형 또는 응용 동작:

스프링의 높이에 변화를 준다.
스프링과의 거리에 변화를 준다.
테이블탑 자세로 다리를 가져오고 무릎을 상체 가까이 당겨서 허벅지가 더 이상 직각이 되지 않고 90° 보다 큰 각이 되도록 만든다. 복부를 자극하기 위한 것이다.
팔꿈치가 매트에 닿을 때 팔이 끝까지 펴지지 않는 경우에는 팔꿈치의 높이를 살짝 올린다.

금기증/주의점:

어깨 부상의 경우, 과도한 압박이 가해지는 위험이 있다. 이런 경우 매우 가벼운 스프링 (베이비/암 체어스프링)을 사용한다.

3. 슈파인 암 서클 (T) Supine Arm Circles (T)
1/3

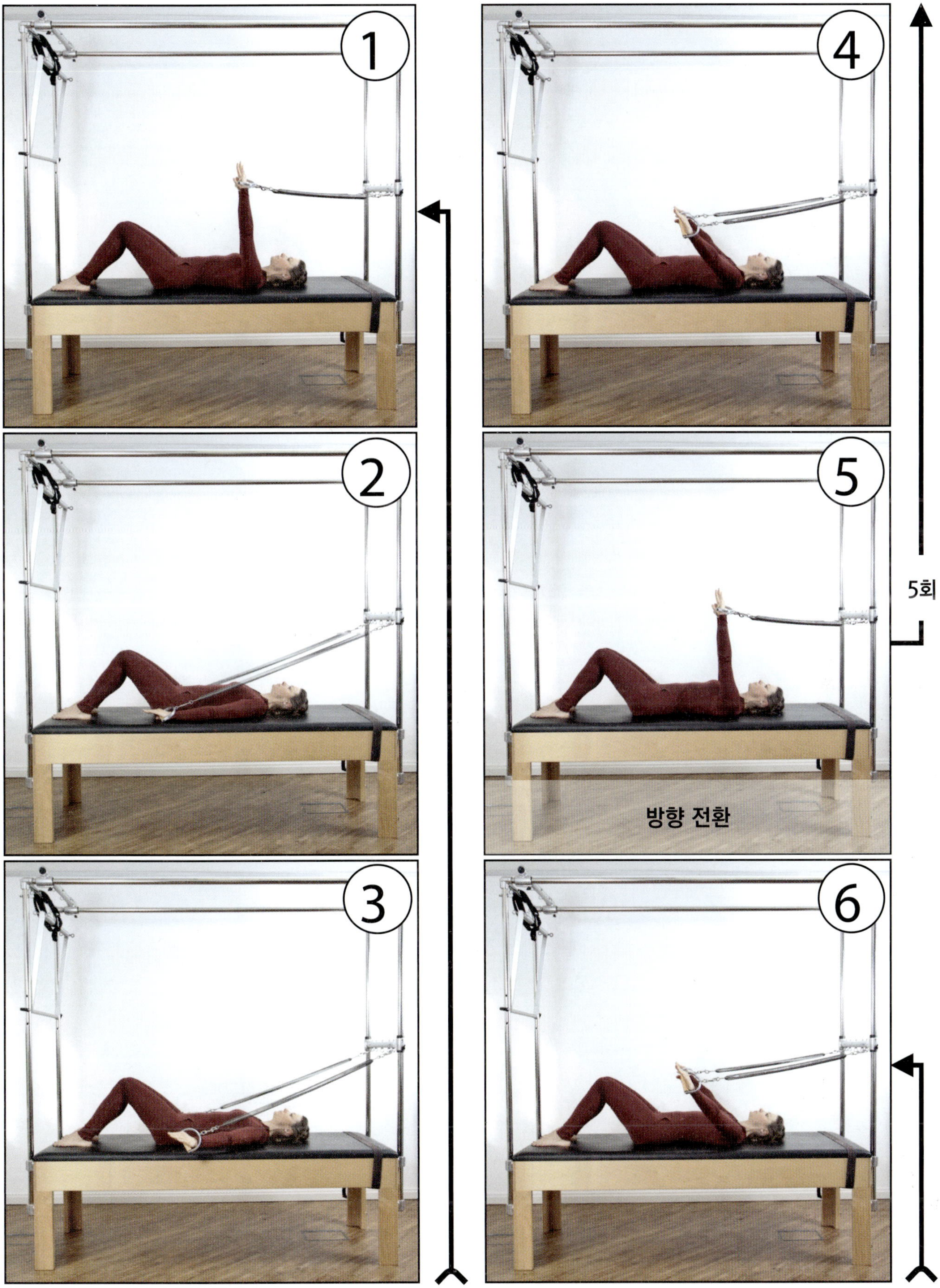

3. 슈파인 암 서클 (T) Supine Arm Circles (T) 2/3

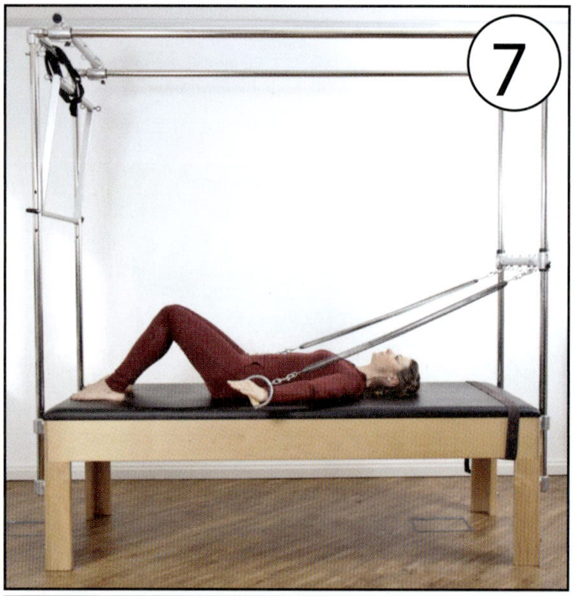

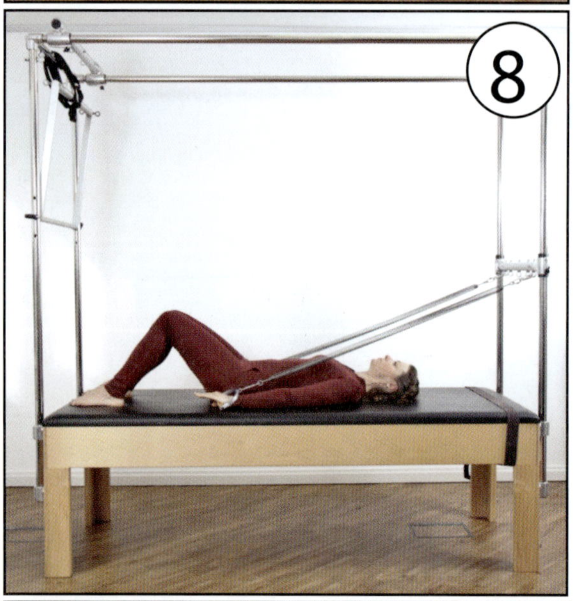

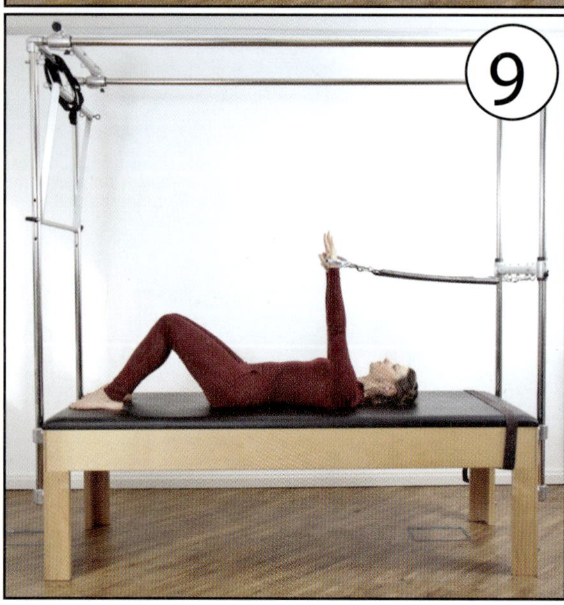

5회

3. 슈파인 암 서클 (T) Supine Arm Circles (T) 3/3

시작 자세:

55cm 높이에 암 스프링을 건다. 스프링걸이 방향으로 머리를 두고 무릎을 세워 매트에 발을 두고 슈파인 자세로 눕는다. 보상작용이 일어나지 않는 완벽한 동작수행을 위해 스프링과 위치를 결정한다. 손은 핸들을 잡고 손가락은 가능한 곧게 편다. 스프링은 아직 긴장감은 없지만 늘어져있지는 않는다.

운동 목적:

어깨의 안정화.

광배근, 삼두, 후면삼각근, 대흉근, 극하근, 그리고 이두의 강화.

운동 실행: 방향에 따라 5-10회

곧게 편 팔을 몸 가까이 아래로 내린다. 여기서부터 팔을 외측으로 이동시키고 시작 자세가 될 때까지 위로 올려준다. 동작이 반원을 그리는 것과 같다. 5회 반복하고 방향을 바꾼다. 모든 방향으로 동일하게 진행한다.

흔한 실수:

아래로 내리는 동안 어깨가 앞으로 말린다.

아래로 내리는 동안 팔이 내회전된다.

아래로 내리는 동안 팔이 몸 가까이 있지 못하고 외회전한다.

팔이 구부러지고 팔꿈치가 외측으로 움직인다.

스프링을 저항을 받는 아래로 내리는 동작보다 스프링이 당겨주는 팔을 위로 올리는 동작을 할 때 빠르게 진행한다.

스프링을 조절하는 능력이 마지막 순간에 상실되어 팔을 가장 높이 드는 순간에 스프링 이완되는 소리가 난다.

변형 또는 응용 동작:

스프링의 높이에 변화를 준다.

스프링과의 거리에 변화를 준다.

테이블탑 자세로 다리를 가져오고 무릎을 상체 가까이 당겨서 허벅지가 더 이상 직각이 되지 않고 90° 보다 큰 각이 되도록 만든다. 복부를 자극하기 위한 것이다.

회원의 근육힘을 다소 과하게 평가한 경우라면, 스프링을 교체하지 말고 보상이 일어나지 않는 한도까지만 팔을 내리게 한다.

금기증/주의점:

어깨 부상의 경우, 과도한 압박이 가해지는 위험이 있다. 이런 경우는 매우 가벼운 스프링 (베이비/암 체어스프링)을 사용하고 위치를 조정해서 팔이 이미 약간 내려져 있는 또는 45° 보다는 높은 각도에서 동작이 시작하게 해 준다.

4. 업 앤 다운 어드밴스 (T) Up & Down Advanced (T)

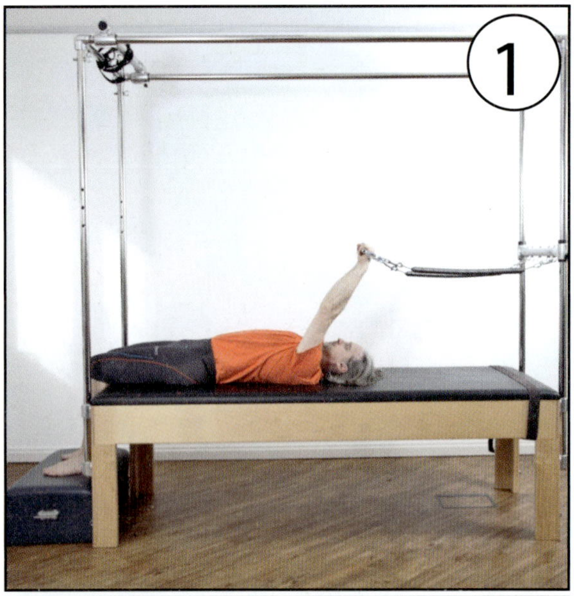

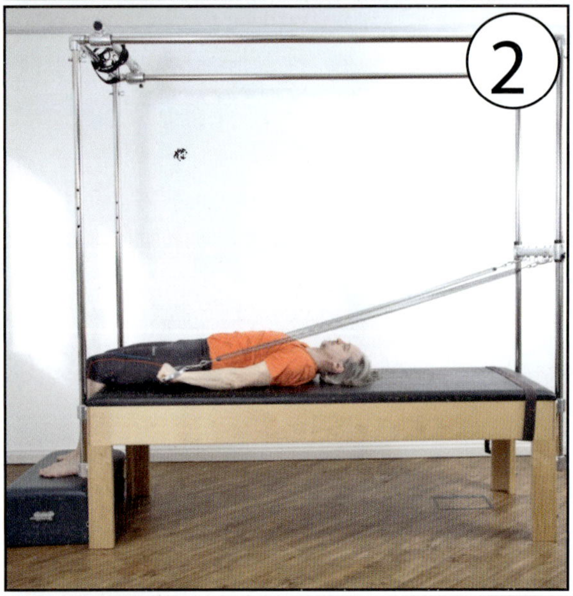

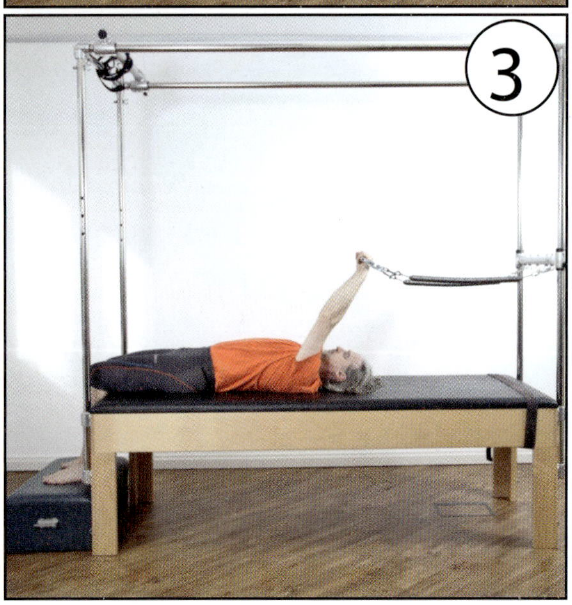

시작 자세:

55cm 높이에 암 스프링을 건다. 스프링걸이 방향으로 머리를 두고 슈파인 자세로 눕는다. 캐딜락의 끝에 무릎 뒤편, 오금을 걸치고 발은 리포머 박스 위에 올려놓는다. 손은 주먹을 쥐듯 핸들을 잡는다. 스프링은 아직 긴장감은 없지만 늘어져 있지는 않는다.

운동 목적:

광배근, 삼두 그리고 후면삼각근의 강화.

운동 실행: 3-5회

팔을 편 채 몸 가까이 아래로 내린다. 3초간 유지했다 시작 자세로 돌아온다.

흔한 실수:

아래로 내리는 동안 어깨가 앞으로 말린다.
아래로 내리는 동안 팔이 내회전된다.
팔이 구부러지고 팔꿈치가 외측으로 움직인다.

변형 또는 응용 동작:

시작 자세를 스프링 걸이 가까이 잡는다.
만약 회원의 근육힘을 다소 과하게 평가한 경우라면, 스프링을 교체하지 말고 보상이 일어나지 않는 한도까지만 팔을 내리게 한다.

금기증/주의점:

훈련을 통해 충분히 준비되어 있지 않는다면 과긴장 상태를 일으킬 수 있는 어려운 동작이다.

5. 트라이셉 어드밴스 (T) Triceps Advanced (T)

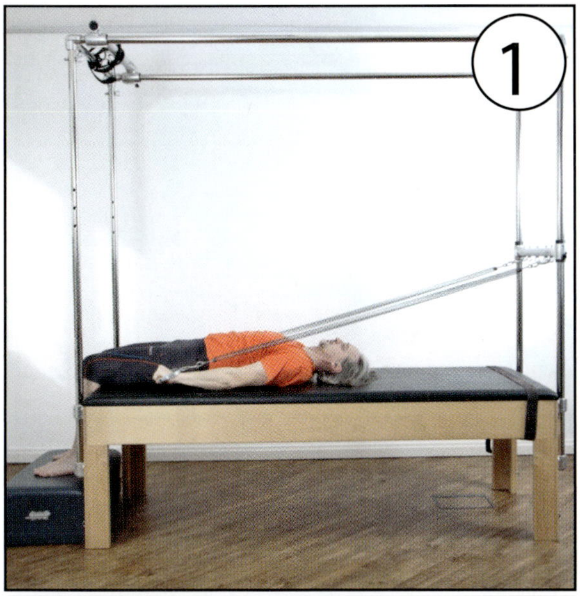
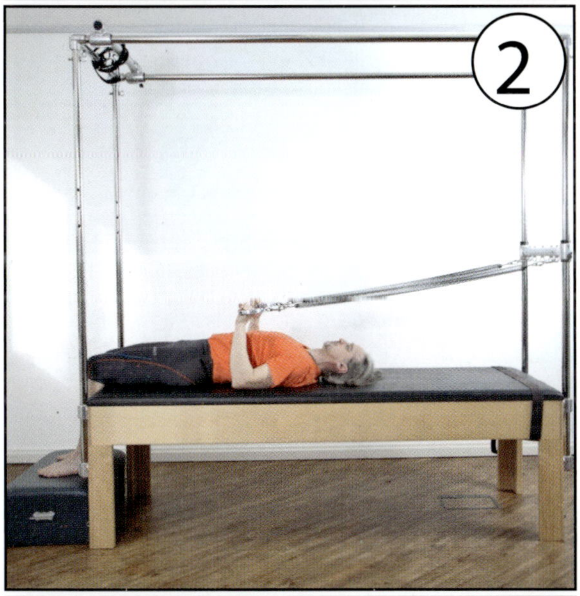
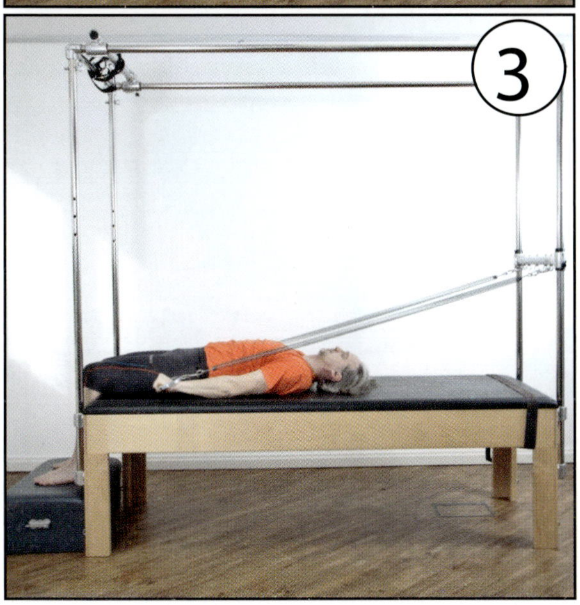

시작 자세:

55cm 높이에 암 스프링을 건다. 스프링걸이 방향으로 머리를 두고 슈파인 자세로 눕는다. 캐딜락의 끝에 무릎 뒤편, 오금을 걸치고 발은 리포머 박스 위에 올려놓는다. 손은 주먹을 쥐듯 핸들을 잡는다. 시작 자세가 "업 앤 다운"의 연속동작으로 보일 수 있다. "업 앤 다운"의 마지막 팔 신전하는 동작에서 바로 발꿈치를 구부린다. 따라서 팔은 이미 완전히 몸에 밀착된 상태로 내려져 있다.

운동 목적:

상완삼두근, 광배근, 대흉근, 대원근, 소원근, 오훼완근 같은 팔의 내전근들의 통제 아래 삼두의 강화.

운동 실행: 5-10회

전완을 구부리고 다시 편다.

흔한 실수:

어깨가 앞으로 말린다.
팔꿈치가 측면으로 빠지는 보상 동작이 일어난다.

변형 또는 응용 동작:

팔꿈치가 매트에 닿을 때 팔이 끝까지 펴지지 않는 경우에는 팔꿈치의 높이를 살짝 올린다.
시작 자세를 스프링 걸이 가까이 잡는다.

금기증/주의점:

훈련을 통해 충분히 준비되어 있지 않는다면 과긴장 상태를 일으킬 수 있는 어려운 동작이다.

6. 슈파인 암 써클 어드밴스 (T) Supine Arm Circles Advanced (T) 1/3

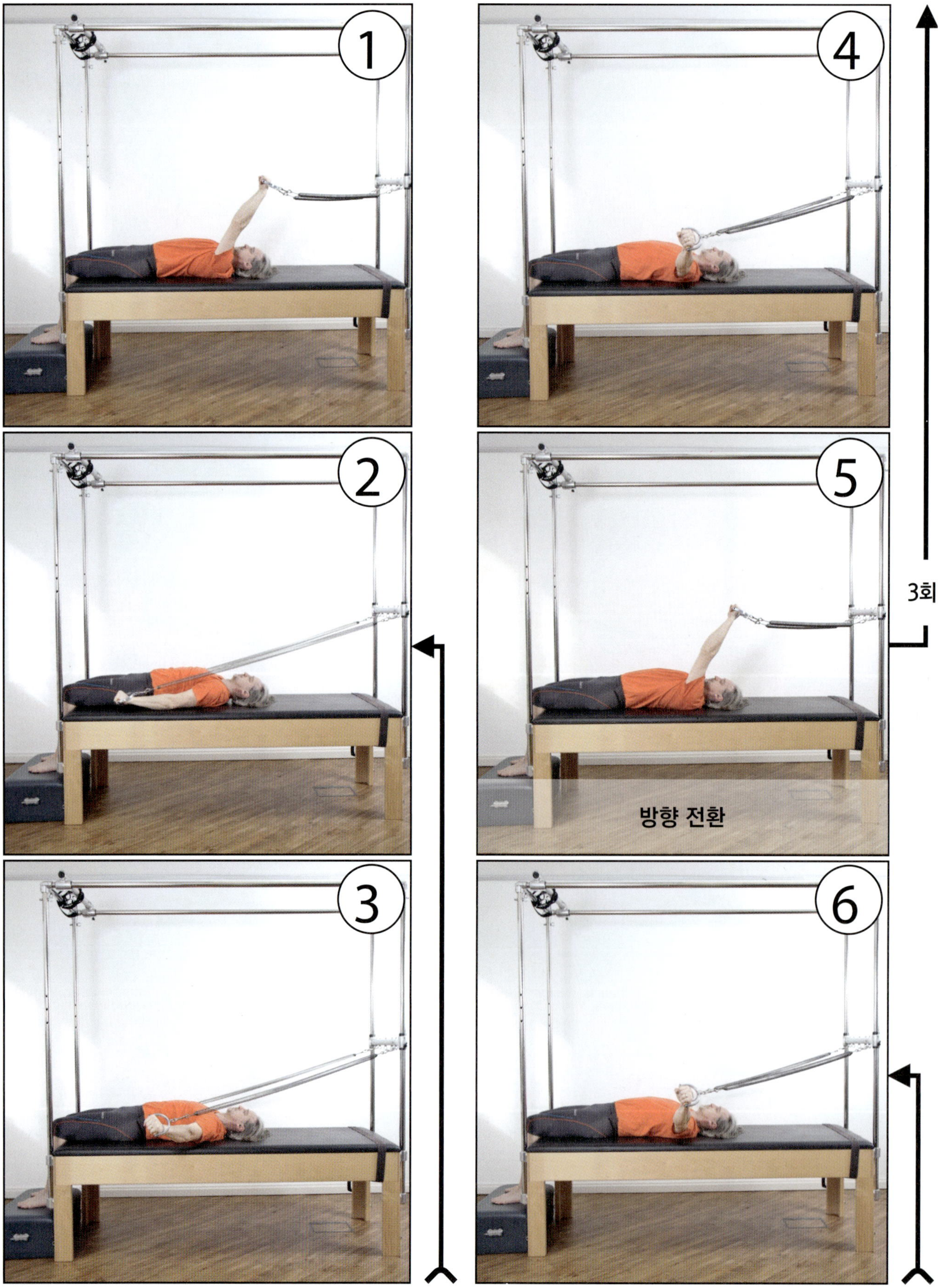

6. 슈파인 암 써클 어드밴스 (T) Supine Arm Circles Advanced (T) 2/3

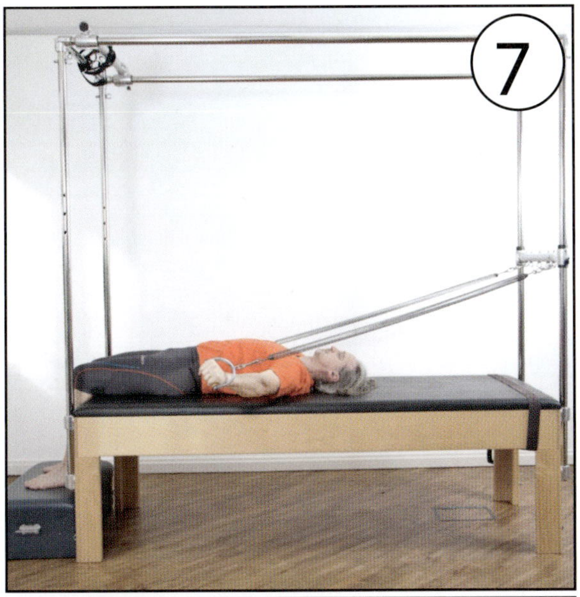

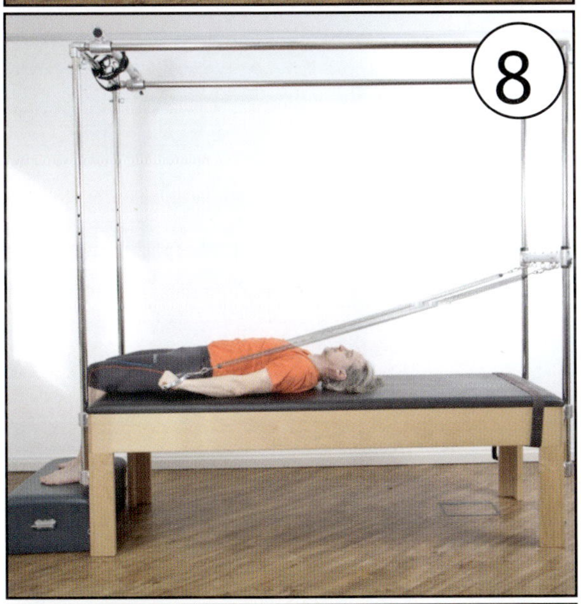

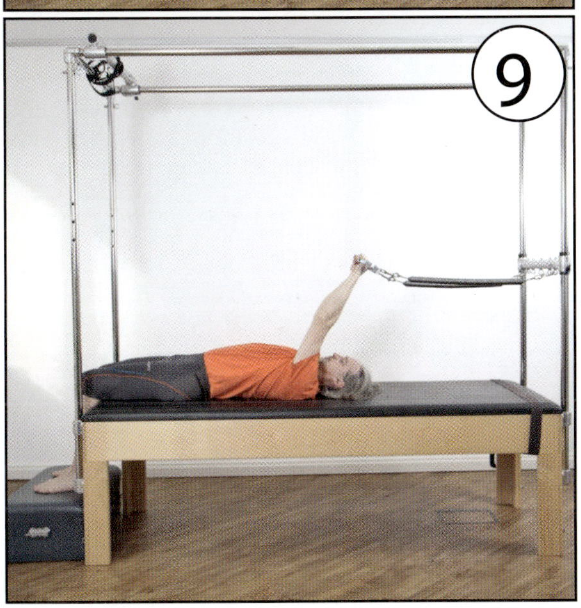

3회

6. 슈파인 암 써클 어드밴스 (T) Supine Arm Circles Advanced (T) 3/3

시작 자세:

55cm 높이에 암 스프링을 건다. 스프링걸이 방향으로 머리를 두고 슈파인 자세로 눕는다. 캐딜락의 끝에 무릎 뒤편, 오금을 걸치고 발은 리포머 박스 위에 올려놓는다. 손은 주먹을 쥐듯 핸들을 잡는다. 스프링은 아직 긴장감은 없지만 늘어져 있지는 않는다.

운동 목적:

어깨의 안정화.

광배근, 삼두, 후면삼각근, 대흉근, 극하근, 그리고 이두의 강화.

운동 실행: 방향에 따라 5-10회

곧게 편 팔을 몸 가까이 아래로 내린다. 여기서부터 팔을 외측으로 이동시키고 시작 자세가 될 때까지 위로 올려준다. 동작이 반원을 그리는 것과 같다. 3~5회 반복하고 방향을 바꾼다. 모든 방향으로 동일하게 진행한다.

흔한 실수:

아래로 내리는 동안 어깨가 앞으로 말린다.

아래로 내리는 동안 팔이 내회전된다.

팔이 구부러지고 팔꿈치가 외측으로 움직인다.

아래로 내리는 동안 팔이 몸 가까이 있지 못하고 외회전한다.

스프링을 저항을 받는 아래로 내리는 동작보다 스프링이 당겨주는 팔을 위로 올리는 동작을 할 때 빠르게 진행한다.

스프링을 조절하는 능력이 마지막 순간에 상실되어 팔을 가장 높이 드는 순간에 스프링 이완되는 소리가 난다.

변형 또는 응용 동작:

시작 자세를 스프링 걸이 가까이 잡는다.

스프링의 높이에 변화를 준다.

회원의 근육힘을 다소 과하게 평가한 경우라면, 스프링을 교체하지 말고 보상이 일어나지 않는 한도까지만 팔을 내리게 한다.

금기증/주의점:

훈련을 통해 충분히 준비되어 있지 않는다면, 과긴장 상태를 일으킬 수 있는 어려운 동작이다.

7. 체스트 익스팬션 런지 (M) Chest Expansion Lunge (M) 1/2

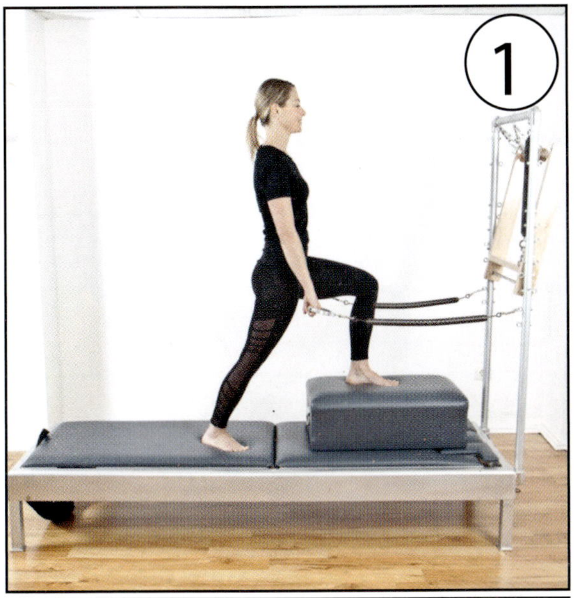

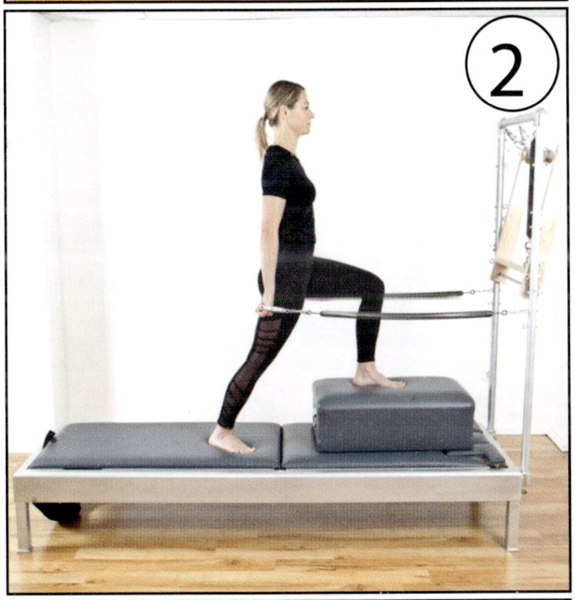

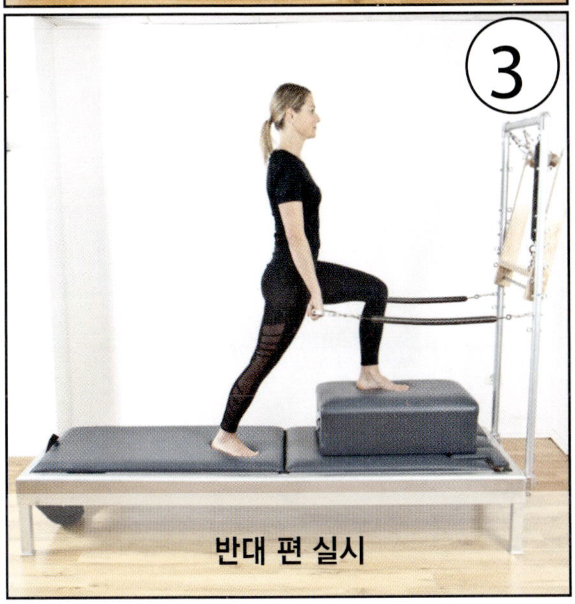

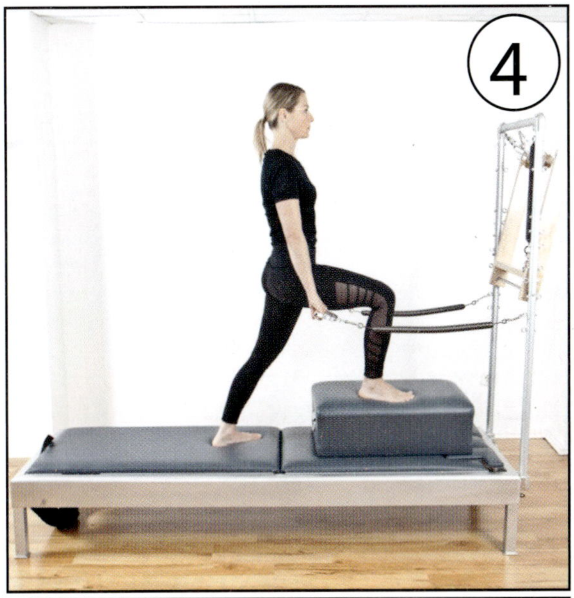

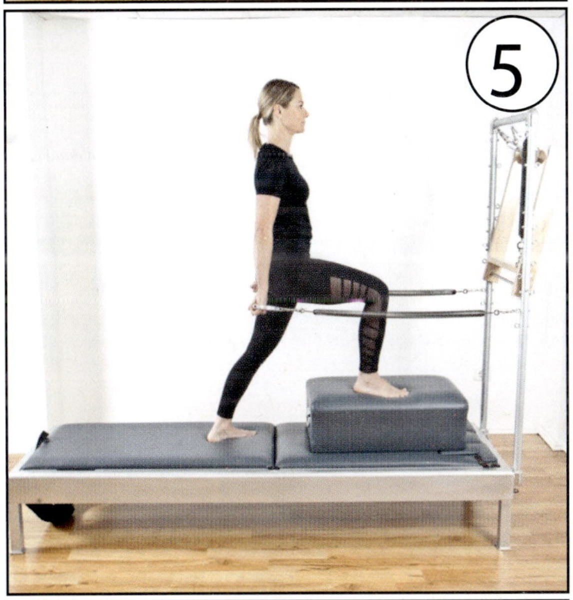

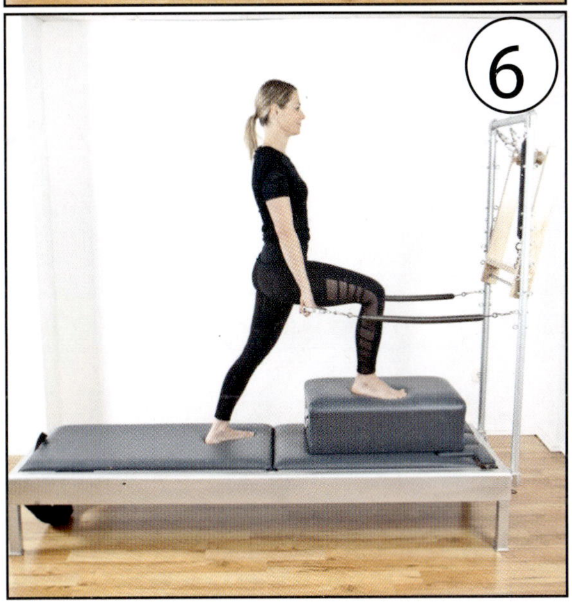

7. 체스트 익스팬션 런지 (M) Chest Expansion Lunge (M) 2/2

시작 자세:

55cm 높이에 스프링을 건다.
캐딜락 매트에 리포머 박스를 세로방향으로 스프링걸이 가까이 놓는다. 보상작용이 일어나지 않고 완벽히 동작이 실행되도록 몸과 박스의 거리를 결정한다. 캐딜락 매트에 스프링걸이 방향쪽으로 작은 V 발모양으로 선다. 왼 발을 리포머 박스 중앙 위에 올리고 왼쪽 무릎은 발목 위에 위치하게 구부린다. 손가락은 최대한 펴고 핸들을 잡는다. 스프링은 아직 긴장감은 없지만 늘어져 있지는 않는다.

운동 목적:

광배근, 삼두, 후면삼각근의 강화.
스트레칭.

운동 실행: 다리 위치에 따라 3-5회

곧게 편 팔을 몸 가까이 당긴다. 3초간 멈추고 시작 자세로 돌아온다. 상체는 동작을 하는 동안 흔들리지 않고 움직이지 않게 안정적으로 유지한다.
3~5회 반복하고 리포머 박스 위에 올린 다리를 교대하여 동작을 반복한다

흔한 실수:

아래로 내리는 동안 어깨가 앞으로 말린다.
아래로 내리는 동안 팔이 내회전된다.
팔이 구부러지고 팔꿈치가 외측으로 움직인다.
아래로 내리는 동안 팔이 몸 가까이 있지 못하고 외회전한다.

변형 또는 응용 동작:

스프링걸이를 어깨 높이보다 살짝 위로 위치한다. 스프링걸이와의 거리는 같아도 동작은 이렇게 하면 더 힘들어진다. 스프링걸이와의 거리를 조정한다.

금기증/주의점: -

8. 체스트 익스팬션 위드 턴 오브 헤드 (T) Chest Expansion with turn of head (T) 1/3

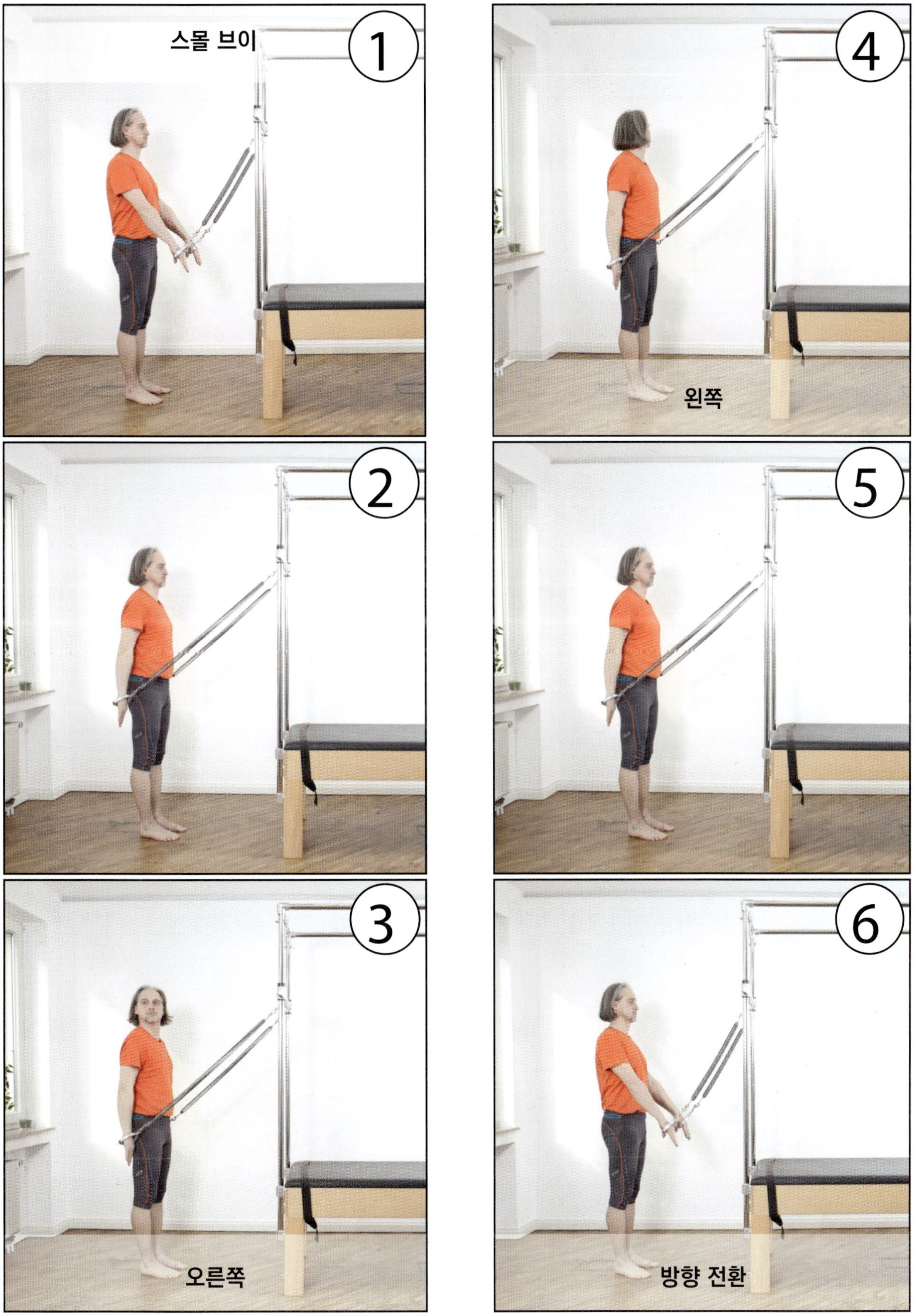

8. 체스트 익스팬션 위드 턴 오브 헤드 (T) Chest Expansion with turn of head (T) 2/3

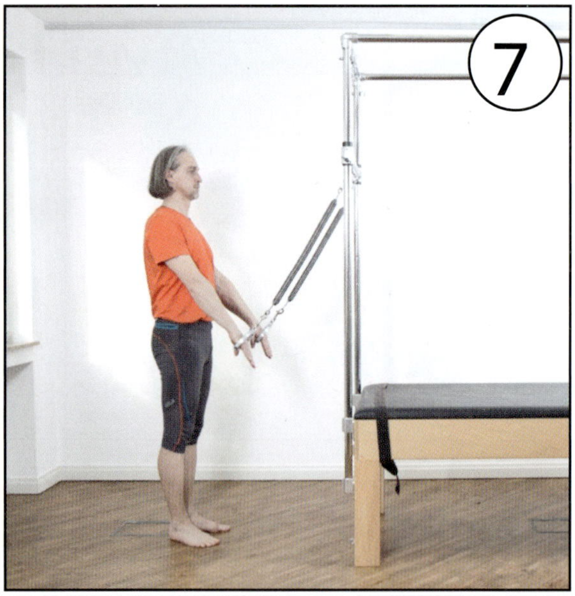

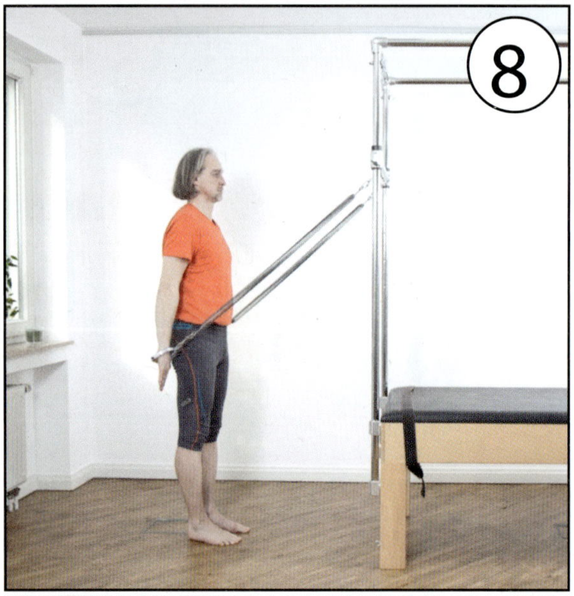

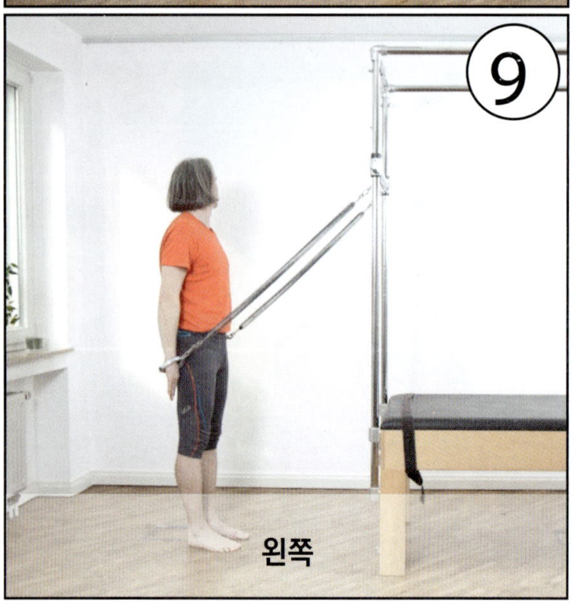

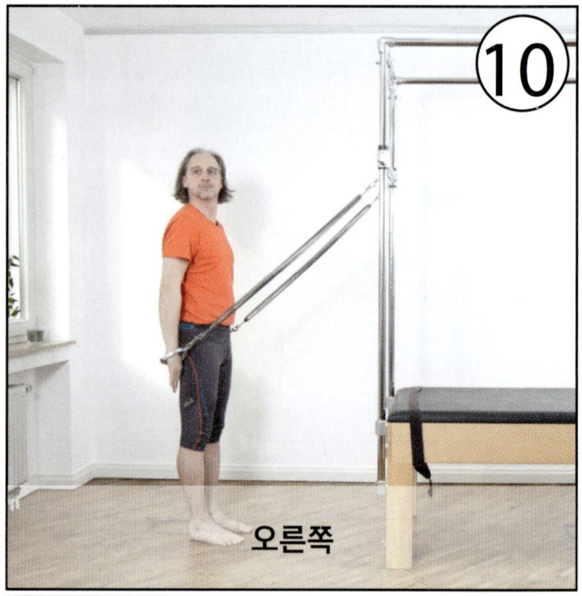

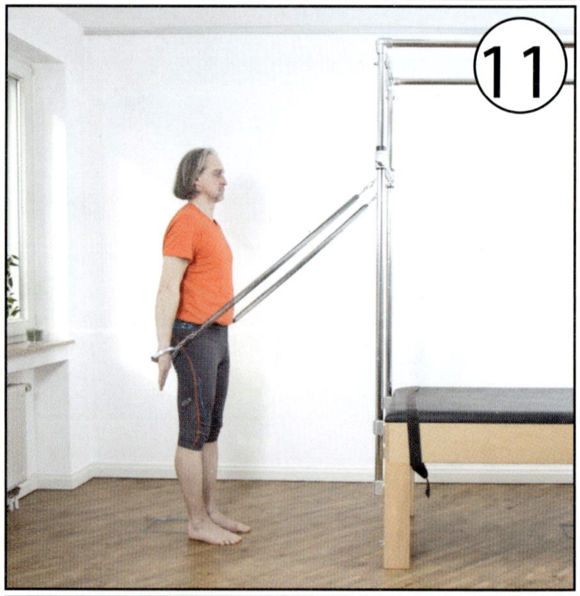

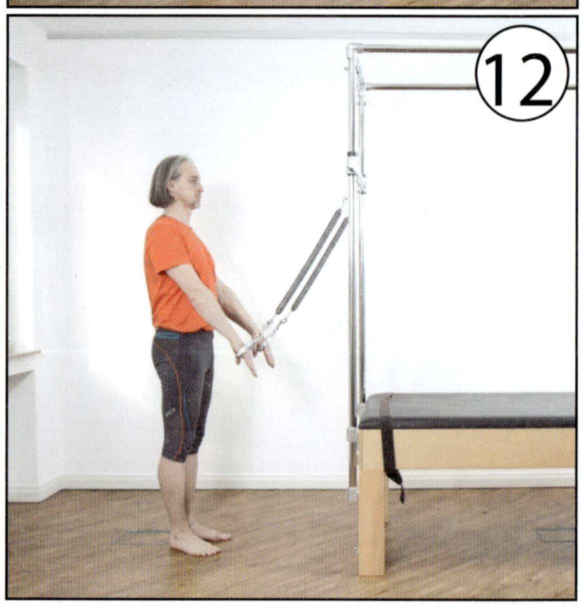

8. 체스트 익스팬션 위드 턴 오브 헤드 (T) Chest Expansion with turn of head (T) 3/3

시작 자세:

어깨높이 보다 위로 스프링을 건다. 보상작용이 일어나지 않고 완벽히 동작이 실행되도록 스프링과 거리를 결정한다. 캐딜락 밖으로 나와 스프링걸이 방향쪽으로 바라보며 작은 V 발모양으로 선다. 손가락은 최대한 펴고 핸들을 잡는다. 스프링은 아직 긴장감은 없지만 늘어져 있지는 않는다.

운동 목적:

광배근, 삼두, 후면삼각근의 강화.
전면삼각근의 약간의 스트레칭.
긴 등 신전근과 둔근의 강화를 통한 몸 체간의 안정화.
상흉추와 경추의 가동성과 훈련.
호흡운동.

운동 실행: 4-6회

들이쉬면서 몸을 스치듯이 팔을 뒤로 당긴다. 호흡을 멈추고 고개를 처음엔 오른쪽으로, 그리고 왼쪽으로 그리고 중앙으로 돌아온다. 내쉬면서 스프링이 이완될 때까지 시작 자세로 돌아온다. 동작을 하는 동안 어깨를 잘 펴고 상체를 꼿꼿하게 세워 유지한다. 머리 회전을 최적화하기 위해서는 어깨 하강 근육들이 개입되어야 한다. 어깨 상승 근육의 개입이 최소화되도록 한다. 다음 반복에서는 고개를 왼쪽으로 먼저 돌린다.

흔한 실수:

팔은 내회전 되면서 상체가 수그러지고 어깨가 앞으로 말린다. 이런 경우는, 고개를 돌리는 동작이 오히려 역효과가 난다.
고개가 동일한 높이에서 회전되지 않는다. 턱이 회전하는 동안 아래로 기울어진다,
팔이 구부러지고 팔꿈치는 외측으로 움직인다.

변형 또는 응용 동작:

팔을 몸의 뒤로 가져온다. 이 자세에서 작고 빠르게 움직이는(pulse) 동작을 실시한다. 작고 빠르게 움직이는 펄스(pulse) 한 개로 시작하고 팔을 원위치 시킨다. 그리고 펄스 1,2 진행하고 다시 팔을 뒤로 보내 1,2,3 – 다시 원위치 1,2,3,4 이런 식으로 펄스 최대 10까지 진행한다. 반대로도 마찬가지. 뒤에서 1,2,3,4,5,6,7,8,9, – 다시 원위치 1,2,3,4,5,6,7,8, 그리고 다시 뒤로, 이런 식으로 1까지 진행한다. 이 변형동작은 난이도가 있는 동작임을 주의한다.

금기증/주의점: -

9. 체스트 익스팬션 온 토우 (T) Chest Expansion on Toes (T) 1/3

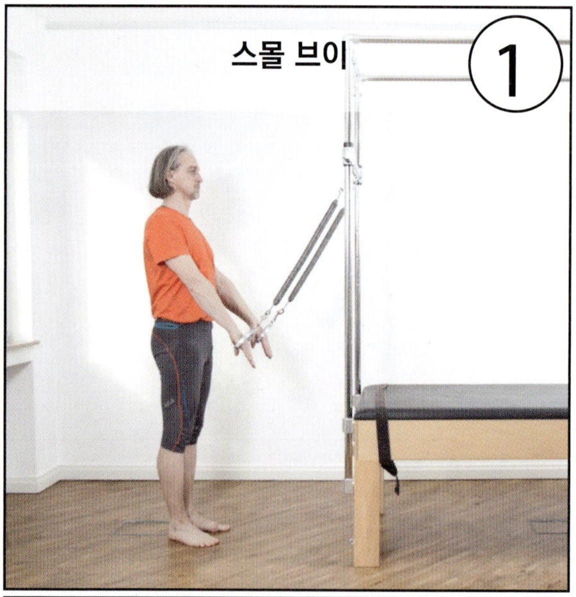

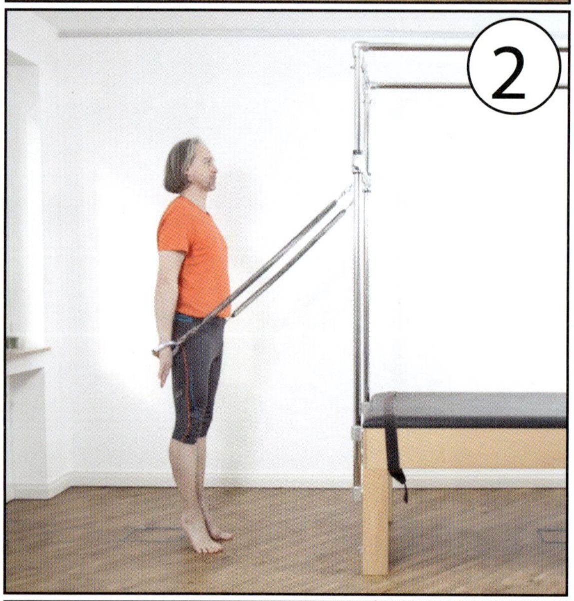

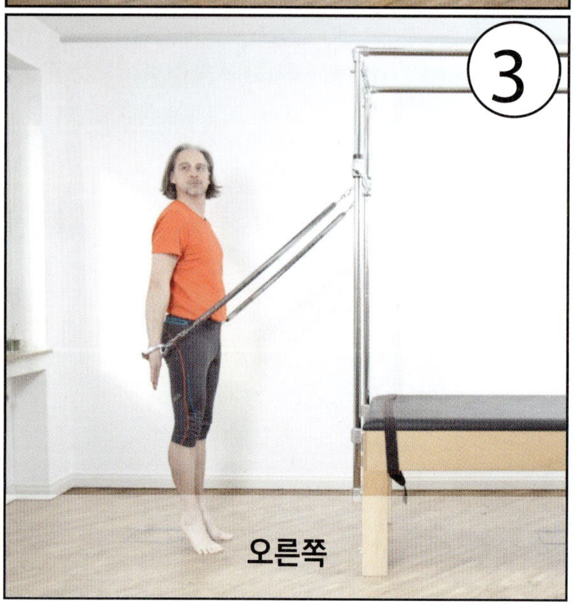

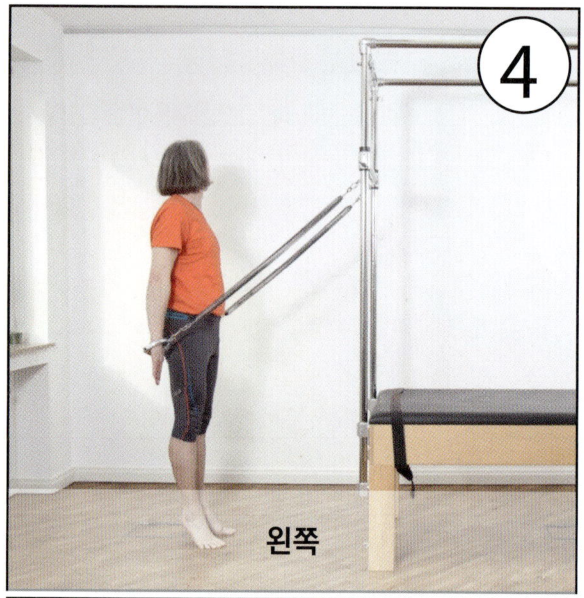

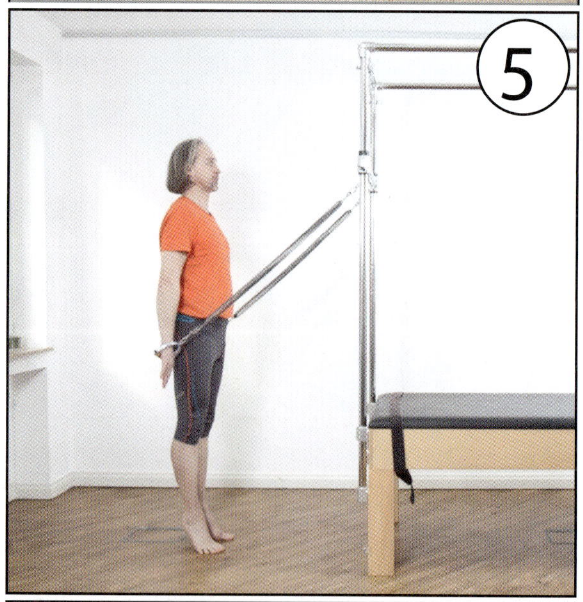

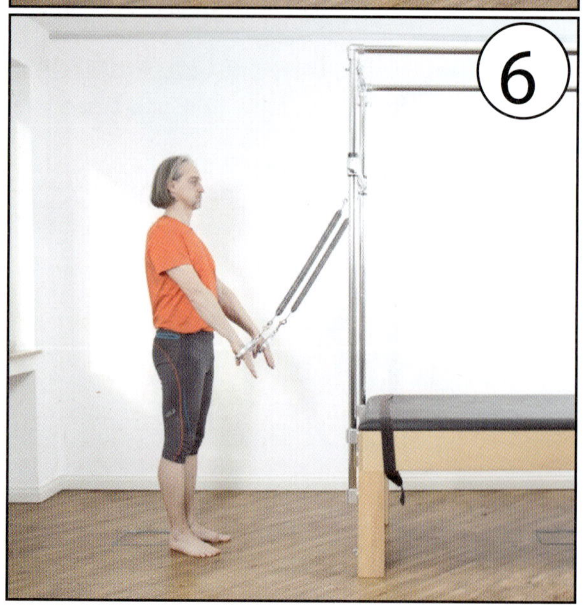

9. 체스트 익스팬션 온 토우 (T) Chest Expansion on Toes (T) 2/3

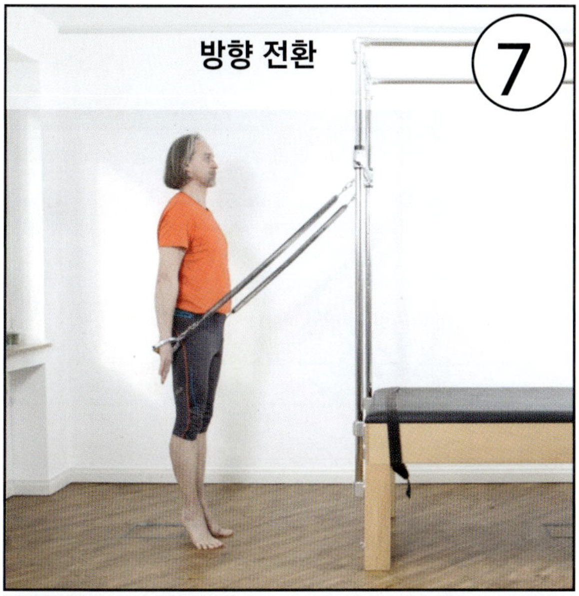

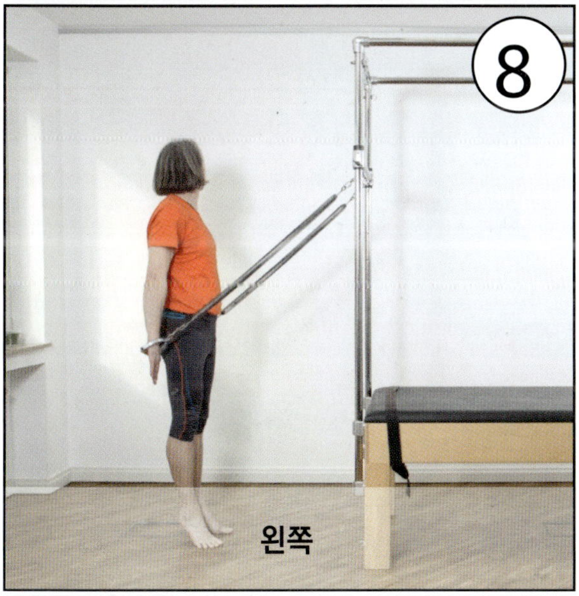

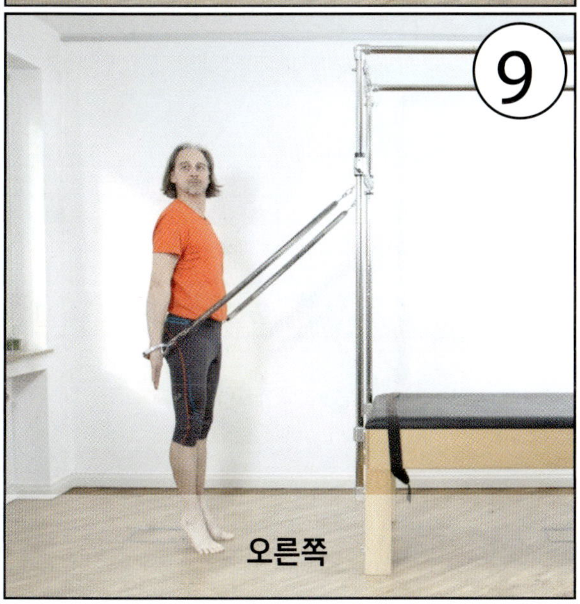

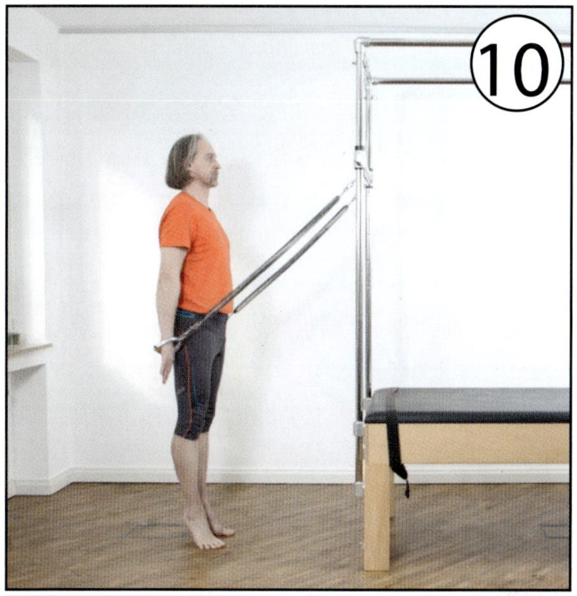

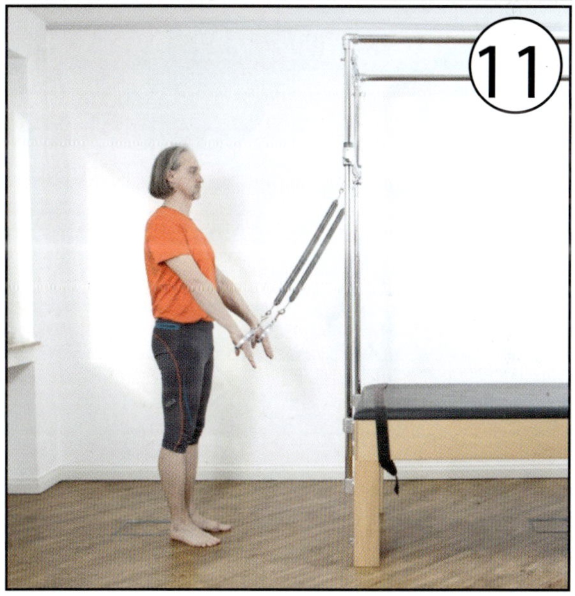

9. 체스트 익스팬션 온 토우 (T) Chest Expansion on Toes (T) 3/3

시작 자세:

어깨높이 보다 위로 스프링을 건다. 보상작용이 일어나지 않고 완벽히 동작이 실행되도록 스프링과 거리를 결정한다. 캐딜락 밖으로 나와 스프링걸이 방향쪽으로 바라보며 작은 V 발모양으로 선다. 손가락은 최대한 펴고 핸들을 잡는다. 스프링은 아직 긴장감은 없지만 늘어져 있지는 않는다.

운동 목적:

광배근, 삼두, 후면삼각근, 그리고 종아리 근육의 강화.
전면삼각근의 약간의 스트레칭.
긴 등 신전근과 둔근의 강화를 통한 몸 체간의 안정화
상흉추와 경추의 가동성과 훈련.
호흡과 발란스 운동.

운동 실행: 4-6회

앞으로 기울어지지 않도록 주의하면서 마시는 호흡에 발끝으로 선다. 몸을 스치듯 팔을 뒤로 당긴다. 호흡을 참고 머리를 처음엔 오른 쪽으로 돌리고 그 후에 왼쪽으로 돌리고 마지막으로 중앙으로 돌아온다. 내쉬는 호흡에 스프링이 이완될 때까지 팔을 제자리로 가져온다. 뒤꿈치를 바닥으로 다시 내린다. 동작을 하는 동안 어깨를 잘 펴고 상체를 꼿꼿하게 세워 유지한다. 머리 회전을 최적화하기 위해서는 어깨 하강 근육들이 개입되어야 한다. 어깨 상승 근육의 개입이 최소화되도록 한다. 다음 반복에서는 고개를 왼쪽으로 먼저 돌린다.

흔한 실수:

팔은 내회전 되면서 상체가 수그러지고 어깨가 앞으로 말린다. 이런 경우는, 고개를 돌리는 동작이 오히려 역효과가 난다.
고개가 동일한 높이에서 회전되지 않는다. 턱이 회전하는 동안 아래로 기울어진다.
팔이 구부러지고 팔꿈치는 외측으로 움직인다.

변형 또는 응용 동작:

팔을 몸의 뒤로 가져온다. 이 자세에서 작고 빠르게 움직이는(pulse) 동작을 실시한다. 작고 빠르게 움직이는 펄스(pulse) 한 개로 시작하고 팔을 원위치 시킨다. 그리고 펄스 1,2 진행하고 다시 팔을 뒤로 보내 1,2,3 – 다시 원위치 1,2,3,4 이런 식으로 펄스 최대 10까지 진행한다. 반대로도 마찬가지. 뒤에서 1,2,3,4,5,6,7,8,9, – 다시 원위치 1,2,3,4,5,6,7,8, 그리고 다시 뒤로, 이런 식으로 1까지 진행한다. 이 변형동작은 난이도가 있는 동작임을 주의한다.

금기증/주의점: -

10. 체스트 익스팬션 앤 니 벤드 (T) Chest Expansion & Knee Bends (T) 1/2

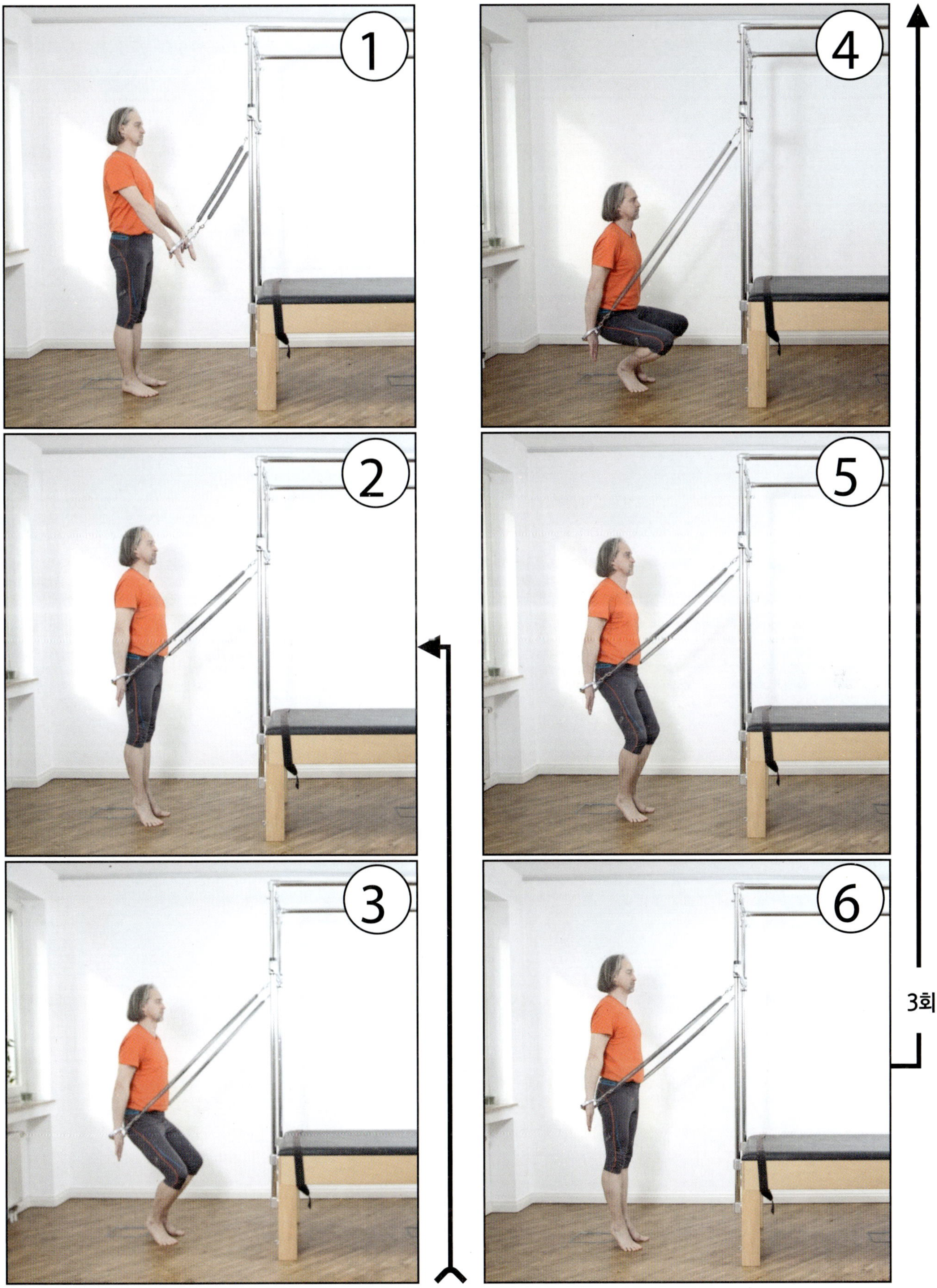

10. 체스트 익스팬션 앤 니 벤드 (T) Chest Expansion & Knee Bends (T) 2/2

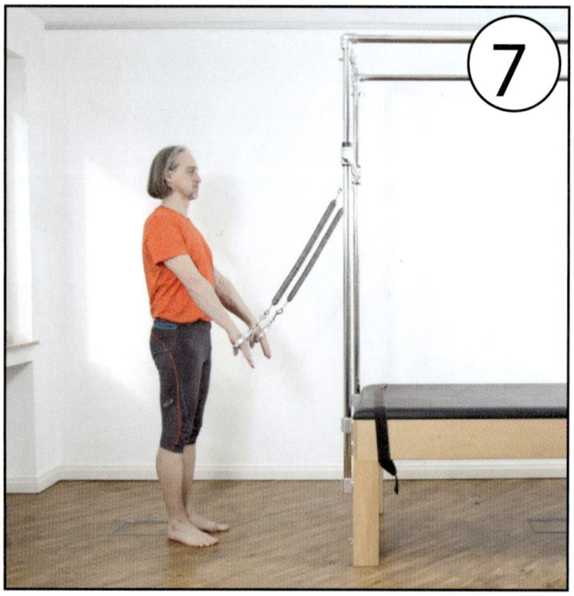

시작 자세:

어깨높이 보다 위로 스프링을 건다. 보상작용이 일어나지 않고 완벽히 동작이 실행되도록 스프링과 거리를 결정한다. 캐딜락 밖으로 나와 스프링걸이 방향쪽으로 바라보며 작은 V 발모양으로 선다. 손가락은 최대한 펴고 핸들을 잡는다. 스프링은 아직 긴장감은 없지만 늘어져 있지는 않는다.

운동 목적:

엉덩이, 무릎 굴곡근, 무릎 신전근, 발목, 광배근, 삼두 그리고 후면삼각근의 강화.
전면삼각근의 약간의 스트레칭.
긴 등 신전근과 둔근의 강화를 통한 몸 체간의 안정화.
엉덩이와 상체로부터 다리 움직임 분리.
호흡 운동.

운동 실행: 4-6회

호흡을 마시고, 앞으로 기울어지지 않도록 발끝으로 선다. 몸을 스치듯 팔을 뒤로 당긴다. 호흡을 참고 등을 곧게 편 채, 팔의 위치가 변하지 않도록 주의하며 무릎을 구부린다. 무릎의 방향은 가능한 두번째 발가락을 향하도록 구부린다. 다리를 다시 편다. 호흡을 내쉬며, 스프링이 이완될 때까지 팔을 제자리로 가지고 온다. 동작을 하는 동안 어깨를 잘 펴고 상체를 꼿꼿하게 세워 유지한다. 마지막 반복 후에 뒤꿈치를 다시 내린다.

흔한 실수:

팔은 내회전 되면서 상체가 수그러지고 어깨가 앞으로 말린다.
팔이 구부러지고 팔꿈치는 외측으로 움직인다.
무릎이 필요이상의 압박을 받으며 지나치게 앞으로 곧게 움직인다.

변형 또는 응용 동작: -

금기증/주의점:

골다공증의 경우, 무릎 구부리는 동작만 지도한다.

11. 체스트 익스팬션 앤 스쿼트 (T) Chest Expansion & Squat (T) 1/4

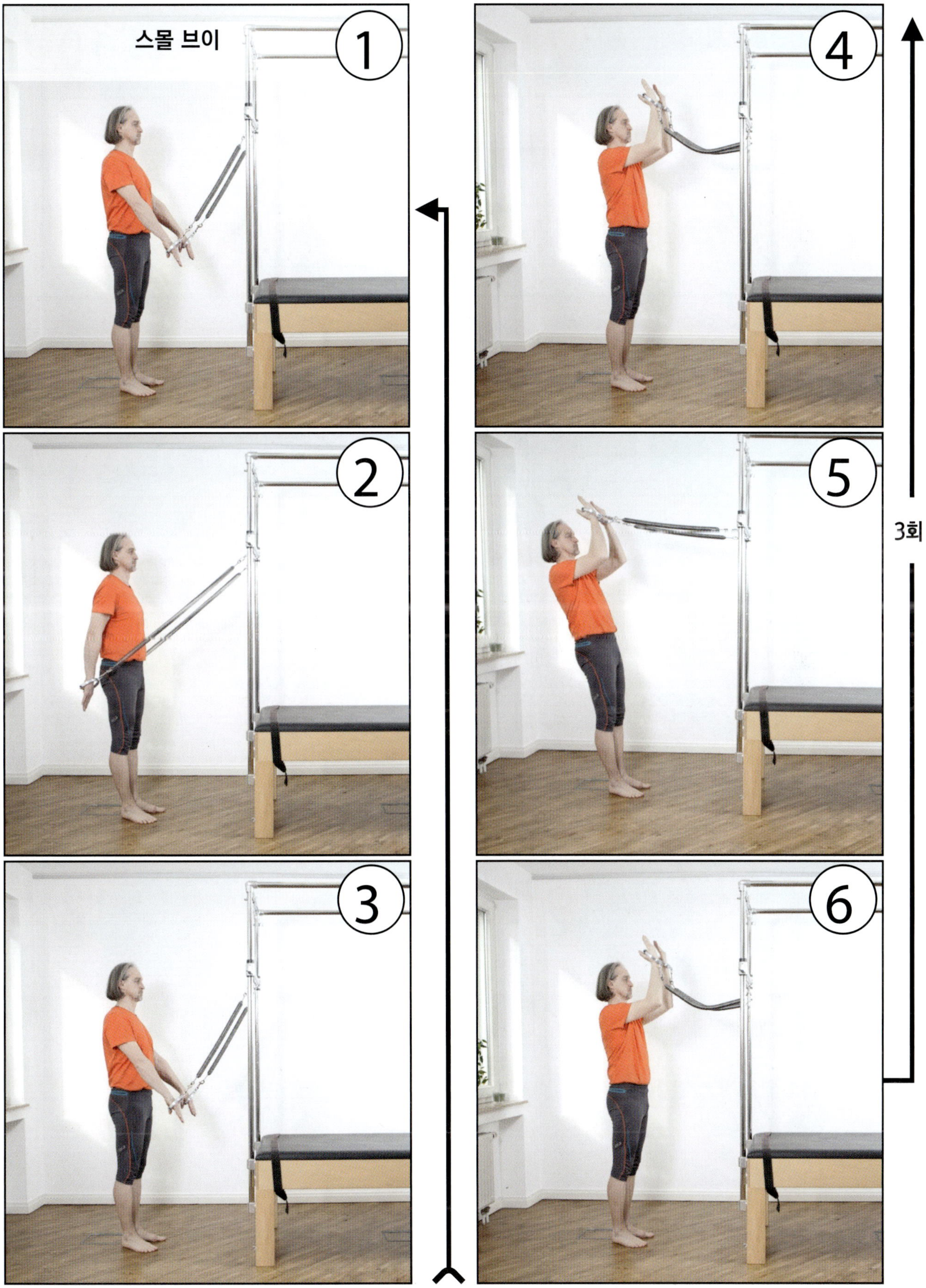

11. 체스트 익스팬션 앤 스쿼트 (T) Chest Expansion & Squat (T) 2/4

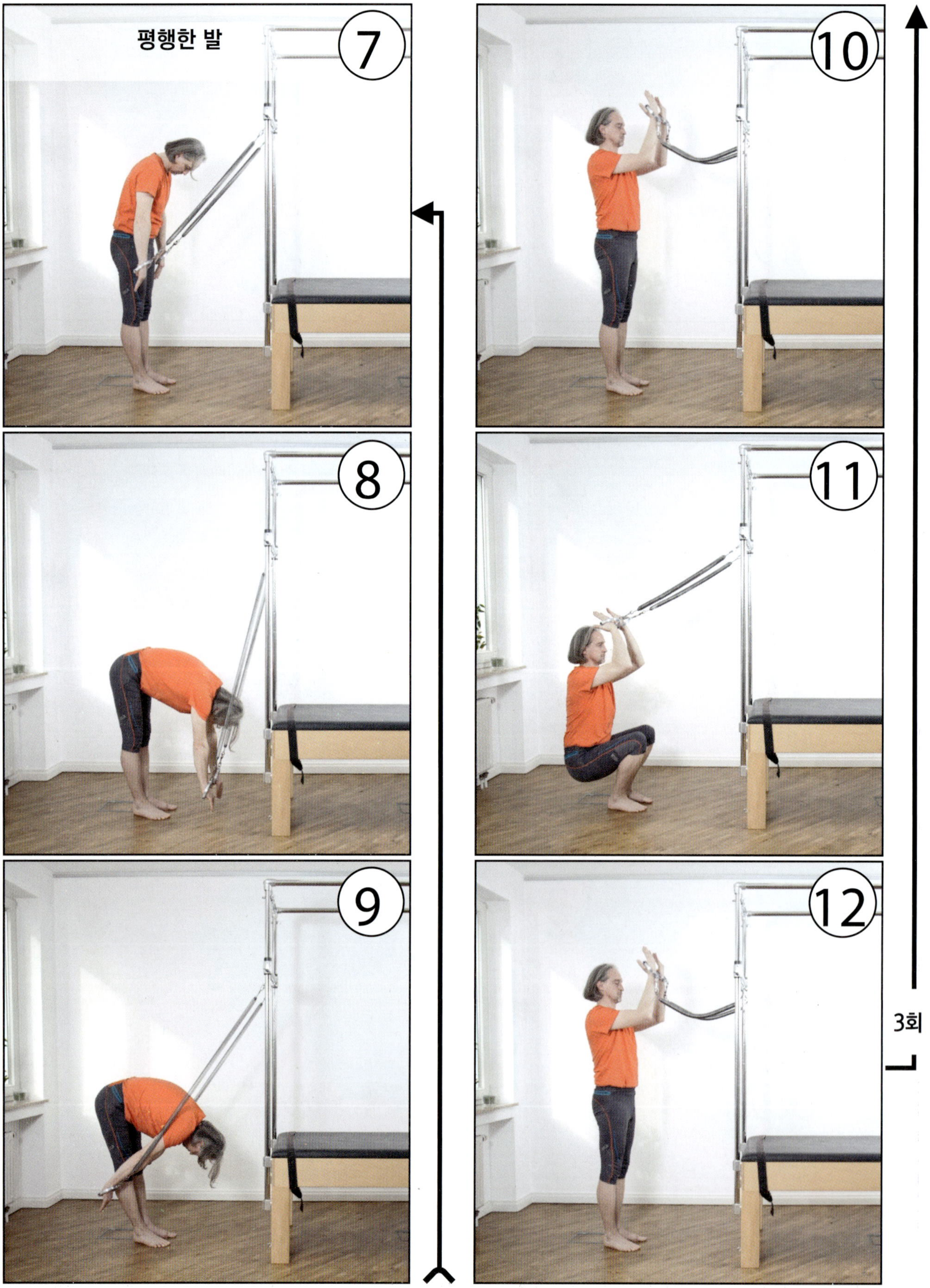

11. 체스트 익스팬션 앤 스쿼트 (T) Chest Expansion & Squat (T) 3/4

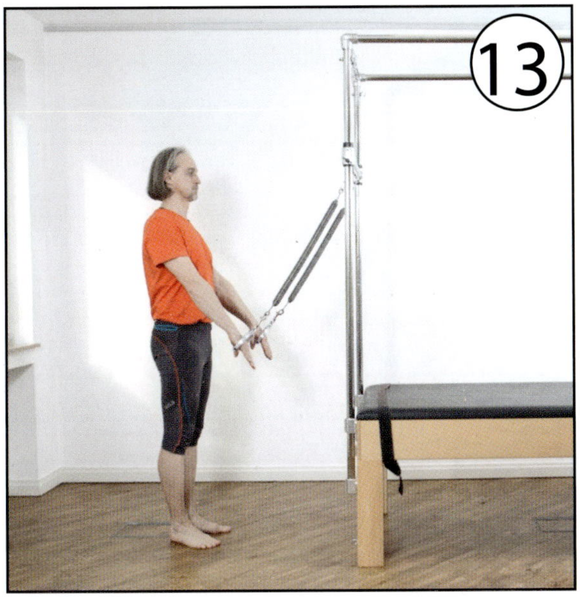

시작 자세:

어깨높이 보다 위로 스프링을 건다. 보상작용이 일어나지 않고 완벽히 동작이 실행되도록 스프링과 거리를 결정한다. 캐딜락 밖으로 나와 스프링걸이 방향쪽으로 바라보며 작은 V 발모양으로 선다. 손가락은 최대한 펴고 핸들을 잡는다. 스프링은 아직 긴장감은 없지만 늘어져 있지는 않는다.

운동 목적:

엉덩이, 무릎 신전근, 발목, 광배근, 삼두, 이두, 그리고 삼각근의 강화.
팔의 신전 시 전면삼각근의 약간의 스트레칭.
긴 등 신전근과 둔근의 강화를 통한 몸 체간의 안정화.
엉덩이와 상체로부터 다리 움직임 분리.

운동 실행: 파트별 3-5회

파트 1:

그림 2: 몸을 스치듯 팔을 뒤로 당긴다. 동작을 하는 동안 어깨를 잘 편다
그림 4: 손바닥이 위로가게 팔을 회전시킨다. 팔을 구부리고 팔꿈치가 어깨 높이가 될 때까지 팔을 들어올린다. 90°가 완벽하게 되지 않아서 광배근이 팔을 여전히 잡고 있지 않도록 주의한다.
그림 5-6: 곧게 편 상체 전체를 뒤로 기울인다. 발목부터 머리까지 긴 일직선을 만든다. 팔의 위치를 바꾸지 말고 상체를 향한 팔의 각도를 유지한다. 스프링 방향으로 기울여 돌아온다. 팔을 시작 자세로 움직인다.
파트 1을 3~5회 반복한다.

파트 2:

그림 7-9: 발을 평행하고 둔다. 곧게 팔을 뻗은 채 핸들을 아래로 밀어내며 롤다운으로 내려온다. 그리고 팔을 다리를 스치며 몸을 향해 당긴다. 다시 롤업으로 올라온다.
그림 10: 손바닥이 위로가게 팔을 회전시킨다. 팔을 구부리고 팔꿈치가 어깨 높이가 될 때까지 팔을 들어올린다. 90°가 완벽하게 되지 않아서 않아서 광배근이 팔을 여전히 잡고 있지 않도록 주의한다.
그림 11-12: 등을 곧게 뻗은 채, 팔의 위치가 변하지 않게 하며 무릎을 구부린다. 무릎은 발등의 중간부분을 지나 최대 발가락까지 밀리며 앞으로 곧게 움직인다. 다리를 다시 편다. 팔을 시작 자세로 옮긴다.
파트 2를 3~5회 반복한다.

11. 체스트 익스팬션 앤 스쿼트 (T) Chest Expansion & Squat (T) 4/4

흔한 실수:

팔은 내회전 되면서 상체가 수그러지고 어깨가 앞으로 말린다.
팔이 구부러지고 팔꿈치는 외측으로 움직인다.
무릎이 필요이상의 압박을 받으며 발가락보다 앞으로 움직인다.
동작을 실행하는 동안 팔을 90° 보다 크게 구부리고 머리에 다소 가까이 당겨 몸체의 안면사슬근육들이 동작을 수행하게 된다.

변형 또는 응용 동작: -

금기증/주의점:

골다공증의 경우, 무릎 구부리는 동작만 지도한다.

12. 체스트 익스팬션 바텀 스프링 (T) Chest Expansion Bottom Springs (T) 1/3

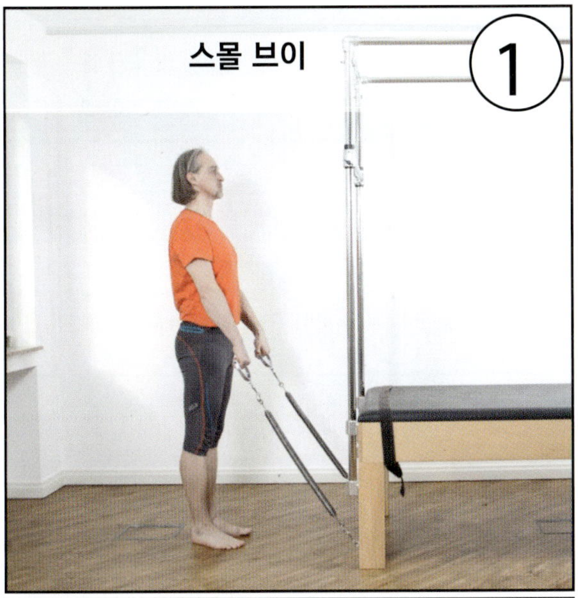

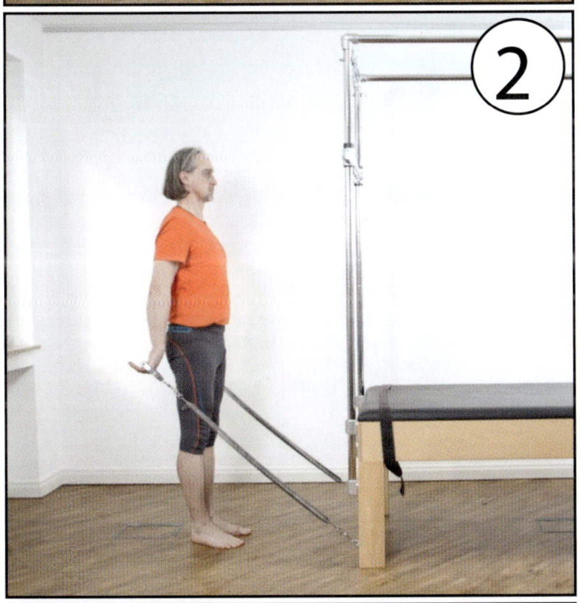

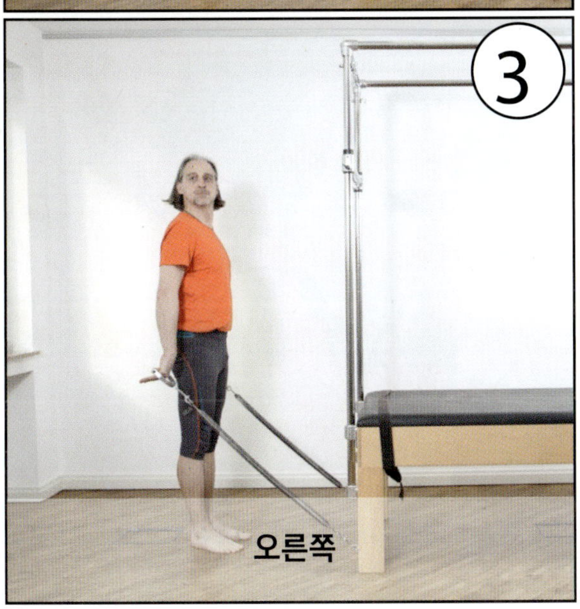

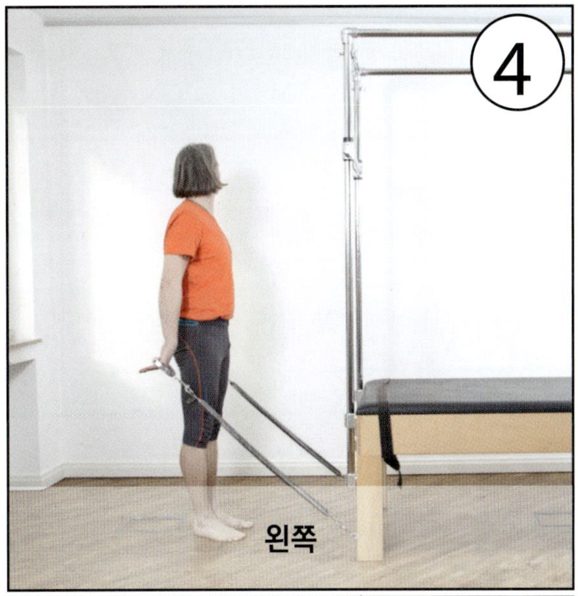

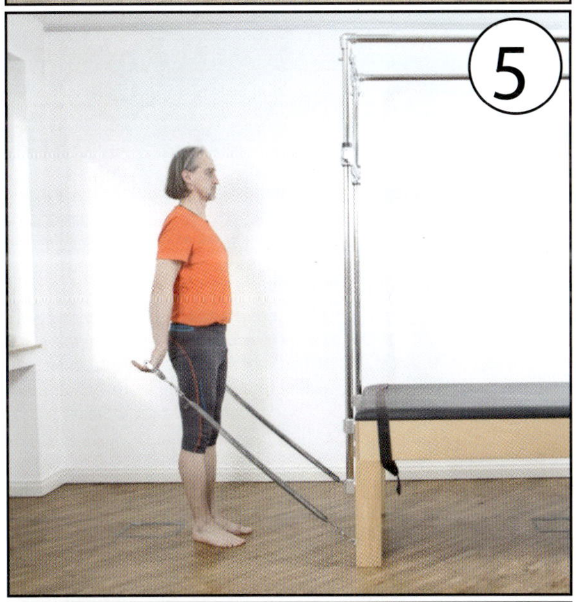

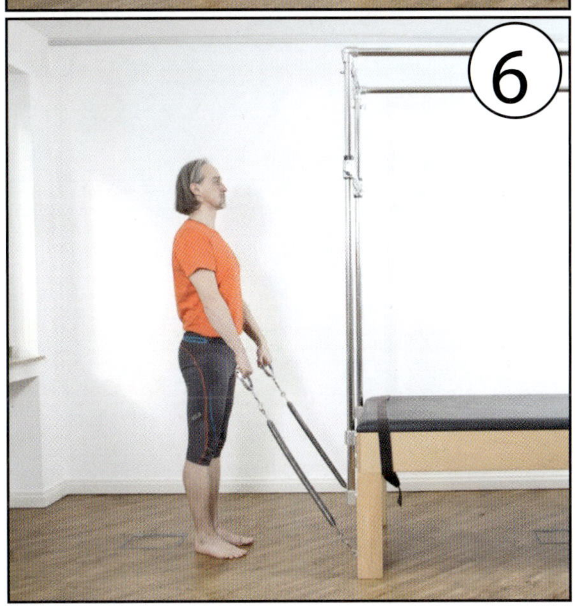

12. 체스트 익스팬션 바텀 스프링 (T) Chest Expansion Bottom Springs (T) 2/3

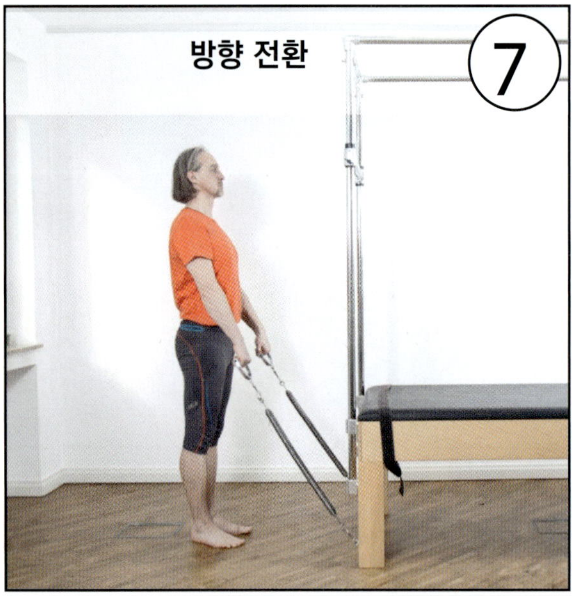

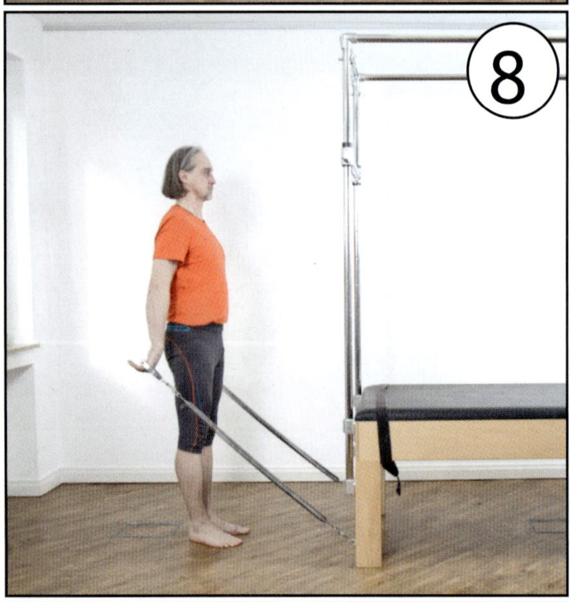

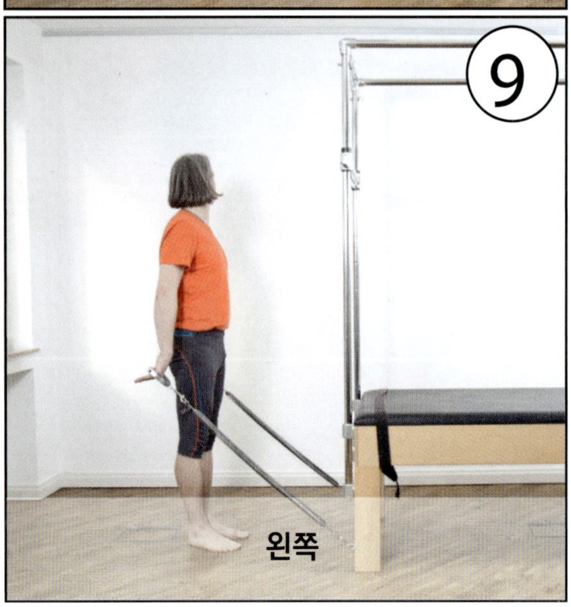

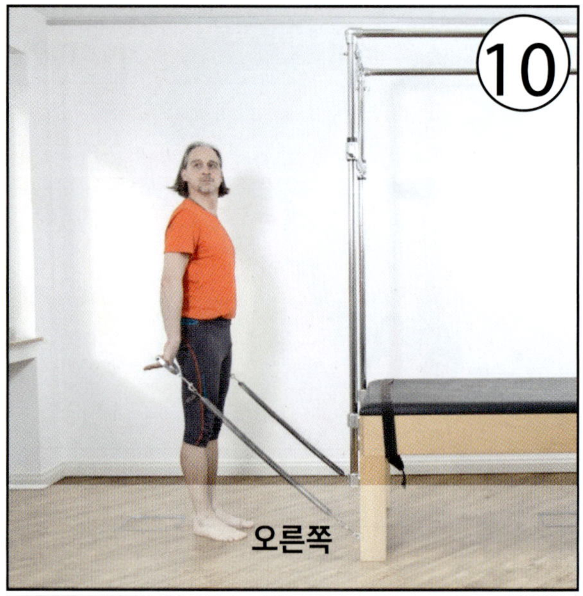

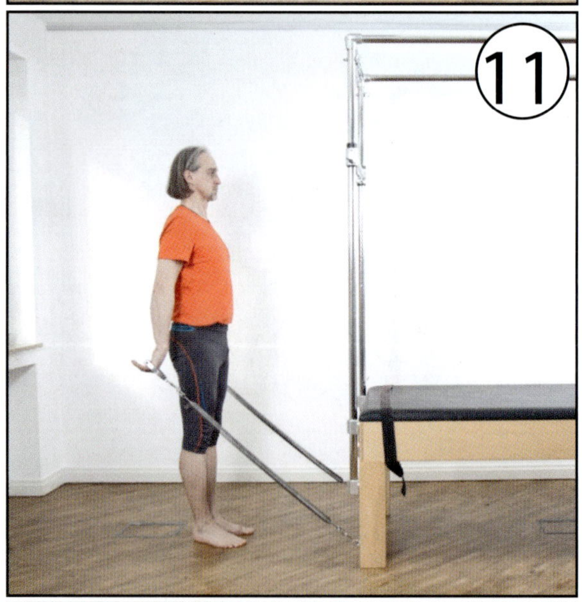

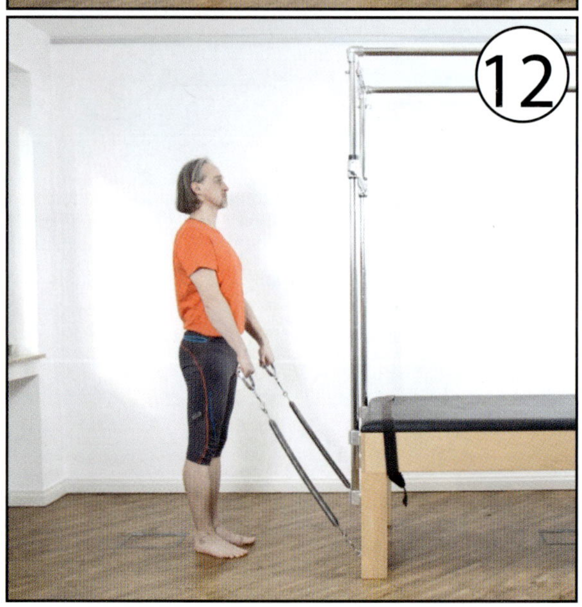

12. 체스트 익스팬션 바텀 스프링 (T) Chest Expansion Bottom Springs (T) 3/3

시작 자세:

캐딜락의 가장 낮은 위치에 암 스프링을 건다. 보상작용이 일어나지 않고 완벽히 동작이 실행되도록 스프링과 거리를 결정한다. 캐딜락 밖으로 나와 스프링걸이 방향쪽으로 바라보며 작은 V 발모양으로 선다. 손가락은 최대한 펴고 핸들을 잡는다. 스프링은 아직 긴장감은 없지만 늘어져 있지는 않는다.

운동 목적:

광배근, 삼두, 후면삼각근의 강화.
전면삼각근의 약간의 스트레칭.
긴 등 신전근과 둔근의 강화를 통한 몸 체간의 안정화.
상흉추와 경추의 가동성과 훈련.
호흡운동.

운동 실행: 4-6회

마시는 호흡에 몸을 스치듯이 팔을 뒤로 당긴다. 호흡을 멈추고 고개를 처음엔 오른쪽으로, 그리고 왼쪽으로 그리고 중앙으로 돌아온다. 내쉬면서 스프링이 이완될 때까지 시작 자세로 돌아온다. 동작을 하는 동안 어깨를 잘 펴고 상체를 꼿꼿하게 세워 유지한다. 머리 회전을 최적화하기 위해서는 어깨 하강 근육들이 개입되어야 한다. 어깨 상승 근육의 개입이 최소화되도록 한다. 다음 반복에서는 고개를 왼쪽으로 먼저 돌린다.

흔한 실수:

팔은 내회전 되면서 상제가 수그러지고 어깨가 앞으로 말린다. 이런 경우는, 고개를 돌리는 동작이 오히려 역효과가 난다.
고개가 동일한 높이에서 회전되지 않는다. 턱이 회전하는 동안 아래로 기울어진다.
팔이 구부러지고 팔꿈치는 외측으로 움직인다.

변형 또는 응용 동작:

팔을 몸의 뒤로 가져온다. 이 자세에서 작고 빠르게 움직이는(pulse) 동작을 실시한다. 작고 빠르게 움직이는 펄스(pulse) 한 개로 시작하고 팔을 원위치 시킨다. 그리고 펄스 1,2 진행하고 다시 팔을 뒤로 보내 1,2,3 – 다시 원위치 1,2,3,4 이런 식으로 펄스 최대 10까지 진행한다. 반대로도 마찬가지. 뒤에서 1,2,3,4,5,6,7,8,9, – 다시 원위치 1,2,3,4,5,6,7,8, 그리고 다시 뒤로, 이런 식으로 1까지 진행한다. 이 변형동작은 난이도가 있는 동작임을 주의한다.

금기증/주의점: -

13. 스탠딩 허그 (T) Standing Hug (T) 1/2

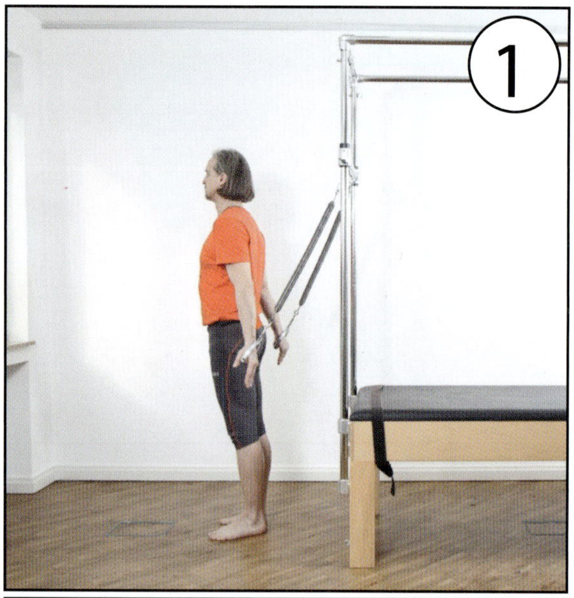

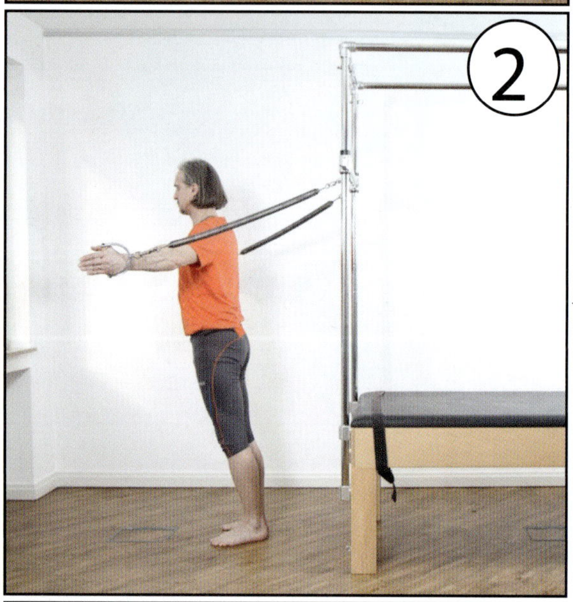

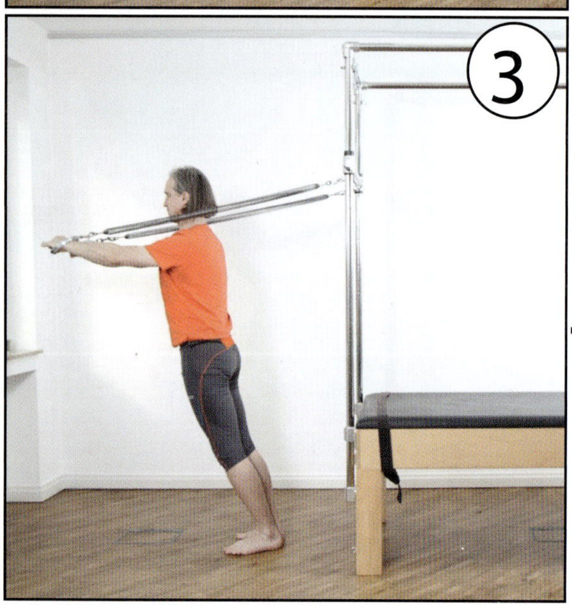

3회

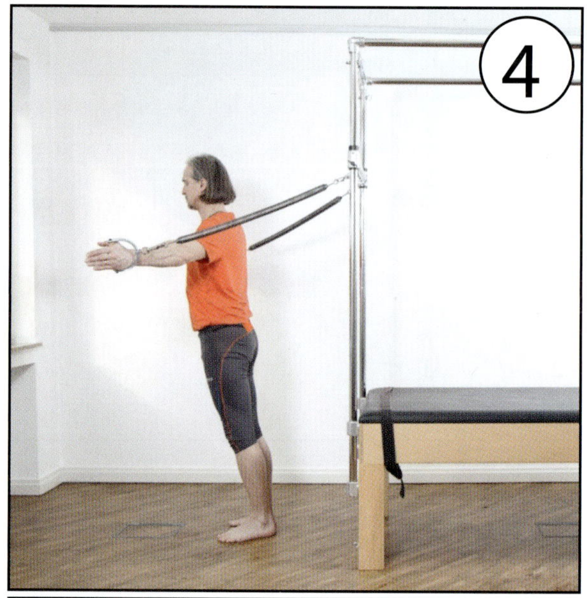

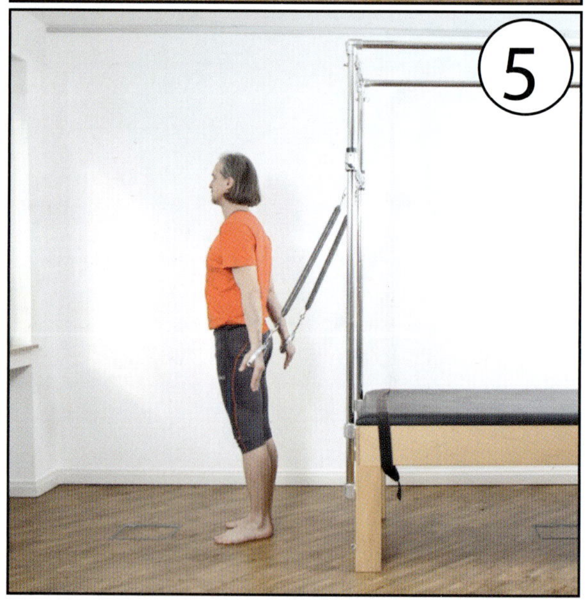

13. 스탠딩 허그 (T) Standing Hug (T) 2/2

시작 자세:

어깨높이 보다 위로 스프링을 건다. 보상작용이 일어나지 않고 완벽히 동작이 실행되도록 스프링과 거리를 결정한다. 캐딜락 밖으로 나와 스프링걸이 방향쪽을 등지고 작은 V 발모양으로 선다. 손가락은 최대한 펴고 핸들을 잡는다. 스프링은 아직 긴장감은 없지만 늘어져 있지는 않는다. 어깨보다 살짝 낮은 위치가 되도록 팔을 양측 옆으로 뻗어낸다.

운동 목적:

대흉근의 강화.
어깨와 전체 몸체 근육의 안정화.
전신의 근육 긴장.

운동 실행: 3-5회

팔을 몸 앞으로 서로 가까워지도록 모은다. 팔꿈치는 약간 구부러져 있다. 양 손끝으로 살짝 터치하고 양 옆으로 다시 벌린다.
3~5회 반복하고 몸 양측으로 다시 팔을 내린다.

흔한 실수:

거리를 잘못 설정해서 동작을 하는 동안 몸 체간의 안정화가 유지되지 않는다.
팔을 앞으로 모으면서 몸이 앞으로 기울어진다. 전체적으로 몸이 커다란 "C" 커브를 만든다.
견갑대의 안정화가 유지되지 않고 끊임없이 움직인다. 팔을 앞으로 모으는 동작에서 견갑대의 과도한 신인이 이루어진다.
제자리로 돌아올 때 만들어지는 실수는 스프링이 같이 되돌아오지 않고 하나하나 따로 들어와서 클릭 소리가 연속으로 나는 것이다('클릭' 대신 '클릭,클릭').
팔을 앞으로 모을 때 견갑대의 안정화가 상실되어 어깨가 둥글게 말리거나 가슴이 구부러진다.
외복사근의 수축으로 인한 흉곽의 긴장이 유지되지 않아 버티지 못하고 팔이 다시 외측으로 되돌아간다.

변형 또는 응용 동작:

조금 더 높은 곳에 스프링을 건다.
운동강도에 조금 더 중점을 두려면 손을 뻗지 말고 주먹으로 쥔다.
흉근의 다양한 부분별 변형운동: 손이 살짝 아래로 향한다. 팔을 모으는 동작에서 처음에는 엄지가 닿게 한다. 두번째 반복에서는 두번째 손가락, 이런 순서로 마지막 회차에서 새끼손가락이 만난다. 엄지에서 새끼 손가락이 만나는 반복 회차 중에 손은 자연스럽게 회전하게 되어 살짝 위를 향하게 된다.

금기증/주의점: -

14. 복싱 (T) Boxing (T)
1/3

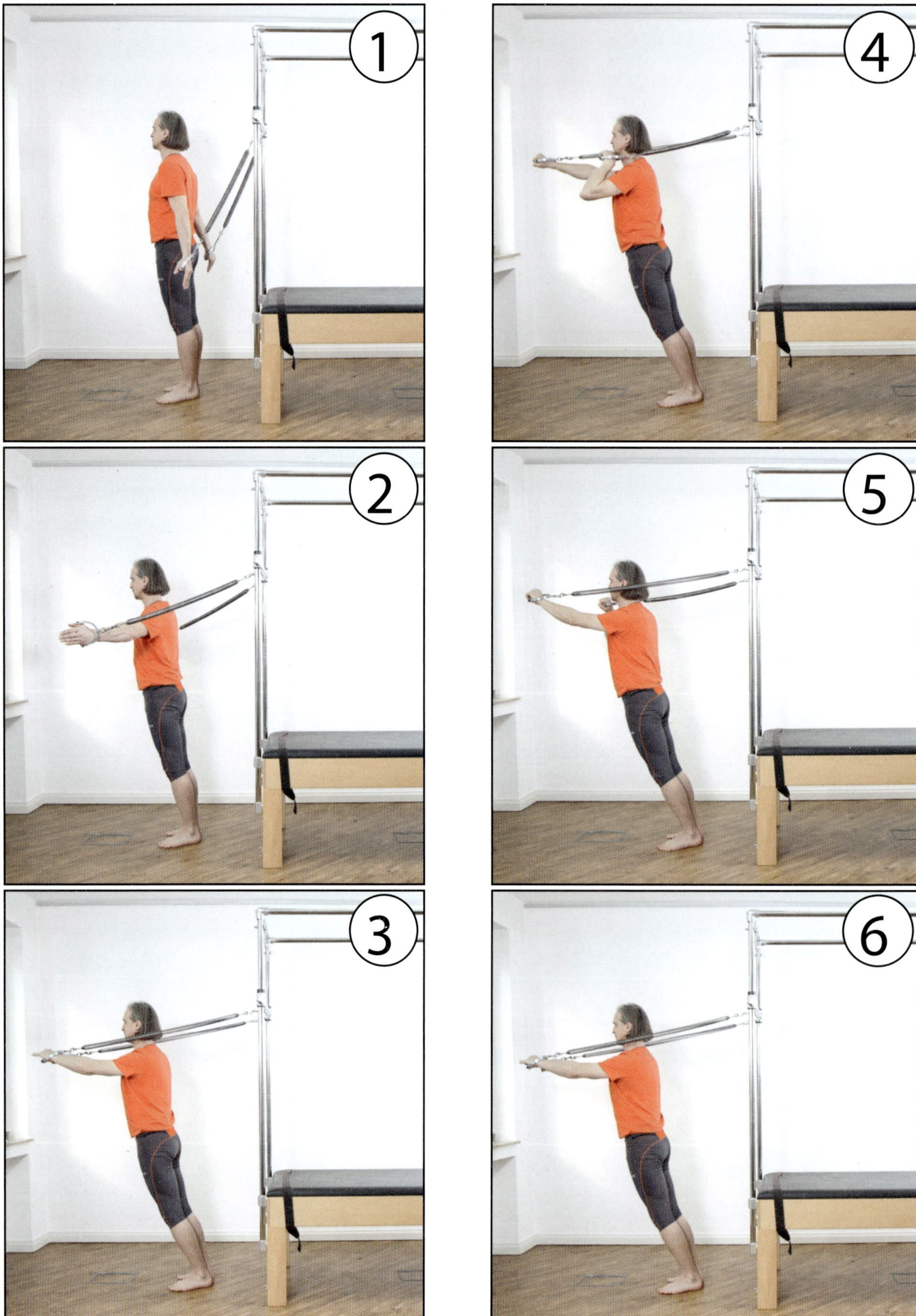

5회

14. 복싱 (T) Boxing (T)
2/3

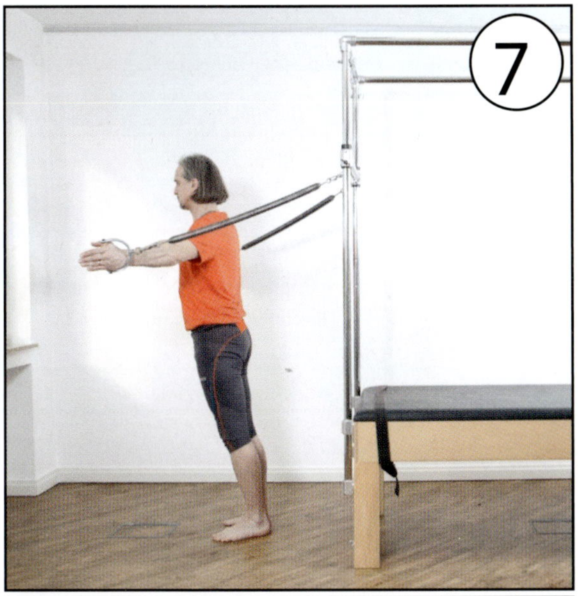

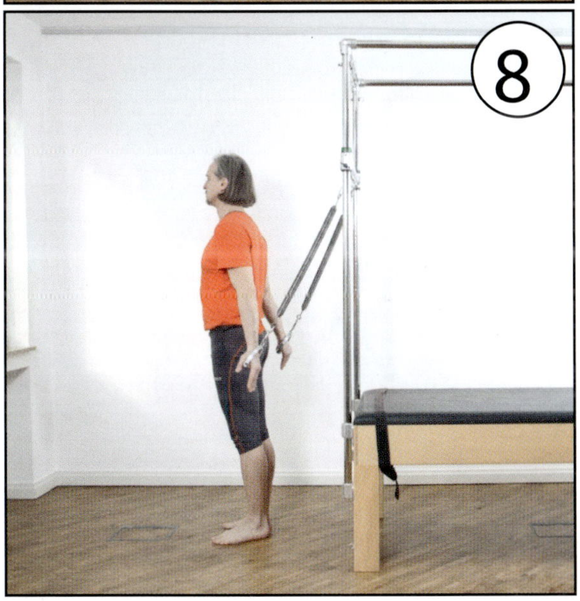

14. 복싱 (T) Boxing (T)
3/3

시작 자세:

어깨높이 보다 위로 스프링을 건다. 보상작용이 일어나지 않고 완벽히 동작이 실행되도록 스프링과 거리를 결정한다. 캐딜락 밖으로 나와 스프링걸이 방향쪽을 등지고 작은 V 발모양으로 선다. 손가락은 최대한 펴고 핸들을 잡는다. 스프링은 아직 긴장감은 없지만 늘어져 있지는 않는다. 어깨보다 살짝 낮은 위치가 되도록 팔을 올렸다가 양측 옆으로 뻗어낸다. 그리고 허그 동작처럼 약간 어깨 위로 위치하도록 팔을 몸 앞으로 가지고 온다. 손은 주먹을 쥔다.

운동 목적:

쇄골과 복장뼈 부분의 대흉근, 전면삼각근, 그리고 삼두의 강화.
복근의 안정화.
전신의 근육 긴장.

운동 실행: 편당 5-10회

한쪽 팔만 얼굴 쪽으로 당긴다. 주먹은 대략 턱 높이에 있고 팔꿈치는 어깨높이를 유지한다.
당겼던 주먹을 앞으로 직선으로 뻗어낸다. 동시에 다른 주먹을 당겨 가지고 온다.
편당 5~10회 반복하고 양손을 모두 앞으로 뻗는다. 허그 동작처럼 주먹을 펴고 팔을 외측으로 벌린다.
몸 옆으로 팔을 내린다.

흔한 실수:

거리를 잘못 설정해서 동작을 하는 동안 몸 체간의 안정화가 유지되지 않는다.
팔을 앞으로 모으면서 골반이 앞으로 기울어진다. 전체적으로 몸이 커다란 "C" 커브를 만든다.
복싱 동작 중에 상체가 회전한다.
견갑대의 안정화가 유지되지 않고 끊임없이 움직인다. 팔을 앞으로 뻗는 동작에서 견갑대의 과도한 전인이 이루어진다.
뻗었던 팔이 제자리로 돌아올 때 팔꿈치가 하강한다.
뻗는 팔이 완전히 펴지지 않는다.
뻗었던 팔이 팔꿈치 관절에서 잠겨버려(lock) 방향을 바꾸지 못해 동작이 이어지지 않는다.
상체가 안정적이지 못해 회전한다. 상체가 팔을 앞으로 뻗을 때 같이 따라 움직인다.
제자리로 돌아올 때 만들어지는 실수는 스프링이 같이 되돌아오지 않고 하나하나 따로 들어와서 클릭 소리가 연속으로 나는 것이다('클릭' 대신 '클릭,클릭').

변형 또는 응용 동작:

스프링을 더 높이 건다.
더 높은 곳을 치듯 복싱 동작을 더 높게 실행한다.

금기증/주의점: -

15. 복싱 인 8 카운트 (T) Boxing in 8 counts (T)
1/4

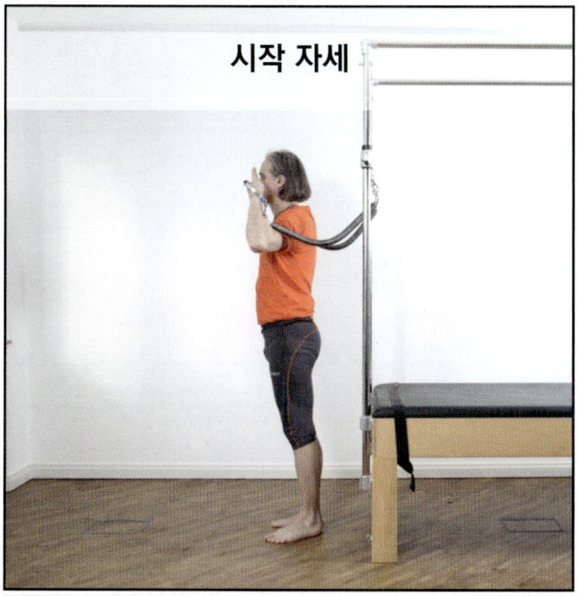

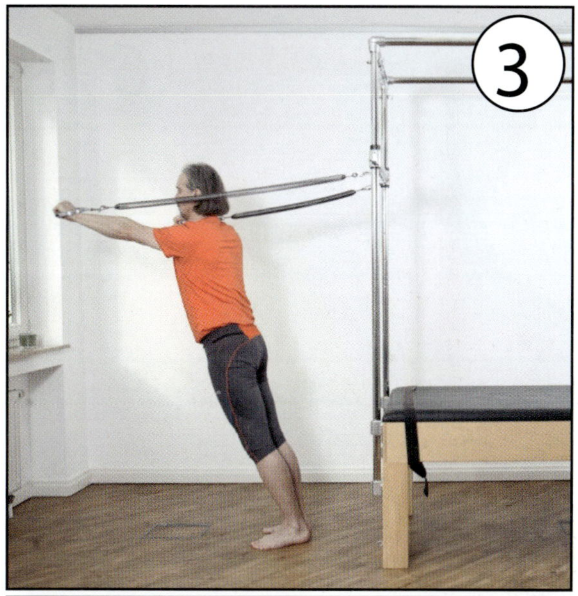

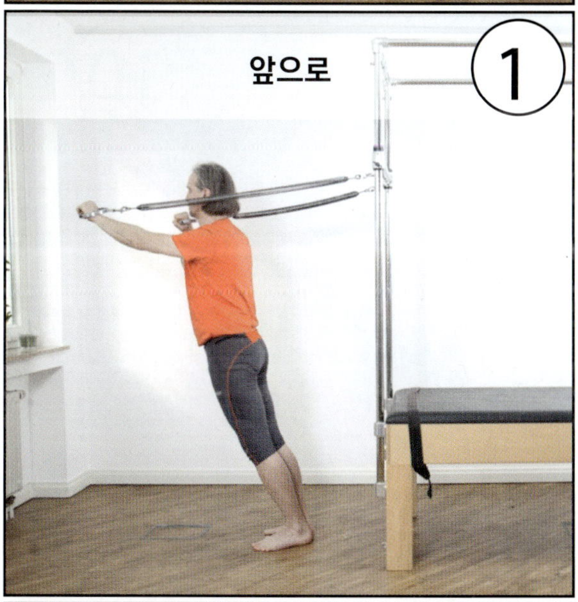

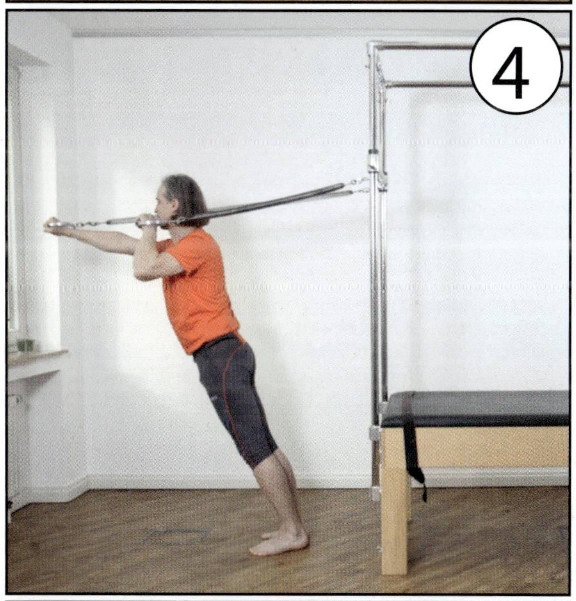

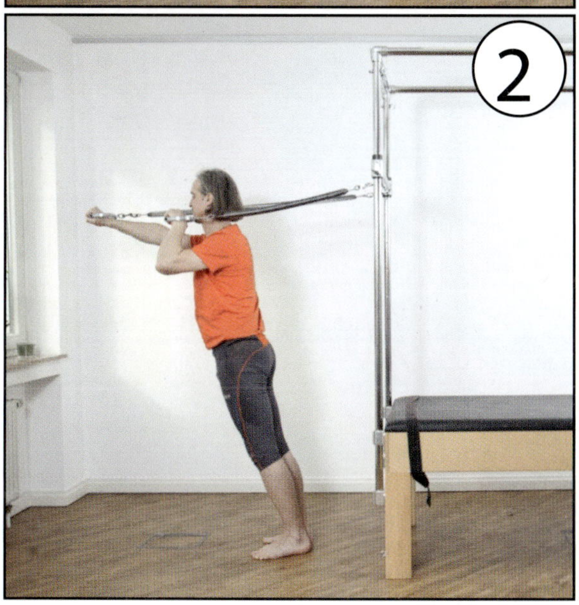

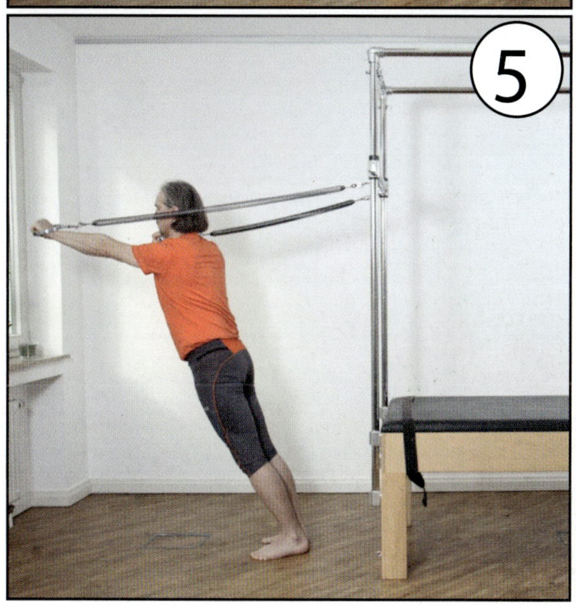

15. 복싱 인 8 카운트 (T) Boxing in 8 counts (T) 2/4

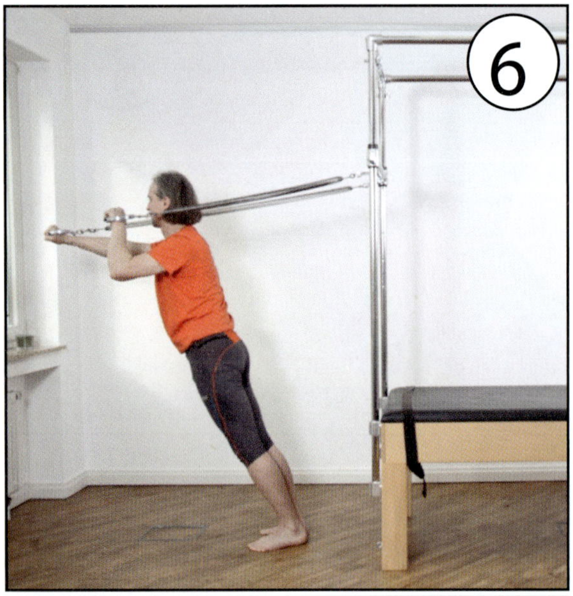

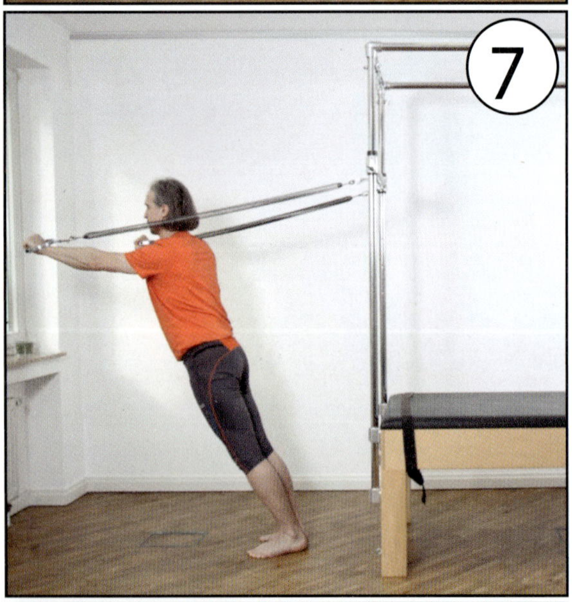

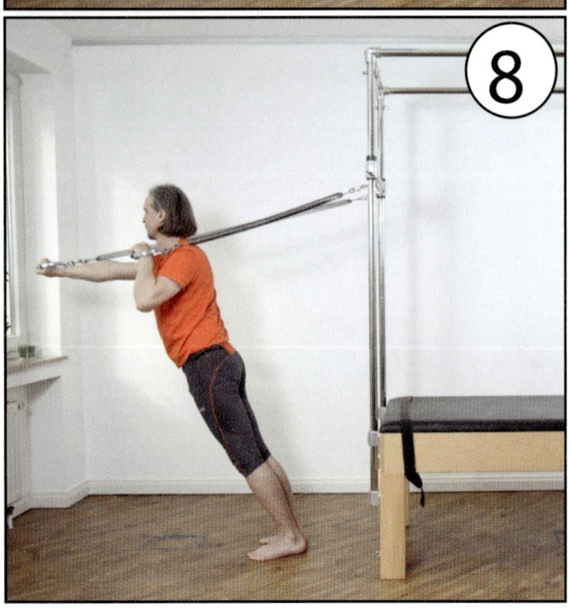

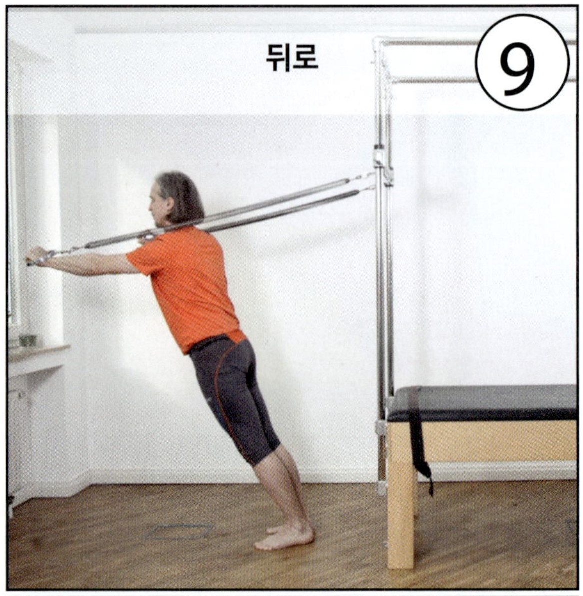

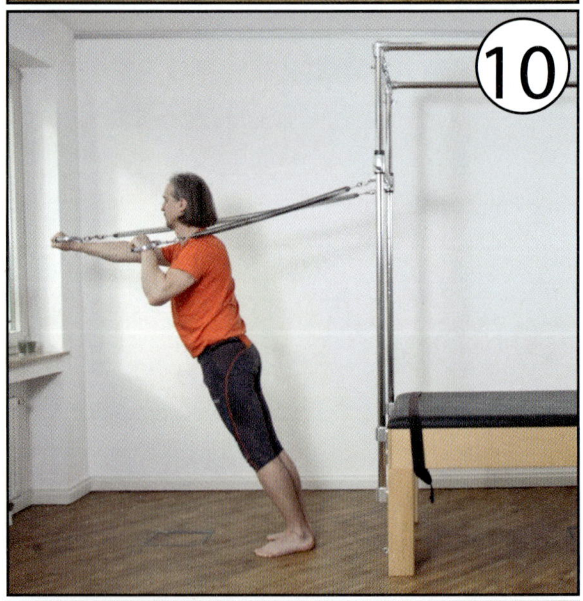

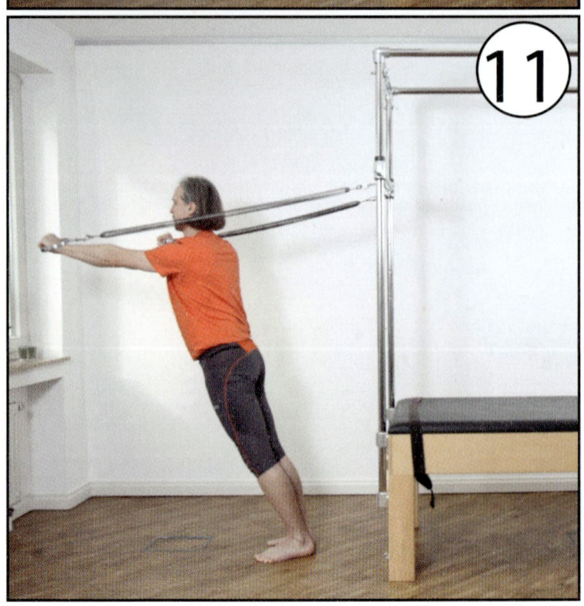

15. 복싱 인 8 카운트 (T) Boxing in 8 counts (T)
3/4

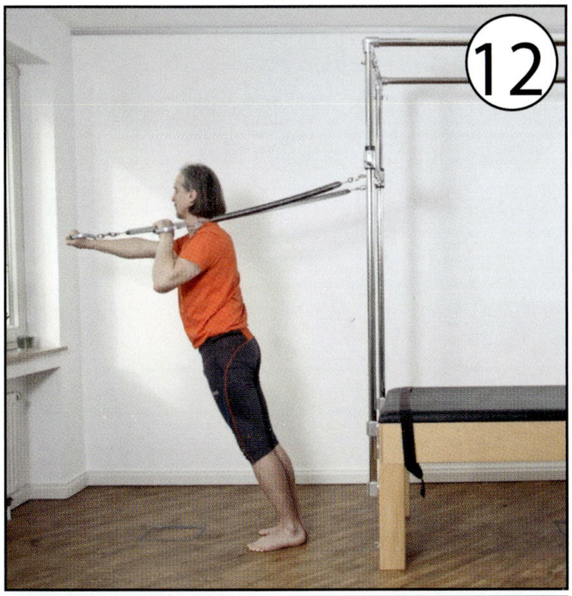

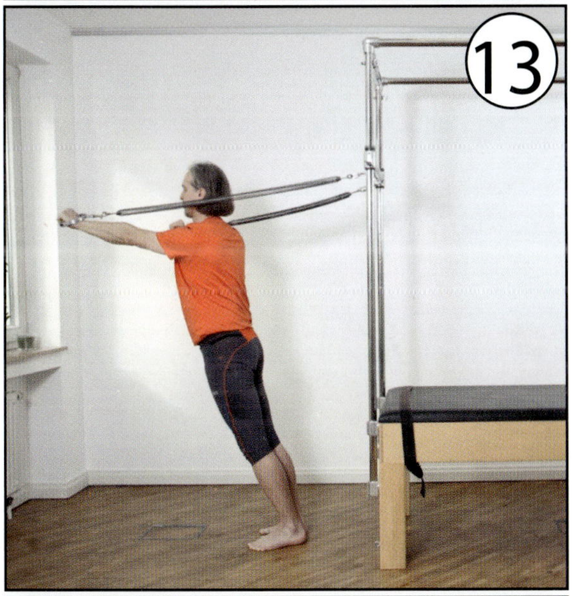

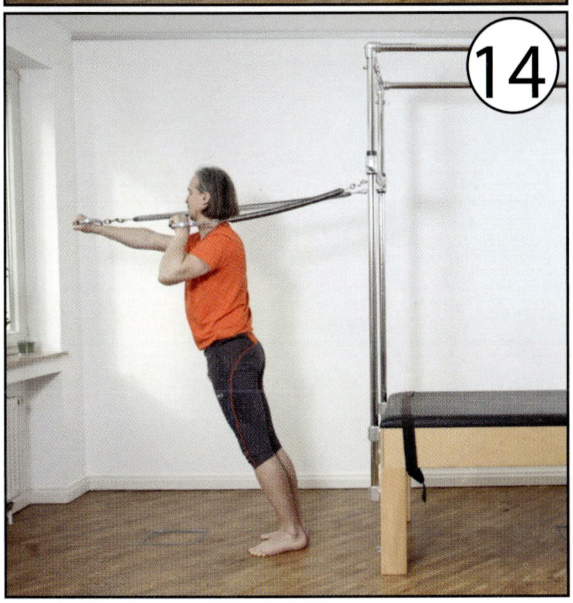

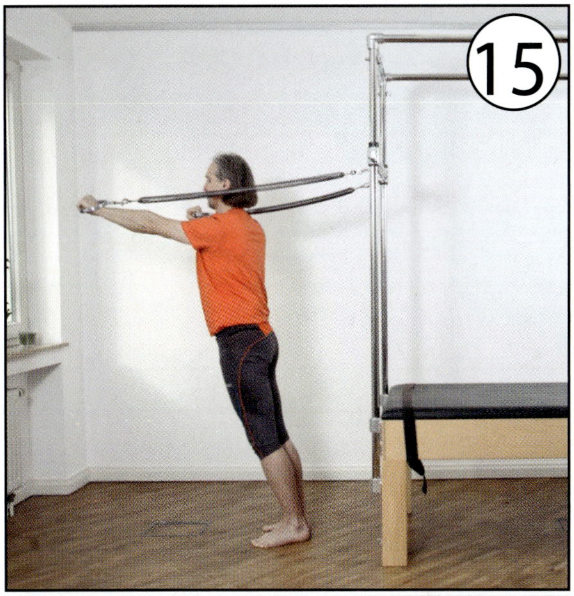

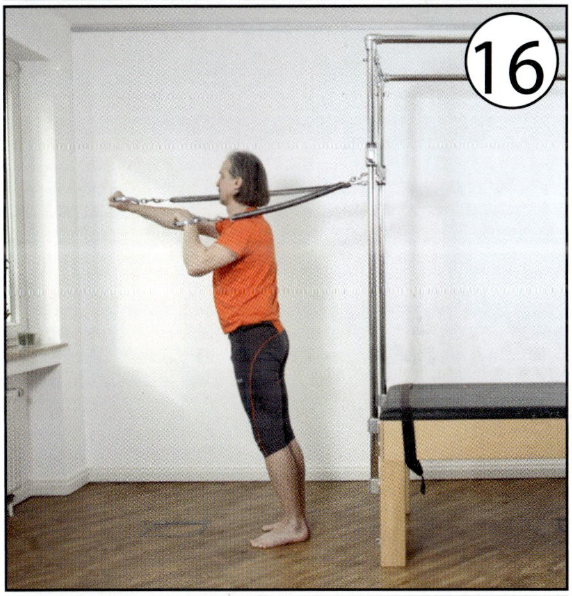

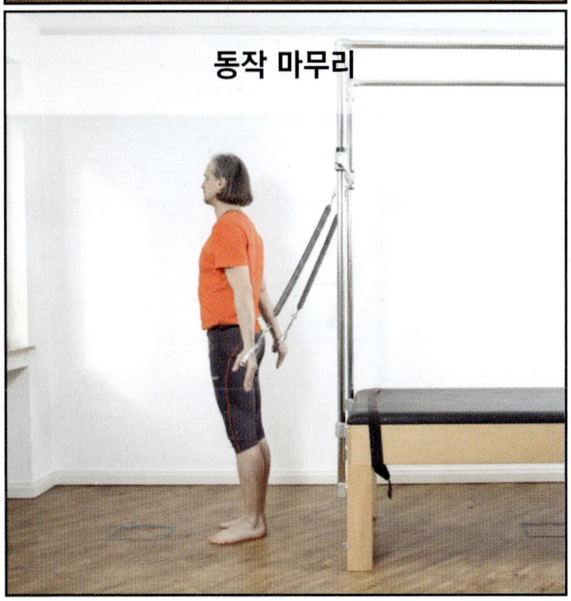

15. 복싱 인 8 카운트 (T) Boxing in 8 counts (T) 4/4

시작 자세:

어깨높이 보다 위로 클래식 암 스프링을 건다. 보상작용이 일어나지 않고 완벽히 동작이 실행되도록 스프링과 거리를 결정한다. 캐딜락 밖으로 나와 스프링걸이 방향쪽을 등지고 작은 V 발모양으로 선다. 손가락은 최대한 펴고 핸들을 잡는다. 스프링은 아직 긴장감은 없지만 늘어져 있지는 않는다. 어깨보다 살짝 낮은 위치가 되도록 팔을 올렸다가 양측 옆으로 뻗어낸다. 그리고 허그 동작처럼 약간 어깨 위로 위치하도록 팔을 몸 앞으로 가지고 온다.
손은 주먹을 쥔다.

운동 목적:

쇄골과 복장뼈 부분의 대흉근, 전면삼각근, 삼두, 그리고 전거근의 강화.
복근의 안정화.
전신의 근육 긴장.

운동 실행: 방향에 따라 5-10회

한쪽 팔만 얼굴 쪽으로 당긴다. 주먹은 대략 턱 높이에 있고 팔꿈치는 어깨높이를 유지한다.
당겼던 주먹을 앞으로 직선으로 뻗어낸다. 동시에 다른 주먹을 당겨 가지고 온다.
몸이 뻗는 주먹을 따라서 회전하지 않도록 주의하며 펀치를 반복하면서 조금씩 더 몸 전체를 살짝 앞으로 더 기울여 준다.
8회 반복 펀치하고 같은 방법으로 기울기를 되돌리며 8회 반복하며 제자리로 돌아온다.
이 동작을 1~5회 반복한다. 그리고 양손을 모두 앞으로 가져온다.
허그 동작처럼 주먹을 펴고 팔을 외측으로 벌린다.
몸 옆으로 팔을 내린다.

흔한 실수:

거리를 잘못 설정해서 동작을 하는 동안 몸 체간의 안정화가 유지되지 않는다.
팔을 앞으로 뻗으면서 골반이 앞으로 기울어진다. 전체적으로 몸이 커다란 "C" 커브를 만든다.
복싱 동작 중에 상체가 회전한다.
견갑대의 안정화가 유지되지 않고 끊임없이 움직인다. 팔을 앞으로 뻗는 동작에서 견갑대의 과도한 전인이 이루어진다.
뻗었던 팔이 제자리로 돌아올 때 팔꿈치가 하강한다.
뻗는 팔이 완전히 펴지지 않는다.
뻗었던 팔이 팔꿈치 관절에서 잠겨버려(lock) 방향을 바꾸지 못해 동작이 이어지지 않는다.
상체가 안정적이지 못해 회전한다. 상체가 팔을 앞으로 뻗을 때 같이 따라 움직인다.
제자리로 돌아올 때 만들어지는 실수는 스프링이 같이 되돌아오지 않고 하나하나 따로 들어와서 클릭 소리가 연속으로 나는 것이다('클릭' 대신 '클릭, 클릭').

변형 또는 응용 동작: -

금기증/주의점:

주의: 낙상의 위험이 있다.

16. 펜싱 (T) Fencing (T)
1/2

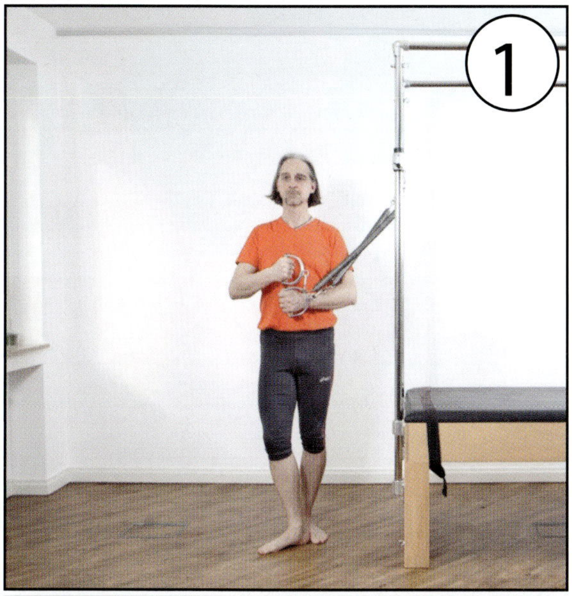

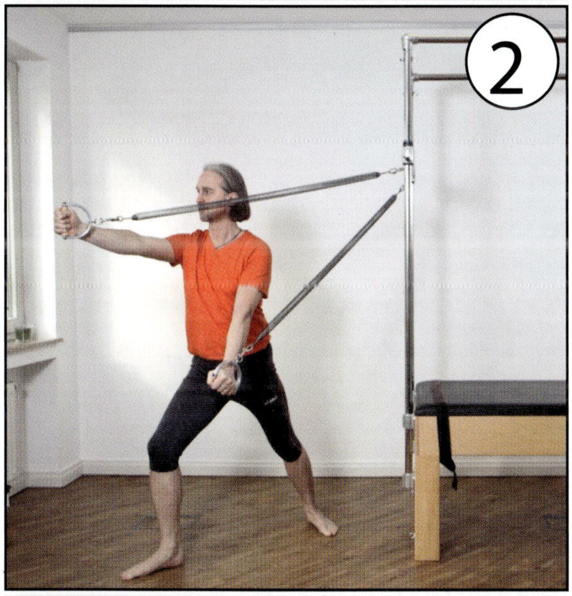

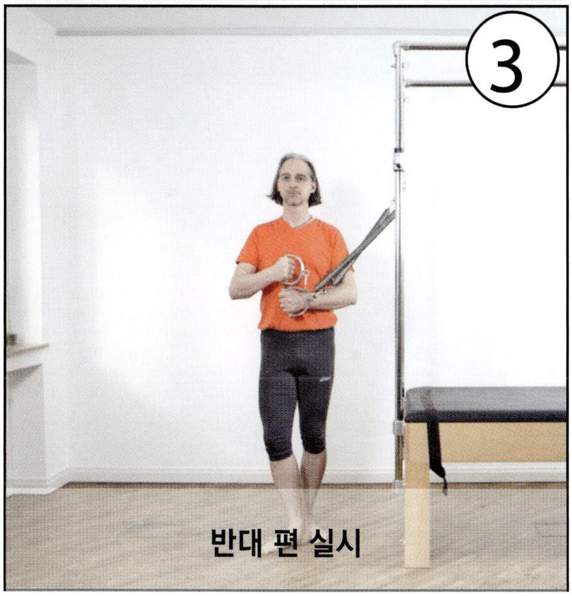

16. 펜싱 (T) Fencing (T) 2/2

시작 자세:

어깨높이 보다 위로 암 스프링을 건다. 보상작용이 일어나지 않고 완벽히 동작이 실행되도록 스프링과 거리를 결정한다. 캐딜락 옆에 작은 V 발모양으로 선다. 외측 발의 뒤꿈치와 내측 발의 엄지발가락이 닿도록 외측다리를 슬라이딩 하면서(캐딜락에서 멀어지듯) 내측다리 앞으로 가지고 온다.
외측발과 내측발은 직각을 유지한다. 손은 핸들을 잡고 주먹을 쥔다. 외측 팔은 앞쪽 스프링을 잡고 내측 팔은 뒤쪽 스프링을 잡는다. 양손은 모두 가슴 아래에 두고 외측 주먹이 내측 주먹 위로 위치한다.

운동 목적:

삼각근, 대흉근, 삼두, 그리고 전거근의 강화.
등근육과 복근 전체의 안정화. 전신의 가로방향 긴장감(횡장력).

운동 실행: 방향에 따라 3-6회

45° 각도로 빠르고 강한 런지를 실시한다. 동시에, 위에 놓여있던 외측 팔을 (그림에서는 오른 팔) 45° 각도 앞으로 뻗어낸다. 상대적으로 상체방향으로 위팔을 90° 보다 크게 외측으로 뻗는다. 위팔이 뻗어내는 방향으로 시선을 향한다. 내측 팔(그림에서는 왼팔)은 동시에 아래 방향 앞으로 뻗는다. 마치 방패로 펀치를 방어하는 듯한 움직임이다. 빠르고 탄력있게 제자리로 돌아온다.
3회에서 6회 실시하고 방향을 바꾼다.

흔한 실수:

45° 각도 대신 위팔이 캐딜락으로부터 직선으로 뻗어 나간다. 스프링이 얼굴에 닿기 쉽다.

변형 또는 응용 동작:

방패로 펀치를 막는 거처럼 아래팔을 뻗지 말고 구부린다.

금기증/주의점: -

17. 로잉 스탠딩 (T) Rowing Standing (T)
1/3

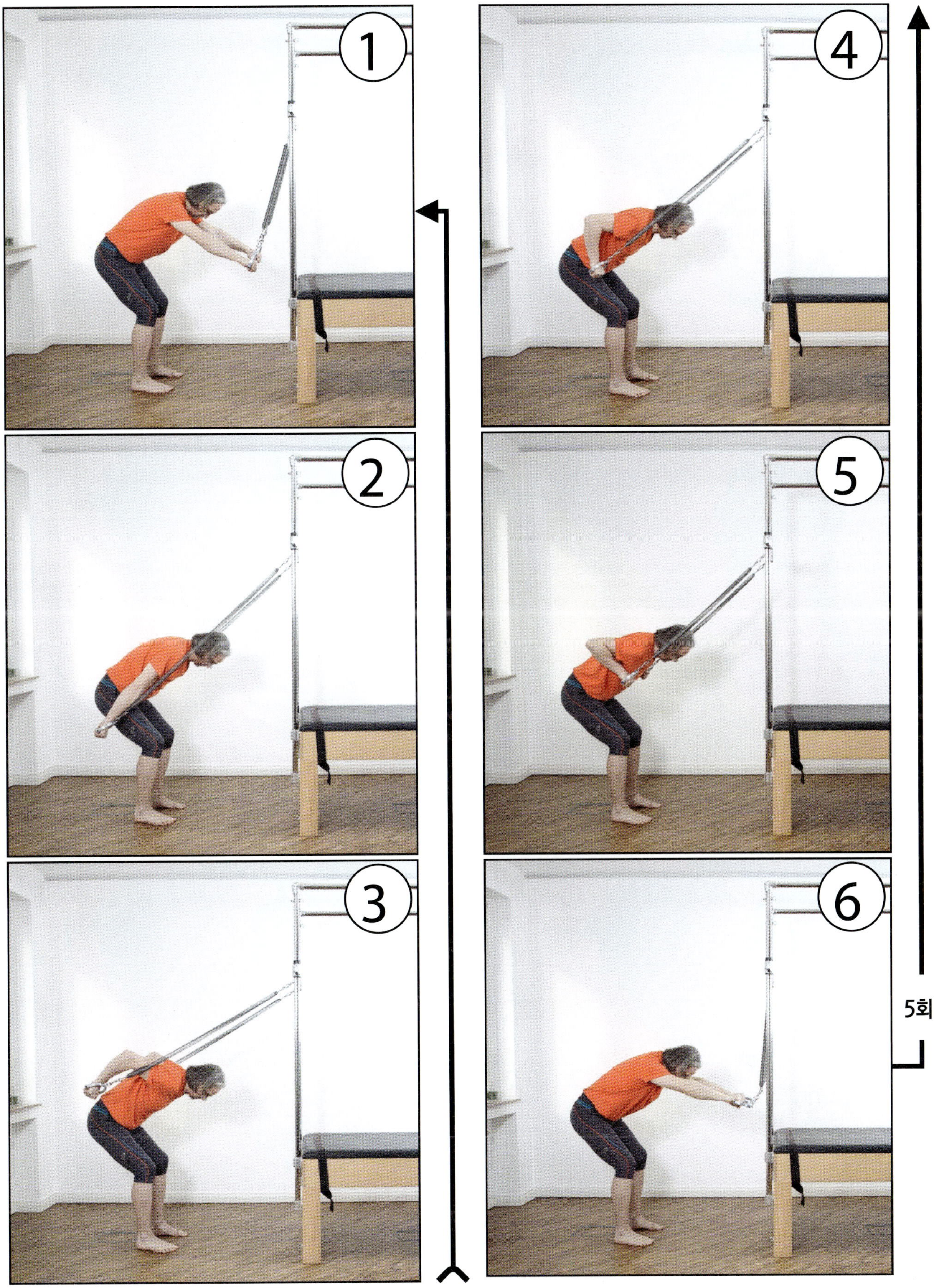

17. 로잉 스탠딩 (T) Rowing Standing (T) 2/3

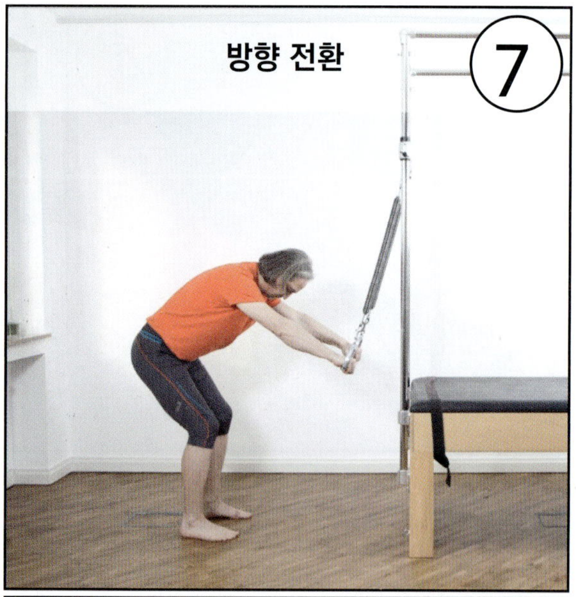

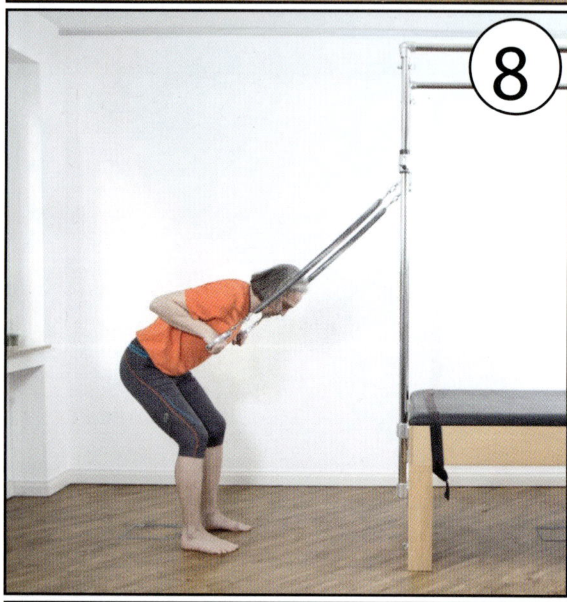

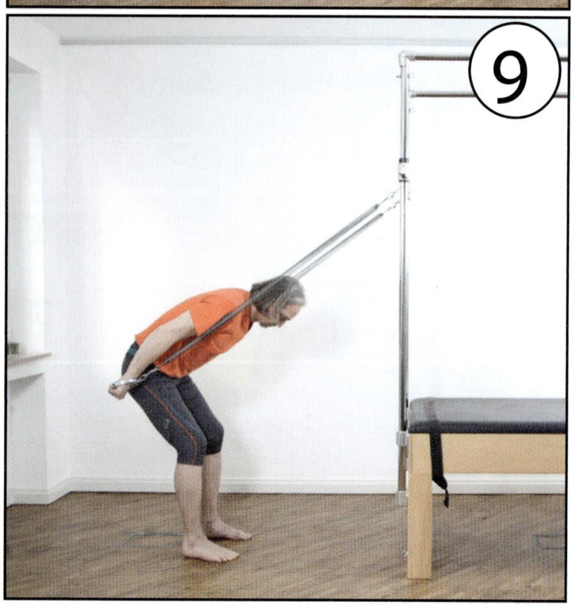

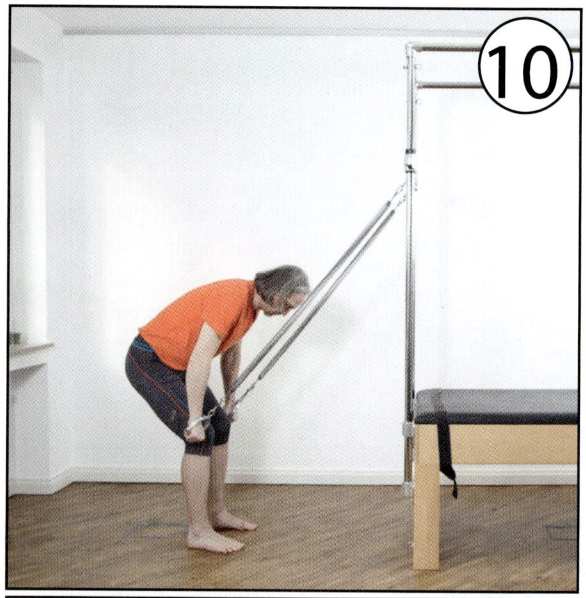

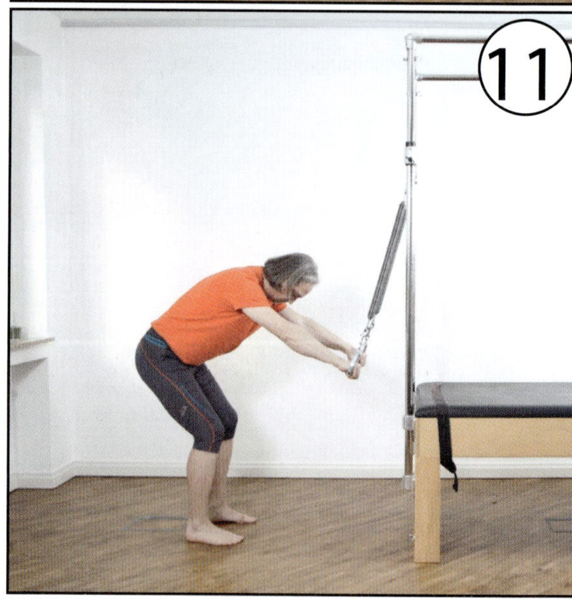

5회

17. 로잉 스탠딩 (T) Rowing Standing (T)
3/3

시작 자세:

스프링을 살짝 어깨보다 위에 건다. 보상작용이 일어나지 않고 완벽히 동작이 실행되도록 스프링과 거리를 결정한다.
발을 평행하게 골반너비로 캐딜락의 밖에 스프링걸이를 바라보며 선다. 핸들을 잡고 주먹을 쥔다.
팔은 곧게 뻗고 다리를 구부린다. 상체는 C커브를 만들어준다. 머리를 상체의 굴곡을 따라 방향을 잡는다.
시선이 자연스레 발 앞쪽 바닥을 보게 된다.

운동 목적:

광배근, 삼두, 후면삼각근의 강화.
전면삼각근의 약간의 스트레칭.
복근 전체와 골반기저근, 그리고 다리 근육의 안정화.

운동 실행: 방향에 따라 5-10회

두 팔을 직선으로 곧게 상체와 평행이 되게 아래로 당긴다. 그리고 양쪽 팔꿈치를 평행하게 구부려 위로 당긴다.
핸들을 잡고 있는 손을 상체를 따라 겨드랑이 쪽으로 당겨온다. 팔을 앞쪽으로 펴서 시작 자세로 돌아온다.
스프링과의 접촉을 최소화하기위해서 동작 중에 필요한 지점에서 전완과 손은 외회전한다.
5~10회 반복 후 방향을 바꾼다.
두 팔꿈치를 평행하게 구부리고 몸통을 스쳐 지나도록 뒤로 당겨준다. 그리고 팔을 뒷편 아래 방향으로 완전히 펴준다. 곧게 편 팔을 평행하게 앞쪽으로 당겨온다. 스프링과의 접촉을 최소화하기위해서 동작 중에 필요한 지점에서 전완과 손은 외회전한다.
5~10회 반복한다.

흔한 실수:

상체를 바닥과 평행이 되게 지나치게 앞으로 구부린다.
팔을 뒤로 당겨 올리는 동안 팔꿈치가 벌어진다.
로잉 동작이 너무 작다. 팔이 완전히 펴지지는 않는다.

변형 또는 응용 동작: -

금기증/주의점: -

18. 로잉 스탠딩 리버스 (T) Rowing Standing Reverse (T) 1/3

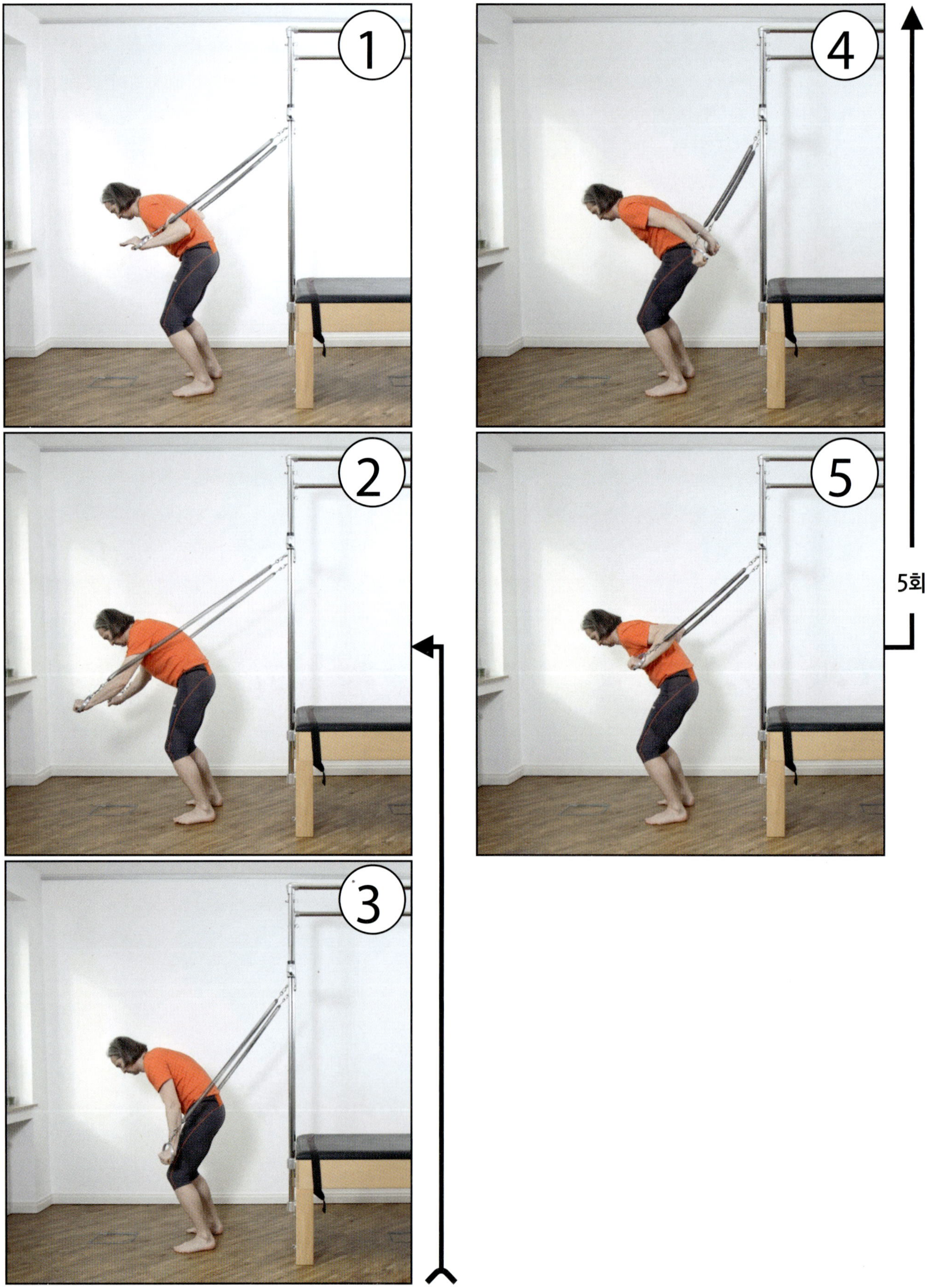

18. 로잉 스탠딩 리버스 (T) Rowing Standing Reverse (T) 2/3

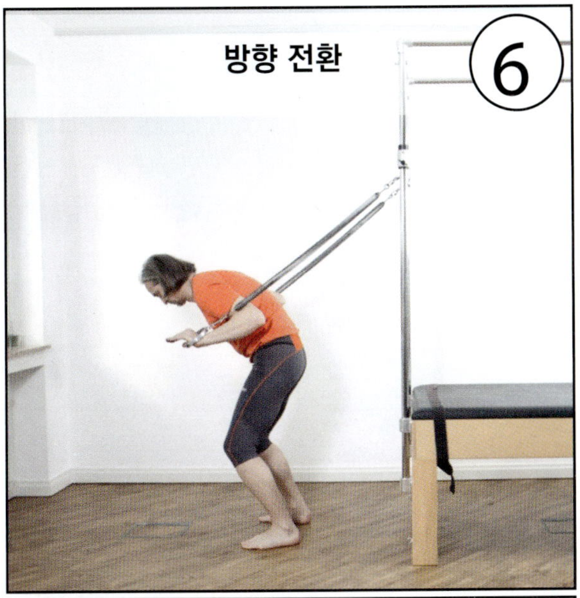

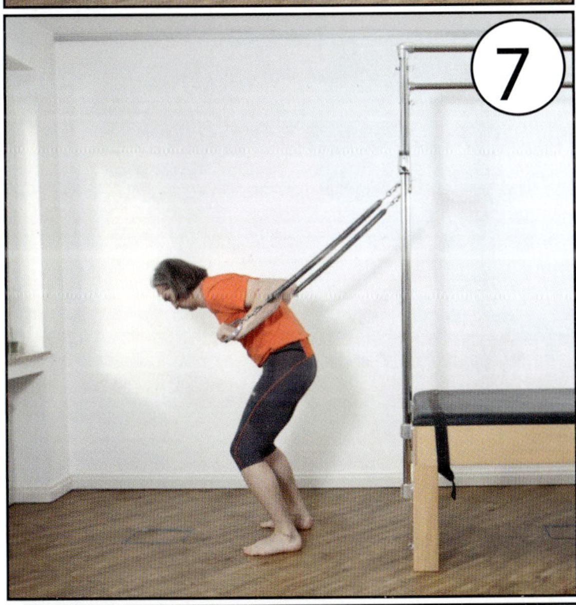

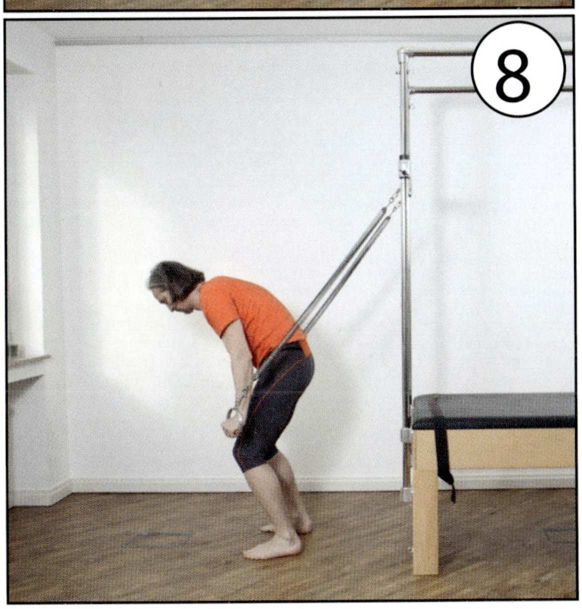

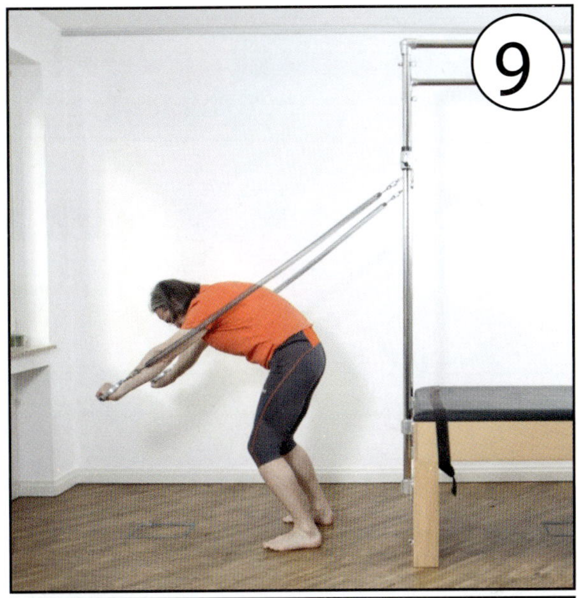

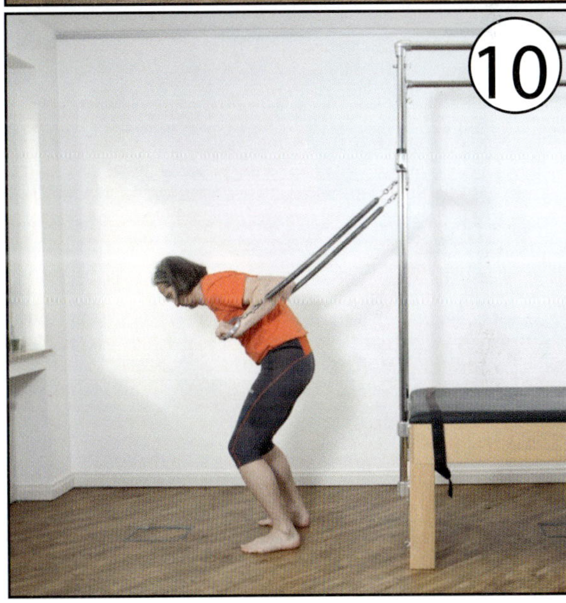

5회

18. 로잉 스탠딩 리버스 (T) Rowing Standing Reverse (T) 3/3

시작 자세:

스프링을 살짝 어깨보다 위에 건다. 보상작용이 일어나지 않고 완벽히 동작이 실행되도록 스프링과 거리를 결정한다.
발을 평행하게 골반너비로 캐딜락의 밖에 스프링걸이를 등지고 선다. 핸들을 잡고 주먹을 쥔다. 팔을 구부린다.
스프링은 위에서 내려온다. 다리를 구부린다. 상체는 C커브를 만들어준다. 머리를 상체의 굴곡을 따라 방향을 잡는다.
시선이 자연스레 발 앞쪽 바닥을 보게 된다.

운동 목적:

쇄골과 복장뼈 부분의 대흉근, 전면삼각근, 삼두, 그리고 전거근의 강화.
복근 전체와 골반기저근, 그리고 다리 근육의 안정화.

운동 실행: 방향에 따라 5-10회

두 팔을 직선으로 곧게 상체와 평행이 되게 아래로 당긴다. 그리고 양쪽 팔꿈치를 평행하게 구부려 위로 당긴다.
핸들을 잡고 있는 손을 상체를 따라 겨드랑이 쪽으로 당겨온다. 팔을 앞쪽으로 펴서 앞으로 돌아온다.
스프링과의 접촉을 최소화하기위해서 동작 중에 필요한 지점에서 전완과 손은 외회전한다.
5~10회 반복 후 방향을 바꾼다.
두 팔꿈치를 평행하게 구부리고 몸통을 스쳐 지나도록 뒤로 당겨준다. 그리고 팔을 뒷편 아래 방향으로
완전히 펴 준다. 곧게 편 팔을 평행하게 앞쪽으로 당겨온다. 스프링과의 접촉을 최소화하기위해서 동작 중에
필요한 지점에서 전완과 손은 외회전한다.
5~10회 반복한다.

흔한 실수:

상체를 바닥과 평행이 되게 지나치게 앞으로 구부린다.
팔을 뒤로 당겨 올리는 동안 팔꿈치가 벌어진다.
로잉 동작이 너무 작다. 팔이 완전히 펴지지는 않는다.

변형 또는 응용 동작:

살짝 전완을 외회전 한다.

금기증/주의점: -

19. 스쿼트 위드 원 레그 (T) Squat with one leg (T) 1/3

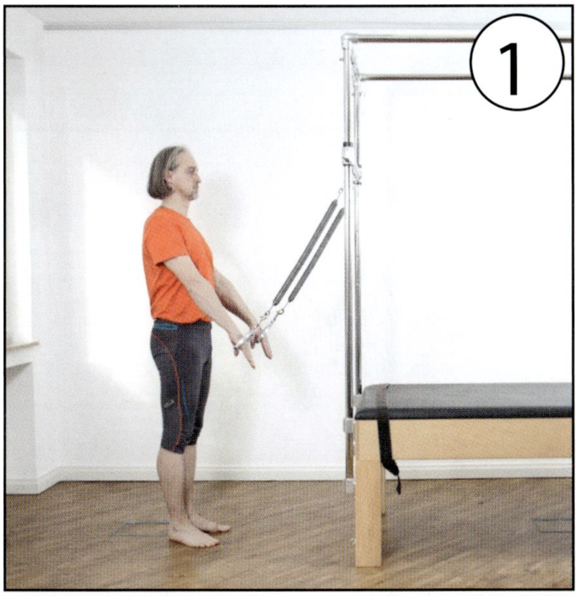

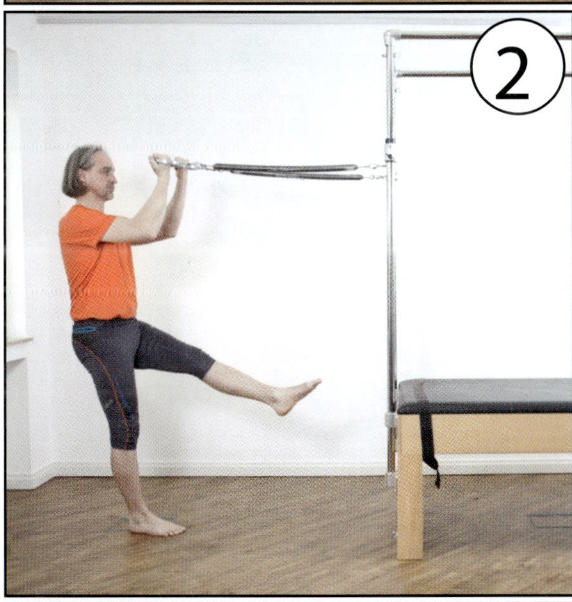

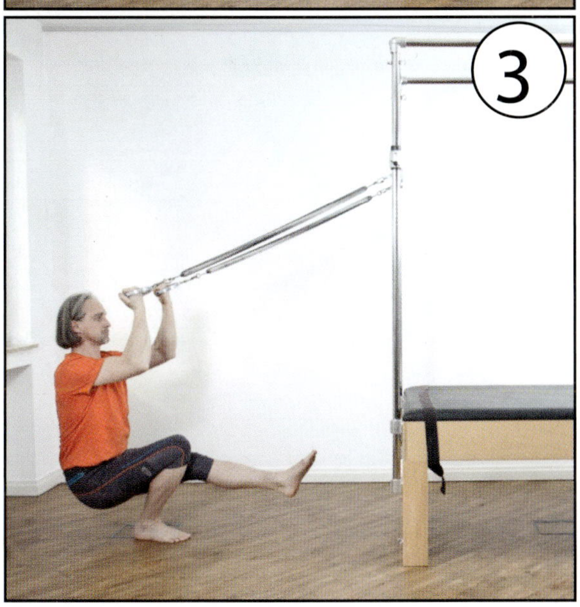

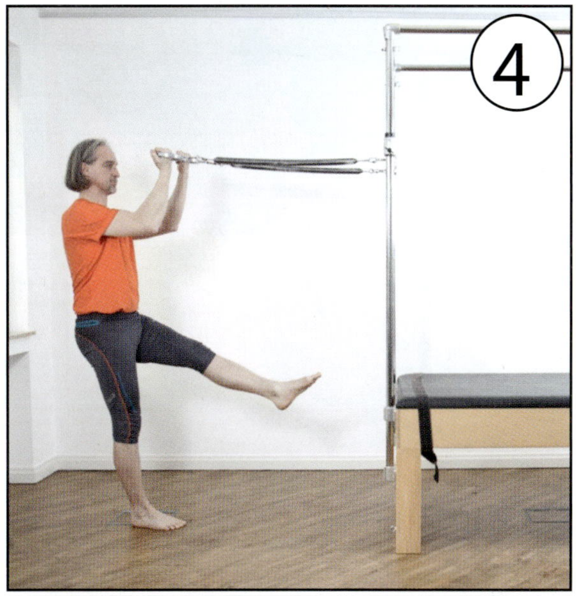

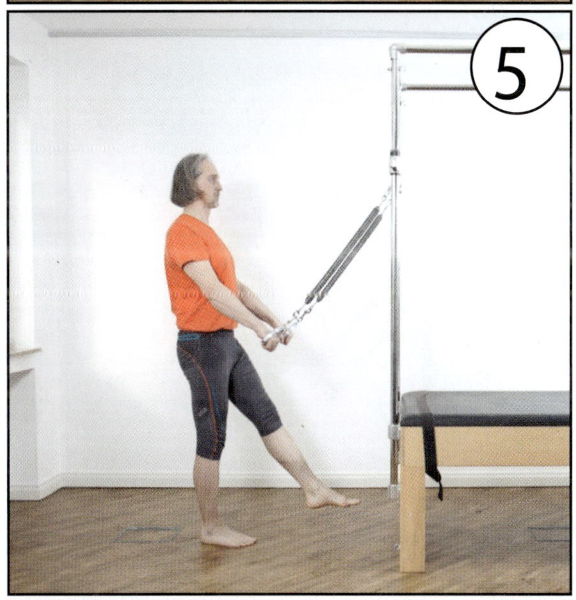

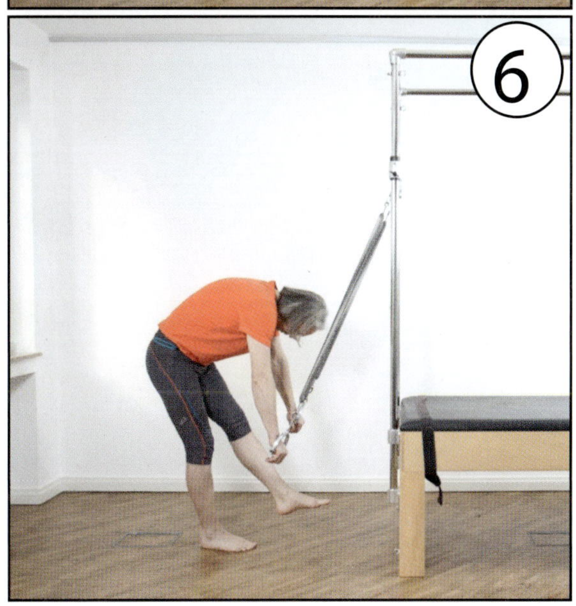

19. 스쿼트 위드 원 레그 (T) Squat with one leg (T) 2/3

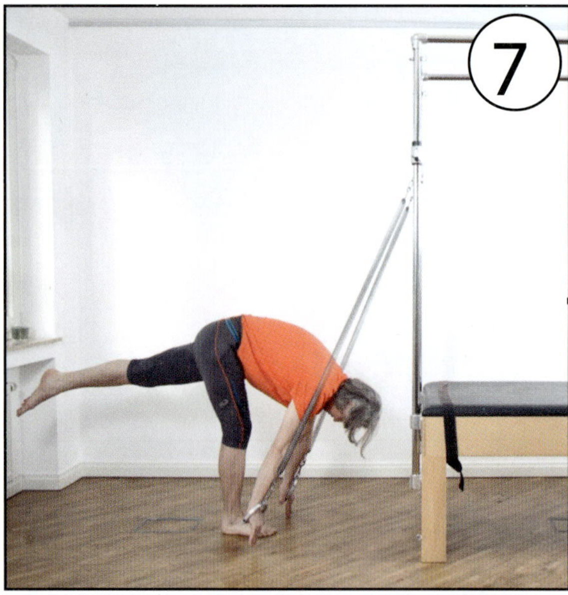

3회

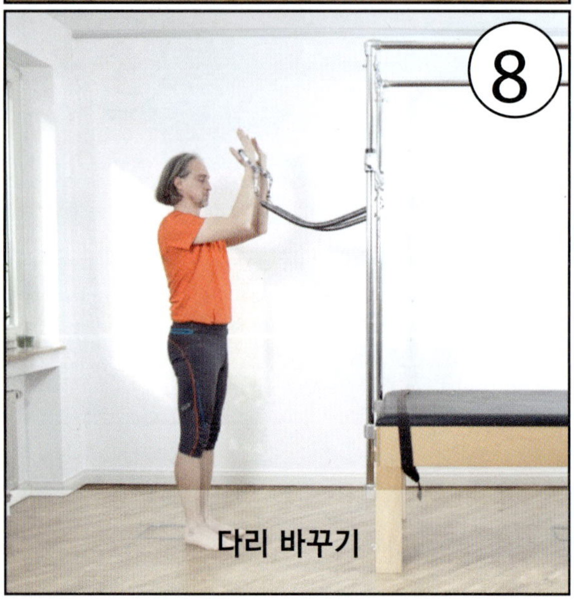

19. 스쿼트 위드 원 레그 (T) Squat with one leg (T) 3/3

시작 자세:

스프링을 살짝 어깨보다 위에 건다. 보상작용이 일어나지 않고 완벽히 동작이 실행되도록 스프링과 거리를 결정한다. 발을 평행하게 골반너비로 캐딜락의 밖에 스프링걸이를 바라보며 선다. 두 발의 간격은 발 너비 정도로 벌린다. 손은 핸들을 잡고 손바닥이 뒤로 가게하고 손가락을 편다. 스프링은 아직 긴장감은 없지만 늘어져 있지는 않는다.

운동 목적:

광배근, 삼두, 후면삼각근의 강화.
전면삼각근의 약간의 스트레칭.
긴 등근육과 둔근의 강화를 통한 몸체간의 안정화.
엉덩이 굴곡근, 무릎의 신전근, 그리고 발목의 강화.
골반과 상체로부터 다리 움직임 분리.

운동 실행: 편당 3-5회

손바닥이 위로가게 팔을 회전시킨다. 팔을 구부리고 팔꿈치가 어깨 높이가 될 때까지 팔을 들어올린다. 90°가 완벽하게 되지 않아서 광배근이 팔을 여전히 잡고 있지 않도록 주의한다. 다리 하나를 들어올린다.
꼿꼿이 세운 등을 유지한 채 팔 위치의 변화를 주지 않으면서 지지하고 서 있는 다리의 무릎을 구부린다. 지지다리 무릎은 바로 발의 중앙 앞으로 최대 발가락 끝까지 구부려진다. 구부리는 자세의 높이는 개인마다 차이가 있다.
지지다리의 뒤꿈치는 바닥에서 떨어지지 않는다. 다리를 다시 편다.
다시 팔을 몸 앞으로 시작 자세로 가져온다.
처음엔 팔을 편 채 핸들을 밀어내면서 지지하고 있는 다리를 향해서 롤다운으로 내려온다.
앞서서 앞으로 뻗고 있던 다리는 뒤로 가져온다.
동작을 하는 동안 바닥을 응시한다.
롤업으로 되돌아오고 양다리를 나란히 둔다. 다리를 바꿔 실행한다.

흔한 실수:

팔은 내회전 되면서 상체가 수그러지고 어깨가 앞으로 말린다.
팔이 구부러지고 팔꿈치는 외측으로 움직인다.
지지하는 다리 무릎이 필요이상의 압박을 받으며 발가락보다 앞으로 움직인다.
동작을 실행하는 동안 팔을 90° 보다 크게 구부리고 머리에 다소 가까이 당겨 몸체의 안면사슬근육들이 동작을 수행하게 된다.

변형 또는 응용 동작: -

금기증/주의점: -

20. 런지 (T) Lunges (T)
1/2

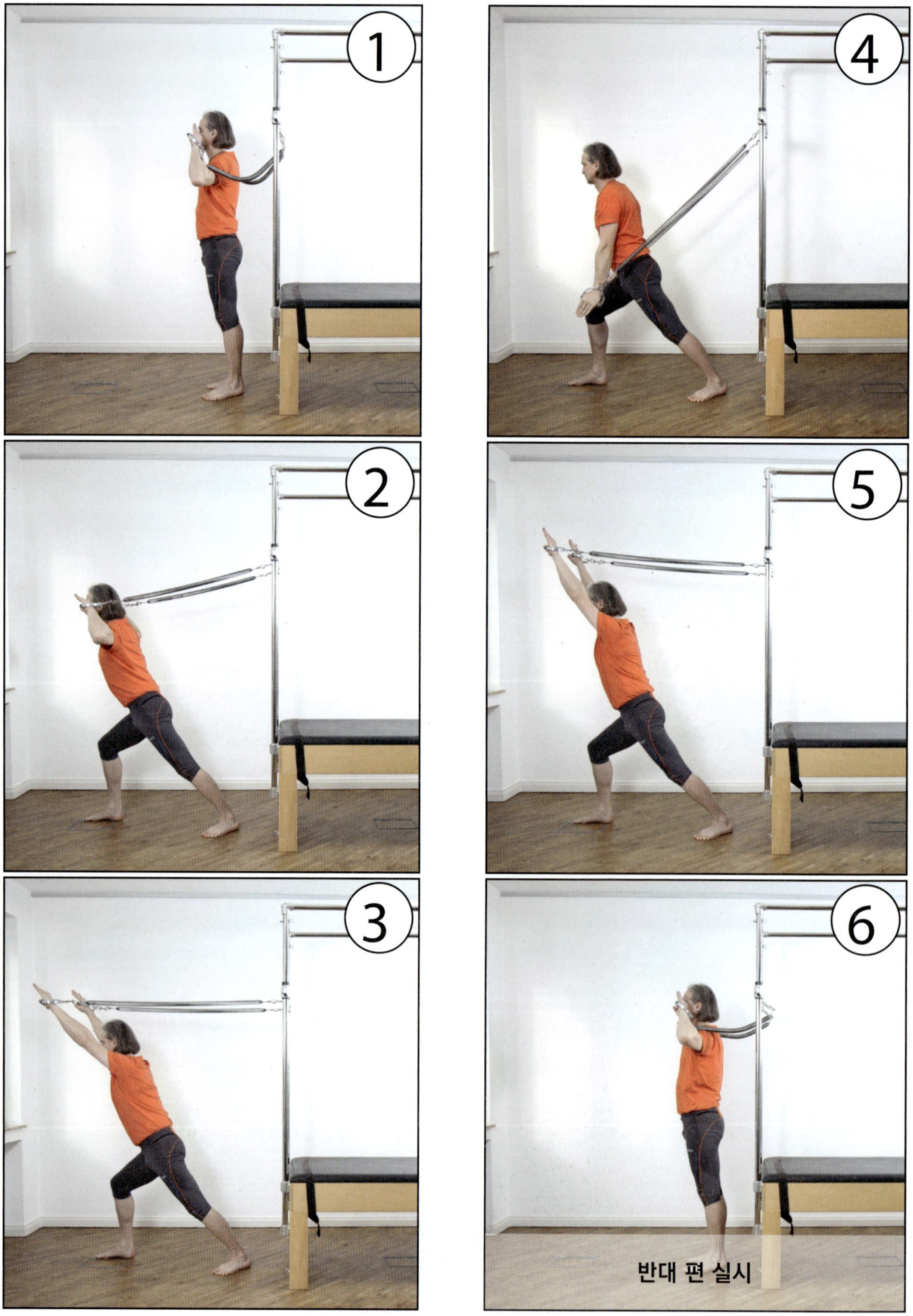

20. 런지 (T) Lunges (T)
2/2

시작 자세:

어깨높이 보다 위로 클래식 암 스프링을 건다. 보상작용이 일어나지 않고 완벽히 동작이 실행되도록 스프링과 거리를 결정한다. 보통 복싱 동작보다는 가깝고 동작 시작 단계에서는 스프링은 종종 늘어져 있는 거리이다. 캐딜락 밖으로 나와 스프링걸이 방향쪽을 등지고 작은 V 발모양으로 선다. 손가락은 펴고 핸들을 잡는다. 팔을 구부려 양손을 양쪽 얼굴 옆으로 가지고 온다.

운동 목적:

대흉근, 삼각근, 삼각근, 전거근, 극하근 그리고 이두의 강화.
복근의 안정화. 전신의 긴장감.

운동 실행: 편당 3-6회

오른 다리로 런지를 실행하다. 팔을 대각선 방향으로 양팔 평행하게 뻗는다. 옆에서 봤을 때 마치 왼쪽 뒤꿈치부터 왼쪽 손끝까지 일직선의 선이 있다고 상상한다.
곧게 편 팔을 엉덩이 앞으로 내린다. 손등에 루프나 핸들의 알루미늄 고리가 압박을 주지 않게 필요한 만큼만 손바닥을 마주보게 돌린다. 뒤꿈치부터 손가락 끝까지의 상상했던 사선으로 뻗은 직선이 다시 만들어지도록 팔을 위로 다시 올리며 되돌아간다.
뒤로 물러서서 두 다리를 모아 작은 "V"자를 만들고 손은 얼굴 옆으로 가지고 온다. 팔꿈치는 어깨 높이이다.
다리를 바꾸어 실행한다.

흔한 실수:

거리가 적절하지 않게 설정이 되어 동작 실행 중에 몸 체간이 안정적이지 않다.
견갑대의 안정화가 이루어지지 않아 끊임없이 움직인다. 팔을 앞으로 뻗었을 때 견갑대의 지나친 전인이 일어난다.
팔이 완전히 펴지지 않는다.

변형 또는 응용 동작: -

금기증/주의점: -

21. 암 서클 스탠딩 (T) Arm Circles Standing (T) 1/3

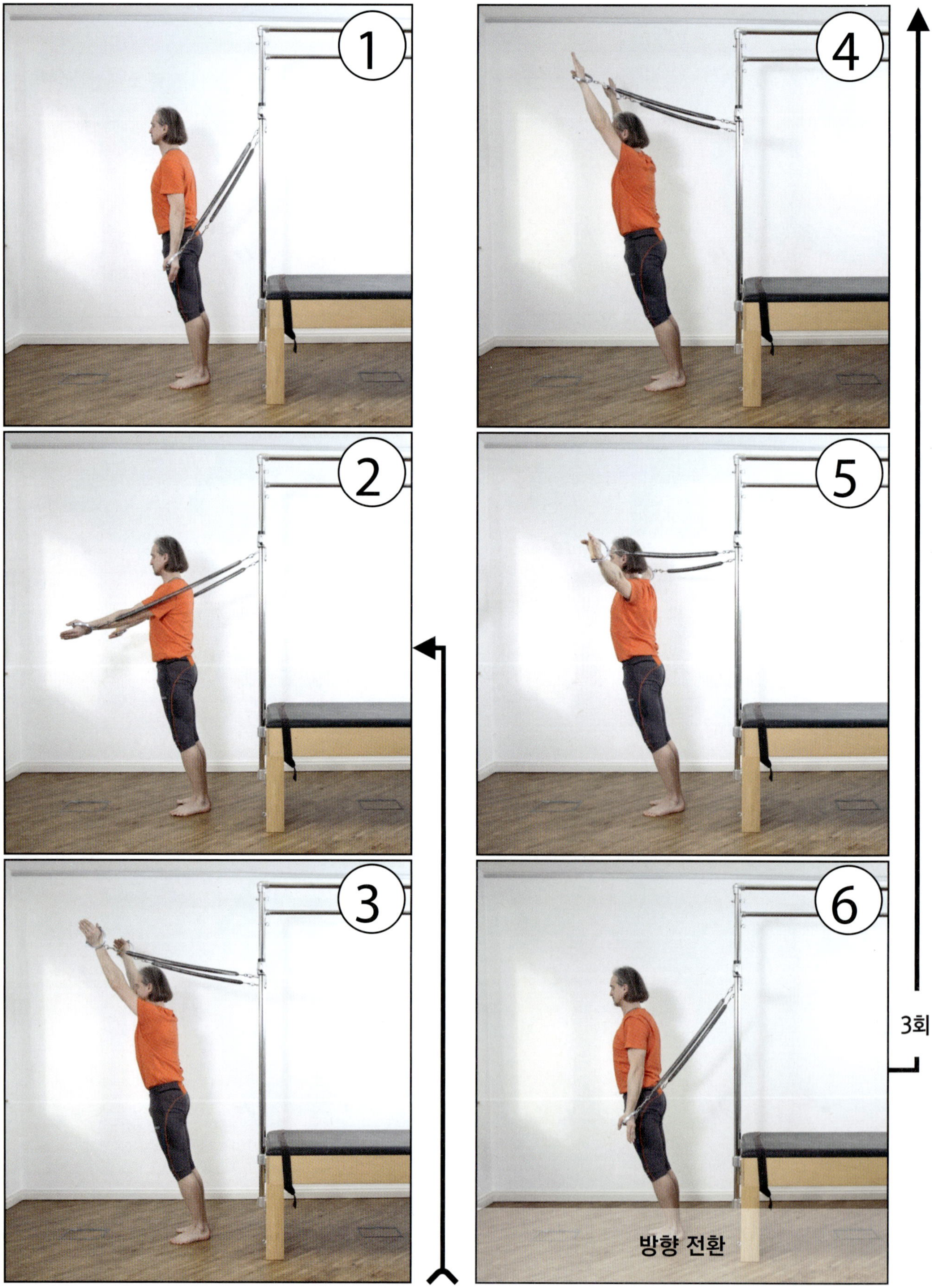

21. 암 서클 스탠딩 (T) Arm Circles Standing (T) 2/3

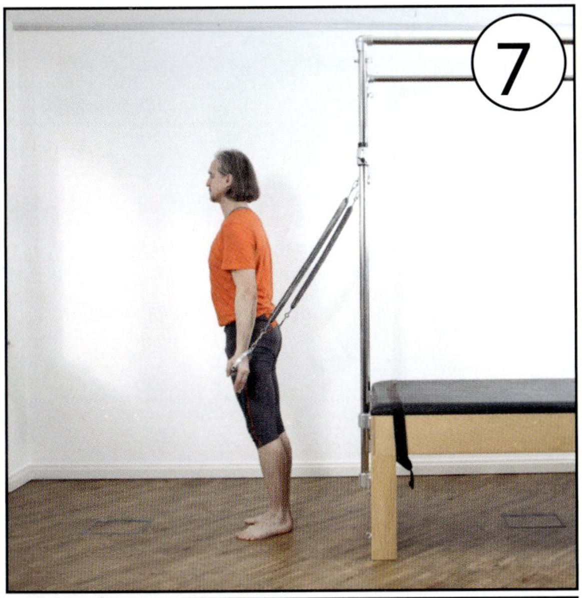

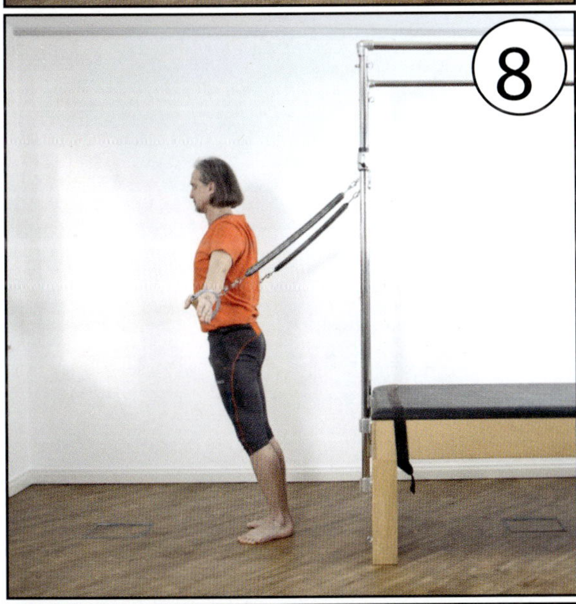

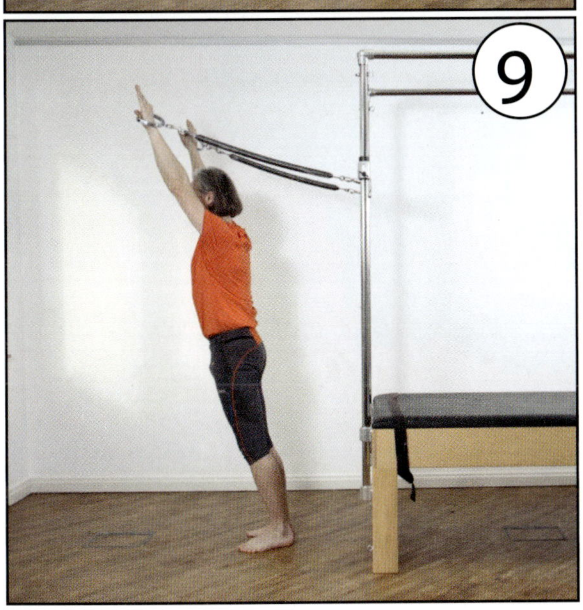

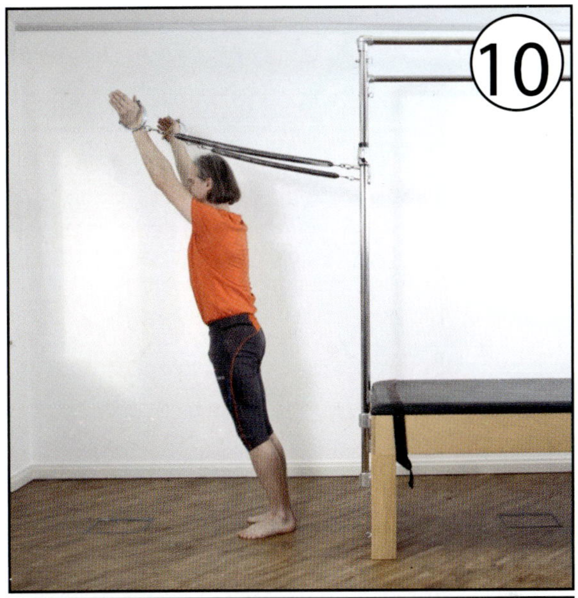

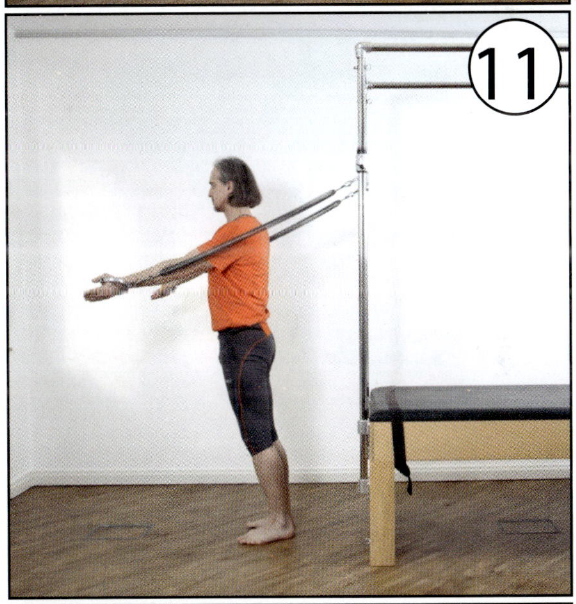

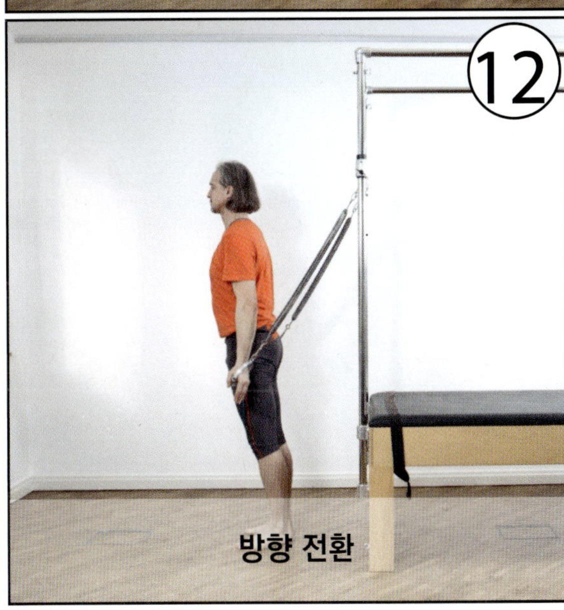

3회

21. 암 서클 스탠딩 (T) Arm Circles Standing (T) 3/3

시작 자세:

어깨높이 보다 위로 클래식 암 스프링을 건다. 보상작용이 일어나지 않고 완벽히 동작이 실행되도록 스프링과 거리를 결정한다. 캐딜락 밖으로 나와 스프링걸이 방향쪽을 등지고 작은 V 발모양으로 선다. 손가락은 펴고 핸들을 잡는다. 팔을 몸 옆에 둔다. 손바닥은 앞을 향한다.

운동 목적:

어깨의 가동범위의 증진.
어깨의 안정화.
삼각근, 대흉근, 극하근, 삼두 그리고 이두의 강화.

운동 실행: 편당 5회

방향 1: 처음에는 손바닥이 앞으로 가게 하고 두 팔을 동시에 올린다. 팔을 곧게 편 채 어깨높이까지 앞으로 올린다. 팔을 몸의 양 옆으로 보내며 아래방향으로 내려 엉덩이 옆까지 가져온다. 가능한 큰 원을 그린다. 앞에서 보면 원은 반원의 모양을 한다. 동작을 하는 동안 몸 체간과 팔은 평행한 일직선을 이룬다.
3~5회 반복하고 방향을 바꾼다.

방향 2: 손바닥을 앞으로 하고 팔을 몸의 양측으로 펴서 올린다. 팔을 올리는 동안 팔을 가능한 많이 회전시켜 손바닥이 뒤편을 향하게 한다. 팔을 몸 앞으로 내리면서 손바닥을 어깨높이에서 위를 향하게 되고 제자리로 완전히 내리면서 앞을 향하게 된다.
3~5회 반복한다.

흔한 실수:

시작 자세부터 어깨가 앞으로 말린다.
팔이 위로 향할 때 어깨도 같이 상승한다.

변형 또는 응용 동작:

어깨문제가 기존에 있는 경우, 어깨높이로 팔을 올리는 동작까지만 실행한다.

금기증/주의점:

머리 위 팔의 위치가 어깨에 다소 힘들 수 있어 어깨 문제가 있는 경우는 실행하지 않는다.

22. 트라이셉 푸쉬 아웃 (T) Triceps Push Out (T) 1/2

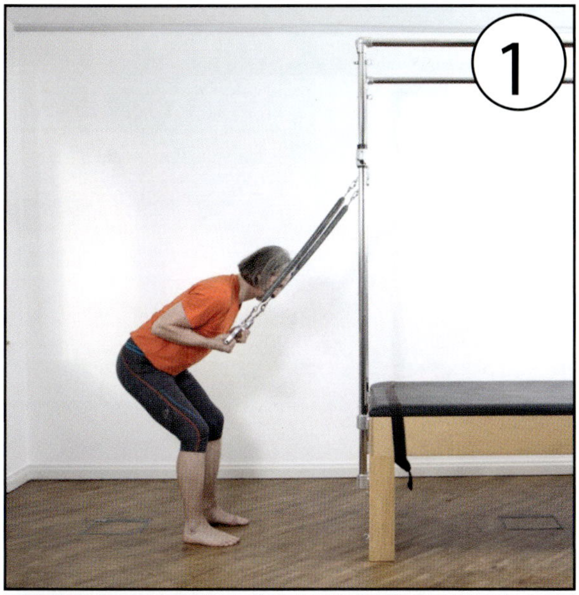

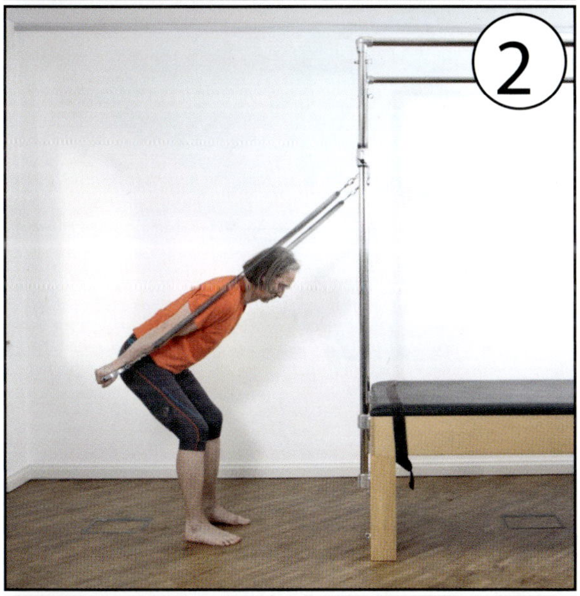

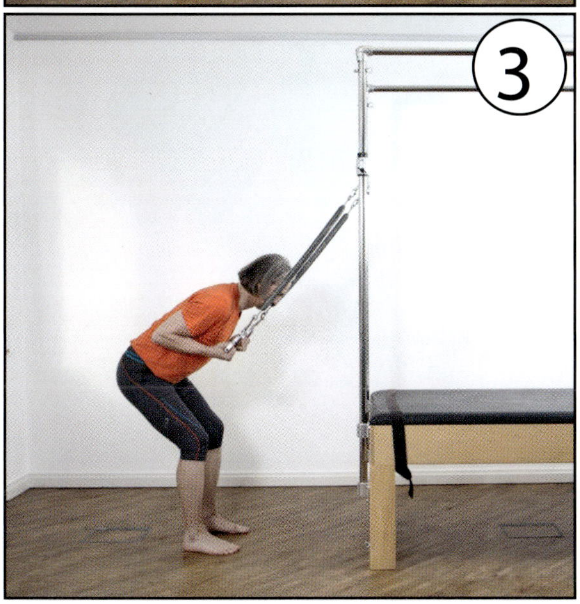

22. 트라이셉 푸쉬 아웃 (T) Triceps Push Out (T) 2/2

시작 자세:

암 스프링을 어깨 높이에 건다. 보상작용이 일어나지 않고 완벽히 동작이 실행되도록 스프링과 거리를 결정한다. 스프링걸이를 바라보며 캐딜락 밖에 발은 골반너비로 평행하게 선다. 무릎을 구부린다. 상체는 곧게 편 채 앞으로 기울인다. 머리는 상체를 따라 일직선이다. 손을 핸들을 잡고 주먹을 쥔다. 팔을 구부린다. 상완은 몸에 바짝 붙인다.

운동 목적:

광배, 삼두 그리고 후면 삼각근의 강화.
상체 전체와 다리 근육의 안정화.

운동 실행: 방향에 따라 5-10회

팔을 일직선으로 아래를 향해 뻗는다. 최대로 펴질 때까지 뒤로 팔을 보낸다. 다시 팔을 구부린다.
5~10회 반복하고 방향을 바꾼다.

흔한 실수:

상체를 너무 앞으로 구부려 바닥에 거의 평행하다.
팔꿈치와 상완이 몸 체간에서 떨어져 몸 가까이에 있지 못하고 움직인다.
팔이 완전히 펴지지 않는다.

변형 또는 응용 동작: -

금기증/주의점: -

23. 버터플라이/배트 (T) The Butterfly / The Bat (T)
1/3

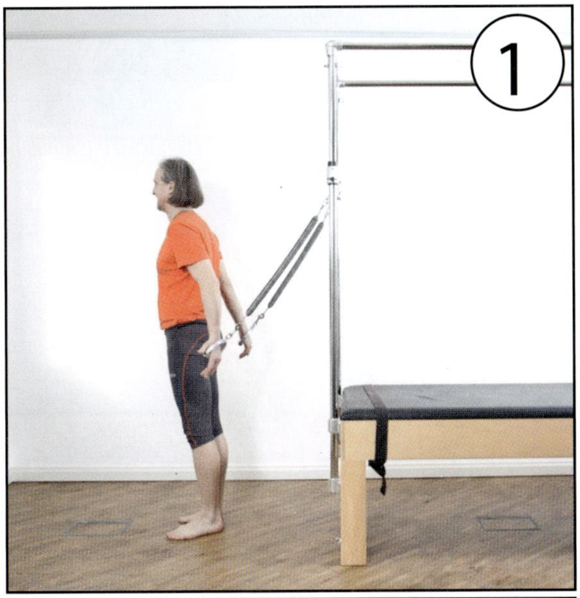

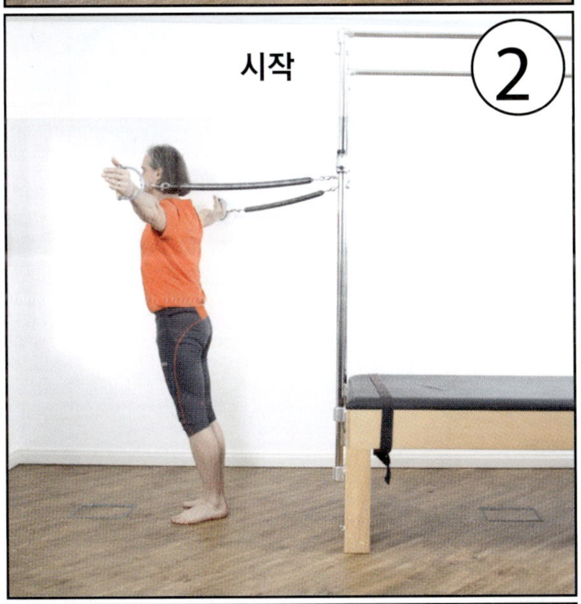

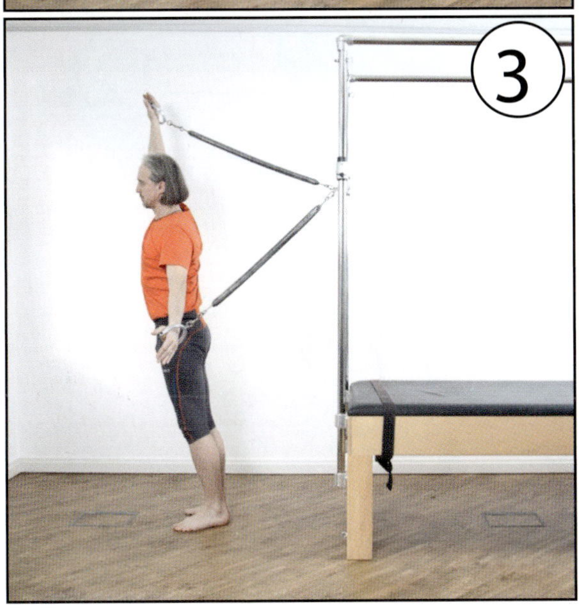

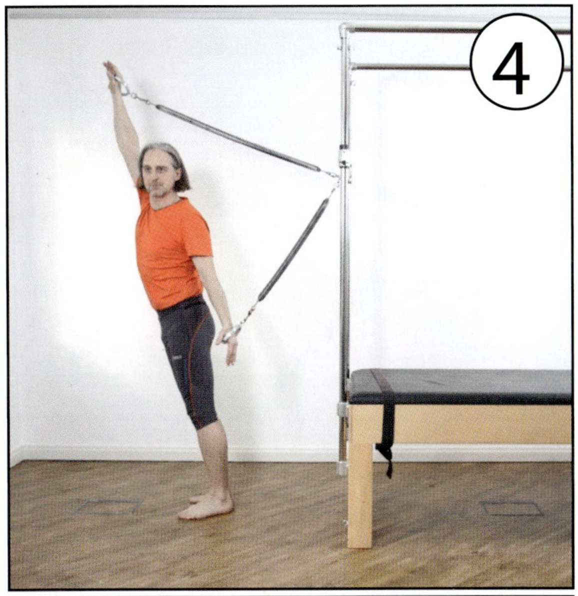

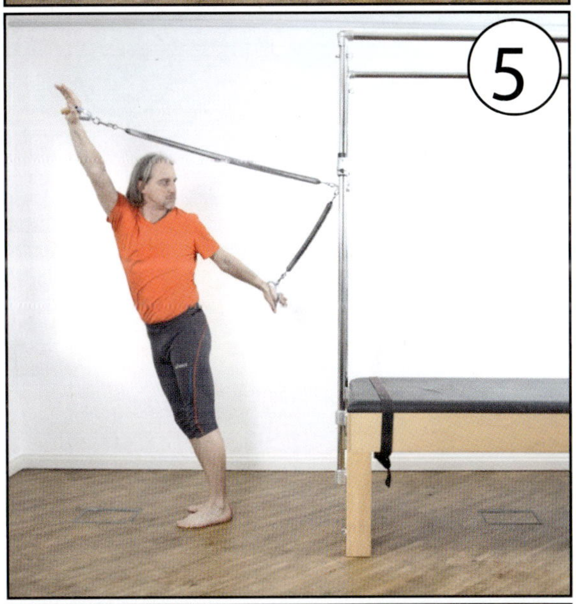

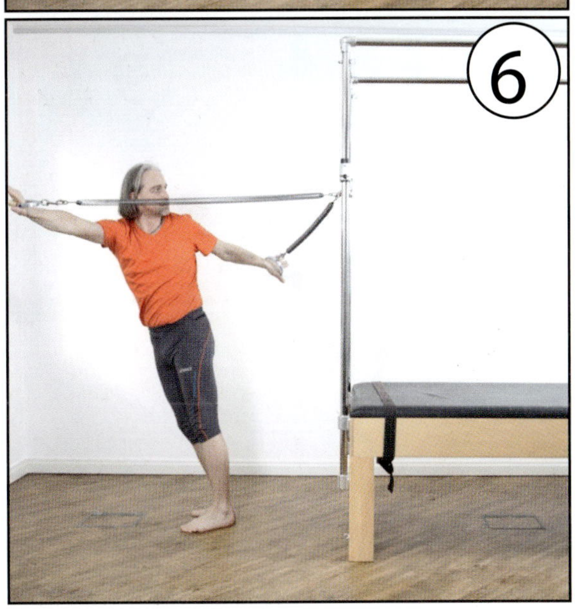

23. 버터플라이/배트 (T) The Butterfly / The Bat (T) 2/3

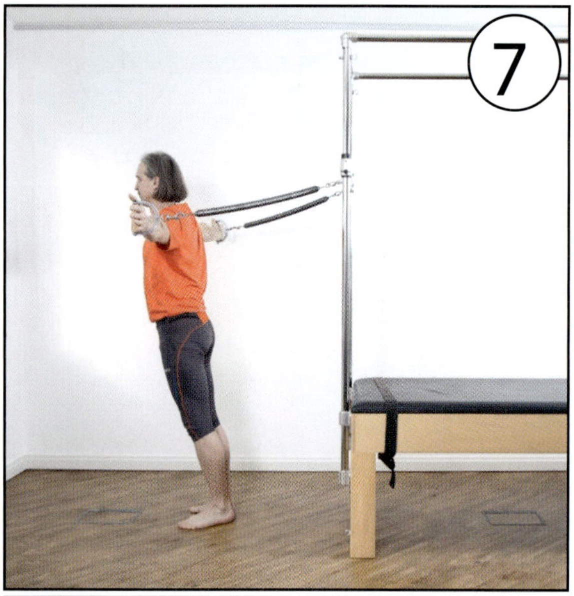

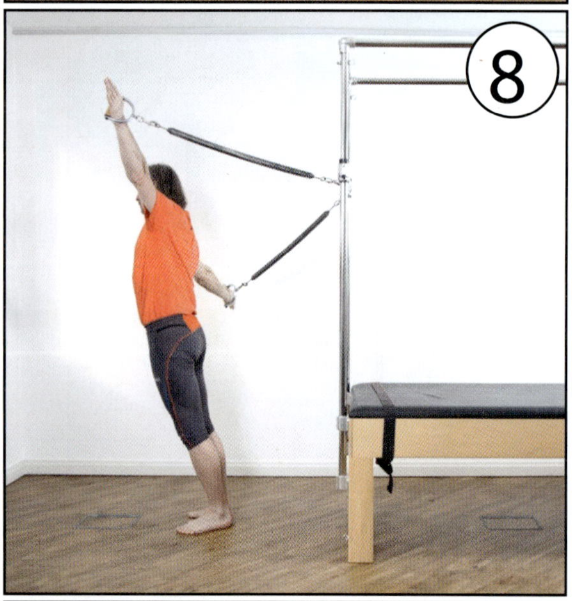

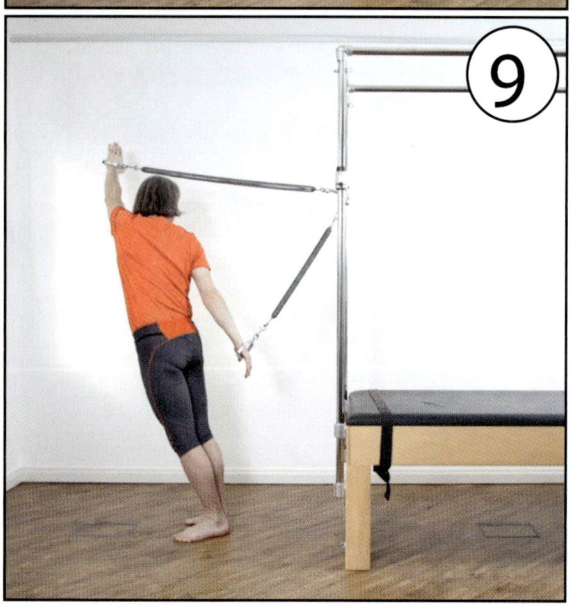

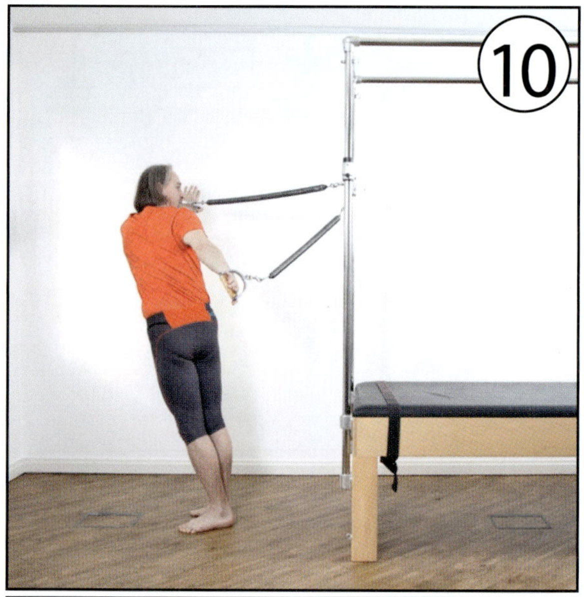

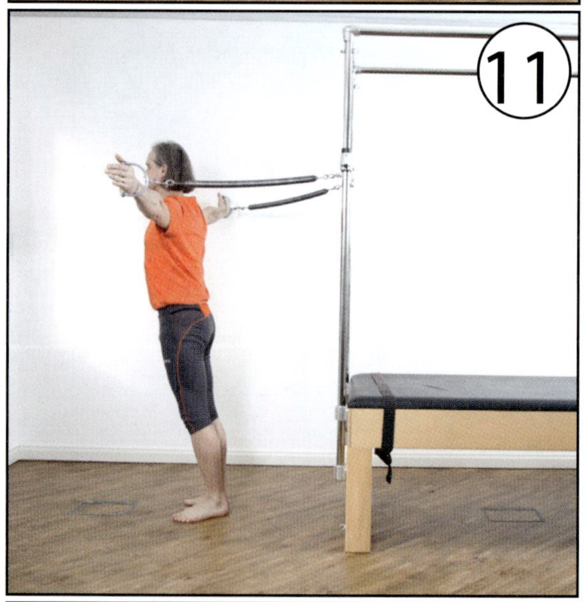

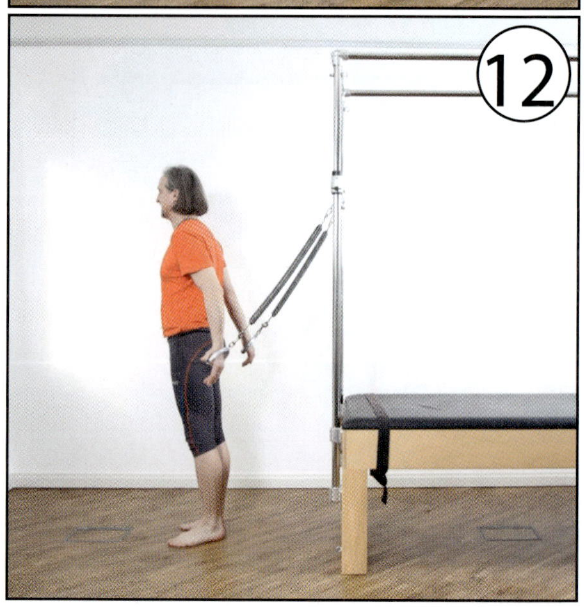

23. 버터플라이/배트 (T) The Butterfly / The Bat (T) 3/3

시작 자세:

어깨높이 보다 위로 스프링을 건다. 보상작용이 일어나지 않고 완벽히 동작이 실행되도록 스프링과 거리를 결정한다. 캐딜락 밖으로 나와 스프링걸이 방향쪽을 등지고 작은 V 발모양으로 선다. 손가락은 최대한 펴고 핸들을 잡는다. 스프링은 아직 긴장감은 없지만 늘어져 있지는 않는다. 어깨보다 살짝 낮은 위치가 되도록 팔을 올렸다가 양측 옆으로 뻗어낸다.

운동 목적:

특별히 약간의 저항을 가진 회전에서 흉추에서의 가동성.
복사근과 삼각근의 강화.
어깨 안정화 근육들의 협응 훈련.

운동 실행: 3-5세트

오른 팔을 귀까지 올리고 동시에 왼팔은 몸의 왼편으로 내리면서 살짝 왼편으로 외회전한다.
흉추에서부터 왼편으로 회전하고 몸을 외측 굴곡한다. 상체가 가동범위의 최대치에 이르러서야 골반이 따라간다. 상체는 아치형을 이루고 있다. 상체가 완전히 90°로 회전할 때까지 오른팔을 귀에 가까이 유지한다. 그 후에 천천히 오른팔을 살짝 어깨 아래까지 위치하게 내리면서 왼팔을 살짝 어깨 아래까지 위치하게 올린다.
동작을 하는 내내, 스프링의 저항감을 유지한다.
같은 높이에서 자석이 서로 밀어내는 것처럼 양 팔을 서로 멀어지게 벌리면서 굴곡시킨 상체의 회전을 증가시킨다.
캐딜락을 바라보며 뒤로 돌아보듯 시선을 뒤로하게 회전한다.
허그 동작의 시작 자세처럼 양팔을 똑같은 시작 자세로 돌아올 때까지 같은 방법으로 회전하며 되돌아간다.
방향을 바꾼다.
왼팔을 귀까지 올리고 동시에 오른팔은 몸의 오른편으로 내리면서 살짝 오른편으로 외회전한다.
흉추에서부터 오른편으로 회전하고 몸을 외측 굴곡한다. 상체가 가동범위의 최대치에 이르러서야 골반이 따라간다. 상체는 아치형을 이루고 있다. 상체가 완전히 90°로 회전할 때까지 왼팔을 귀에 가까이 유지한다. 그 후에 천천히 왼팔을 살짝 어깨 아래까지 위치하게 내리면서 오른팔을 살짝 어깨 아래까지 위치하게 올린다.
동작을 하는 내내, 스프링의 저항감을 유지한다.
같은 높이에서 자석이 서로 밀어내는 것처럼 양 팔을 서로 멀어지게 벌리면서 굴곡시킨 상체의 회전을 증가시킨다.
캐딜락을 바라보며 뒤로 돌아보듯 시선을 뒤로하게 회전한다.
허그 동작의 시작 자세처럼 양팔을 똑같은 시작 자세로 돌아올 때까지 같은 방법으로 회전하며 되돌아간다.

흔한 실수:

처음부터 외측굴곡이 안된다.
등이 펴져서 동작을 하는 동안 굴곡이 사라진다.
동작의 끝 단계에서 팔이 서로 멀어지지 않는다.
동작의 끝 단계에서 뒤를 돌아보면서 팔이 같은 높이에 있지 않다.

변형 또는 응용 동작: -

금기증/주의점: -

24. 풀 버터플라이/풀 배트 (T) Full Butterfly / Full Bat (T) 1/4

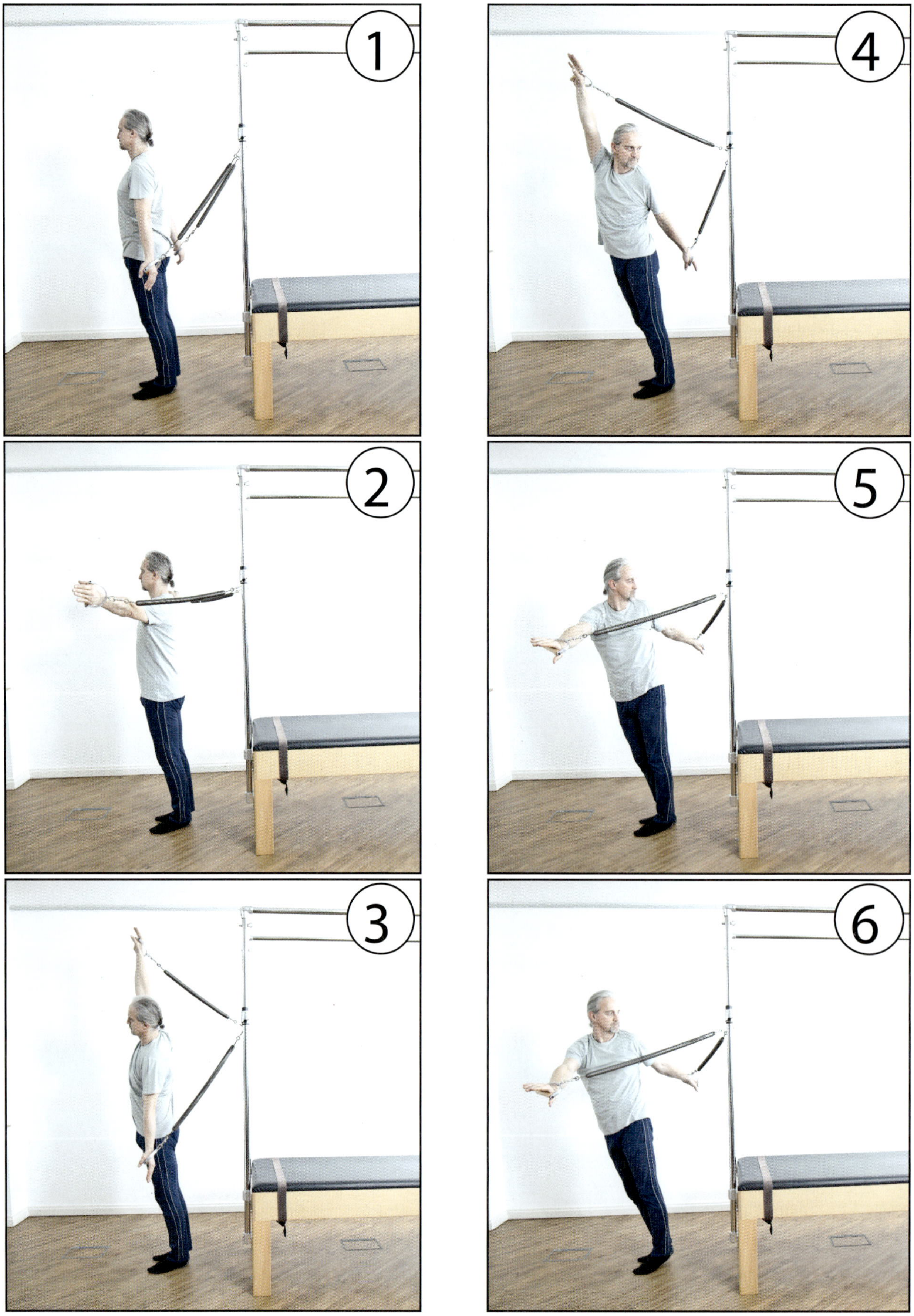

24. 풀 버터플라이/풀 배트 (T) Full Butterfly / Full Bat (T)
2/4

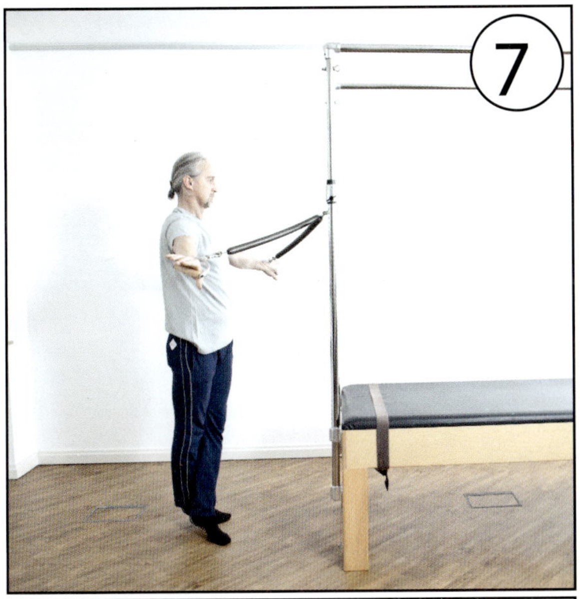

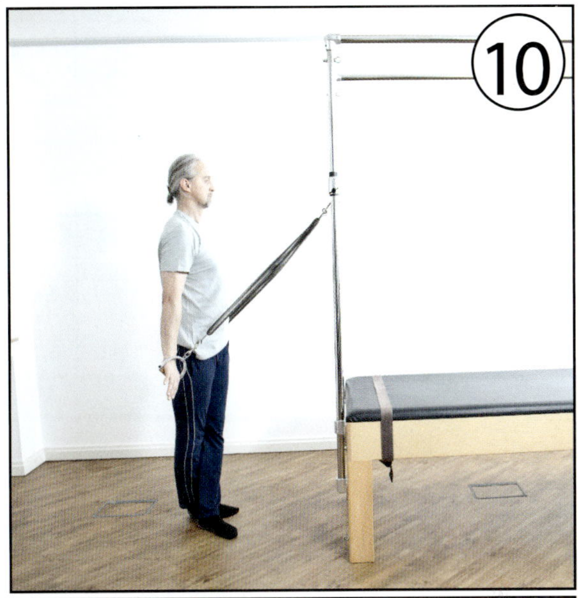

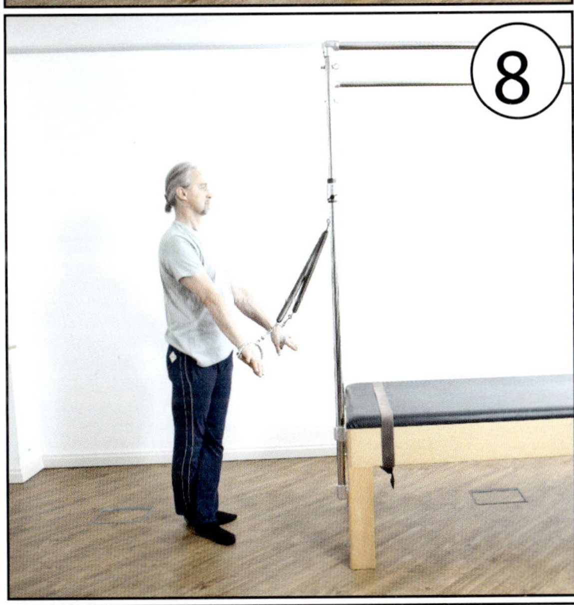

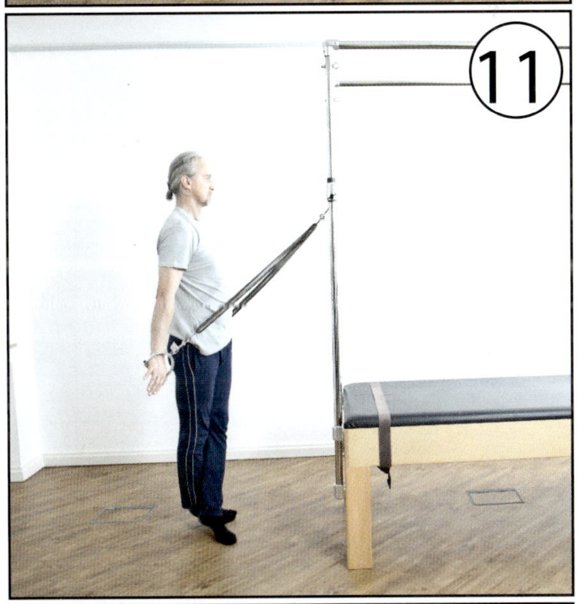

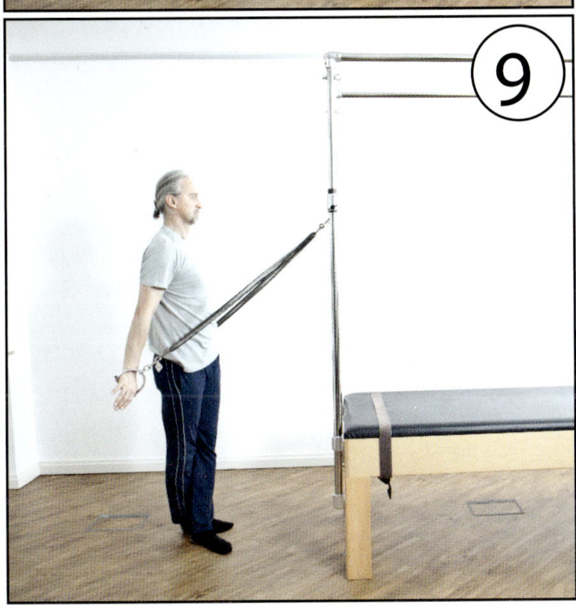

3회

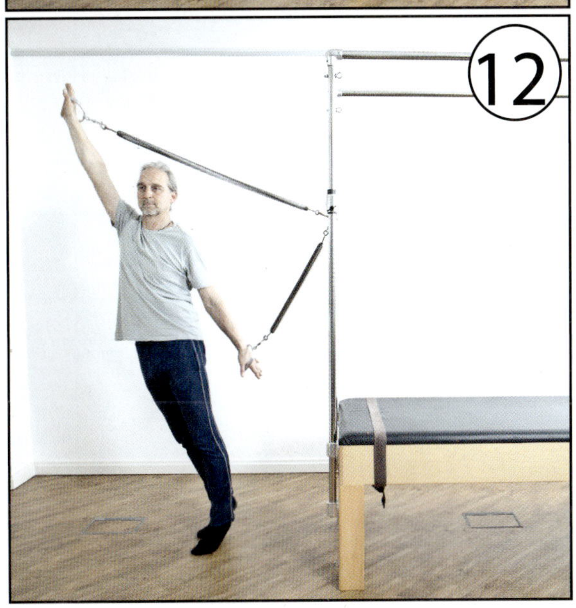

24. 풀 버터플라이/풀 배트 (T) Full Butterfly / Full Bat (T) 3/4

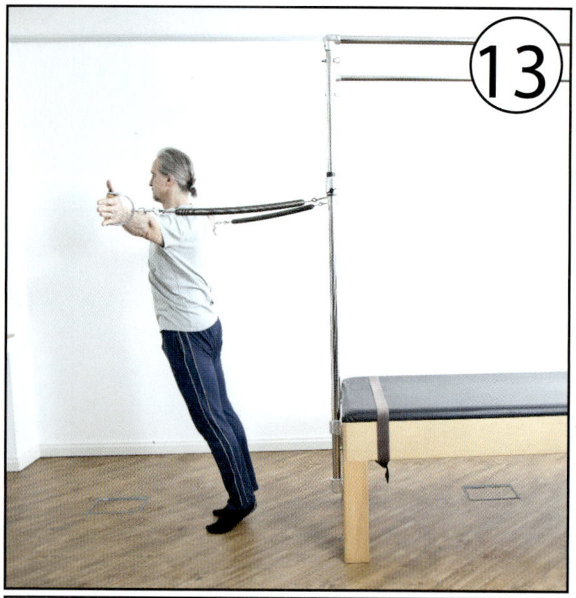

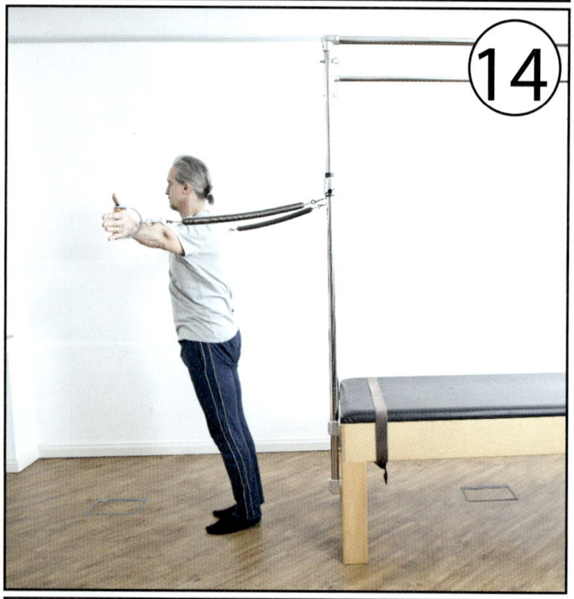

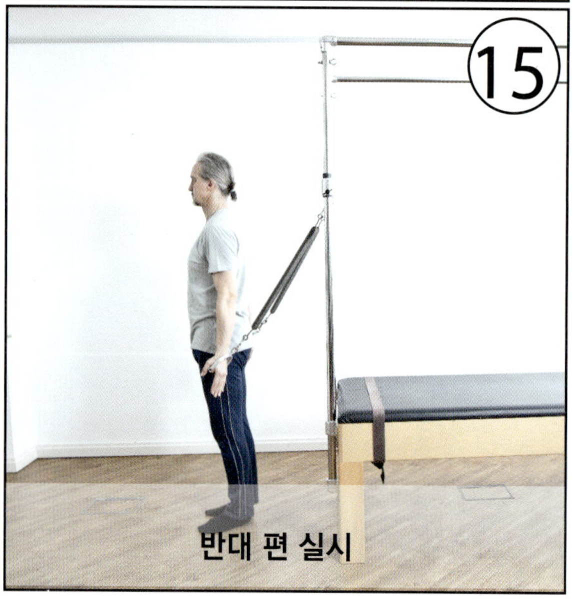

시작 자세:

어깨높이 보다 위로 스프링을 건다. 보상작용이 일어나지 않고 완벽히 동작이 실행되도록 스프링과 거리를 결정한다. 캐딜락 밖으로 나와 스프링걸이 방향쪽을 등지고 작은 V 발모양으로 선다. 손가락은 최대한 펴고 핸들을 잡는다. 스프링은 아직 긴장감은 없지만 늘어져 있지는 않는다. 어깨보다 살짝 낮은 위치가 되도록 팔을 올렸다가 양측 옆으로 뻗어낸다.

운동 목적:

특별히 약간의 저항을 가진 회전에서 흉추에서의 가동성.
복사근과 삼각근의 강화.
어깨 안정화 근육들의 협응 훈련.

24. 풀 버터플라이/풀 배트 (T) Full Butterfly / Full Bat (T) 4/4

운동 실행: 3-5세트

오른 팔을 귀까지 올리고 동시에 왼팔은 몸의 왼편으로 내리면서 살짝 왼편으로 외회전한다.
흉추에서부터 왼편으로 회전하고 몸을 외측 굴곡한다. 상체가 가동범위의 최대치에 이르러서야 골반이 따라간다.
상체는 아치형을 이루고 있다. 상체가 완전히 90°로 회전할 때까지 오른팔을 귀에 가까이 유지한다. 그 후에 천천히 오른팔을 살짝 어깨 아래까지 위치하게 내리면서 왼팔을 살짝 어깨 아래까지 위치하게 올린다.
동작을 하는 내내, 스프링의 저항감을 유지한다.
같은 높이에서 자석이 서로 밀어내는 것처럼 양 팔을 서로 멀어지게 벌리면서 굴곡시킨 상체의 회전을 증가시킨다.
뒤꿈치를 들어 발 끝으로 서서 몸이 캐딜락을 바라보게 될 때까지 발을 돌려 회전한다. 뒤꿈치를 내리고 팔을 몸의 양측으로 가져온다. 몸을 스치듯이 팔을 몸 뒤로 당기기를 3회 반복한다.
그리고 다시 발끝으로 서서 팔을 올리고 같은 방법으로 허그 동작의 시작 자세와 같이 양 팔을 회전시켜 돌아온다.
뒤꿈치를 다시 내린다.
반대편으로 동작을 실행한다.
왼팔을 귀까지 올리고 동시에 오른팔은 몸의 오른편으로 내리면서 살짝 오른편으로 외회전한다.
흉추에서부터 오른편으로 회전하고 몸을 외측 굴곡한다. 상체가 가동범위의 최대치에 이르러서야 골반이 따라간다.
상체는 아치형을 이루고 있다. 상체가 완전히 90°로 회전할 때까지 왼팔을 귀에 가까이 유지한다. 그 후에 천천히 왼팔을 살짝 어깨 아래까지 위치하게 내리면서 오른팔을 살짝 어깨 아래까지 위치하게 올린다.
동작을 하는 내내, 스프링의 저항감을 유지한다.
같은 높이에서 자석이 서로 밀어내는 것처럼 양 팔을 서로 멀어지게 벌리면서 굴곡시킨 상체의 회전을 증가시킨다.
캐딜락을 바라보며 뒤로 돌아보듯 시선을 뒤로하세 회전한다.
뒤꿈치를 들어 발 끝으로 서서 몸이 캐딜락을 바라보게 될 때까지 발을 돌려 회전한다. 뒤꿈치를 내리고 팔을 몸의 양측으로 가져온다. 몸을 스치듯이 팔을 몸 뒤로 당기기를 3회 반복한다.
그리고 다시 발끝으로 서서 팔을 올리고 같은 방법으로 허그 동작의 시작 자세와 같이 양 팔을 회전시켜 돌아온다.
뒤꿈치를 다시 내린다.

흔한 실수:

처음부터 외측굴곡이 안된다.
등이 펴져서 동작을 하는 동안 굴곡이 사라진다.
동작의 끝 단계에서 팔이 서로 멀어지지 않는다.
동작의 끝 단계에서 뒤를 돌아보면서 팔이 같은 높이에 있지 않다.

변형 또는 응용 동작: -

금기증/주의점: -

로잉 시리즈를 위한 머리말
Preliminary remarks for the Rowing series

로잉시리즈는 전통적으로 리포머 위에서 구현되는 동작이며 6가지 동작으로 구성이 되어있다.

한 시리즈에서 보통 다음과 같은 구성으로 실행된다:

- 로잉백 1 – 인투 더 스터넘 (Into the Sternum)
- 로잉백 2 – 나인티 디그리 (90 Degrees)
- 로잉프론트 1 – 프롬 더 체스트 (from the chest)
- 로잉프론트 2 – 프롬 더 힙 (From the Hips)
- 쉐이빙
- 허그

본 시리즈는 전통적으로는 리포머 워크아웃의 초반에 풋워크, 헌드레드, 오버헤드 그리고 코디네이션이 끝나고 나서 실행된다. 어드밴스 리포머 동작 중에 하나이며 베이직과 중급인 인터미디어트에서는 생략된다.

여러가지 측면에서 힘든 동작임을 분명히 알 수 있다. 필라테스의 협응이라는 측면에서 봤을 때 시리즈 중에서 처음 네 동작이 가장 힘든 동작들이고 어깨 부위의 특별한 주의를 요할 수 있다. 조셉 필라테스는 캐딜락에서 로잉시리즈를 실행하지는 않았던 것으로 짐작된다.

대신, 몇몇 필라테스 강사들에 의하면 리포머 동작을 캐딜락 동작으로 응용을 많이 한 로마나 크로자노브스카 (Romana Kryzanowska)가 구현한 것이라고 한다. 캐딜락에서 시리즈 동작들은 리포머에서 하는 것과는 완전히 다르며 그 흐름 또한 같은 방법으로 진행되지 않는다.

스프링걸이를 마주하는 후면 동작들은 특히 캐딜락에서는 지나치게 어렵거나 또는 지나치게 쉽다. 적정한 거리를 찾는 게 쉽지 않기 때문이다. 따라서 일대일 개인 레슨에서는 리포머에서 로잉 시리즈를 실행할 것을 권고한다. 그룹레슨에서는 타워를 사용한 로잉 시리즈가 좋은 추가사항이 될 수 있다.

25. 로잉-인투 더 스터넘 (T) Rowing - Into the Sternum (T) 1/3

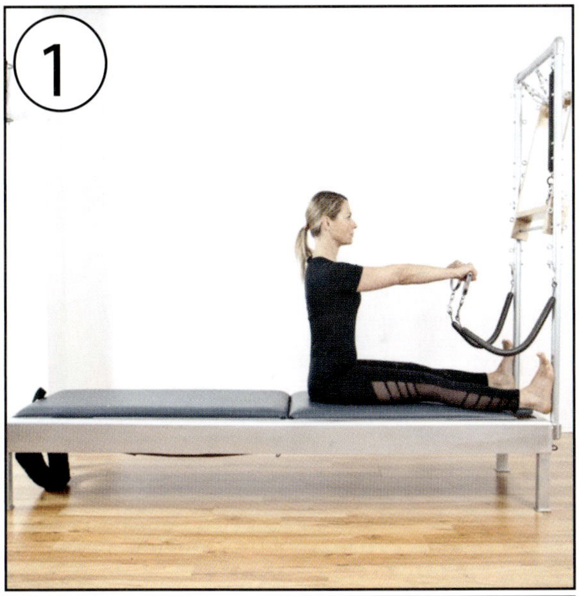

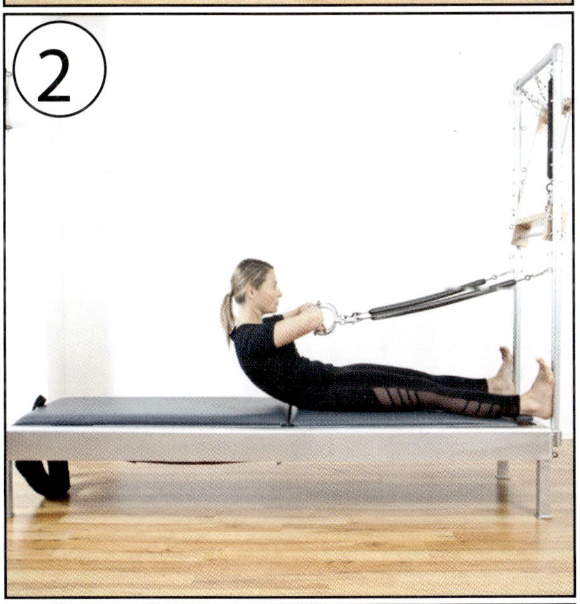

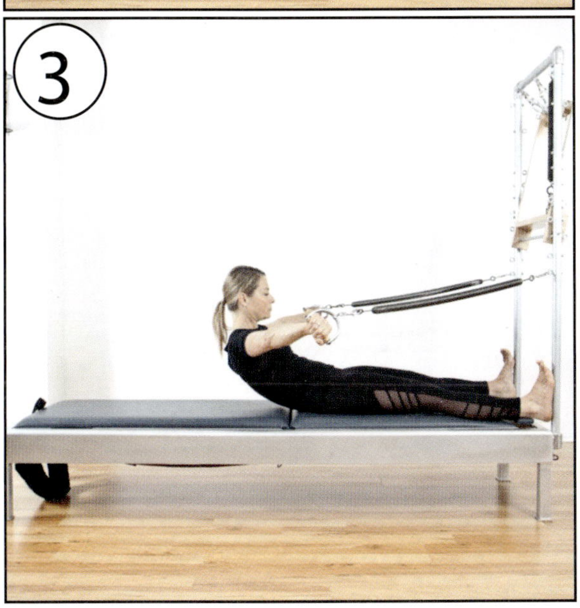

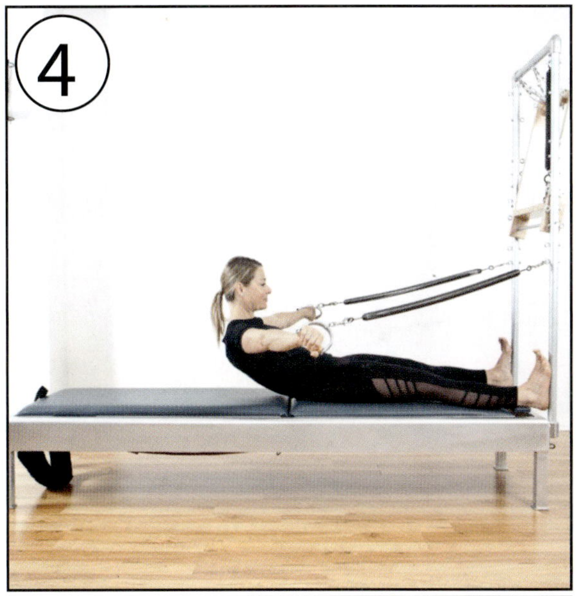

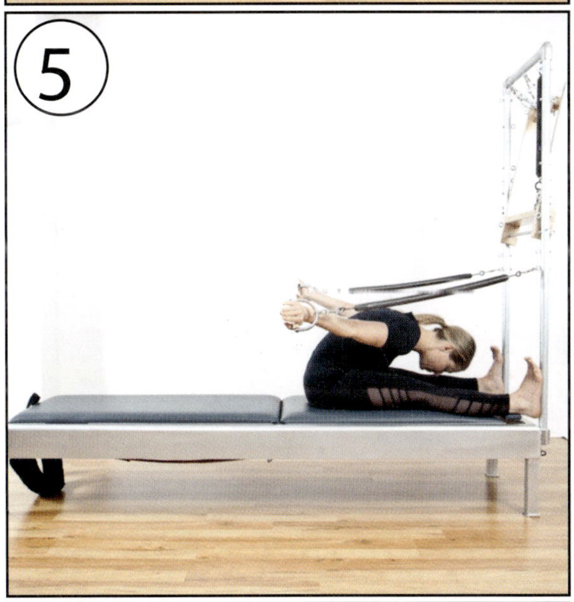

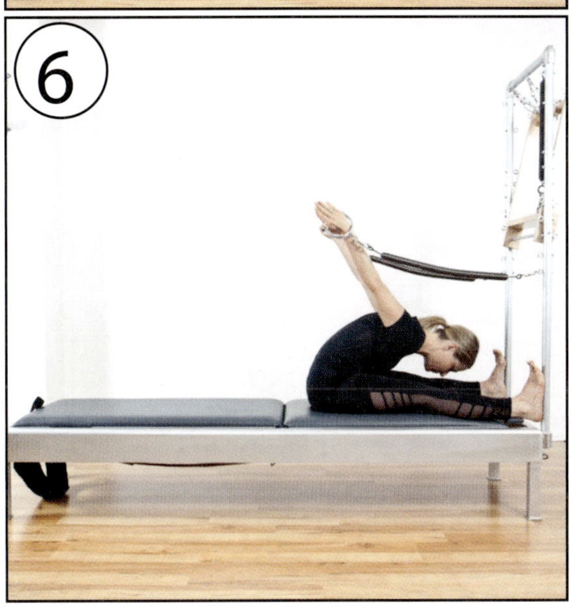

25. 로잉-인투 더 스터넘 (T) Rowing - Into the Sternum (T) 2/3

7

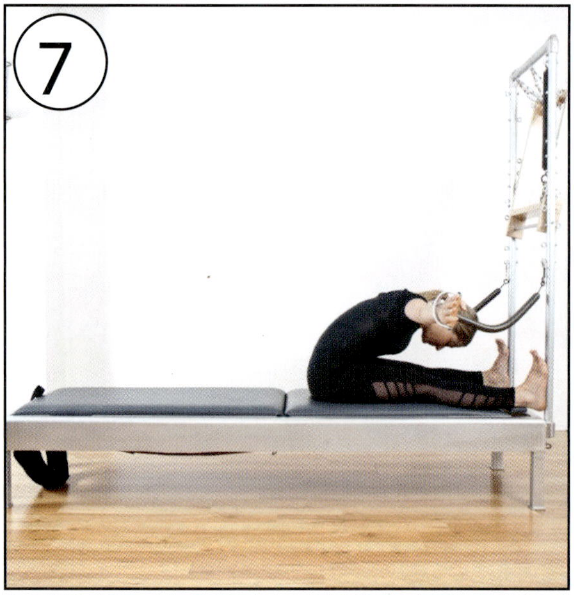

8

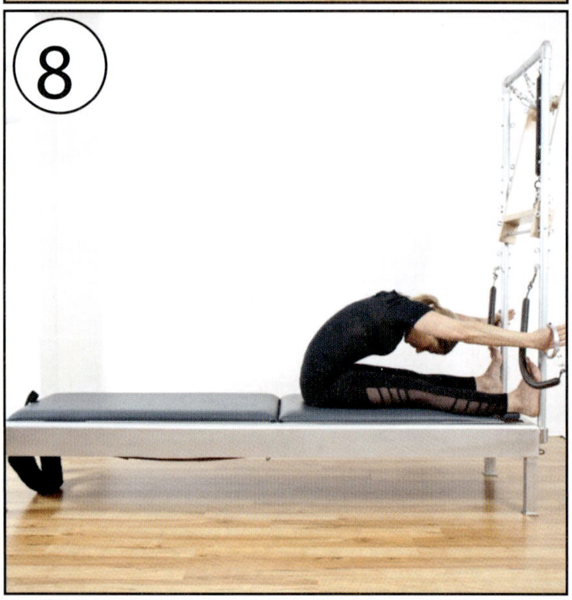

9

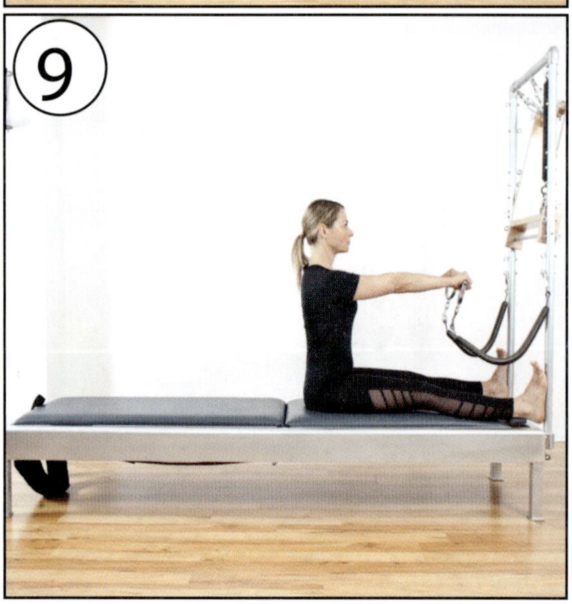

25. 로잉-인투 더 스터넘 (T) Rowing - Into the Sternum (T) 3/3

시작 자세:

보상작용 없이 완벽한 동작이 되도록 스프링을 선택한다. 암 스프링을 55cm 높이에 걸고 캐딜락 세로 기둥에 발바닥과 뒤꿈치를 붙이고 앉는다. 팔은 캐딜락 매트와 평행하도록 앞으로 뻗어 있다. 손바닥은 매트를 향하게 한다. 좌우 좌골결절을 서로 가까워지게 안으로 말고 복부를 등쪽과 상흉부 방향으로 밀착시켜 끌어당겨 앉아있는 자세로 동작을 준비한다.

운동 목적:

복근의 강화.
특히 후면 어깨 근육의 강화.
가슴, 어깨, 그리고 등근육의 스트레칭.

운동 실행: 3회

팔을 구부리고 팔꿈치를 외측으로 빼고 손가락 관절을 서로 맞대어 놓는다. 전완은 내측으로 회전시켜 손바닥이 앞쪽 아래방향으로 향하게 하고 엄지 손가락은 심장을 향하게 세팅한다. 핸들과 스프링은 아래로 늘어져 있다. 손은 한 손 너비 정도 떨어져 가슴 앞에 둔다. 동시에 매트 위로 골반부터 둥글게 말아서, 손의 위치는 변함없이 가슴 앞에 두고, 반 정도 내려온다(최대 요추 높이까지 내려온다). 상흉부와 머리는 변함없이 위를 향하고 있다.
팔을 옆으로 곧게 펴고, 손바닥은 뒤로 그리고 아래 방향을 향해 돌린다. 높이를 유지하며 팔을 뒤로 당긴다 (그림 4에서 5). 그 후에 상체를 구부려 무릎을 향해 가능한 깊숙히 머리가 떨어지게 하고 팔을 아래와 뒤로 당긴다(그림 6). 만약 어깨의 유연성이 좋다면, 깍지를 끼거나 손을 서로 닿게 한다. 어깨의 유연성이 떨어지는 경우는, 팔을 평행하게 유지한다. 이제 팔을 등 뒤에서 천장을 향해 가능한 멀리 끌어올린다(그림 7). 깍지를 꼈다면 우선 손을 풀어주고 진행한다. 손바닥을 바닥으로 가게 돌린다(엄지손가락은 외측을 향한다).
큰 원을 그리며 두 다리 사이로 팔을 앞으로 가지고 온다. 보통 손목은 캐딜락의 세로 기둥을 지나기 위해 한번 회전해야만 한다. 핸들이 시작 자세처럼 맞는 위치에 있는지 확인을 한다(아래로 늘어져 있는). 마치 벽을 기대고 있듯 롤업으로 척추 하나하나 다시 세우고 팔을 앞으로 뻗는다(손바닥은 아래를 향하고 있다).

흔한 실수:

흉추가 바닥에 닿을 정도로 너무 많이 롤다운한다.
상체가 앞으로 구부러지기 전에 팔이 뒤로 당겨져 있지 않는다(그림 4-5).

변형 또는 응용 동작:

세로 기둥을 데고 있지 않고 다리를 평행하게 둔다.
더 이상의 변형은 위에 이미 설명이 되었다.
전통적으로 팔을 천장으로 뻗고 있는 자세에서는 (그림 7) 손바닥은 아래로 회전하지 않고 앞으로 올 때 회전한다. 하지만 이것은 어깨를 위해서는 적절한 자세가 아니므로 여기서는 조금 다르게 권한다.

금기증/주의점:

본 동작은 어깨에 매우 무리가 가는 동작이어서 기존의 어깨 문제가 있었다면 어깨에 문제가 생길 수 있다.
동작을 하면서 어깨에 통증이 생기면, 동작을 지속하지 않는다. 동작 중에 통증이 없는 구간이 있다면 그 부분을 실행하고 시작 자세로 돌아가면서 통증이 올라오지 않는 각도를 찾는다.

26. 로잉-나인티 디그리즈 (T) Rowing - 90 Degrees (T) 1/3

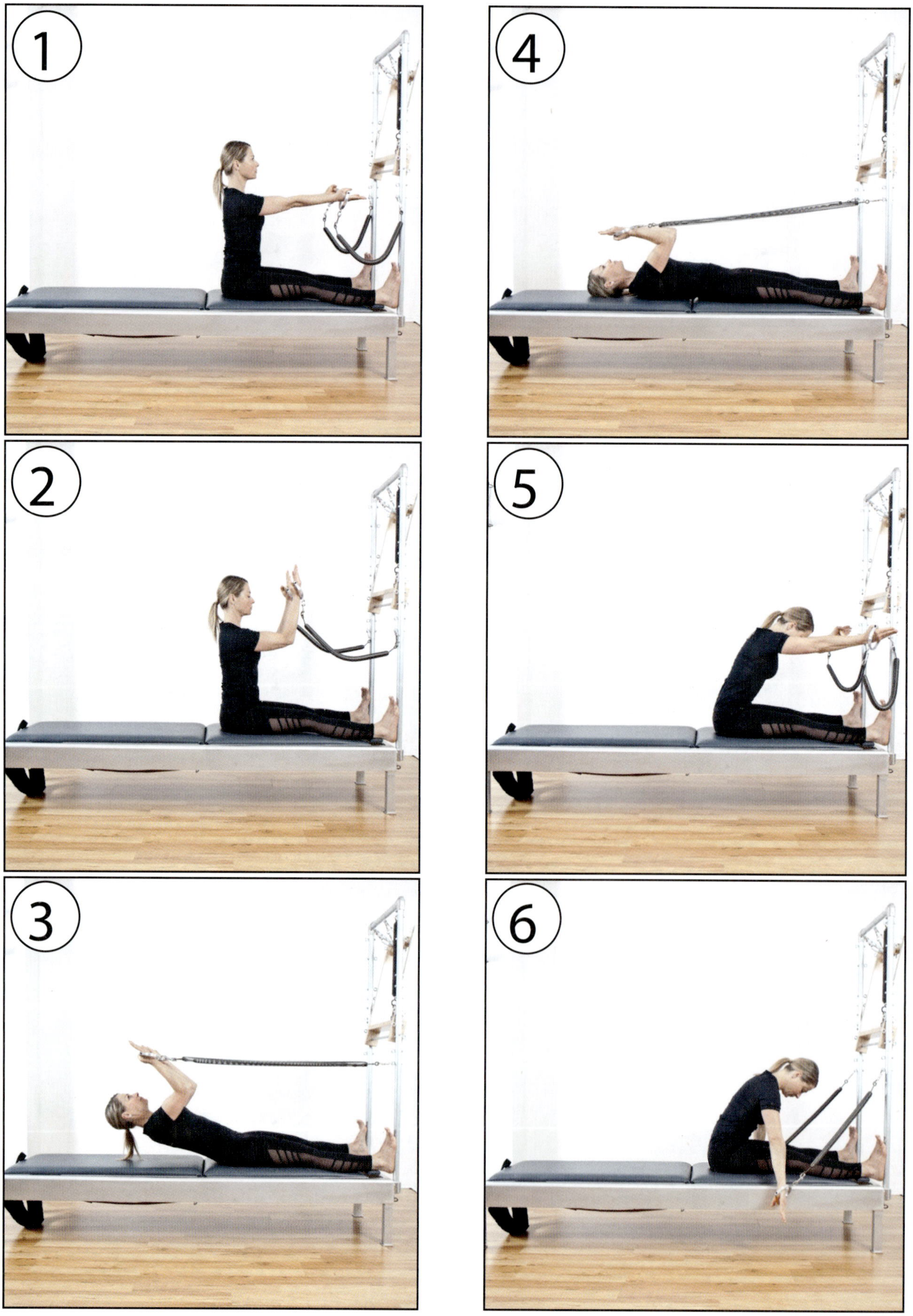

26. 로잉-나인티 디그리즈 (T) Rowing - 90 Degrees (T) 2/3

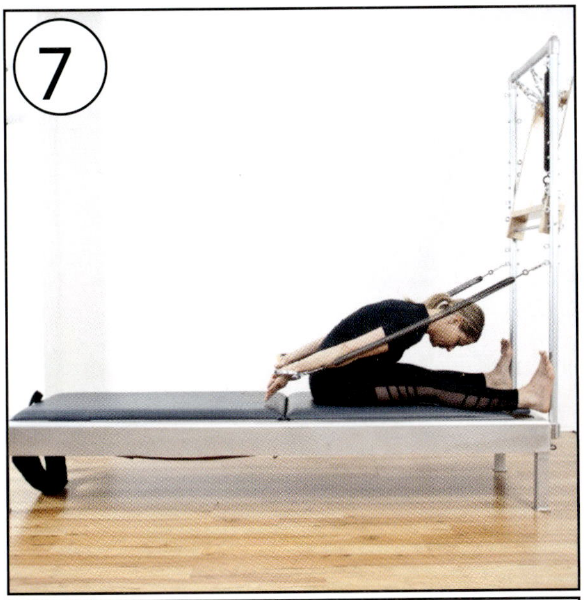

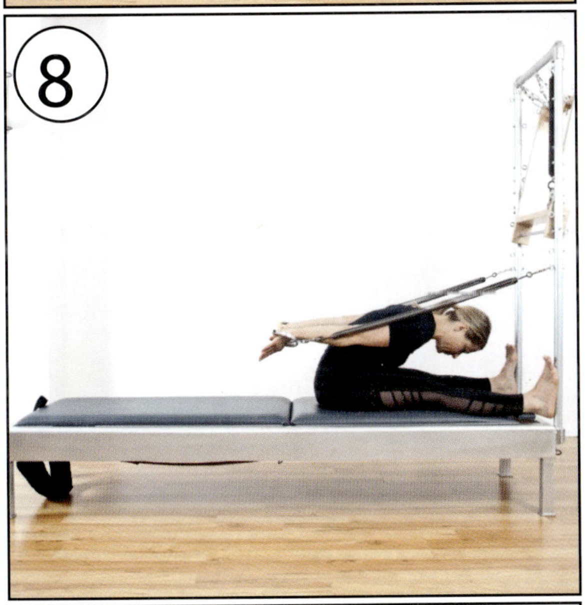

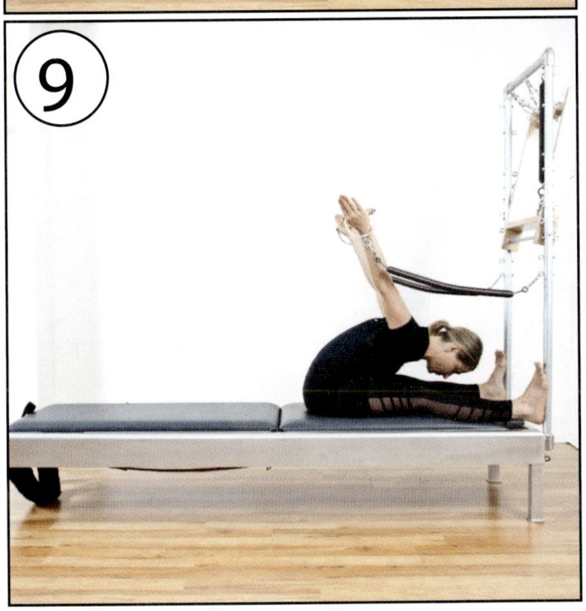

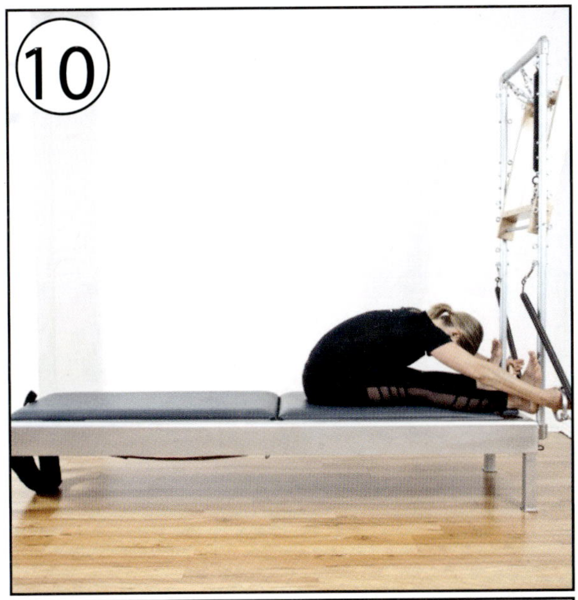

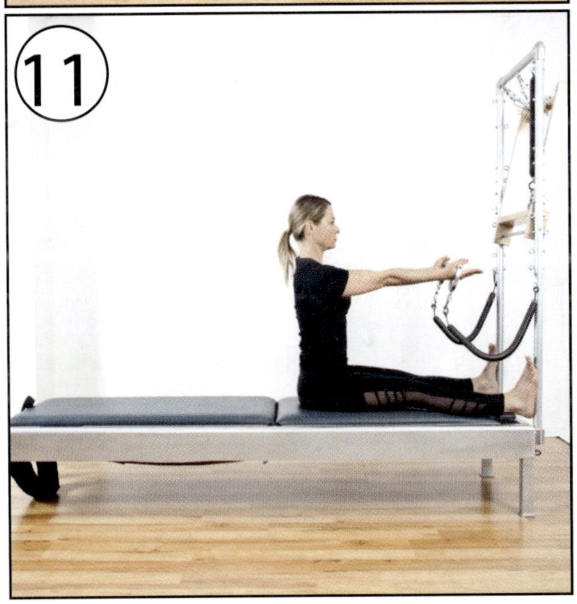

26. 로잉-나인티 디그리즈 (T) Rowing - 90 Degrees (T) 3/3

시작 자세:

보상작용 없이 완벽한 동작이 되도록 스프링을 선택한다. 암 스프링을 55cm 높이에 걸고 캐딜락 세로 기둥에 발바닥과 뒤꿈치를 붙이고 앉는다. 팔은 캐딜락 매트와 평행하도록 앞으로 뻗어 있다. 손바닥은 매트를 위를 향하게 한다.

좌우 좌골결절을 서로 가까워지게 안으로 말고 복부를 등쪽과 상흉부 방향으로 밀착시켜 끌어당겨 앉아있는 자세로 동작을 준비한다.

운동 목적:

복근의 경미한 강화.

특히 후면 어깨 근육의 강화.

가슴, 어깨, 그리고 등근육의 스트레칭.

운동 실행: 3회

팔꿈치를 어깨 높이로 유지하며 팔을 90° 보다 살짝 작게 구부린다. 팔의 각도와 곧게 편 등을 그대로 유지하고 뒤로 기울인다. 시선을 가능한 오래 앞으로 유지한다. 상체를 다시 꼿꼿하게 앞으로 기울여 세우고 팔꿈치를 내리지 않고 팔을 앞으로 뻗는다. 팔을 캐딜락 기둥을 지나(그림 7) 몸 뒤로 향하게 끌어당긴다(그림 8).

만약 어깨의 유연성이 좋다면, 깍지를 끼거나 손을 서로 닿게 한다. 어깨의 유연성이 떨어지는 경우는, 팔을 평행하게 유지한다. 이제 팔을 등 뒤에서 천장을 향해 가능한 멀리 끌어올린다(그림 7). 깍지를 꼈다면 우선 손을 풀어주고 진행한다. 손바닥을 바닥으로 가게 돌린다(엄지손가락은 외측을 향한다).

큰 원을 그리며 두 다리 사이로 팔을 앞으로 가지고 온다. 보통 손목은 캐딜락의 세로 기둥을 지나기 위해 한번 회전해야만 한다. 핸들이 시작 자세처럼 맞는 위치에 있는지 확인을 한다(아래로 늘어져 있는). 마치 벽을 기대고 있듯 롤업으로 척추 하나하나 다시 세우고 팔을 앞으로 뻗는다(손바닥은 아래를 향하고 있다).

흔한 실수:

팔을 너무 많이 구부려서 동작이 흉근의 후면사슬에서 전면사슬운동으로 전환이 된다.

뒤로 기울일 때 상체와 팔의 각도에 변화가 생긴다.

동작 끝에 흉추를 직선으로 보이려고 지나치게 앞으로 꺾어드는 반면 요추 부분에서는 뒤로 늘어져 있다 (뒤집어진 척추전만).

변형 또는 응용 동작:

세로 기둥을 데고 있지 않고 다리를 평행하게 둔다.

더 이상의 변형은 위에 이미 설명이 되었다.

전통적으로 팔을 천장으로 뻗고 있는 자세에서는 (그림 7) 손바닥은 아래로 회전하지 않고 앞으로 올 때 회전한다. 하지만 이것은 어깨를 위해서는 적절한 자세가 아니므로 여기서는 조금 다르게 권한다.

금기증/주의점:

본 동작은 어깨에 매우 무리가 가는 동작이어서 기존의 어깨 문제가 있었다면 어깨에 문제가 생길 수 있다.

동작을 하면서 어깨에 통증이 생기면, 동작을 지속하지 않는다. 동작 중에 통증이 없는 구간이 있다면 그 부분을 실행하고 시작 자세로 돌아가면서 통증이 올라오지 않는 각도를 찾는다.

27. 로잉-프롬 더 체스트 (T) Rowing - From the Chest (T) 1/2

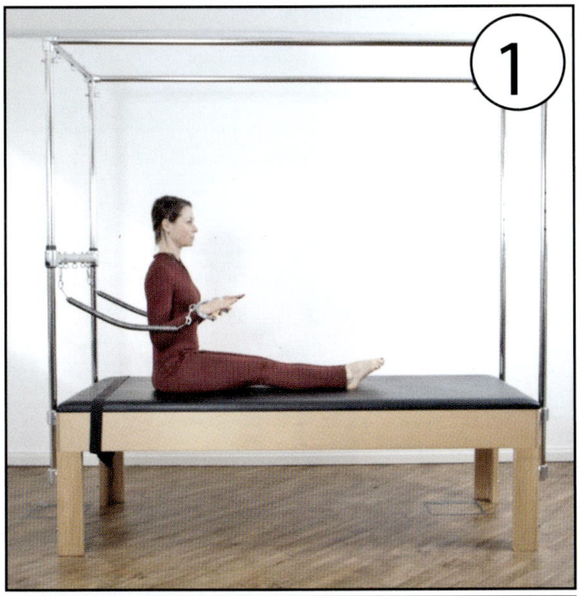

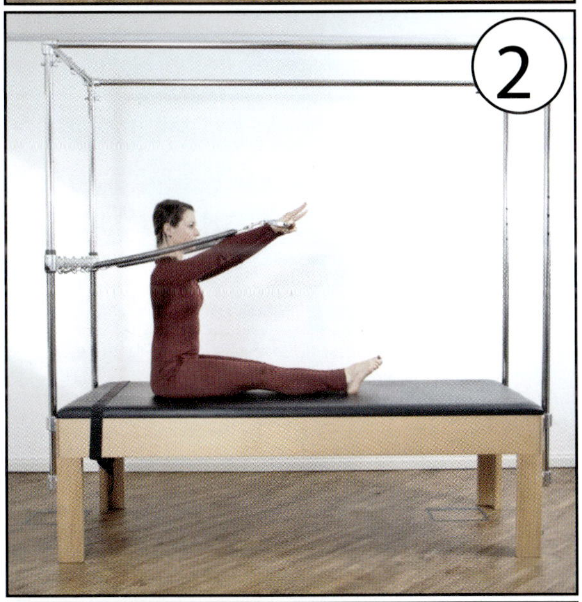

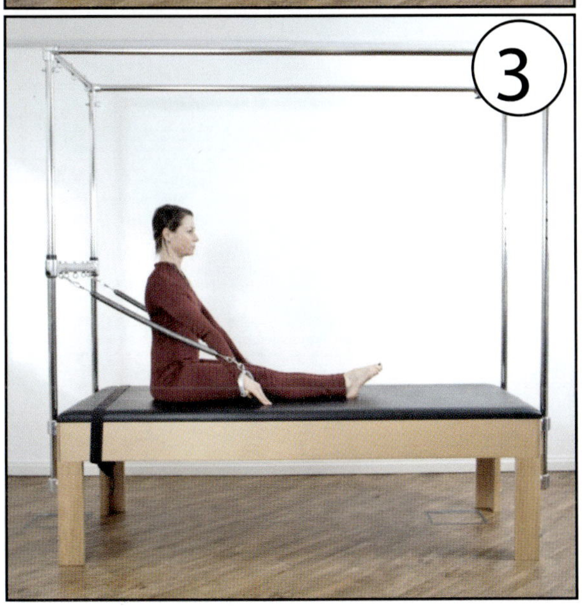

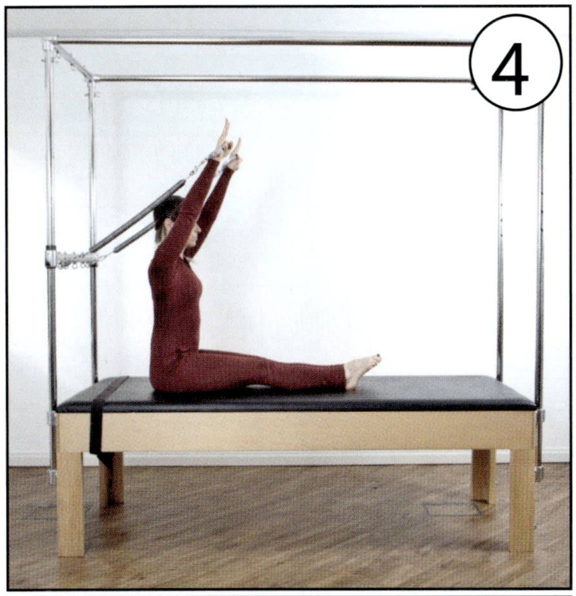

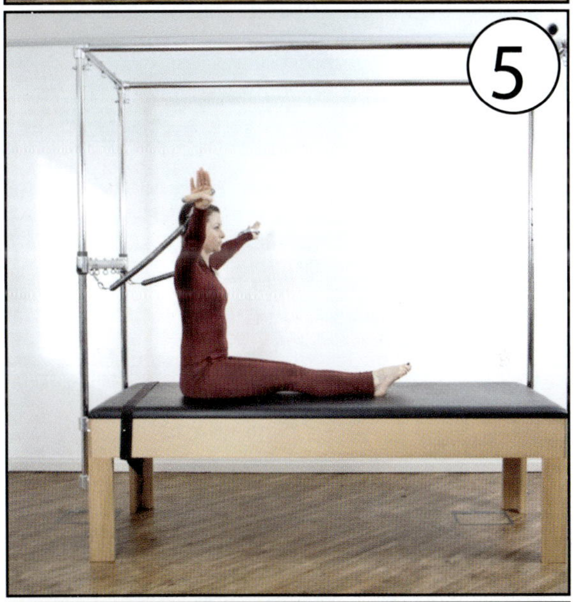

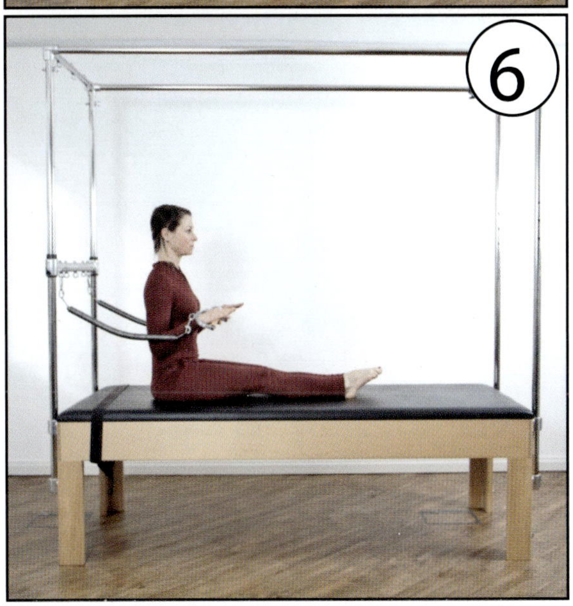

27. 로잉-프롬 더 체스트 (T) Rowing - From the Chest (T) 2/2

시작 자세:

보상작용 없이 완벽한 동작이 되도록 스프링을 선택한다. 암 스프링을 55cm 높이에 건다. 두 다리를 모으고 발등을 편 채 스프링걸이를 등지고 앉는다. 팔꿈치를 구부려 손을 가슴 가까이, 전완은 서로 평행하게, 그리고 손바닥은 바닥을 보게 세팅한다. 스프링은 위에서 내려온다(리포머의 정반대 세팅이다).
좌우 좌골결절을 서로 가까워지게 안으로 말고 복부를 등쪽과 상흉부 방향으로 밀착시켜 끌어당겨 앉아있는 자세로 동작을 준비한다.

운동 목적:

어깨 가동범위의 증가.
어깨를 움직이게 하는 근육의 안정화.
대흉근, 삼각근, 엉덩이 굴곡근, 다열근에 초점을 둔 등 신전근의 강화.
팔이 맨 위에서부터 어깨 높이로 내려올 때 광배근의 경미한 강화.

운동 실행: 3회

팔을 대각선 방향으로 곧게 뻗어낸다. 과신전하거나 관절이 잠겨 움직이지 못하는 일이 없도록 한다. 꼿꼿하게 앉아있는 자세를 유지하고 곧게 편 팔을 아래 매트로 내린다. 여기서 어깨를 올리지 않고 가장 높은 곳까지 팔을 올렸다가 외측으로 큰 원을 그리며 아래로 내려준다. 손은 아래로 향하고 있다. 팔을 옆으로 내리는 동작을 하는 동안 키가 더 커지듯 척추를 뽑아낸다. 시작 자세 높이까지 손이 위치하면 팔을 구부리고 시작 자세로 되돌아간다.

흔한 실수:

팔이 완전히 펴지지 않는다.
팔이 과신전되거나 관절이 잠겨 움직이지 않는다.
팔을 내리는 동안 상체가 앞으로 구부러진다.
정상에서 앞으로 팔을 내리는 동작에서 (그림 4-5) 손바닥이 아래를 보지 않고 앞을 향하게된다.

변형 또는 응용 동작:

기존 어깨의 문제를 가지고 있다면, 어깨높이까지만 동작을 실행한다.

금기증/주의점:

팔을 머리 위로 뻗는 동작은 어깨에 매우 무리가 가는 동작이어서 어깨 문제가 있는 경우는 실행하지 않는다.

28. 로잉-프롬 더 힙 (T) Rowing - From the Hip (T) 1/3

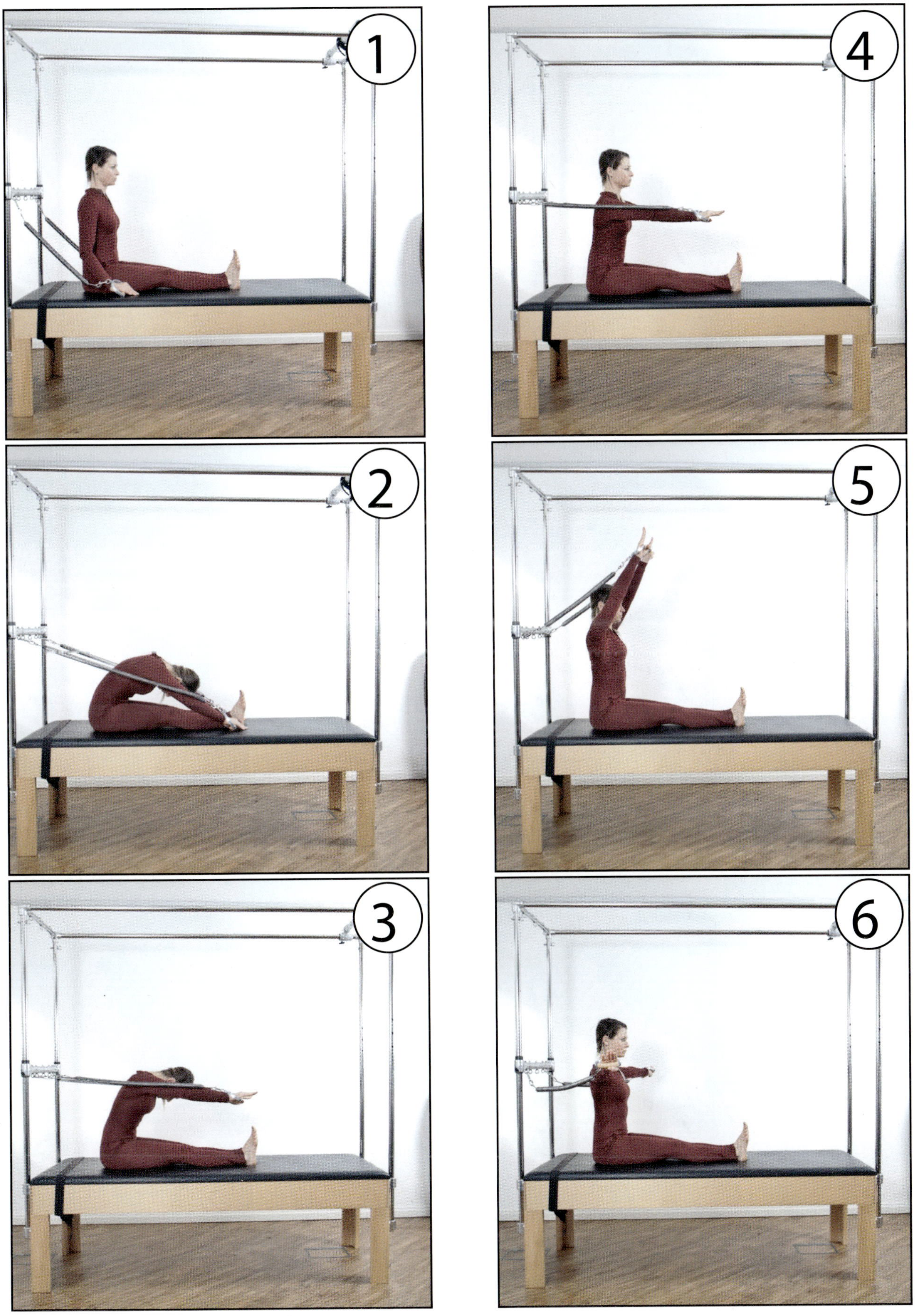

28. 로잉-프롬 더 힙 (T) Rowing - From the Hip (T) 2/3

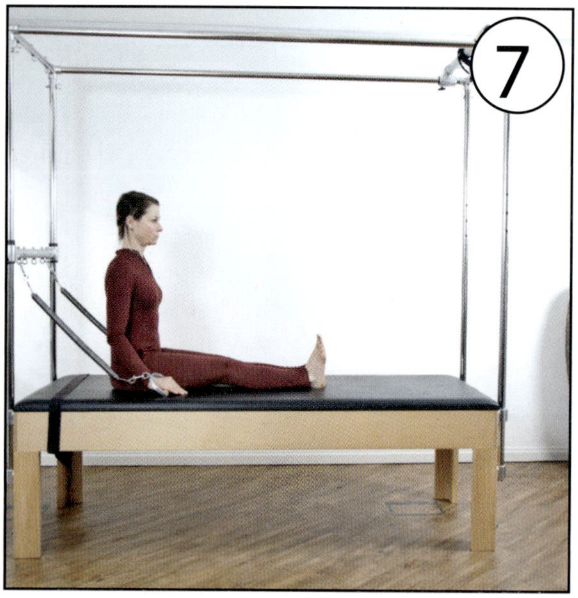

28. 로잉-프롬 더 힙 (T) Rowing - From the Hip (T) 3/3

시작 자세:

보상작용 없이 완벽한 동작이 되도록 스프링을 선택한다. 암 스프링을 55cm 높이에 건다. 두 다리를 모으고 발등을 당긴 채 스프링걸이를 등지고 앉는다. 손을 엉덩이 옆 매트 바닥에 손바닥이 아래로 가게 내려놓는다. 스프링은 위에서 내려온다(리포머의 정반대 세팅이다).

좌우 좌골결절을 서로 가까워지게 안으로 말고 복부를 등쪽과 상흉부 방향으로 밀착시켜 끌어당겨 앉아있는 자세로 동작을 준비한다.

운동 목적:

다리 후면과 등 근육의 스트레칭.

어깨 가동범위의 증가.

어깨를 움직이게 하는 근육의 안정화.

복근, 엉덩이 굴곡근, 등 신전근과 삼각근의 강화.

팔이 맨 위에서부터 어깨 높이로 내려올 때 광배근의 경미한 강화.

운동 실행: 3회

손바닥을 매트에 데고 다리 옆을 스쳐 미끄러지듯 슬라이딩해서 가능한 멀리 앞으로 밀어낸다. 손이 끝까지 뻗으면, 마치 보이지 않는 벽에 기대고 있는 것처럼 등을 천천히 둥글게 말아서 롤업으로 올라온다. 팔은 매트와 평행하게 위치한다. 여기서 어깨를 올리지 않고 가장 높은 곳까지 팔을 올렸다가 외측으로 큰 원을 그리며 아래로 내려준다. 손은 아래로 향하고 있다. 팔을 옆으로 내리는 동작을 하는 동안 키가 더 커지듯 척추를 뽑아낸다. 시작 자세 높이까지 손이 위치하면 팔을 구부리고 시작 자세로 되돌아간다.

흔한 실수:

팔이 완전히 펴지지 않는다.

팔이 과신전되거나 관절이 잠겨 움직이지 않는다.

손을 앞으로 뻗었을 때, 발의 굴곡이나 다리의 신전이 유지되지 않는다.

척추분절이 이루어지지 않고 상체가 부분적으로 구부러지지 않고 뻣뻣하게 돌아온다.

정상에서 앞으로 팔을 내리는 동작에서 (그림 4-5) 손바닥이 아래를 보지 않고 앞을 향하게된다.

동작 끝에 흉추를 직선으로 보이려고 지나치게 앞으로 꺽어 드는 반면, 요추 부분에서는 뒤로 늘어져 있다 (뒤집어진 척추전만).

변형 또는 응용 동작:

기존 어깨의 문제를 가지고 있다면 어깨높이 까지만 동작을 실행한다.

금기증/주의점:

팔을 머리 위로 뻗는 동작은 어깨에 매우 무리가 가는 동작이어서 어깨 문제가 있는 경우는 실행하지 않는다.

29. 로잉-쉐이빙 (T) Rowing - Shaving (T) 1/2

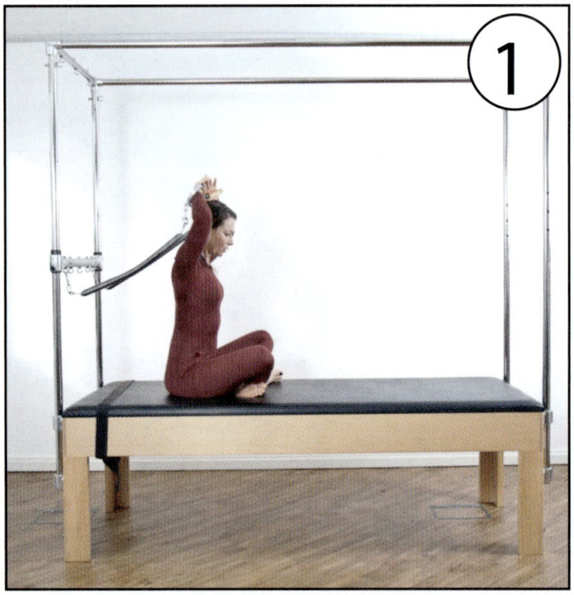

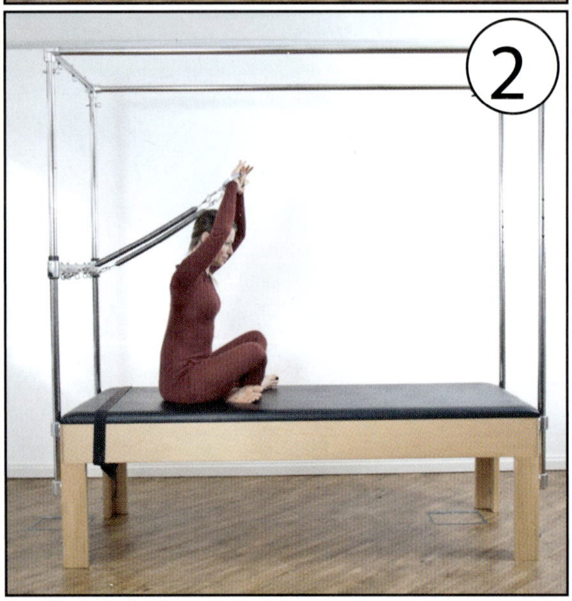

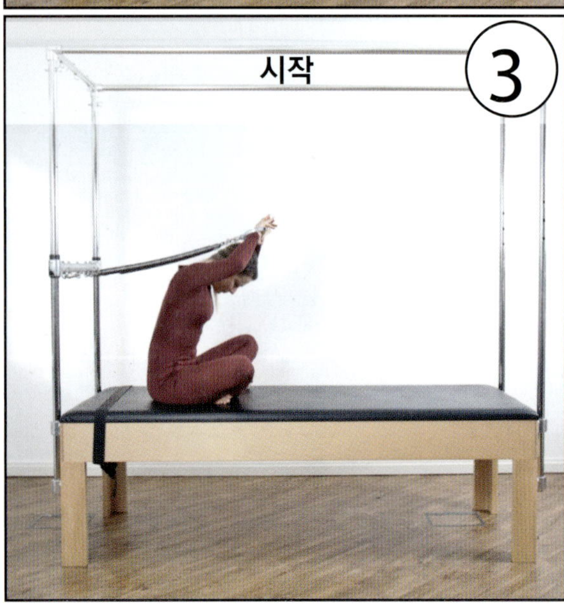

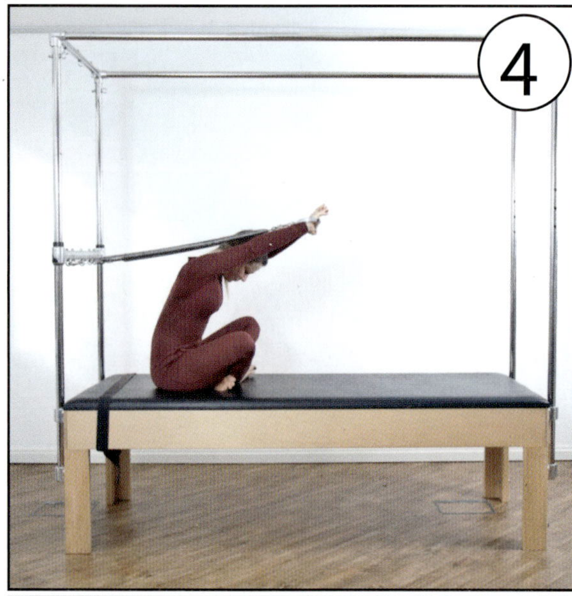

5회

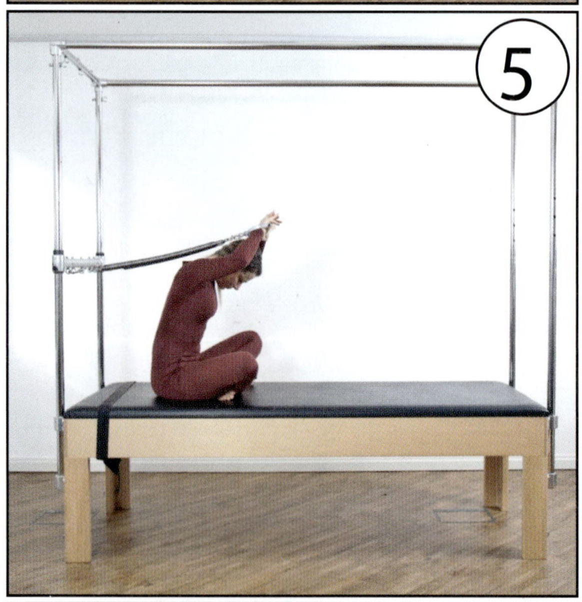

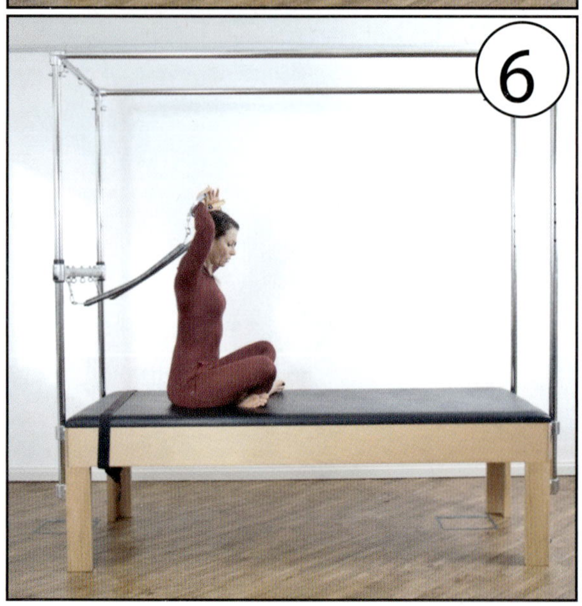

29. 로잉-쉐이빙 (T) Rowing - Shaving (T) 2/2

시작 자세:

보상작용 없이 완벽한 동작이 되도록 스프링을 선택한다. 암 스프링을 55cm 높이에 건다. 두 다리를 꼬아 모은 채 스프링걸이를 등지고 앉는다. 손은 핸들을 잡고 손바닥이 앞으로 향하게 한다. 팔꿈치를 밖으로 접어 손을 머리 뒤로 보낸다. 양쪽 팔꿈치가 벌어져 있다. 양쪽 두번째 손가락과 엄지 손가락을 서로 맞대어 다이아몬드 마름모 모양을 만들어 준비한다. 서로 떨어지지 않도록 강하게 밀어낸다.

좌우 좌골결절을 서로 가까워지게 안으로 말고 복부를 등쪽과 상흉부 방향으로 밀착시켜 끌어당겨 앉아있는 자세로 동작을 준비한다. 상흉부를 앞으로 반정도 구부려 둥글게 모양을 만든다.

운동 목적:

어깨와 상체의 안정화.

전거근의 안정화를 통한 삼두와 삼각근의 강화.

운동 실행: 5회

양손을 머리 뒤에서부터 사선 방향으로 직선을 타고 올라가듯 상상하며 끌어올린다. 등이 둥글게 말리면 말릴수록 손의 움직임이 바닥과 더욱 더 평행하게 되며 타겟 근육의 중심이 바뀌게 된다. 절반 정도의 각도인 45°로 팔을 뻗으면 스프링의 저항이 세지기 때문에 상체 운동에 초점이 더 가고, 캐딜락 매트와 평행한 각도로 운동을 하면 스프링의 저항보다 몸무게의 하중을 더 강하게 받게 되어 상체의 개입이 작아진다. 어깨의 안정화와 삼두 운동에 집중한다. 따라서 개인의 역량에 맞춰 각도를 결정해야한다.

마지막 반복 회차 후에 위로 뻗은 팔을 접어 머리 뒤로 다시 손을 가져오고 다리를 교대해서 다시 꼬아 앉고 허그 동작을 준비한다.

흔한 실수:

동작에 필요한 근력의 부족으로 인해 상체의 라운드 모양을 유지하지 못한다.

머리를 떨군다.

어깨의 안정화가 유지 안되고 귀 가까이 상승한다.

엄지 손가락이 붙어있지 않고 떨어진다.

변형 또는 응용 동작: -

금기증/주의점:

팔을 머리 위로 뻗는 동작은 어깨에 매우 무리가 가는 동작이어서 어깨 문제가 있는 경우는 실행하지 않는다.

30. 로잉-허그 (T) Rowing - Hug (T) 1/2

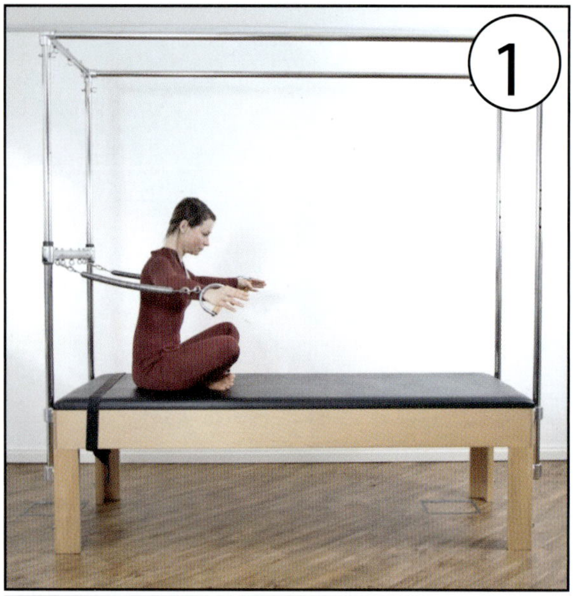

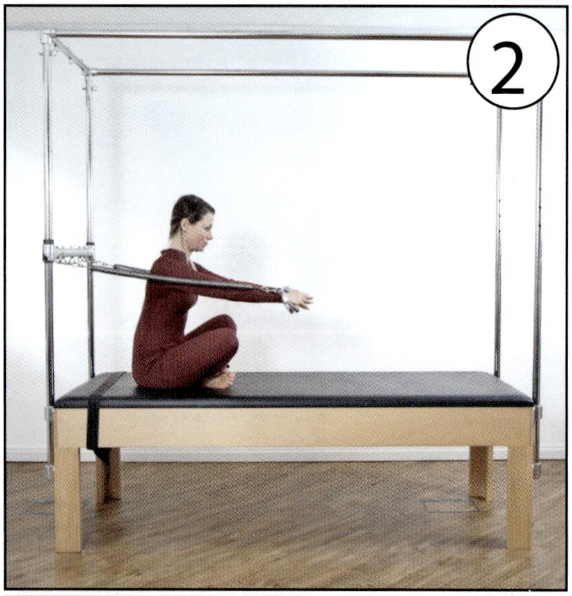

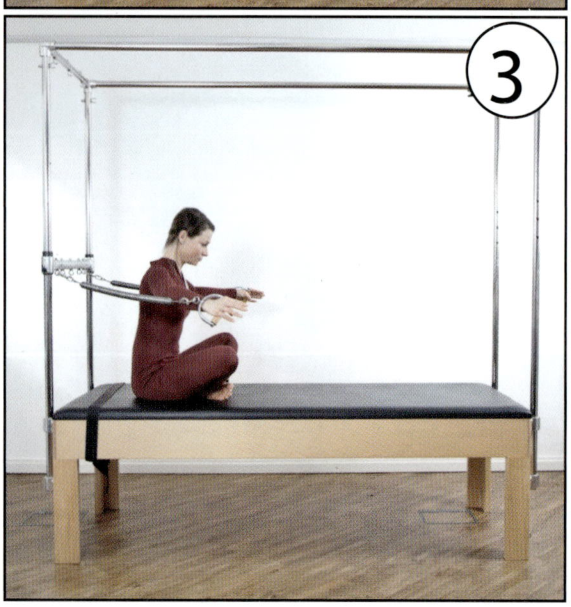

30. 로잉-허그 (T) Rowing - Hug (T) 2/2

시작 자세:

보상작용 없이 완벽한 동작이 되도록 스프링을 선택한다. 암 스프링을 55cm 높이에 건다. 두 다리를 꼬아 모은 채 스프링걸이를 등지고 앉는다. 손은 핸들을 잡고 손바닥이 앞으로 향하게 한다. 양 팔을 몸에서 멀어지지는 않도록 몸 앞 양쪽으로 벌린다. 팔꿈치는 약간 구부려 긴장도가 높지 않게 유지한다.
좌우 좌골결절을 서로 가까워지게 안으로 말고 복부를 등쪽과 상흉부 방향으로 밀착시켜 끌어당겨 앉아있는 자세로 동작을 준비한다. 상흉부를 앞으로 반정도 구부려 둥글게 모양을 만든다.

운동 목적:

호흡운동.
어깨와 상체의 안정화.
대흉근의 강화.

운동 실행: 3-6회

마시는 호흡에 팔을 몸 앞으로 움직인다. 가슴은 넓게 펴진다. 손은 손끝에서 서로 만난다. 내쉬는 호흡에 몸 옆으로 팔을 다시 보낸다. 늑골은 아래를 향해 수축한다. 팔을 등 뒤로 넘어가지는 않도록 몸 앞쪽으로 위치하는 정도로 뒤로 보낸다. 3회 반복한다.
그러고나서 팔을 몸 앞으로 보내고 동시에 호흡을 내쉰다. 폐에 있는 모든 공기를 내보내려고 한다. 양손은 손끝에서 서로 만나고 나서 호흡을 마시고 팔을 양측으로 다시 보낸다. 팔을 등 뒤로 넘어가지는 않도록 몸 앞쪽으로 위치하도록 뒤로 보낸다. 3회 반복한다.

흔한 실수:

팔이 몸 뒤로 넘어간다.
팔이 앞으로 움직일 때 어깨가 둥글게 앞으로 말리고 견갑대가 안정적이지 않아 가슴이 아래로 수그러든다.
팔이 양측으로 벌어질 때 외복사근이 약해서 늑골이 수축해서 조여진다.
상체가 수직으로 유지하지 못한다.

변형 또는 응용 동작:

어깨가 둥글게 앞으로 말리는 경우, 어깨너비를 유지할 수 있을 때까지만 팔을 앞으로 뻗어낸다.
대흉근의 다른 부분들을 훈련하고자 하면, 손은 살짝 아래 방향으로 향하게 회전시킨다. 몸 앞으로 팔을 뻗어내는 동작에서 처음에는 엄지가 닿게 한다. 두번째 반복에서는 두번째 손가락, 이런 순서로 마지막 회차에서 새끼손가락이 만난다. 엄지에서 새끼 손가락이 만나는 반복 회차 중에 손과 전완은 매 회차마다 회전하게 되어 살짝 위를 향하게 된다. 그 후에 다시 새끼 손가락에서 엄지가 만나도록 동작을 반대로 실행한다.
몸의 인지력과 집중력을 높이려면, 위의 변형동작을 눈을 감고 실행한다.

금기증/주의점: -

31. 티져 (M) Teaser (M) 1/2

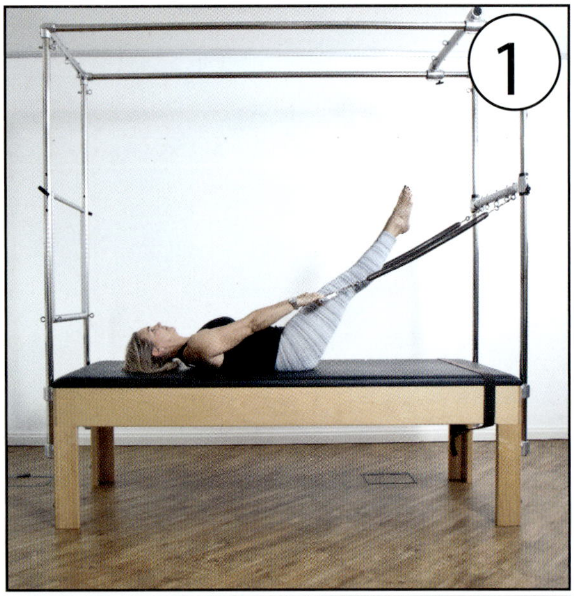

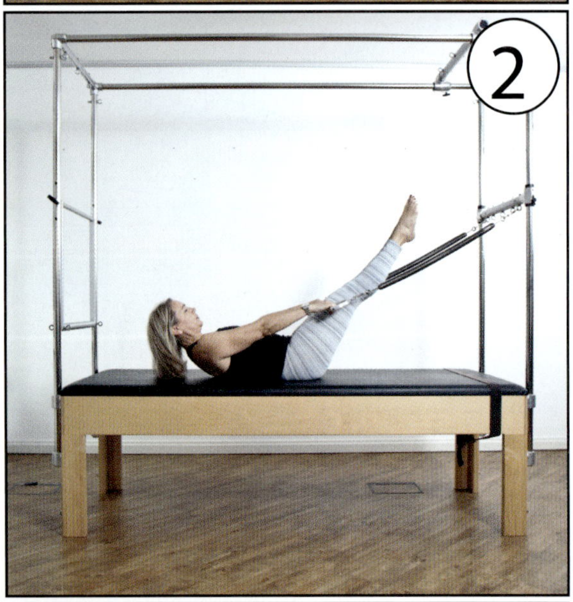

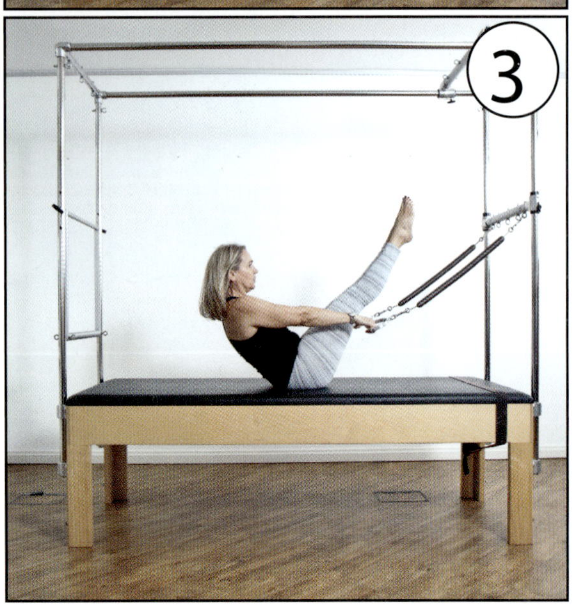

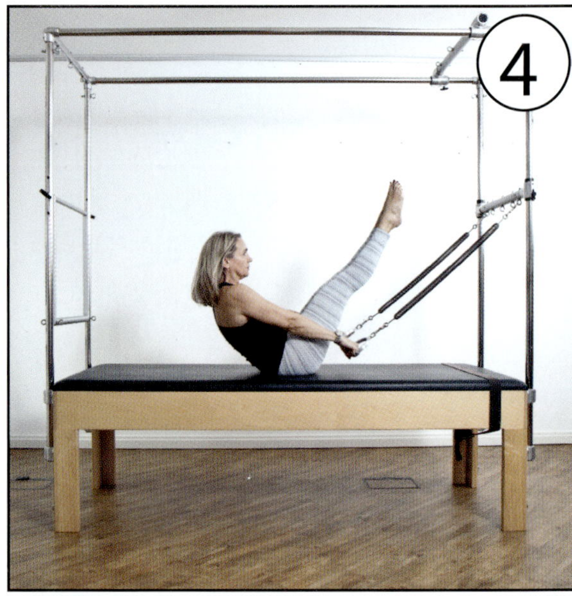

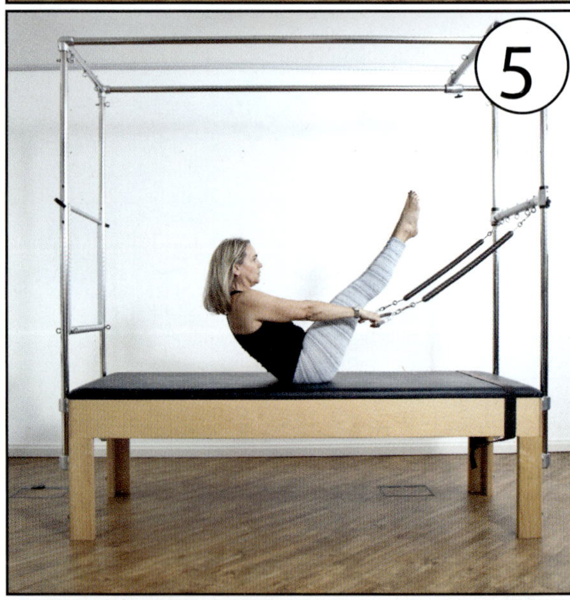

3회

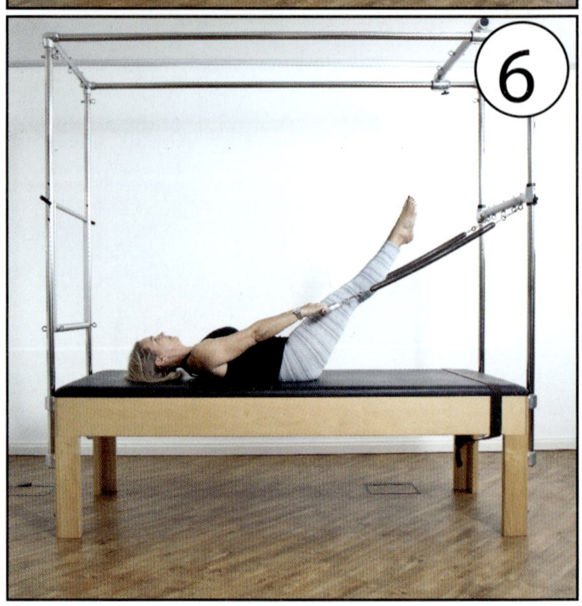

31. 티져 (M) Teaser (M)
2/2

시작 자세:

전통적으로 레그 스프링을 거는 높이인, 80~85cm 높이에 암 스프링을 건다. 보상작용 없이 완벽한 동작이 되도록 스프링의 종류, 그리고 몸과 스프링과의 거리를 선택한다. 본 동작에서는 최적의 거리가 다른 어떤 동작에서 보다 더 중요하고 스프링이 의미없이 걸려만 있는 것인지, 또는 어떤 차이를 만들어내는지를 결정할 뿐만 아니라 동작이 성공적으로 실행할 만한 지를 결정짓게 된다.
스프링걸이를 바라보며 눕는다. 손은 손바닥이 아래로 향하게 하며 핸들을 잡는다. 복부를 안으로 상흉부 방향으로 끌어당기고 무릎을 엉덩이로 당겨 다리를 위를 향해 뻗어낸다. 그리고 천천히 개인의 역량에 맞게 가능한 티져자세 높이로 다리를 내린다. 가능하다면 45° 각도로 유지한다.

운동 목적:

엉덩이 굴곡근과 복근 전체의 강화.

운동 실행: 3-5회

숨을 마시며 머리를 들고 롤업으로 티져자세를 만들어낸다.
요추에 불필요한 압력이 가해지지 않도록 둥글게 말려있다.
티져자세를 유지하며 팔을 캐딜락 매트로 3번 내렸다 올린다.
척추 하하하나 둥글게 말며 내려오고 다리는 45° 각도를 유지한다.
3~5회 반복한다.

흔한 실수:

롤업으로 올라올 때 팔이 이미 내려져 있다.
다리가 롤업과 롤다운을 하는 동안 위 아래로 움직인다.
다리 안쪽 허벅지의 긴장감을 유지하지 못한다.

변형 또는 응용 동작: -

금기증/주의점: -

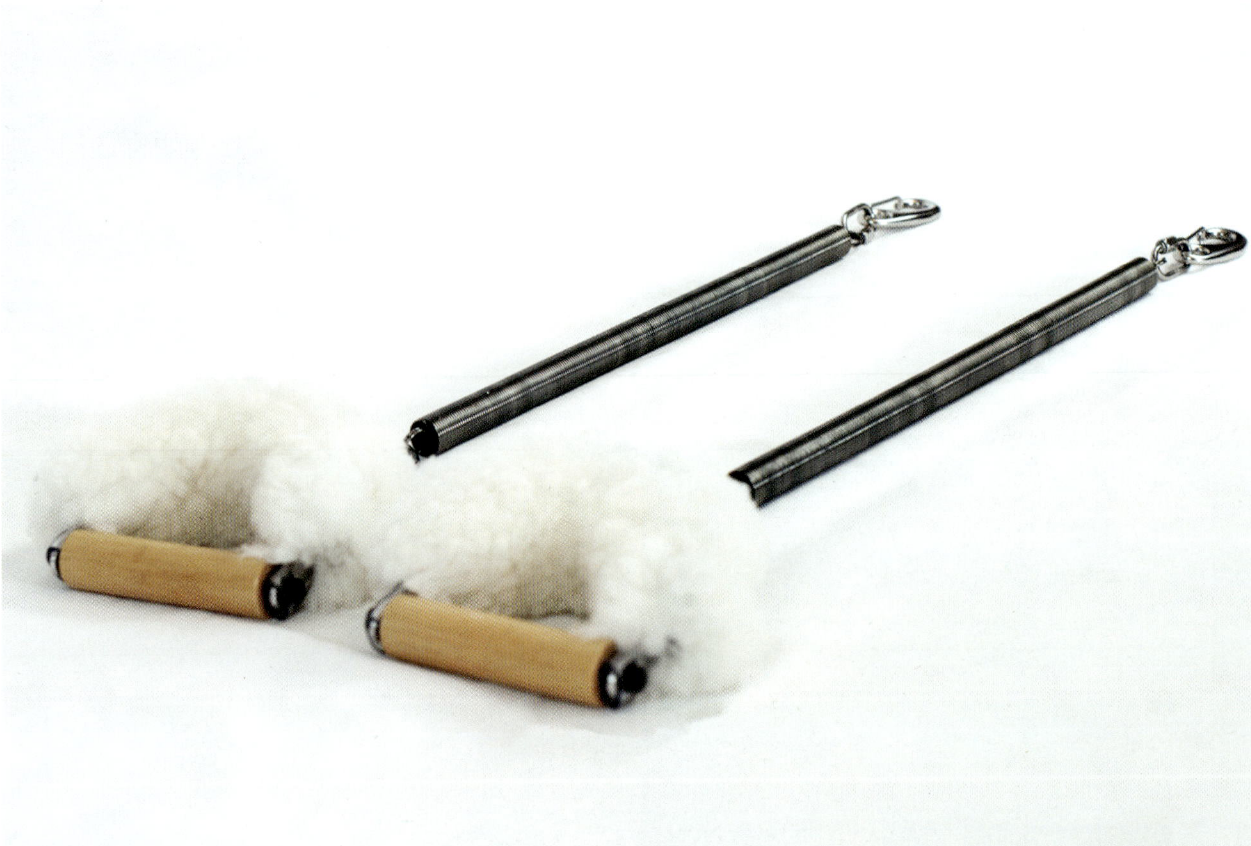

Baby/Arm Chair Springs

베이비/암 체어 스프링을 위한 머리말
Preliminary remarks for the Baby/Arm Chair springs

필라테스의 암 체어는 잘 설비가 된 필라테스 스튜디오에서만 볼 수 있는 흔하지 않은 기구이다.

암 체어에 대해 집필 된 기록 또한 지금은 보기 드물다. 로마나 크리자노브스카 (Romana Kryzanowska)한테 직접 배웠던 메조 위긴 (Mejo Wiggin)이 제공한 자료가 암 체어에 대해 직접적인 정보이다. 사실, 2016년 9월에 발간한, 메조 위긴의 동작으로 영감을 얻었던 나의 훈련 매뉴얼이 문서로 된 첫번째 자료였다.

필라테스 암 체어는 후만, 측만 그리고 골다공증을 가지고 있는 회원들 뿐만 아니라 특히 목, 어깨에 문제를 가지고 있는 사람들을 위해 적합한 기구이다.

암 체어를 보유하고 있지 않지만 그라츠(Gratz)사의 스몰 암 체어 스프링 (베이비 스프링이라 부르기도 함) 같은 가벼운 스프링 세트를 가지고 있다면, 베이비/암 체어 모든 동작들을 리포머 박스의 도움을 받아 캐딜락에서 모두 구현할 수 있다.

아쉬운 것은 어깨의 위치와 지지를 고려해 맞출 수 있도록 뒤로 다소 기울여지는 백레스트 (backrest) 같은 암 체어의 특별한 특성들을 사용할 수 없다는 것이다. 사용하는 사람의 움직임에 따라 백레스트는 앞 뒤로 움직일 수 있는데 그래서 무게 중심이 앞으로 이동을 하면 스프링과 백레스트가 따라 움직이게 되어 스프링의 강도가 움직이지 않는 고정된 스프링걸이에 비교해서 덜 증가하게 된다. 그러므로 캐딜락에서 실행하는 베이비/암 스프링 동작은 같은 스프링을 사용하더라도 암 체어에서 실행하는 것과는 다르고 암 체어만큼 효과적이지 않을 것이다.

리포머 박스를 가지고 캐딜락에서 실행하는 이런 동작들이 분명히 전통적이지는 않을지라도 같은 동작들이기 때문에 전통적인 동작들엔 여전히 (T)라고 붙였다.

경험상, 암 체어가 없는 그룹레슨 같은 경우, 약한 어깨나 팔을 가진 회원들과 운동을 할 때 실행할 가치가 있는 동작들이다.

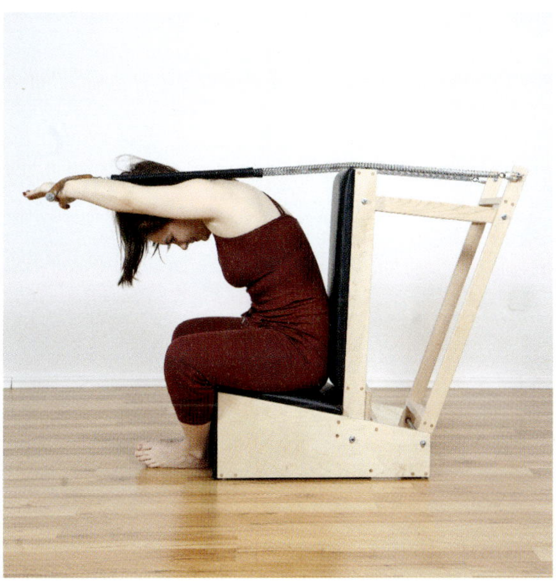

베이비/암 체어 스프링 동작시 가장 일반적인 자세
The most common positions during the Baby/Arm Spring exercises

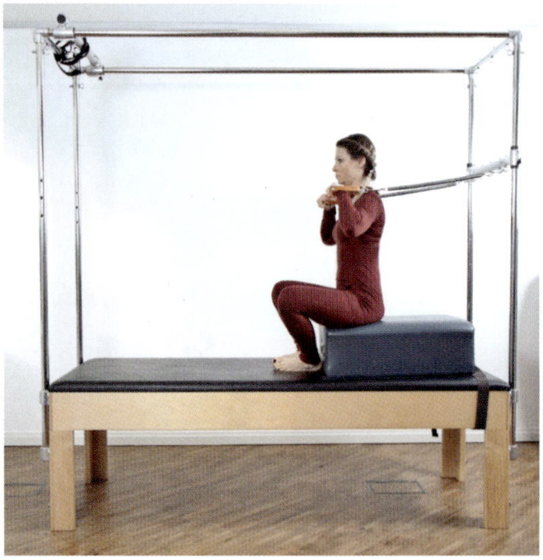

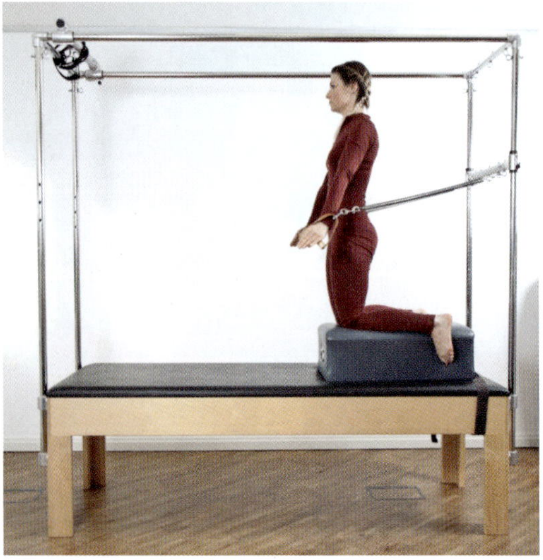

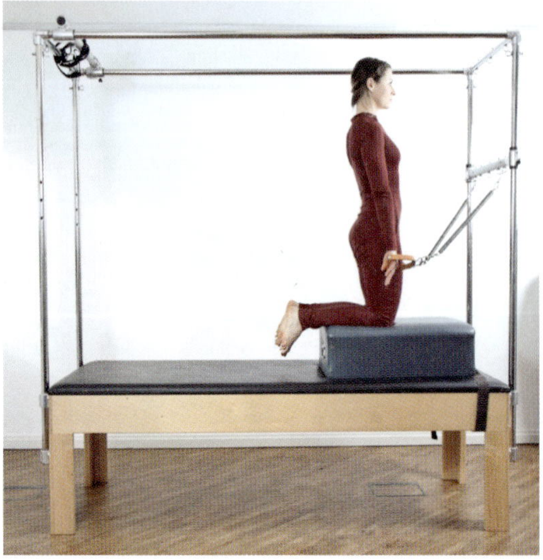

박스 앞쪽 가장자리에 앉는 자세

중립척추를 유지하며 앉아 발바닥은 서로 밀어내듯 붙이고 무릎을 외측으로 벌려 마름모꼴로 다리 모양을 만든다. 한 다리가 밀어내는 힘이 더 우세하지 않은 지 주의하며 지속적으로 수정하며 동작을 한다. 뒤꿈치는 꾸준히 리포머 박스를 누른다. 허벅지 안쪽 근육의 힘으로 모든 발 자세가 만들어진다. 매트에서 하는 "씰(seal)" 동작과 유사한 다리 모양을 만든다. 허리부분을 펴는데 적합한 자세이다. 무릎의 유연성이 떨어져서 이 자세가 나오지 않는다면 두툼한 요가블럭 같은 도구를 사용하여 리포머 박스 앞 부분을 확장할 수 있다.

리포머 박스 앞부분에 스프링걸이를 등지고 무릎으로 서는 자세

뒤로 향한 발을 살짝 위로 들어 옆으로 빼, 박스의 외측을 발의 안쪽 발바닥 중간뼈 부분으로 누른다(종적지골-metatarsophalangeal joint). 발 안쪽의 누르는 힘을 풀지 않고 뒤꿈치도 같이 점진적으로 눌러준다. 엉덩이 내전근과 둔근이 수축되어 있다. 곧게 뻗어 굴곡되지 않는다.

스프링걸이 방향으로 무릎으로 서는 자세

리포머 박스 중앙에 무릎이 위치하여 발과 발목은 리포머 박스에 닿지 않는다. 무릎부터 척추를 곧게 직선으로 펴고 선다. 허벅지, 무릎, 그리고 발은 서로 딱 붙이고 힘을 풀지 않는다(내전근). 발은 발등을 당겨 배측 굴곡하거나 발등을 필 수 있다.

1. 복싱 (T) Boxing (T)

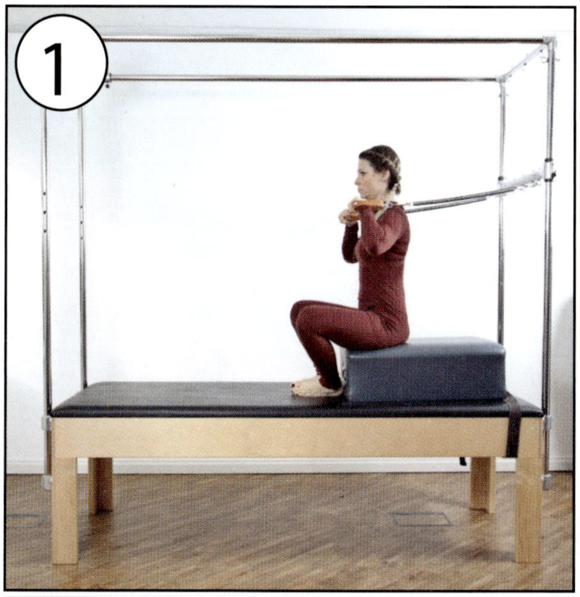

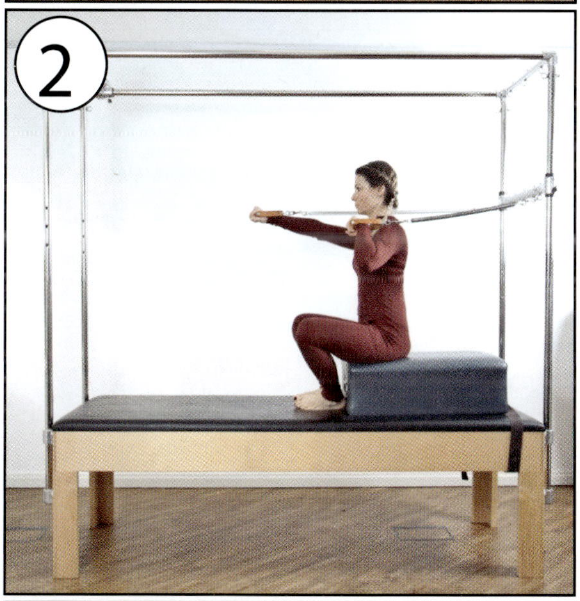

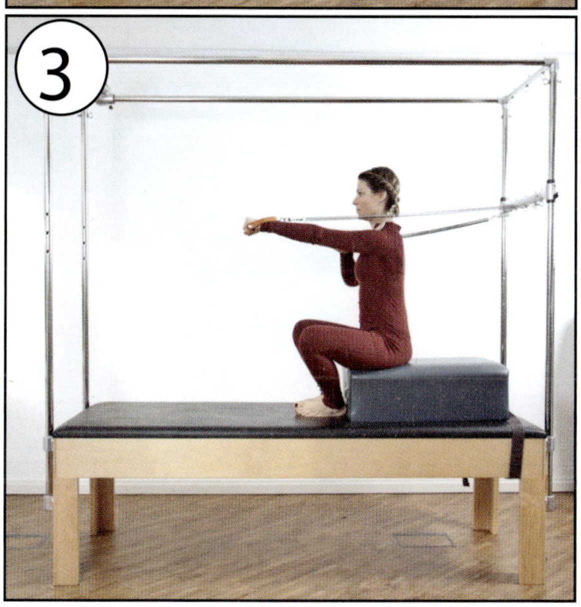

시작 자세:

암 스프링을 살짝 어깨보다 위에 건다. 리포머 박스 위에 마름모꼴의 다리 모양으로 척추를 세워 앉는다. 핸들을 잡아 손목 위로 루프가 가로지르게 두고 어깨 높이로 손을 가지고 온다. 팔꿈치는 밖으로 향하게 한다.

운동 목적:

어깨를 푼다.
어깨의 안정화.
쇄골지와 흉골지 대흉근, 전면삼각근과 삼각근의 강화.

운동 실행: 방향에 따라 5-10회

어깨 보다 살짝 위로 한 팔을 앞으로 뻗어낸다. 앞으로 팔을 뻗어내는데 어깨 너비 또는 어깨보다 살짝 넓게 뻗어내고 어깨보다 좁게 하지는 않는다. 팔을 뒤로 다시 가지고 올 때 반대편 팔을 앞으로 뻗어낸다. 속도는 너무 느리거나 빠르지 않게 자연스런 속도를 유지한다.

흔한 실수:

펀치를 할 때마다 상체가 돌아간다.
움직이는 팔의 견갑대가 척추에 연결되어 움직이지 않고 따로 움직인다.

변형 또는 응용 동작:

다리를 박스 앞에 두거나 캐딜락 옆에 리포머 박스를 두고 그 위에 다리를 올려 놓는다.

금기증/주의점: -

2. 스몰 암 서클 (T) Small Arm Circles (T)

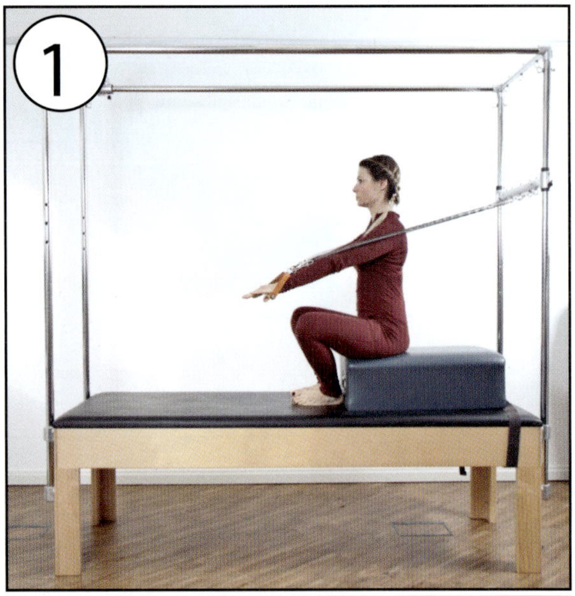

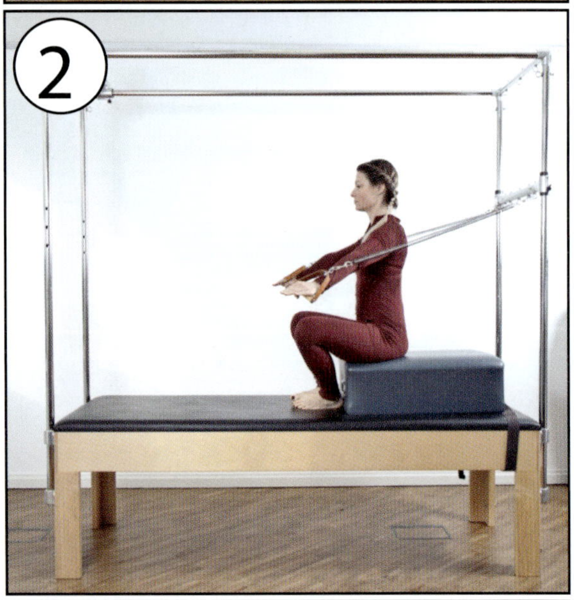

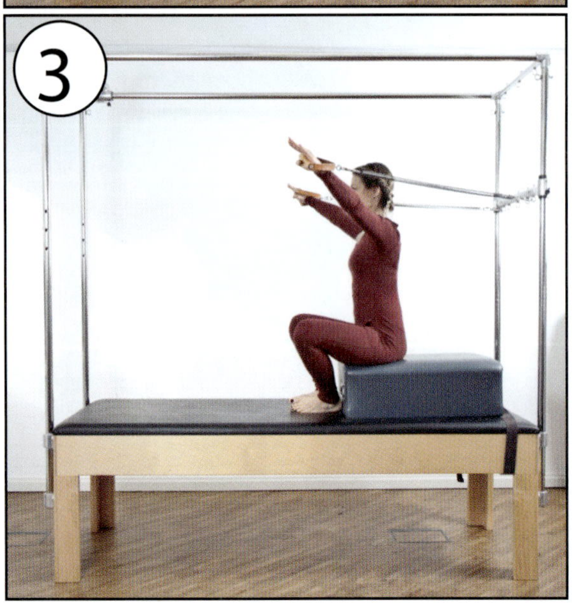

시작 자세:

리포머 롱박스 세팅으로 앉고 척추를 편 채 다리는 다이아몬드 모양을 한다. 핸들을 잡아 손목 위로 루프가 가로지르게 두고 어깨 높이로 손을 가지고 온다.

운동 목적:

어깨를 푼다.
어깨의 안정화.
어깨 안정화 근육의 협응력 훈련.

운동 실행: 방향에 따라 5-7회

어깨보다 약간 넓은 간격으로 손바닥이 바닥을 향하게 하고 양팔을 앞으로 뻗는다. 처음에는 팔을 내리고 팔을 외측으로 보낸 다음 다시 어깨높이로 올린다. 시작 자세로 돌아온다. 손바닥은 계속해서 매트를 향하고 있다. 5회 반복하고 방향을 바꾼다. 정면을 바라봤을 때에도 시야에 손이 들어오는 범위 안에서 큰 원을 그리며 동작을 실행한다. 본 동작은 "서클"이라고 부르지만, 실제로는 반원에 가깝다. 왜냐하면 첫번째 아래로 내리는 동작이 거의 수직으로 선을 긋듯이 내리기 때문이다.

흔한 실수:

이미 처음 단계부터 어깨가 앞으로 둥글게 말려 있다.

변형 또는 응용 동작:

어깨 통증이 있는 경우, 작은 원으로 동작한다.
다리를 박스 앞에 두거나 캐딜락 옆에 리포머 박스를 두고 그 위에 다리를 올려 놓는다.
스프링이나 카라비너 고리가 전완을 아프게 하면 손을 살짝 돌려 손바닥이 서로 마주보게 하되 손바닥이 서로 너무 가까워지게 하지 않는다.

금기증/주의점: -

3. 허그 (T) Hug (T)

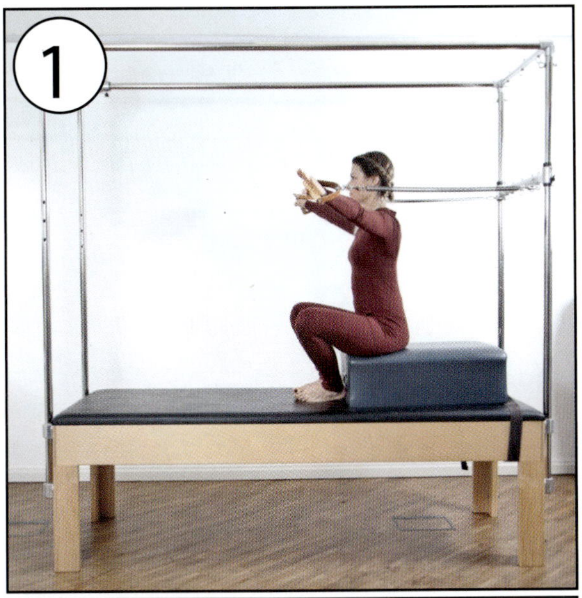

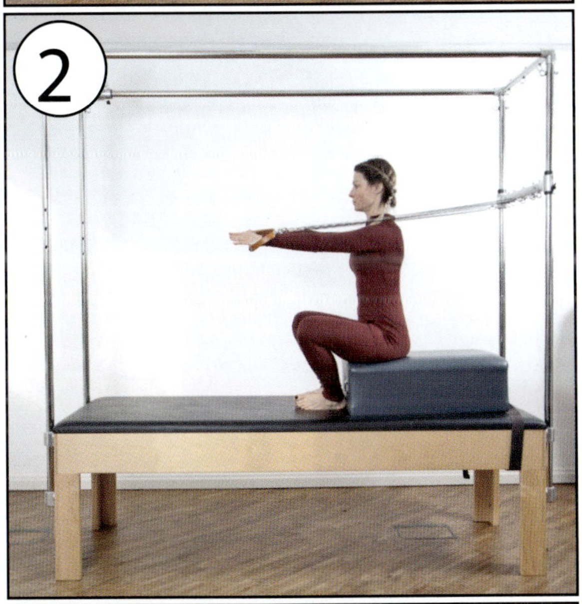

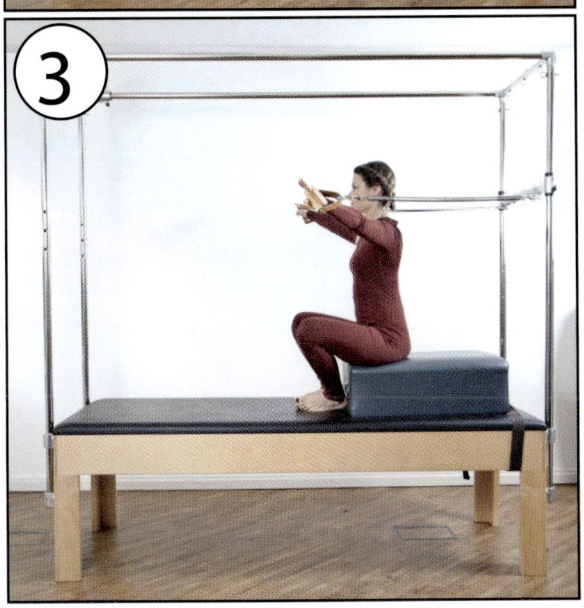

시작 자세:

리포머 롱박스 세팅으로 앉고 척추를 편 채 다리는 다이아몬드 모양을 한다. 핸들을 잡아 손목 위로 루프가 가로지르게 두고 양팔을 양측으로 벌린다. 손은 여전히 어깨 앞에 있다.

운동 목적:

대흉근의 강화.
견갑대 조절능력 훈련.

운동 실행: 5회

팔을 몸 앞으로 가지고 온다. 팔꿈치는 살짝 구부러져 있다. 손가락 끝에서 서로 터치하고 시작 자세로 돌아간다.

흔한 실수:

팔을 앞으로 보내면서 어깨가 아래로 둥글게 말리고 가슴은 아래로 구부러지고 견갑대의 안정성이 떨어진다. 팔을 다시 시작 자세로 갈 때 외복사근의 수축이 풀려 늑골이 들린다.

변형 또는 응용 동작:

어깨가 앞으로 둥글게 말리는 경향이 있으면 팔을 어깨너비까지만 모은다. 다리를 박스 앞에 두거나 캐딜락 옆에 리포머 박스를 두고 그 위에 다리를 올려 놓는다.
호흡훈련으로 동작을 하는 경우: 먼저 팔을 모을 때 호흡을 들이마시고 외측으로 다시 벌릴 때 내쉰다. 3번을 반복하고 두 팔을 모을 때 내쉬면서 폐에 있는 모든 공기를 내보내려고 한다. 되돌아올 때 호흡을 들이마시신다.
집중력과 협응력 훈련으로 동작을 하는 경우: 가운데로 두 팔을 모을 때 오른 쪽과 왼쪽 새끼 손가락이 닿도록 한다. 다음 반복 시에는 네번째 손가락, 그 다음은 가운데 손가락. 이렇게 엄지손가락이 닿을 때까지 반복한다. 새끼손가락이 닿을 때 손바닥은 위로 향하고 엄지로 갈수록 손바닥은 바닥을 향하게 된다.

금기증/주의점: -

4. 허그 위드 체스트 리프트 (T) Hug with Chest Lift (T)

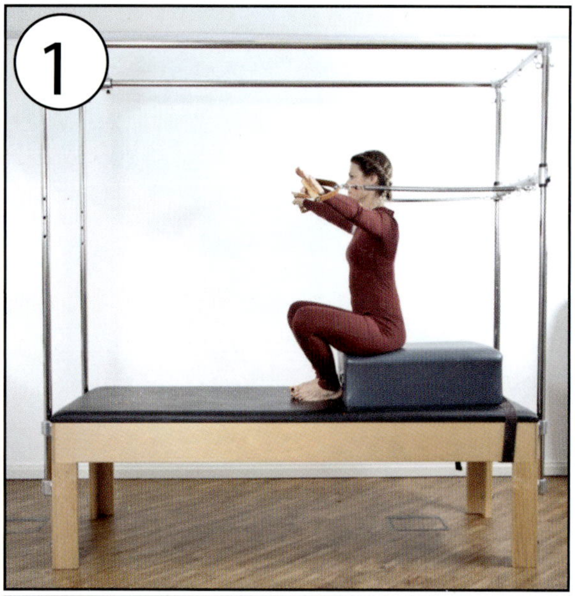

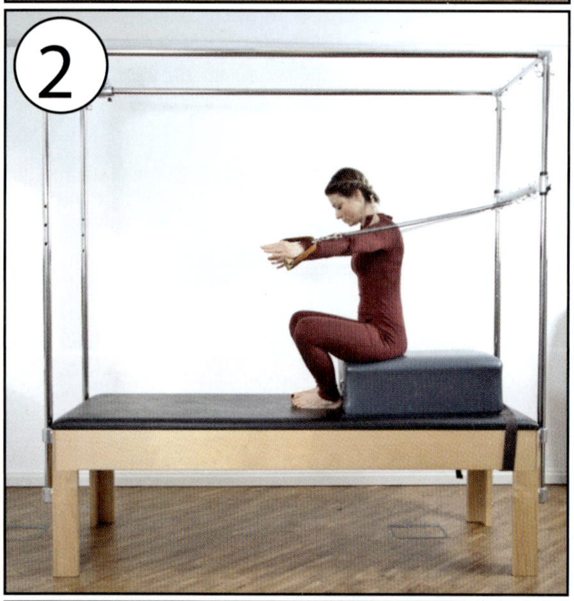

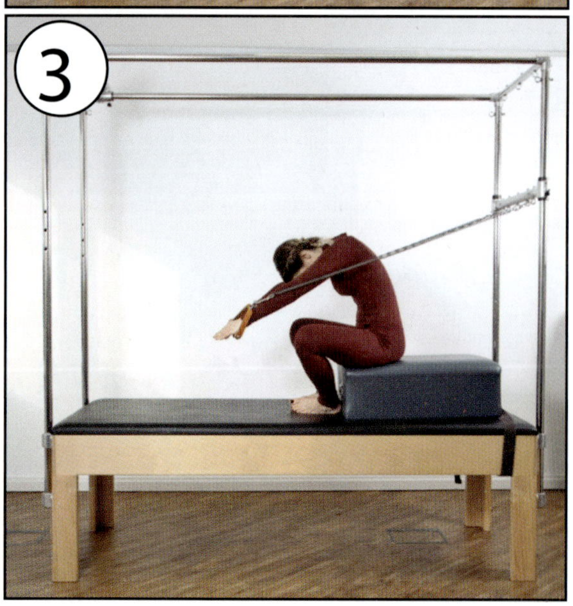

시작 자세:

리포머 롱박스 세팅으로 앉고 척추를 편 채 다리는 다이아몬드 모양을 한다. 핸들을 잡아 손목 위로 루프가 가로지르게 두고 양팔을 양측으로 벌린다. 손은 여전히 어깨 앞에 있다.

운동 목적:

상체의 굴곡 상태에도 가능한 어깨의 안정성.
대흉근과 복근의 강화.
흉추의 가동성.

운동 실행: 5회

양팔을 앞으로 모은다. 팔꿈치는 살짝 구부러져 있다. 손끝으로 서로 만난다. 동시에 흉추가 굴곡이 되도록 롤다운한다. 요추는 말리지 않고 중립을 유지한다. 척추 하나하나 롤업으로 되돌아가며 팔을 외측을 다시 벌려준다.

흔한 실수:

동작 중에 가슴을 세우는 "체스트 리프트" 부분이 너무 많이 머리에 의해서 진행되고 늑골 아래를 펴는 "밀어내기"에 의해서 실행되지 않는다.
능동적 복근의 사용보다 수동적으로 스프링에 의지해서 동작을 진행한다.
팔을 앞으로 모을 때 어깨가 둥글게 말린다.
팔을 다시 시작 자세로 갈 때 외복사근의 수축이 풀려 늑골이 들린다.

변형 또는 응용 동작:

다리를 박스 앞에 두거나 캐딜락 옆에 리포머 박스를 두고 그 위에 다리를 올려 놓는다.
어깨가 앞으로 둥글게 말리는 경향이 있으면 팔을 어깨너비까지만 모은다.

금기증/주의점: -

5. 닐링 허그 (T) Kneeling Hug (T)

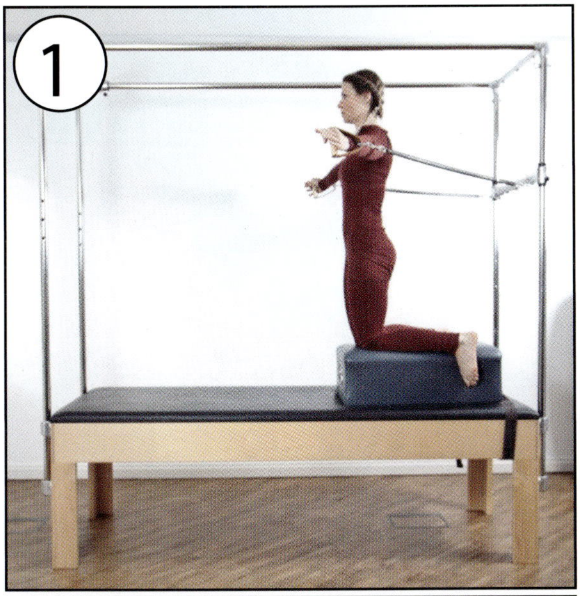

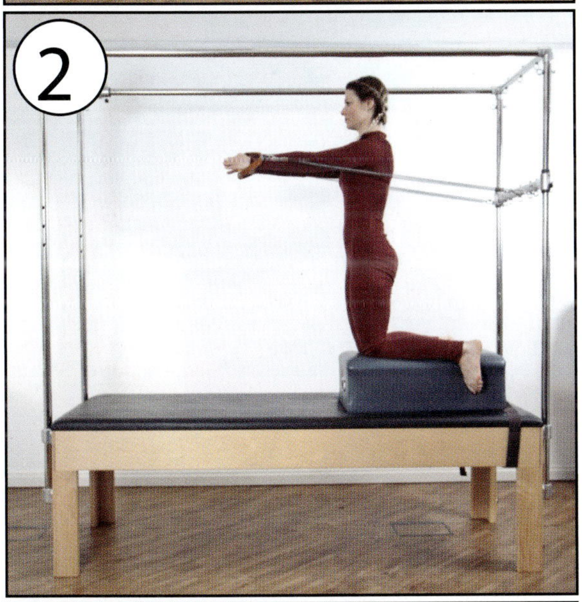

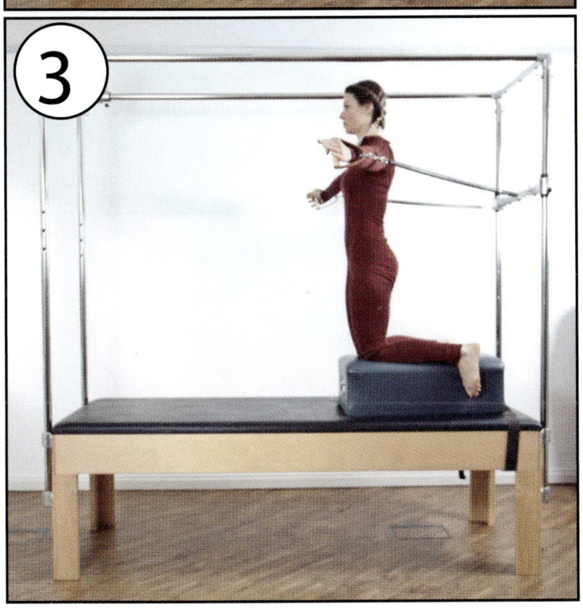

시작 자세:

스프링걸이를 등지고 발은 박스의 옆에 오게 하며 리포머 롱박스 위에 무릎으로 선다. 스프링의 높이는 견갑대보다 아래에 있다. 양 팔을 옆으로 벌린다. 손은 어깨보단 앞 쪽에 위치한다.

운동 목적:

어깨와 상체의 안정화.
대흉근의 강화(앞선 앉아서 하는 허그 동작에 비해 스프링의 강도가 더 세서 좀더 강도 높은 운동효과가 있다).

운동 실행: 5회

양 팔을 앞으로 모은다. 팔꿈치는 아주 살짝 구부린다.
손은 손끝에서 서로 만나고 다시 시작 자세로 양팔을 벌린다.

흔한 실수:

팔을 앞으로 보내면서 어깨가 아래로 둥글게 말리고 가슴은 아래로 구부러지고 견갑대의 인정성이 떨어진다. 팔을 다시 시작 자세로 갈 때 외복사근의 수축이 풀려 늑골이 들린다.

변형 또는 응용 동작:

어깨가 앞으로 둥글게 말리는 경향이 있으면 팔만 움직인다.

금기증/주의점: -

6. 빅 암 서클 (T) Big Arm Circles (T)

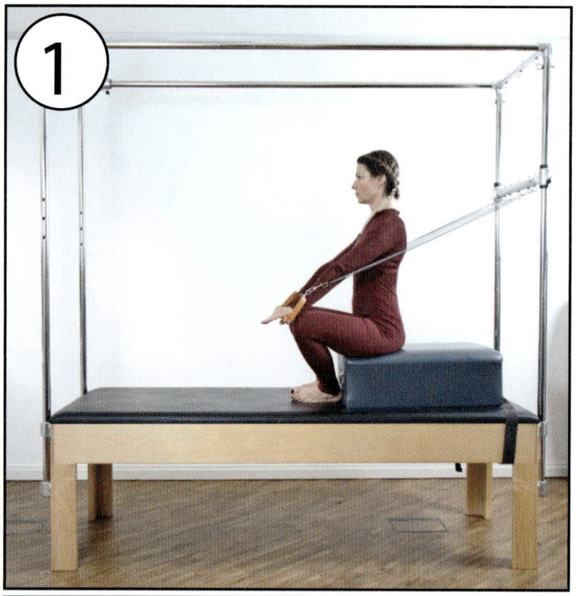

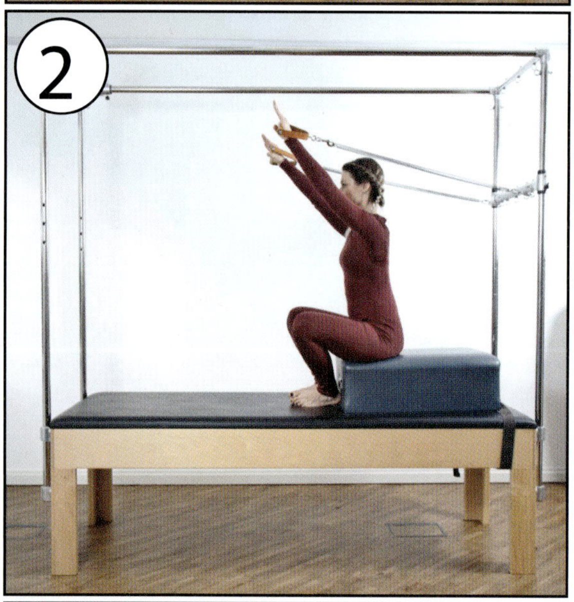

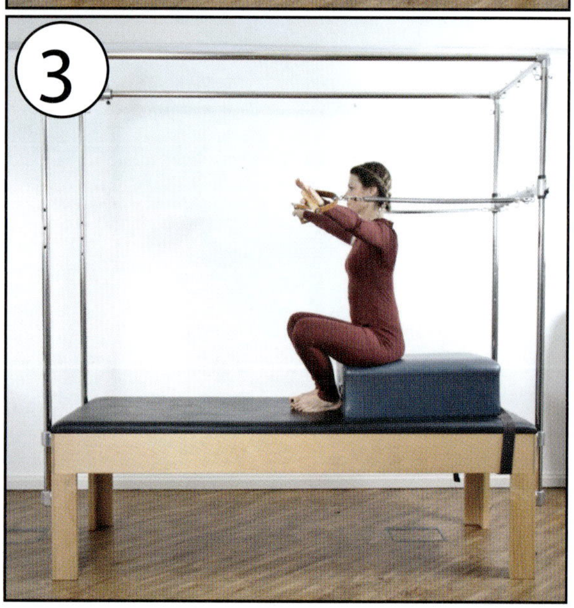

시작 자세:

리포머 롱박스 세팅으로 앉고 척추를 편 채 다리는 다이아몬드 모양을 한다. 핸들을 잡아 손목 위로 루프가 가로지르게 두고 어깨 높이로 손을 가지고 온다.

운동 목적:

어깨의 가동범위의 개선.
어깨를 움직이는 근육들의 안정화.
대흉근과 삼각근의 강화.
팔이 맨 위에서부터 어깨 높이로 내려올 때 광배근의 경미한 강화.

운동 실행: 방향에 따라 5회

방향 1: 손바닥을 아래로 하고 팔을 앞으로 뻗는다. 먼저 팔을 내려 외측으로 보낸다. 손바닥은 계속 아래를 보거나 위로 쭉 뻗어 올렸을 때는 앞을 향한다. 5회를 반복하고 방향을 바꾼다. 가능한 원을 크게 그린다.
"중심"을 통과할 때는 직선으로 동작을 하기 때문에 여기서 서클은 반원에 가깝다.
방향 2: 손바닥을 앞으로 향하고 팔을 양측으로 벌리며 위로 올린다. 팔을 앞으로 움직이며 마무리로 앞을 향해 뻗으며 아래로 내린다.

흔한 실수:

시작단계에서 이미 어깨가 말려 있다.
팔을 위로 뻗었을 때 어깨가 같이 상승한다.
팔이 90° 보다 더 크게 뻗어질 때 상흉부가 구부러진다.

변형 또는 응용 동작:

손을 어깨 높이에서 돌린다 그래서 방향1을 진행하는 동안 팔을 내리면서 손바닥이 위로 향하게 한다. 반대방향을 진행하면서는 손바닥을 위로 하고 손을 들어올린다 (물바가지를 뜨는 것처럼). 그리고 어깨높이에서 손바닥을 아래로 뒤집는다.
다리를 박스 앞에 두거나 캐딜락 옆 리포머 박스 위에 둔다.

금기증/주의점: -

7. 닐링 암 서클 (T) Kneeling Arm Circles (T) 1/2

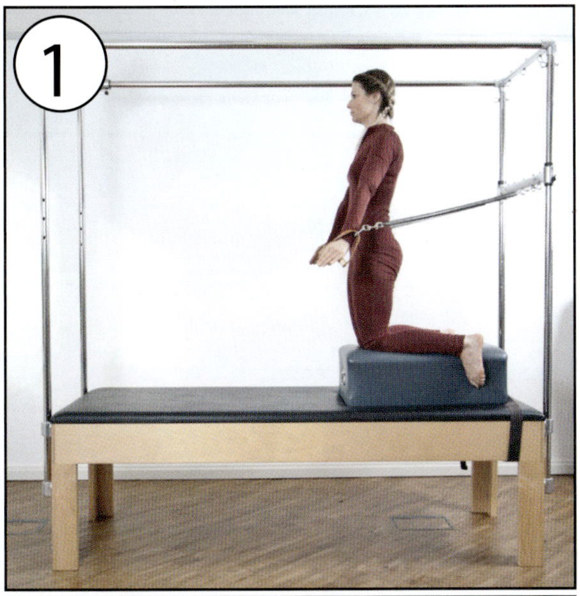

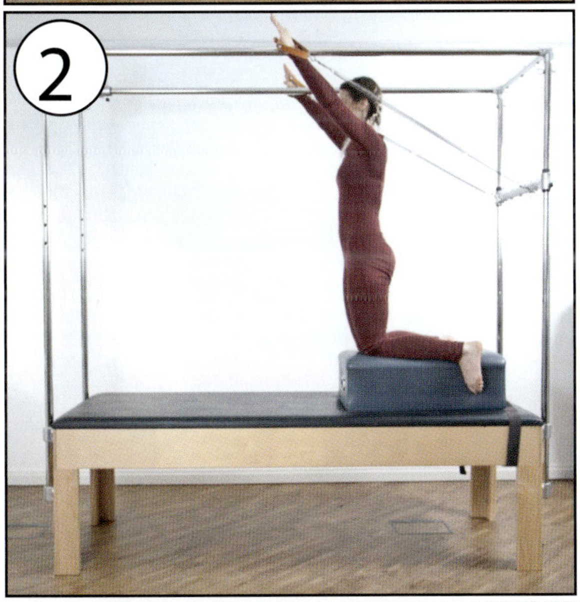

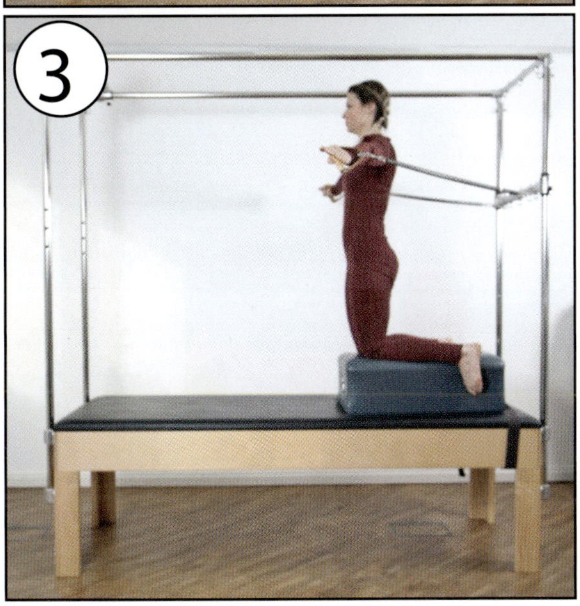

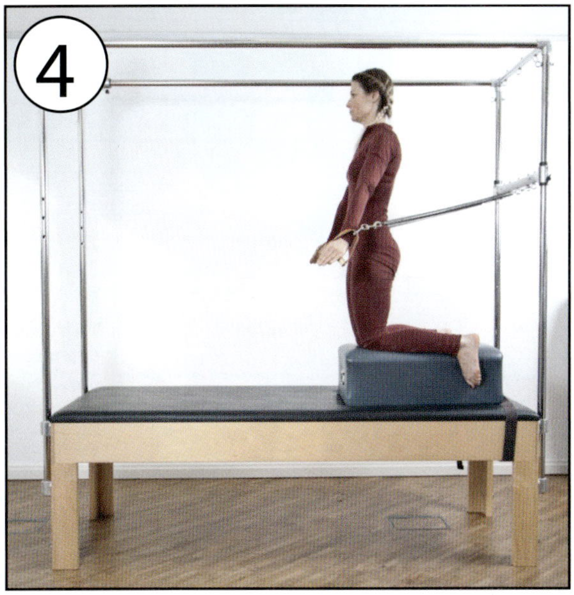

7. 닐링 암 서클 (T) Kneeling Arm Circles (T) 2/2

시작 자세:

스프링걸이를 등지고 발은 박스의 옆에 오게 하며 리포머 롱박스 위에 무릎으로 선다.
스프링의 높이는 견갑대보다 아래에 있다.

운동 목적:

어깨의 가동범위의 개선.
어깨와 상체의 안정화.
삼각근, 대흉근, 극하근 그리고 이두의 강화.

운동 실행: 방향에 따라 5회

방향 1: 손바닥을 위로 하고 팔을 들어올린다. 가장 높은 곳에서 손바닥을 앞으로 향하게 돌린다. 양 팔을 양측으로 벌리고 바닥을 향해 측면으로 내리고 손바닥은 계속 앞을 향하게 한다.
5회를 반복하고 방향을 바꾼다. 가능한 원을 크게 그린다.
"중심"을 통과할 때는 직선으로 동작을 하기 때문에 여기서 서클은 반원에 가깝다.
방향 2: 손바닥을 앞으로 향하고 팔을 양측으로 벌리며 위로 올린다. 팔을 앞으로 움직이며 앞을 향해 뻗으며 아래로 내린다.

흔한 실수:

시작단계에서 이미 어깨가 말려 있다.
팔을 위로 뻗었을 때 어깨가 같이 상승한다.
전만이 심해져서 상체의 안정성이 유지되지 않는다.

변형 또는 응용 동작: -

금기증/주의점: -

8. 스파클러 (T) Sparklers (T)

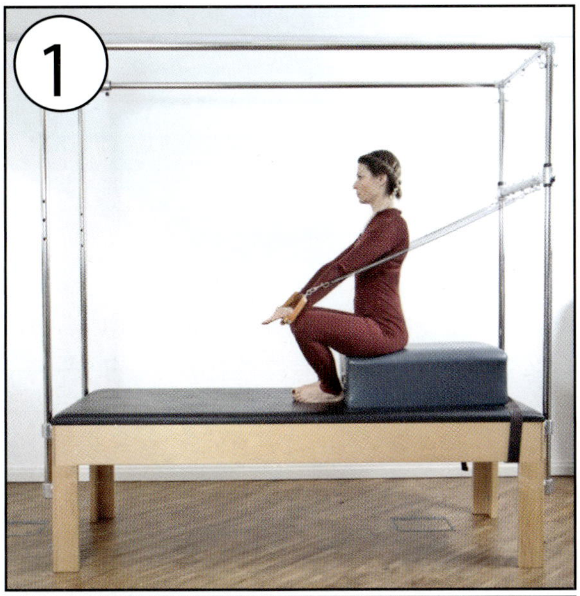

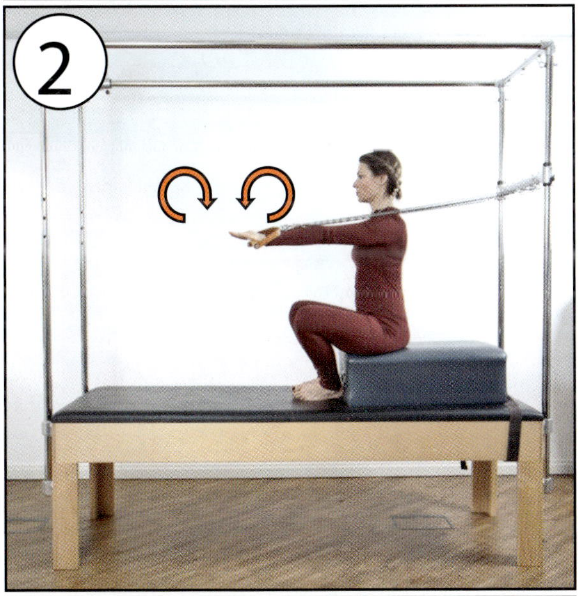

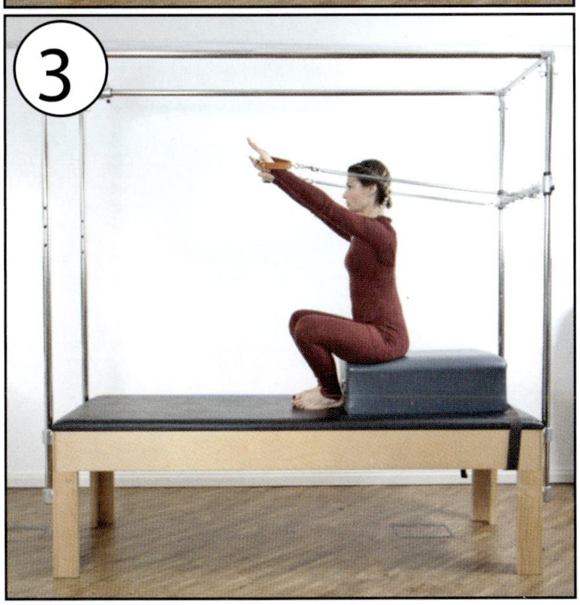

시작 자세:

리포머 롱박스 세팅으로 앉고 척추를 편 채 다리는 다이아몬드 모양을 한다. 핸들을 잡아 손목 위로 루프가 가로지르게 두고 손의 높이는 무릎에 오게한다.

운동 목적:

어깨의 안정화.
어깨 안정화 근육의 협응력 훈련.

운동 실행:

폭죽의 작은 불꽃을 그리듯 작고 빠르게 원을 그린다. 허벅지보다 살짝 위에서 시작한다. 작은 원을 그리며 어깨를 올리지 않고 팔을 최대한 높이 위로 올린다. 원을 그리며 다시 아래로 내려왔다가 다시 올라간다. 맨 위로 올라가면 원을 그리던 방향을 바꾸고 내려오고 올라갔다가 다시 내려온다.

흔한 실수:

팔이 충분히 강하고 빠르게 원을 그리지 않는다.

변형 또는 응용 동작:

등을 곧게 펴고 앞으로 기울인다.
다리를 박스 앞에 두거나 캐딜락 옆 리포머 박스 위에 둔다.

금기증/주의점: -

9. 체스트 익스펜션 (T) Chest Expansion (T)

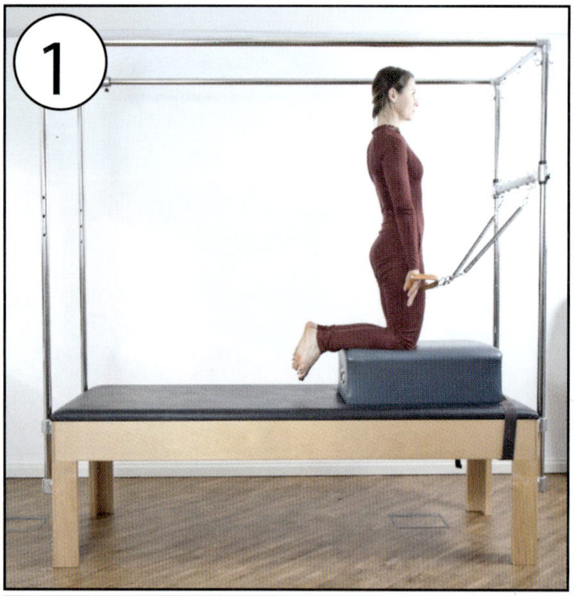

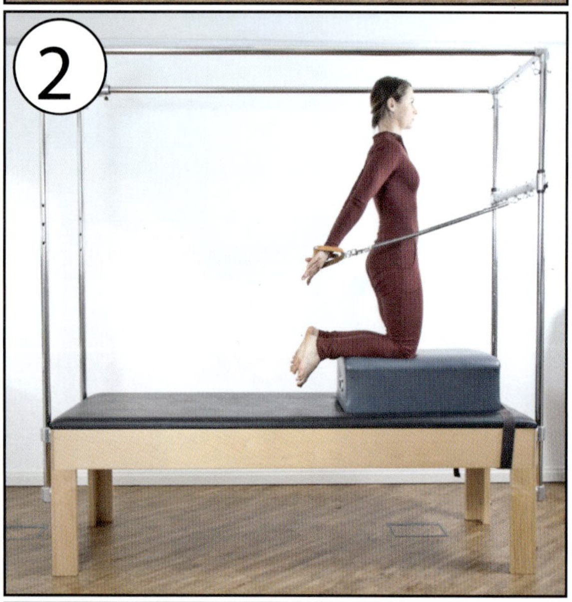

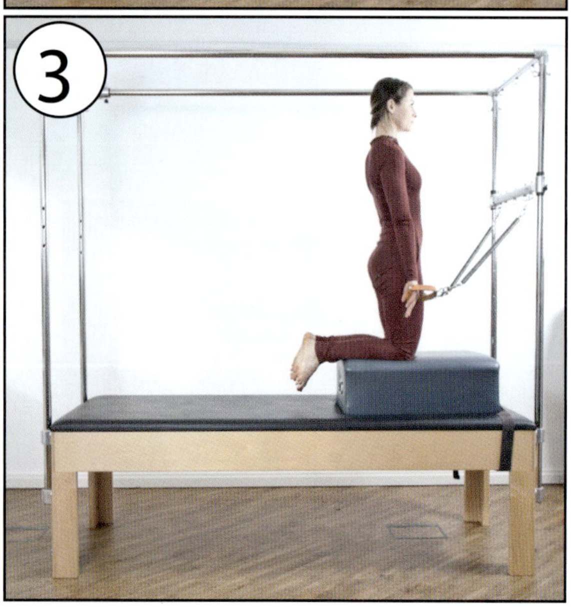

시작 자세:

리포머 롱박스 세팅에 스프링걸이를 바라보며 박스의 중앙에 무릎으로 선다.

운동 목적:

광배근, 삼두 그리고 후면 삼각근의 강화.
전면 삼각근의 경미한 스트레칭.
긴 등 신전근과 둔근의 강화를 통한 몸 체간의 안정화.
상흉추와 경추의 가동성 훈련.

운동 실행: 5회

몸 옆을 스치듯 팔을 뒤로 가져온다. 먼저, 머리를 오른쪽으로 돌리고 그 다음 왼쪽으로 돌리고 중앙으로 돌아온다. 스프링이 이완되도록 팔을 제자리로 다시 가져온다. 동작을 하면서 상체를 꼿꼿이 세우고 어깨를 잘 펴낸다. 머리 회전을 최적화하려면 어깨의 내전근은 수축하고 외전근은 가급적 이완상태로 유지해야 한다.

흔한 실수:

팔은 내회전 되면서 상체가 수그러지고 어깨가 앞으로 말린다. 이런 경우는, 고개를 돌리는 동작이 오히려 역효과가 난다.
고개가 동일한 높이에서 회전되지 않는다. 턱이 회전하는 동안 아래로 기울어진다.

변형 또는 응용 동작:

팔을 몸의 뒤로 가져온다. 이 자세에서 작고 빠르게 움직이는(pulse) 동작을 실시한다. 작고 빠르게 움직이는 펄스(pulse) 한 개로 시작하고 팔을 원위치 시킨다. 그리고 펄스 1,2 진행하고 다시 팔을 뒤로 보내 1,2,3 – 다시 원위치 1,2,3,4 이런 식으로 펄스 최대 10까지 진행한다. 반대로도 마찬가지. 뒤에서 1,2,3,4,5,6,7,8,9, – 다시 원위치 1,2,3,4,5,6,7,8, 그리고 다시 뒤로, 이런 식으로 1까지 진행한다. 이 변형동작은 난이도가 있는 동작임을 주의한다.

금기증/주의점: -

10. 닐링 트라이셉 푸쉬 업 (T) Kneeling Triceps Push up (T)

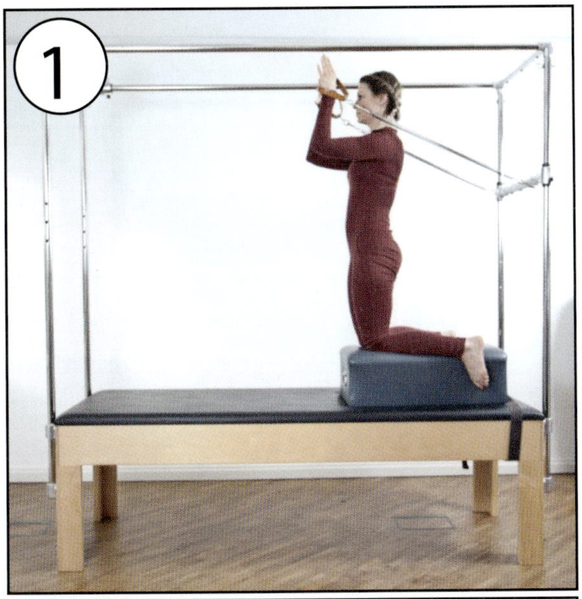

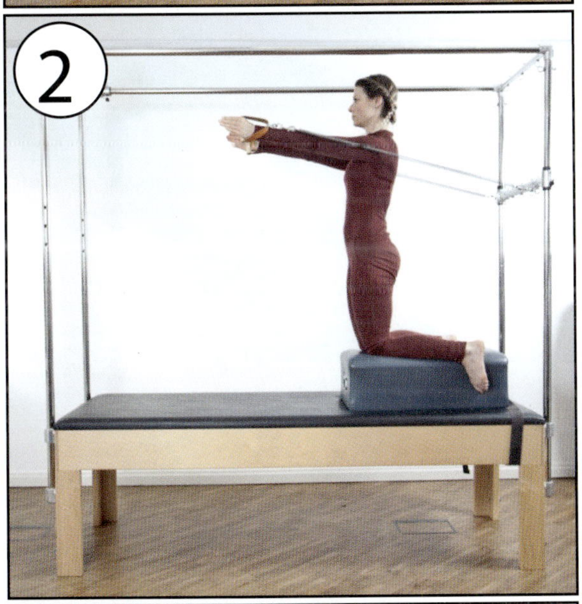

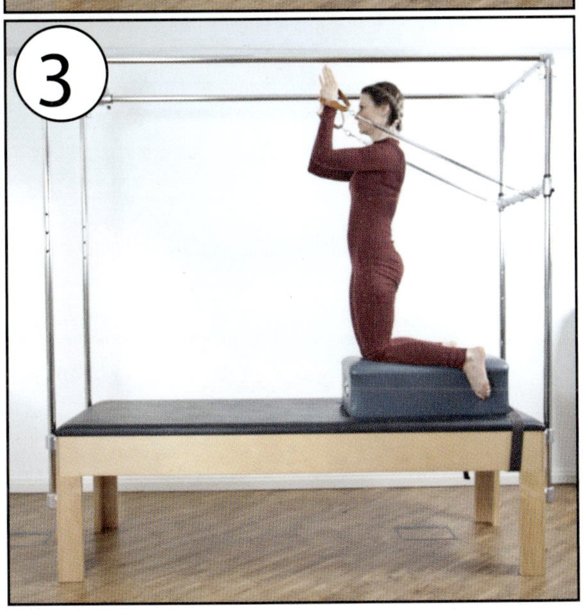

시작 자세:

스프링걸이를 등지고 발은 박스의 옆에 오게 하며 리포머 롱박스 위에 무릎으로 선다. 스프링의 높이는 견갑대보다 아래에 있다.

운동 목적:

삼두의 강화.
상체와 어깨의 안정화.

운동 실행: 3-7회

팔을 쭉 펴고 어깨 너비 간격으로 위로 올린다.
손바닥은 서로 마주본다. 팔꿈치가 살짝 어깨보다 위로 오면 팔꿈치를 구부리고 전완을 90°가 될 때까지 세운다. 다시 쭉 팔을 편다. 팔꿈치는 계속 같은 높이에 있다. 4회 반복한다.

흔한 실수:

팔을 구부릴 때 팔꿈치가 아래로 떨어지고 팔을 펼 때 올라온다.
어깨가 좁혀지며 상승한다.
상체의 안정화가 무너져 심한 전만으로 기울어진다.

변형 또는 응용 동작:

다른 어떤 앉아서 하는 동작들.

금기증/주의점: -

11. 롱 암 풀 백 (M) Long Arm Pull Back (M)

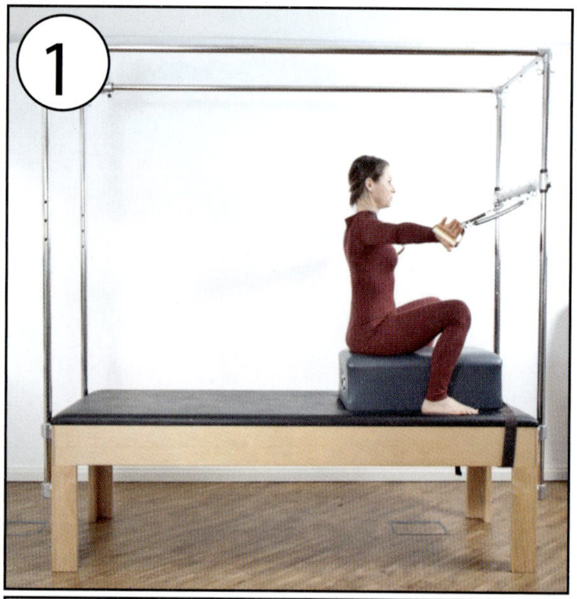

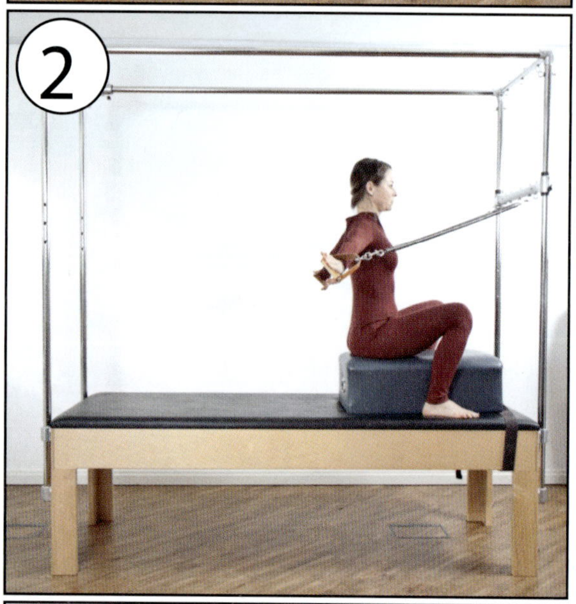

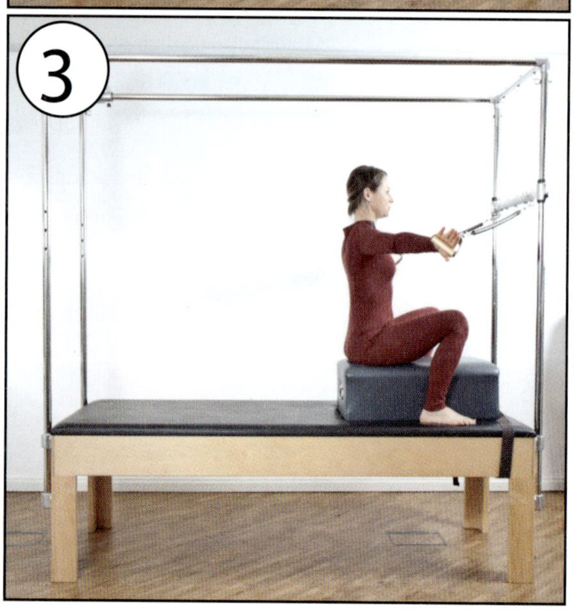

시작 자세:

리포머 롱박스 세팅에 스프링걸이를 바라보며 앉는다. 어깨높이에서 팔을 옆으로 뻗는다. 손바닥을 뒤로 향하게 한다.

운동 목적:

90° 외전된 상태에서 내회전시키는 후면과 중삼각근, 능형근, 삼두, 대원근 그리고 견갑하근의 강화.

운동 실행: 5회 작은 펄스 3세트

스프링의 긴장도를 유지하며 팔을 뒤로 당긴다. 뒤로 향하는 작은 움직임 펄스(pulse)를 실행한다.

흔한 실수:

작은 펄스 실행할 때 가슴이 앞으로 구부러진다.

변형 또는 응용 동작:

더 어려운 동작: 스프링 걸이를 등지고 리포머 박스에 무릎으로 선다.

금기증/주의점: -

12. 원 암 풀 (M) One Arm Pull (M)

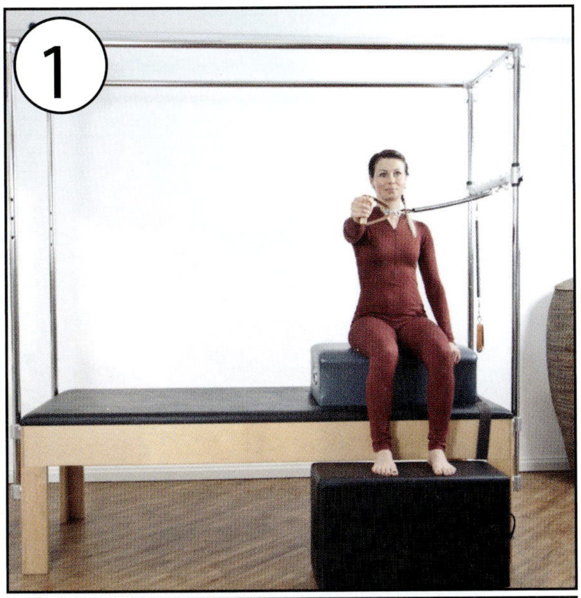

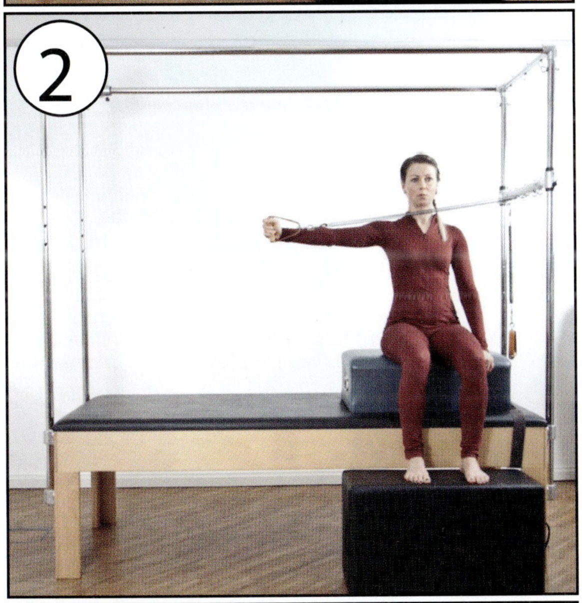

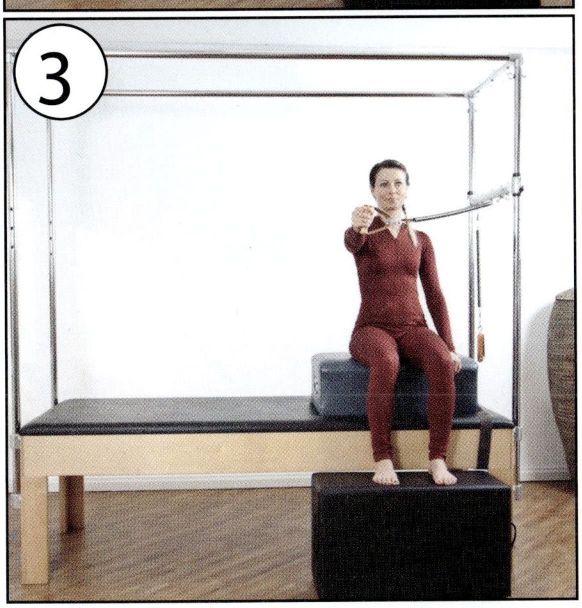

시작 자세:

리포머 박스에 옆으로 앉는다. 또다른 리포머 박스를 사용하여 발을 받치는 것이 이상적이다. 외측 팔을 어깨 높이에서 앞으로 뻗는다.

운동 목적:

후면 삼각근의 강화.
전거근, 능형근, 측면상체근육, 그리고 삼두의 안정화.

운동 실행: 5회

어깨높이에서 유지하며 신전한 팔을 옆으로 뻗어낸다. 그리고 천천히 다시 제자리로 돌아온다. "20. 스와카티" 시리즈의 첫번째 동작과 매우 유사하다. 그러나 스와카티에서는 천천히 팔이 펴지는 거에 반해 여기서는 뻗은 팔을 원을 그리듯 움직이는 게 다르다.

흔한 실수:

능형근이 견갑대를 뒤로 잡아당겨 후면삼각근의 강화가 덜 일어난다.

변형 또는 응용 동작:

동작 끝에 작은 펄스 동작을 실행한다.

금기증/주의점: -

13. 크로스 암 로테이션 (M) Cross Arm Rotation (M)

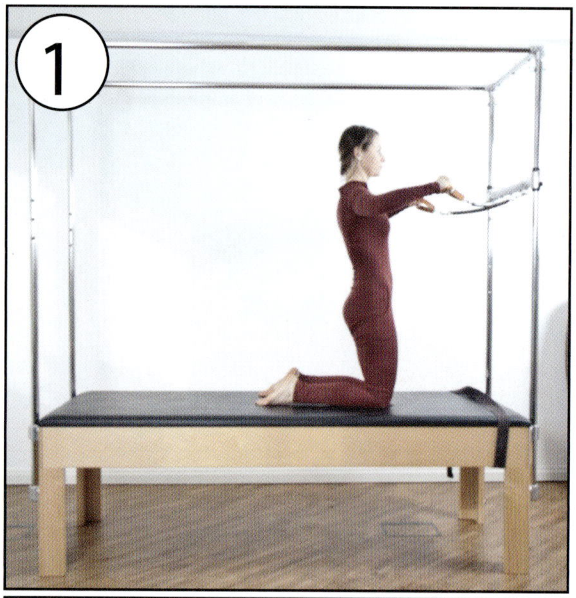

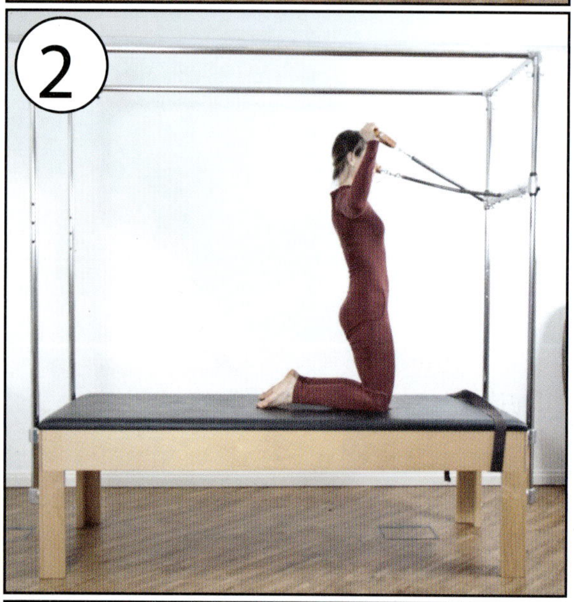

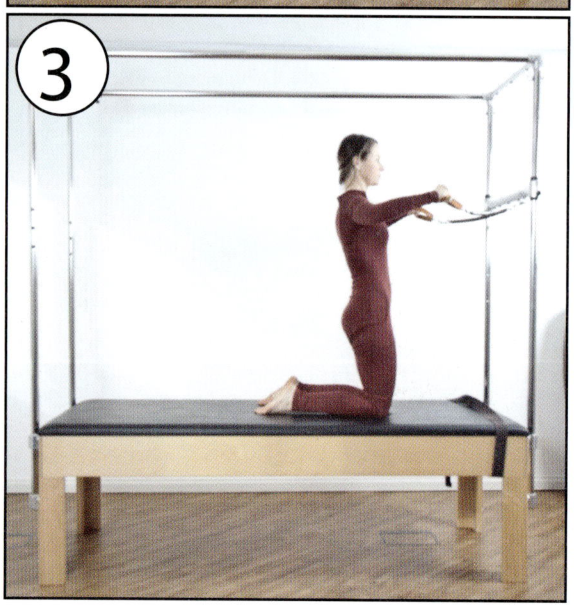

시작 자세:

스프링 걸이를 바라보며 무릎으로 선다. 스프링을 엇갈려 오른쪽 스프링은 왼손에, 왼쪽 스프링은 오른손으로 잡는다. 손과 팔은 엇갈리지 않고 평행하게 둔다.

운동 목적:

극하근, 소원근, 후면 삼각근 그리고 하부 승모근의 강화. 전거근과 중삼각근 그리고 상체의 안정화.

운동 실행: 5회

팔꿈치는 어깨높이로 하고 상완은 어깨와 일직선상에 있다. 전완은 상완과 직각을 이루도록 한다. 이렇게 해서 삼두가 끊임없이 개입하도록 한다. 막대기 하나가 한 팔꿈치에서 또 다른 팔꿈치로 연결되어 있다고 생각한다. 팔꿈치를 축으로 전완이 위로 회전한다.

흔한 실수:

팔꿈치가 안으로 구부러져 90° 보다 더 작아진다.
상체의 안정화가 무너져 심한 전만으로 기울어진다.

변형 또는 응용 동작:

한쪽이 다른 한쪽보다 약하면 약한 팔만 동작을 더 반복한다.

금기증/주의점: -

14. 쉐이빙 스트레이트 백 (T) Shaving Straight Back (T)

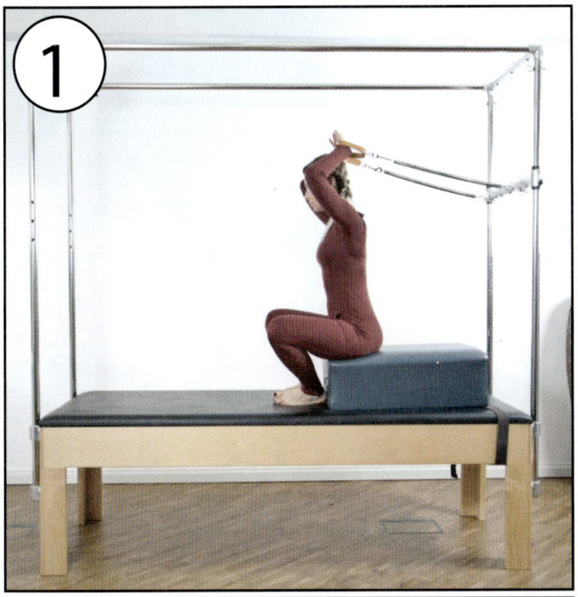

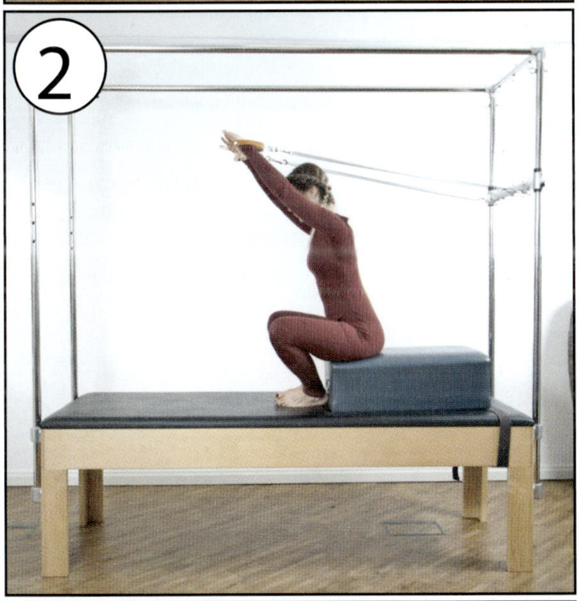

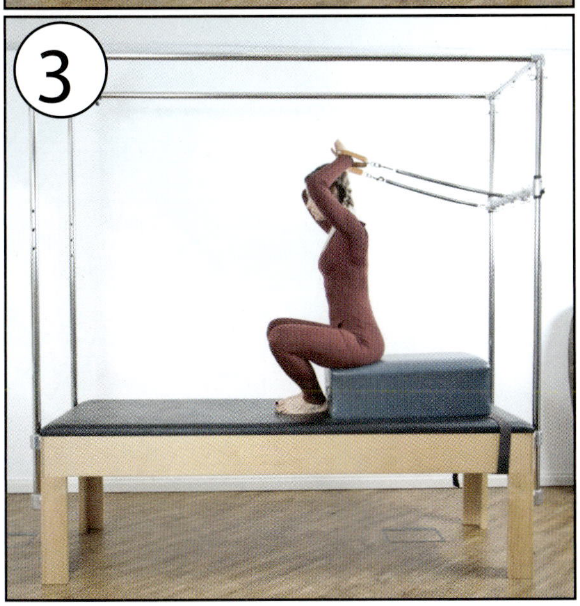

시작 자세:

척추를 펴고 앞으로 기울여 앉는다. 다리는 다이아몬드 모양이다. 핸들을 잡아 손목 위로 루프가 가로지르게 한다. 양쪽 엄지와 두번째 손가락을 서로 밀어내 듯 맞붙여 손은 마름모 형태를 만들고 목 뒤로 가져온다. 팔꿈치는 넓게 벌린다.

운동 목적:

어깨와 상체의 안정화.
전거근에 의해 안정화된 삼두와 삼각근의 강화(쉐이빙 시팅 백 동작보다 스프링 강도 높게).

운동 실행: 5회

대각선을 상상하며 그 대각선을 따라 손을 위 아래로 밀어내고 당기며 움직인다.

흔한 실수:

어깨가 안정화가 무너지고 귀 가까이 상승한다.
엄지와 손가락이 붙어있지 않고 서로 떨어진다.

변형 또는 응용 동작:

리포머 박스 앞에 다리를 두거나 캐딜락 옆 박스 위에 다리를 올린다.

금기증/주의점: -

15. 쉐이빙 포워드 라운드 백 (T) Shaving Forward Round Back (T)

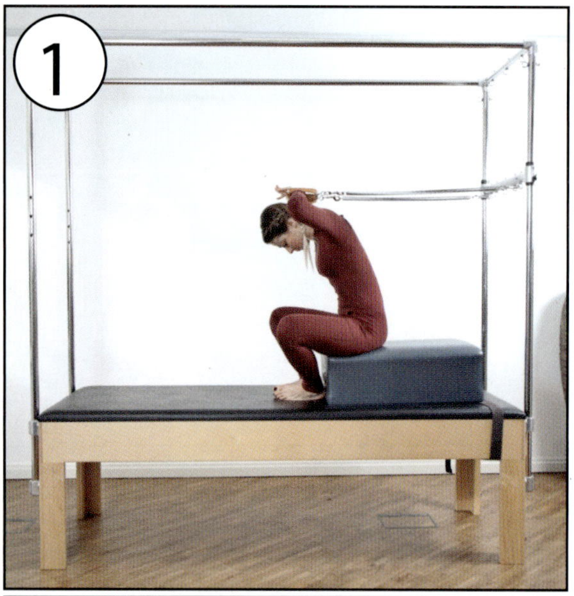

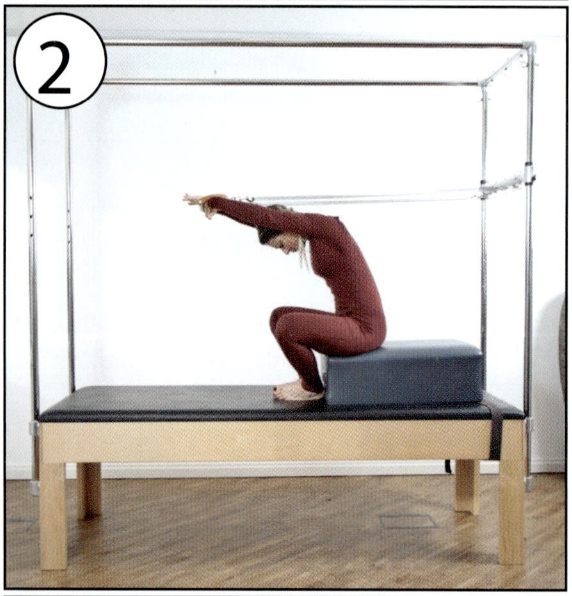

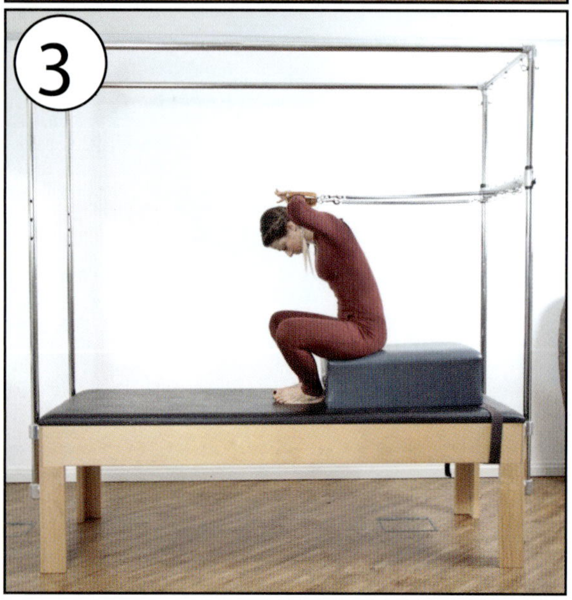

시작 자세:

둥글게 구부러진 척추모양을 만들어 앞으로 구부려 앉는다. 핸들을 잡아 손목 위로 루프가 가로지르게 한다. 양쪽 엄지와 두번째 손가락을 서로 밀어내 듯 맞붙여 손은 마름모 형태를 만들고 목 뒤로 가져온다. 팔꿈치는 넓게 벌린다.

운동 목적:

어깨의 안정화.
전거근과 복부 근육으로 인한 안정화된 삼두와 삼각근의 강화 (쉐이빙 스트레이트 백 동작보다 스프링 강도를 높게).

운동 실행: 5회

바닥과 평행을 유지하며 손을 앞뒤로 직선이 있다고 상상하며 그 직선을 따라 움직인다.

흔한 실수:

어깨가 안정화가 무너지고 귀 가까이 상승한다.
엄지와 손가락이 붙어있지 않고 서로 떨어진다.

변형 또는 응용 동작:

리포머 박스 앞에 다리를 두거나 캐딜락 옆 박스 위에 다리를 올린다.

금기증/주의점: -

16. 체스트 익스펜션 앤 익스텐션 (M) Chest Expansion and Extension (M) 1/2

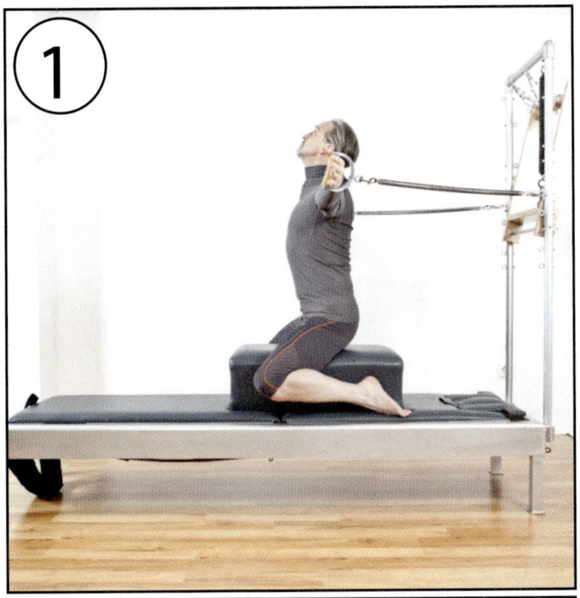

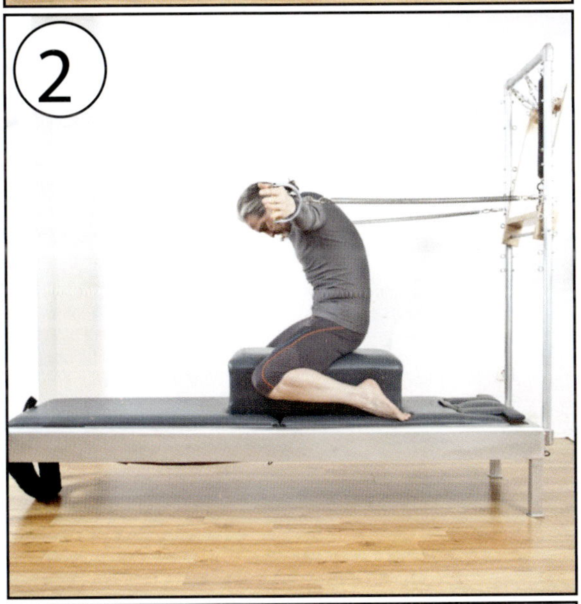

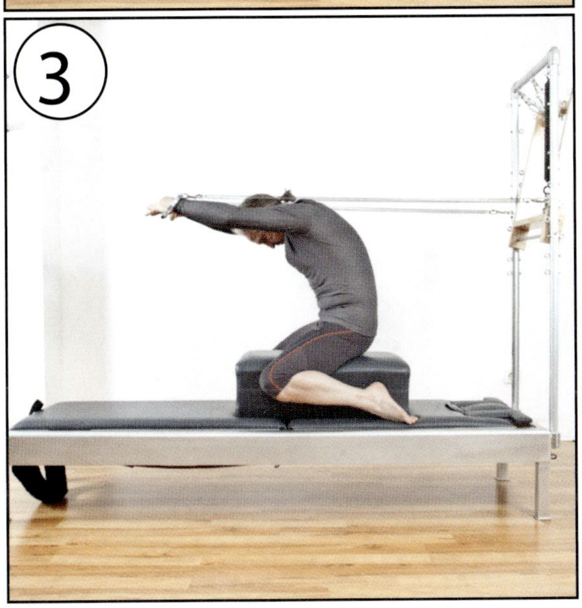

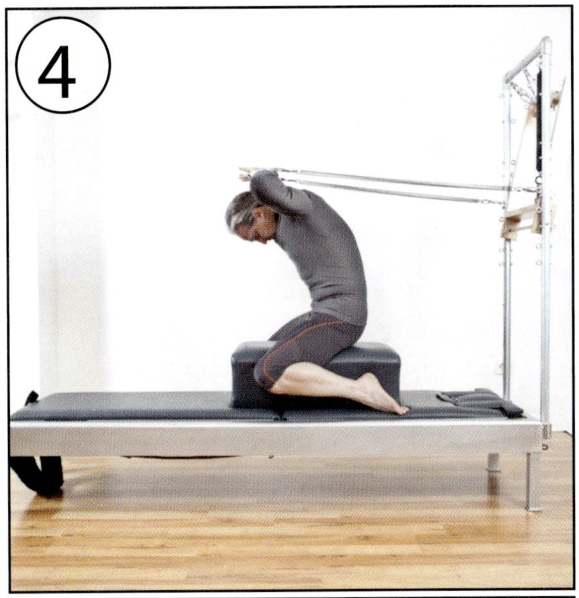

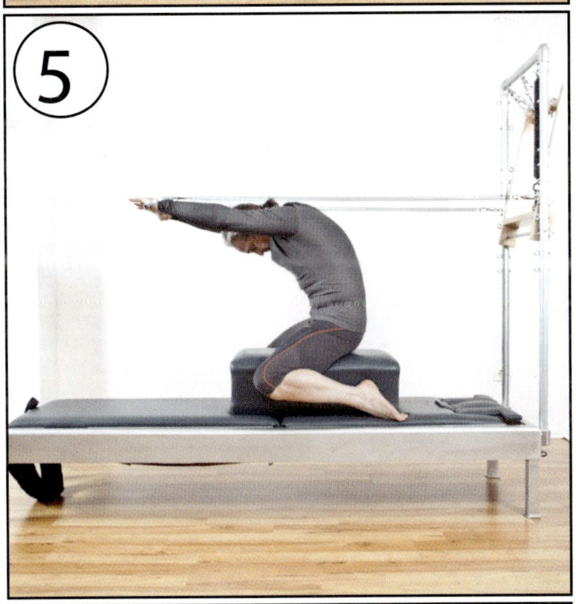

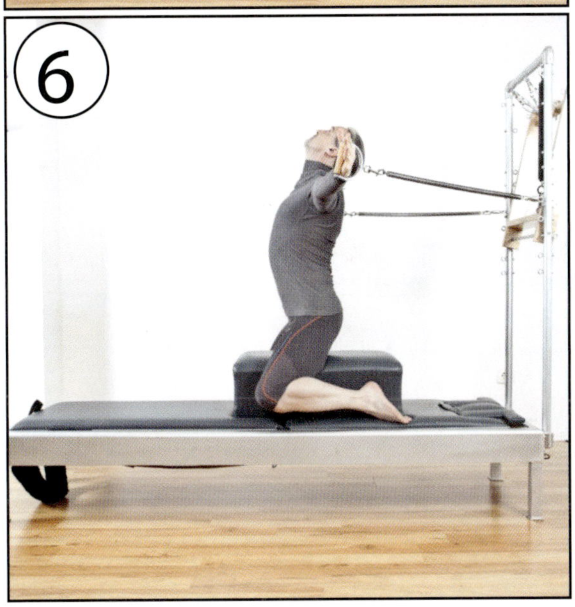

16. 체스트 익스펜션 앤 익스텐션 (M) Chest Expansion and Extension (M) 2/2

시작 자세:

박스 중앙에 스프링걸이를 등지고 앉는다. 무릎을 벌리고 구부린다. 다리 사이에 박스를 놓고 뒤꿈치를 누르며 앉는 듯 발가락은 뒤를 향하게 하고 앉는다. 손으로 핸들을 잡고 팔은 어깨 높이로 하고 밖으로 뻗는다. 가슴을 활짝 편다.

운동 목적:

신전(척추의 아치모양)과 굴곡(척추를 둥글게 만 모양)의 반복을 통한 척추의 가동성.
어깨의 안정화.
전거근으로 안정화된 삼두와 삼각근, 그리고 대흉근과 모든 복근의 강화.

운동 실행: 5-7회

"커다란 C"자형 굴곡을 만들면서 허그 동작처럼 팔을 앞으로 보낸다.
아래로 시선을 내리고 양손의 두번째 손가락과 엄지 손가락을 서로 강하게 밀어낸다. 손을 다이아몬드 모양으로 만든다. C-커브를 유지하고 팔꿈치를 벌려 목 뒤로 손을 가져온다. "쉐이빙 포워드 라운드 백"처럼 바닥과 평행한 직선을 상상하며 그 선을 따라 손을 앞으로 뻗는다. 팔을 양 옆으로 가져오고 상체를 꼿꼿이 세우며 가슴을 활짝 편다.

흔한 실수:

허그 동작을 할 때 팔을 앞으로 보내면서 어깨가 아래로 둥글게 말리고 가슴은 아래로 구부러지고 견갑대의 안정성이 떨어진다. 팔을 다시 양측으로 벌릴 때 외복사근의 수축이 풀려 안정성이 무너져 늑골이 들린다.
쉐이빙 동작 중에 어깨 안정성이 무너져서 어깨가 귀 가까이 위로 상승한다.

변형 또는 응용 동작:

박스 앞에 다리를 위치하거나 캐딜락 옆 리포머 박스 위에 올린다.
다리 모양은 다이아몬드 모양으로 하고 발바닥을 반대 발등에 서로 엇갈려 올려놓는다.

금기증/주의점: -

17. 스위밍 스트레이트 백 (M) Swimming Straight Back (M)

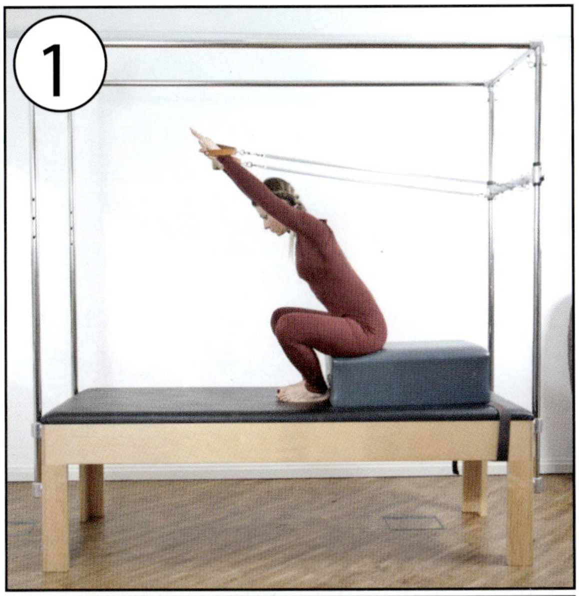

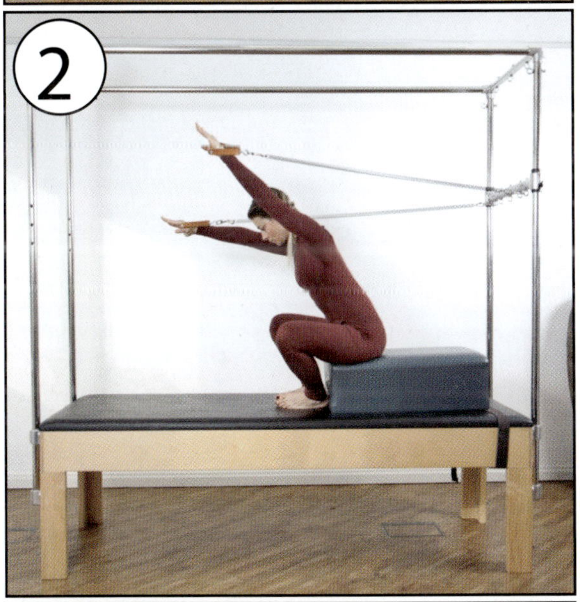

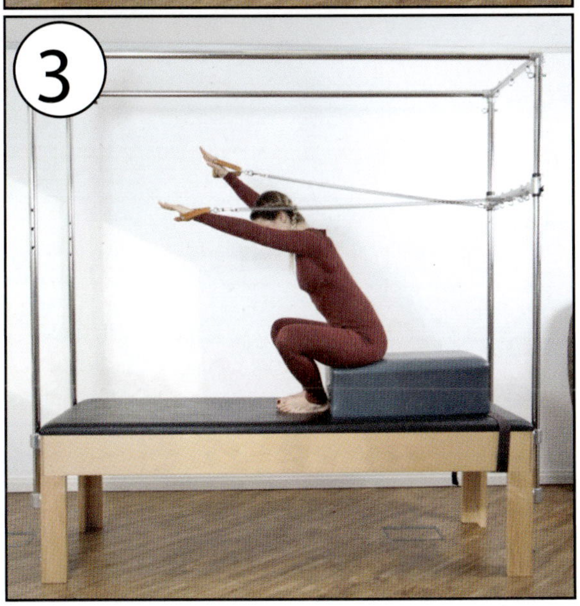

시작 자세:

척추를 세우고 앞으로 기울여 앉는다. 핸들을 잡아 손목 위로 루프가 가로지르게 한다. 척추를 꼿꼿이 세우면서 팔을 뻗어낸다.

운동 목적:

전거근의 안정화로 인한 최대 거상상태에서 어깨관절과 견갑대의 가동성.
어깨 거상 가동범위가 한정적이면, 삼각근의 강화가 이루어진다.

운동 실행: 50회

수영을 하는 것처럼 팔을 위 아래로 작게 번갈아 교대한다.

흔한 실수:

상체의 안정성이 무너져서 흔들리기 시작한다.
어깨가 귀 가까이 상승한다.
팔꿈치가 외측으로 멀어진다.
동작이 부정확하고 연속성이 떨어지며 최대 범위에서만 실행된다.

변형 또는 응용 동작:

박스 앞에 다리를 내려놓거나 캐딜락 옆 리포머 박스 위에 둔다.

금기증/주의점: -

18. 버터플라이 스트레이트 백 (T) Butterfly Straight Back (T) 1/2

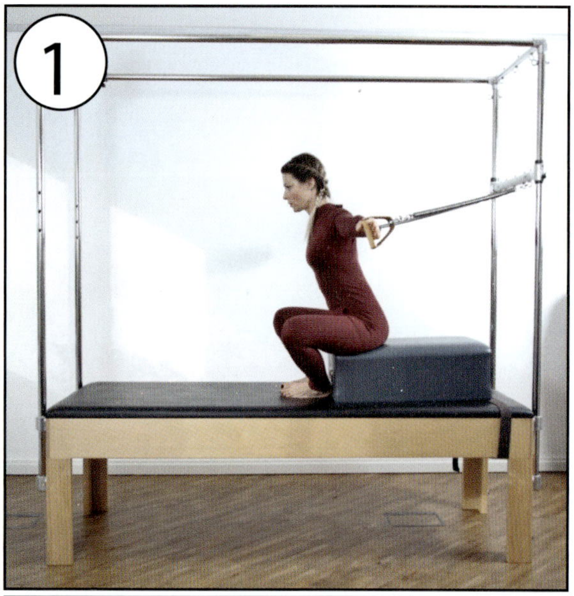

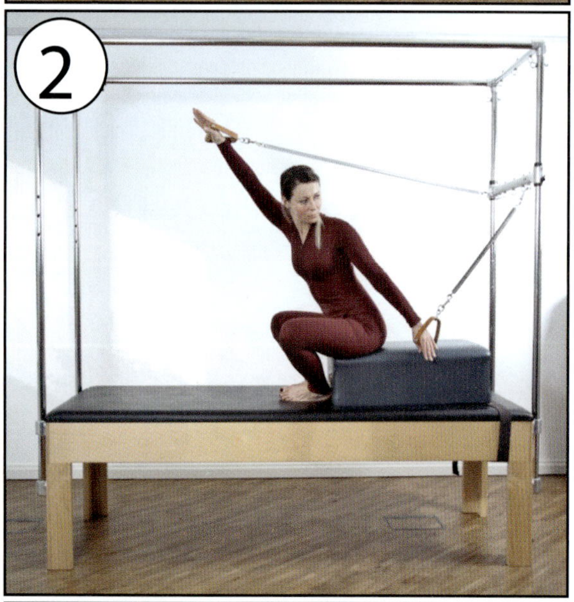

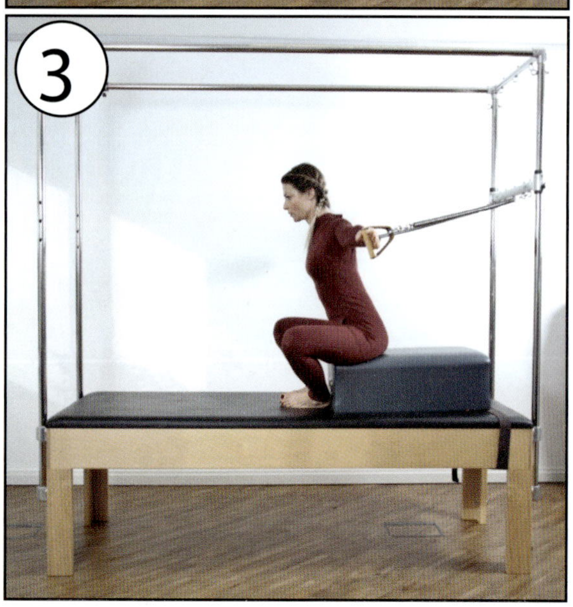

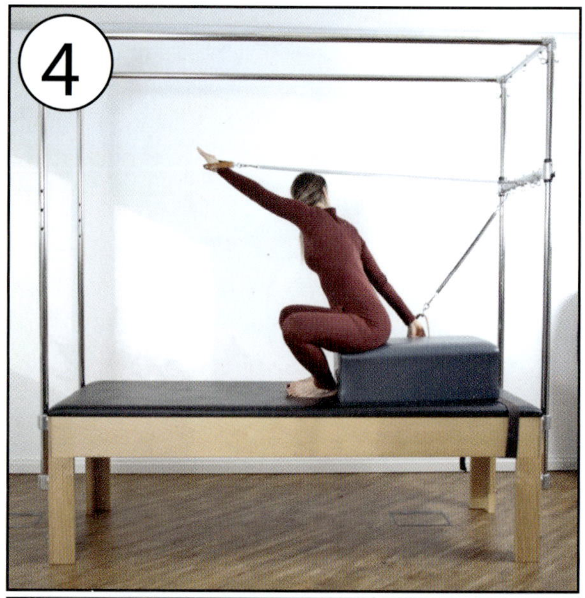

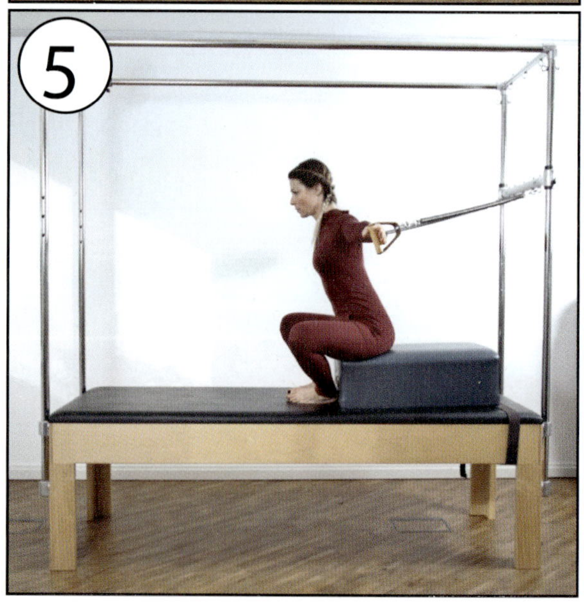

18. 버터플라이 스트레이트 백 (T) Butterfly Straight Back (T) 2/2

시작 자세:

척추를 곧게 펴고 앞으로 기울여 앉는다. 양 팔은 양측으로 벌린다.

운동 목적:

작은 저항감을 이겨내며 회전할 때 척추의 가동성.
복사근과 삼각근의 강화.
어깨 안정화 근육들의 협응력.
반대편으로 회전할 때 상체 측면의 스트레칭.

운동 실행: 3세트

엉덩이부터 시작하면서 골반을 움직이지 않고 상체를 오른쪽으로 회전한다. 한편, 오른팔을 아래로 내리면서 내회전한다. 오른 손바닥은 박스를 향하고 동시에 왼 팔은 측면 위로 올려 왼쪽 손바닥이 회전하는 방향을 향하게 한다. 가슴과 머리를 가능한 많이 회전시켜 뒤를 바라본다.

흔한 실수:

위로 뻗어 올린 팔의 어깨가 거상한다.

변형 또는 응용 동작:

박스 앞에 다리를 내려놓거나 캐딜락 옆 리포머 박스 위에 둔다.

금기증/수의섬: -

19. 스파인 트위스트 (T) Spine Twist (T)

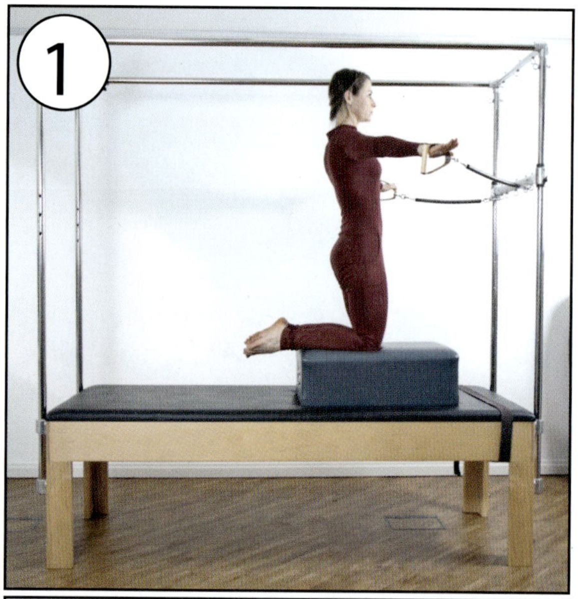

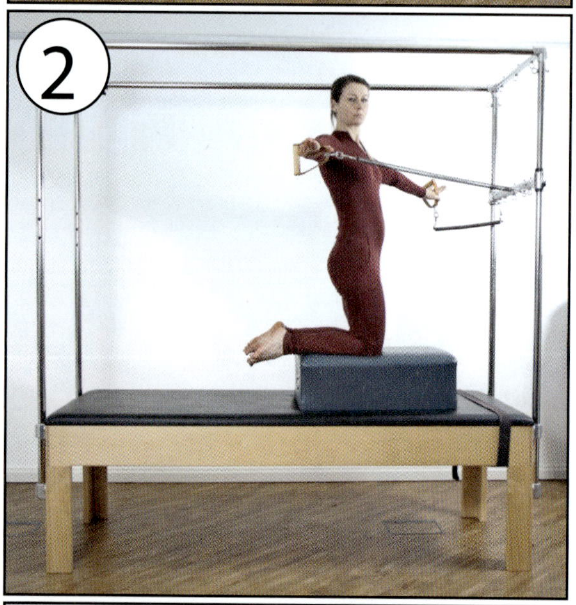

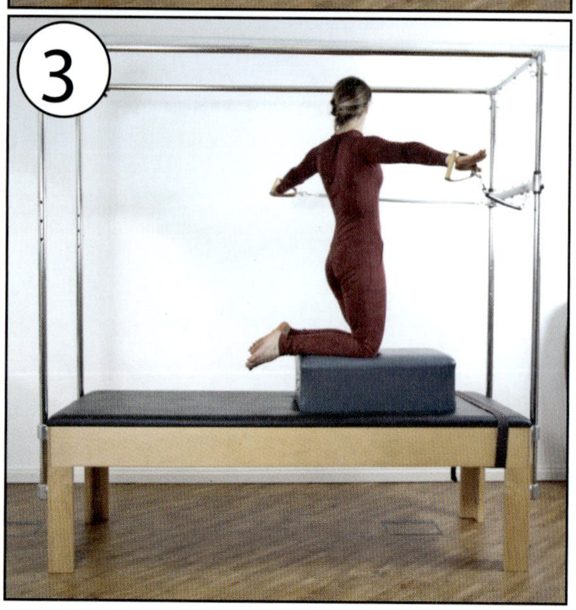

시작 자세:

스프링걸이를 바라보며 무릎으로 선다. 양팔은 외측으로 벌린다. 손은 아래 그림처럼 잡거나 아니면 전통적으로는 엄지 손가락으로 핸들을 잡거나 한다.

운동 목적:

후면삼각근과 체간 회전근육의 강화.
삼두의 안정화.
코어 근육의 협응.

운동 실행: 5세트

본 동작은 매트에서 실행하는 스파인 트위스트와 비슷하다. 골반에서부터 척추의 회전을 시작한다. 그렇지만 매트운동과는 달리 골반이 조금 다르게 회전한다. 양 팔을 일직선으로 유지하며 스프링 저항을 이겨내며 한쪽으로 회전한다. 머리를 가슴보다 조금 더 멀리 회전시킨다.

흔한 실수:

골반이 한쪽으로 움직인다.
상체 회전범위를 넘어서 팔을 과도하게 회전한다.

변형 또는 응용 동작:

동작이 쉬워질수록 무릎의 위치를 더욱 중앙으로 옮긴다.
엄지로 핸들을 잡는다.

금기증/주의점: -

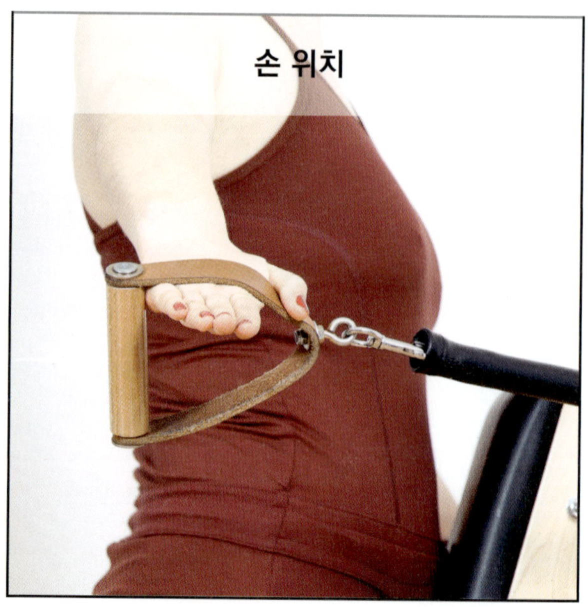

20. 스와카티 (T) Swakatee (T)

다른 이름: 스와키티/스워케티/스와키티

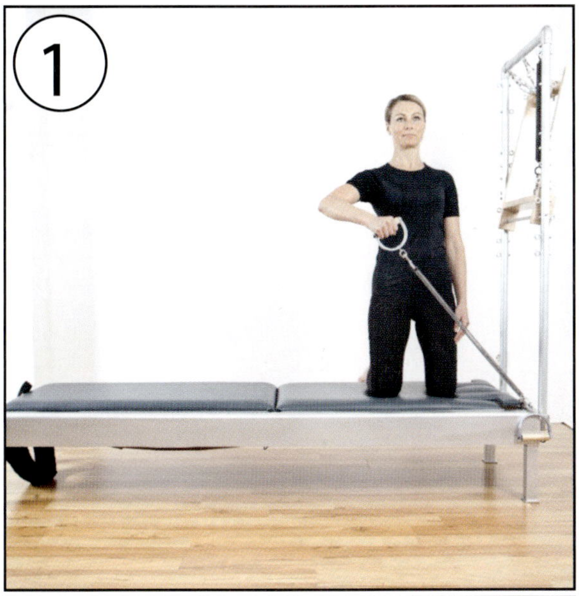

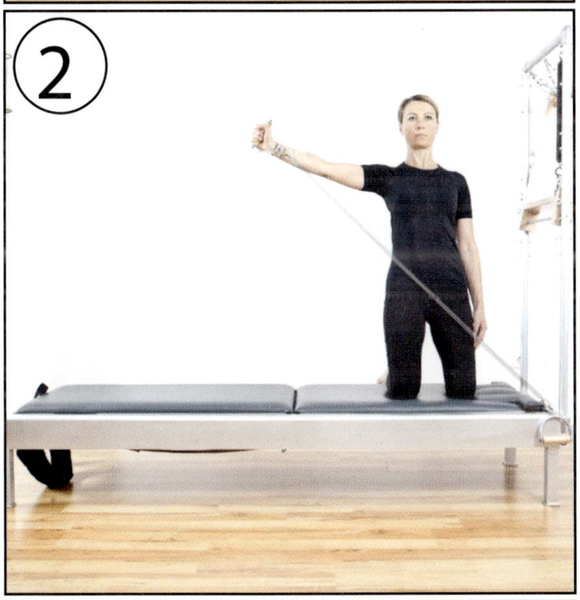

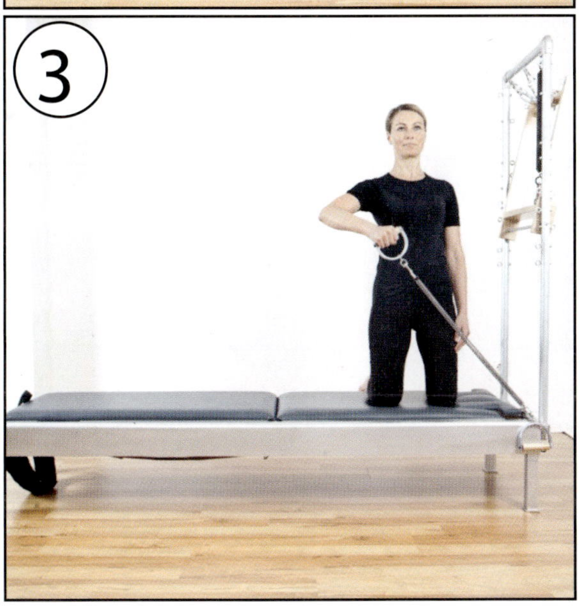

시작 자세:

캐딜락 매트에 옆을 바라보며 무릎으로 선다. 외측 팔은 어깨높이로 하고 구부려 손이 가슴 앞이나 반대편 어깨에 오게 한다.

운동 목적:

후면삼각근과 삼두의 강화.
체간의 안정화.

운동 실행: 방향에 따라 4회

외측 팔을 큰 문을 여는 듯한 모습으로 외측으로 움직인다. 복싱의 백 피스트 스트라이크(Back fist strike)와 비슷하다. 팔을 같은 방법으로 뒤로 움직인다. 4회 반복하고 반대편을 실행한다.

흔한 실수:

팔의 움직임이 두개의 별개 움직임으로 구분이된다: 팔꿈치로 가격하듯 움직이고 그 후에 팔꿈치를 편다. 이렇게 실행하면 팔꿈치 관절에 더 압박이 가해진다.

변형 또는 응용 동작:

4회차 반복할 때 손의 방향에 따라 머리가 회전한다.

금기증/주의점: -

21. 쉐이빙 업 더 사이드 오브 더 헤드 (T) Shaving up the side of the head (T)

다른 이름: 쉐이빙 사이드 암/업파

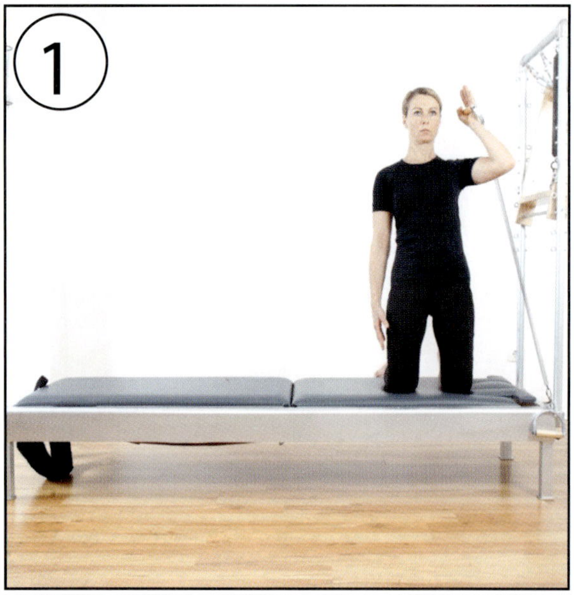

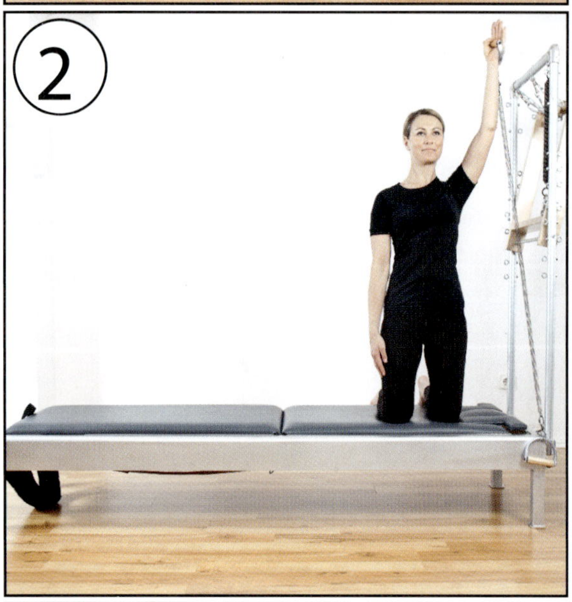

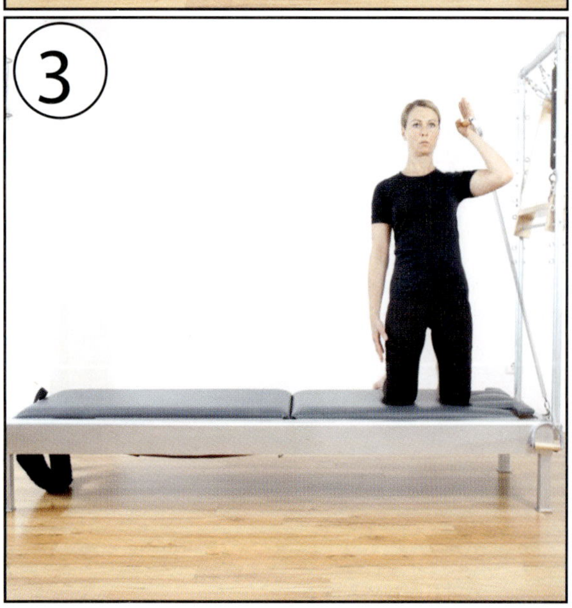

시작 자세:

캐딜락 매트에 옆을 바라보며 무릎으로 선다. 스프링걸이에 가까운 팔의 손을 팔꿈치가 밖으로 향하도록 구부리고 귀 높이에 오게한다.

운동 목적:

체간의 끊임없는 통제로 삼각근 전체와 삼두의 강화.

운동 실행: 방향에 따라 4회

안쪽 팔을 최대 범위로 어깨 외측에서 위로 곧게 뻗어낸다. 그 후에 다시 귀 근처로 가지고 온다. 4회 반복하고 반대 편을 실행한다.

흔한 실수:

팔이 이상적인 라인을 벗어나 앞이나 옆으로 빠진다. 어깨 안정성이 무너져서 귀 방향으로 상승한다.

변형 또는 응용 동작: -

금기증/주의점: -

22. 스와카티 앤 쉐이빙 사이드 암 (T) Swakatee & Shaving Side Arm (T)

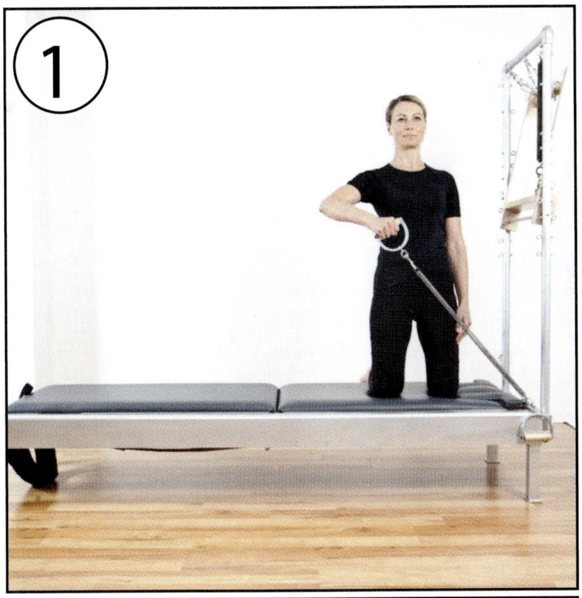

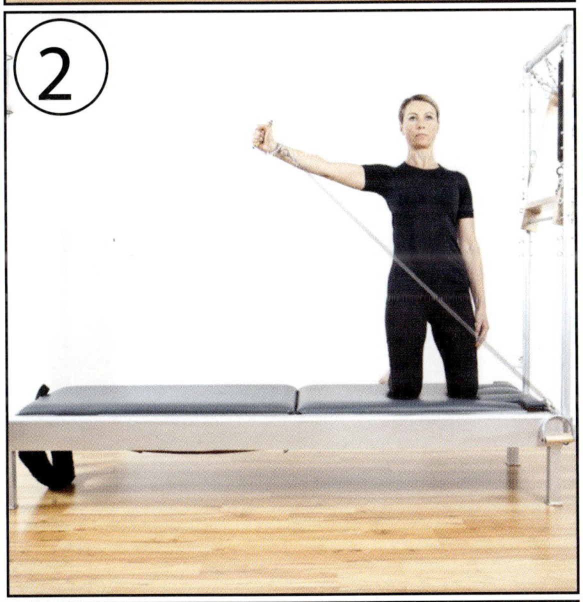

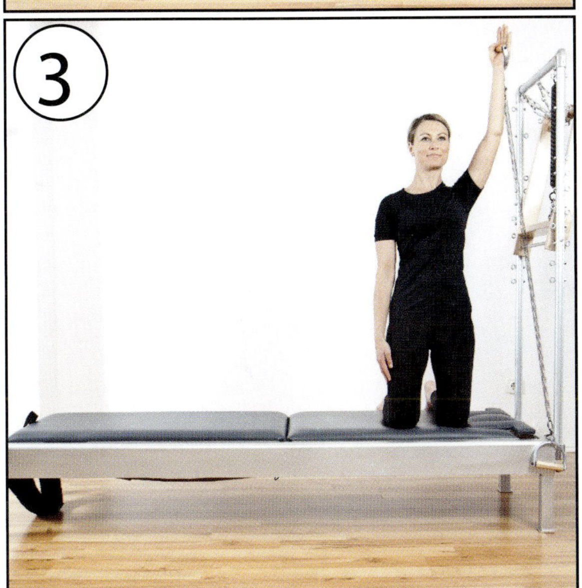

시작 자세:

캐딜락 매트에 옆을 바라보며 무릎으로 선다.
스프링걸이에서 먼 팔을 어깨높이로 하고 구부려 손이 가슴 앞이나 반대편 어깨에 오게 한다.

운동 목적:

체간의 끊임없는 통제로 삼각근과 삼두의 강화.

운동 실행: 방향에 따라 3회

크로스 암 풀: 외측 팔을 큰 문을 여는 듯한 모습으로 외측으로 움직인다. 머리는 팔의 움직임을 따라 회전해서 뻗어 낸 팔을 바라본다. 같은 방법으로 제자리로 돌아온다. 팔과 손을 바꾸어 진행한다.

쉐이빙: 안쪽 팔을 최대 범위로 어깨 외측에서 위로 곧게 뻗어낸다. 그 후에 다시 귀 근처로 가지고 온다.
손과 팔을 다시 바꾼다.
3세트 반복 후 반대편으로 방향을 바꾸어 실행한다.

흔한 실수:

크로스 암 풀: 팔의 움직임이 두개의 별개 움직임으로 구분이 된다– 팔꿈치로 가격하듯 움직이고 그 후에 팔꿈치를 편다. 이렇게 실행하면 팔꿈치 관절에 더 압박이 가해진다.
팔이 이상적인 라인을 벗어나 앞이나 옆으로 빠진다.
어깨 안정성이 무너져서 귀 방향으로 상승한다.

변형 또는 응용 동작: -

금기증/주의점: -

23. 프로파일 (T) Profile (T)

다른 이름: 트라이셉

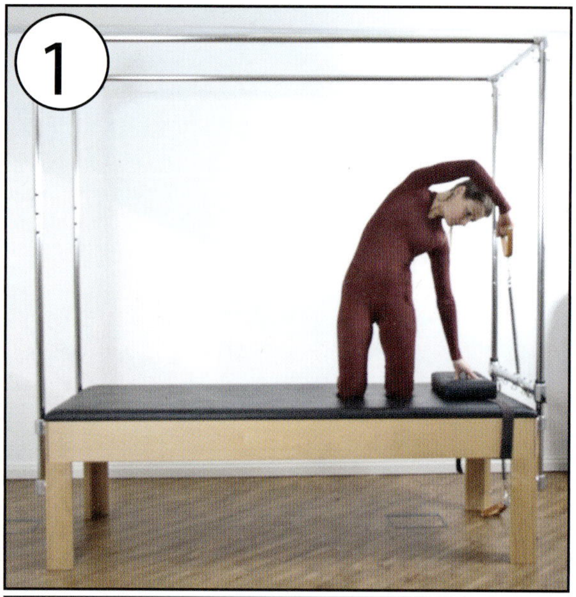

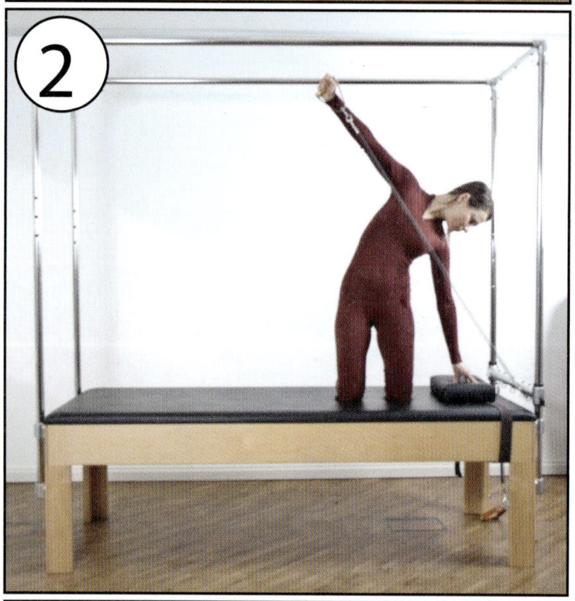

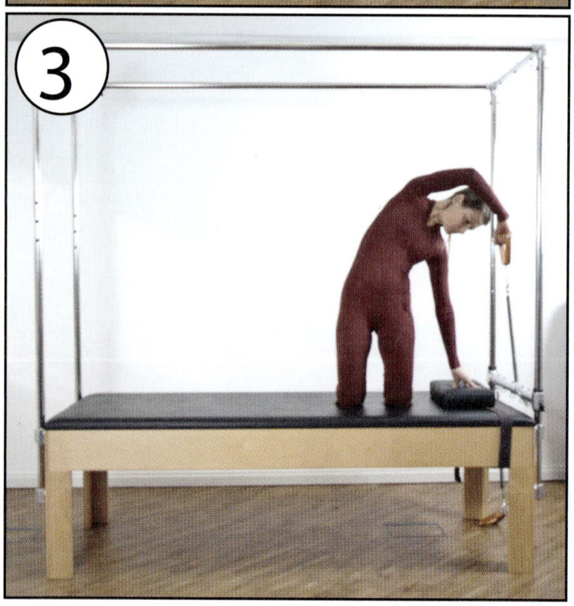

시작 자세:

캐딜락 매트에 옆을 바라보며 무릎으로 선다. 스프링걸이가 있는 방향으로 상체를 구부리고 문(Moon)박스나 요가블럭 위에 손은 얹어놓는다. 외측 팔을 올려 머리 위로 지나가게 하고 손은 아래 방향으로 손가락을 뻗어 앞쪽 스프링 핸들을 잡는다. 팔꿈치는 살짝 구부러져 있다 동작을 실행하면서 손은 스프링과 몸 사이에 적당한 간격이 생기는 정도의 거리에서 몸 가까이에서 움직인다.

운동 목적:

삼두에 중점을 둔 어깨와 팔 근육의 강화.
광배근과 복사근의 경미한 스트레칭.
외측굴곡 시 요추와 흉추의 경미한 가동성.

운동 실행: 방향에 따라 4회

팔꿈치의 높이에 변화를 주지 않고 같은 위치에 유지하며 외측 팔을 측면 위로 사선으로 뻗는다. 그렇게 해서 자동적으로 손이 회전하여 손등이 몸을 향하게 된다. 팔꿈치를 다시 구부리고 시작 자세로 돌아온다.
4회 반복 후에 반대 편을 실행한다.

흔한 실수:

외측 팔꿈치가 위 아래로 위치가 이동한다. 삼두의 개입이 적어진다.

변형 또는 응용 동작: -

금기증/주의점: -

24. 로터스 (T) Lotus (T)

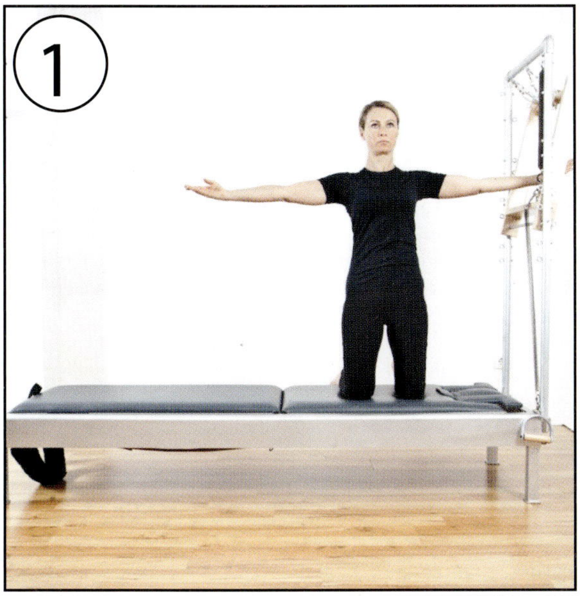

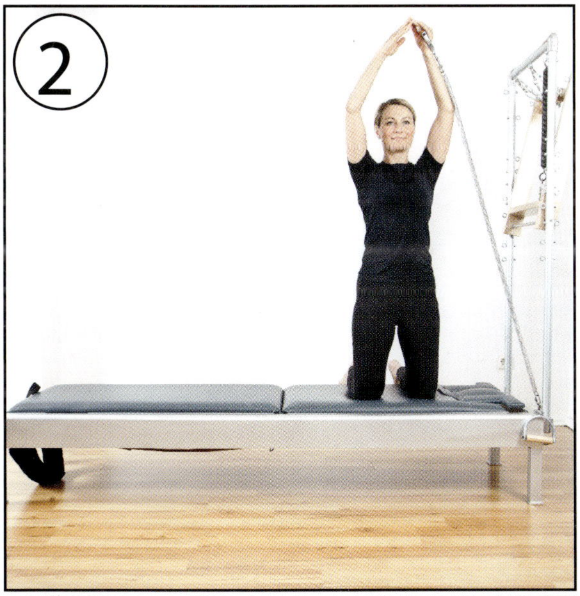

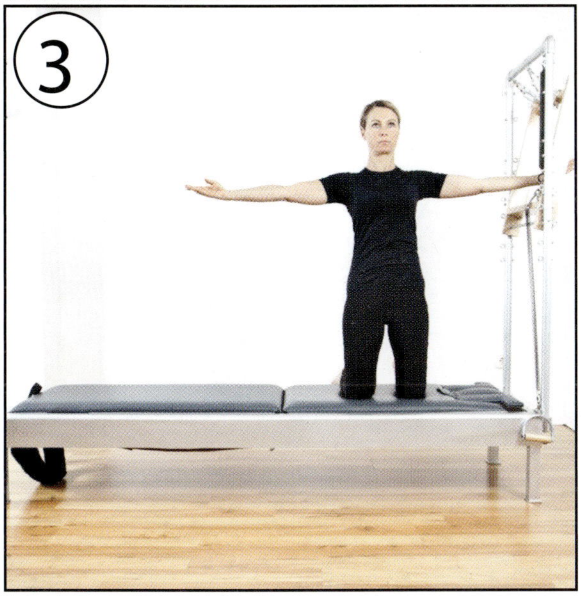

시작 자세:

양 손을 옆으로 뻗고 손바닥이 위로 가게 손을 펼친다.
스프링걸이 가까운 팔로 앞쪽 스프링의 핸들을 잡는다.
스프링은 늘어지지는 않지만 작은 저항감을 유지하고 있다.

운동 목적:

삼각근의 강화.
체간의 안정화.

운동 실행: 방향에 따라 4회

팔꿈치를 부드럽게 구부리고 머리위로 양팔을 보내 서로 만나게 한다. 양 손의 손끝이 서로 만난다. 양팔은 시작 자세가 될 때까지 양측으로 다시 펼친다.
4회 반복 후에 방향을 바꿔서 반대편으로 실행한다.

흔한 실수:

팔을 지탱하려고 상체를 스프링걸이 반대편으로 움직인다.
힘을 쓰는 각도를 만들려고 스프링을 건 팔을 걸지 않은 팔보다 더 강하게 구부린다.

변형 또는 응용 동작: -

금기증/주의점: -

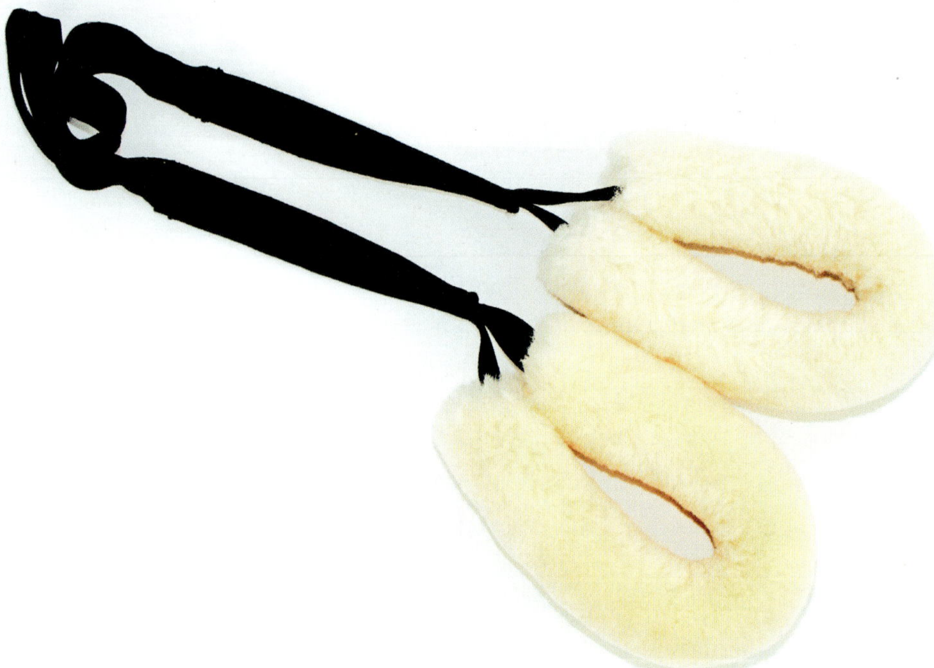

Fuzzies
Trapeze Bar
Trapeze Strap
Cadillac Frame

캐딜락 프레임 동작을 위한 머리말
Preliminary Remarks for the Cadillac-Frame Exercises

대표적으로 5가지 동작으로 구성되는 소위 "전통적인 마무리" 라 불리는 캐딜락 시퀀스가 있다.

1. 브리딩 - 캐딜락 파트 1의 "29. 브리딩"에서 소개했었다
2. 스프레드 이글
3. 풀 업
4. 행잉 풀 업
5. 헤프 행잉 / 풀 행잉

운동 2에서 5는 이번 책에서 소개된다.

위에 열거된 캐딜락 프레임 운동 외에 "스쿼럴"과 같이 완전히 매달려서 하는 회전이나 매우 어려운 스트레칭들이 있다. 모든 동작의 공통점은 아주 숙련된 필라테스 강사의 지노없이 이런 동작들은 해서는 안되며 모든 필라테스를 하는 사람들에게 다 맞는 동작은 아니라는 것이다. 따라서 여기서는 의도적으로 모든 동작을 설명하지는 않는다.

전통적 캐딜락 운동은 예를 들어, 리포머 숏박스 시리즈 같이 약간의 수정으로 캐딜락이나 타워에서 실행이 될 수 있는 그래서 타워 그룹 레슨에서 유용한 동작들로 보완이 되었다.

1. 닐링 발레 스트레치 (T) Kneeling Ballet Stretches (T) 1/3

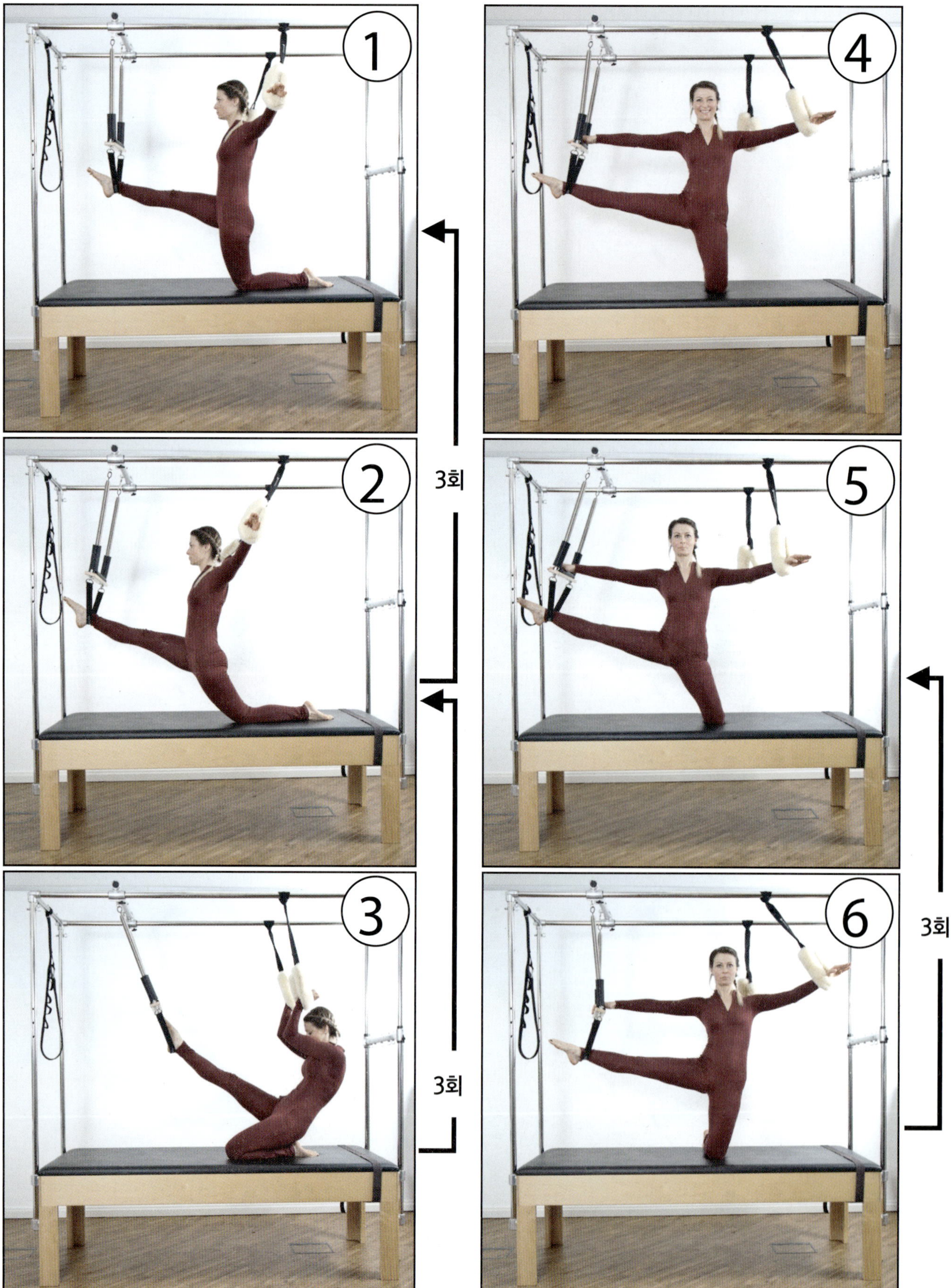

1. 닐링 발레 스트레치 (T) Kneeling Ballet Stretches (T) 2/3

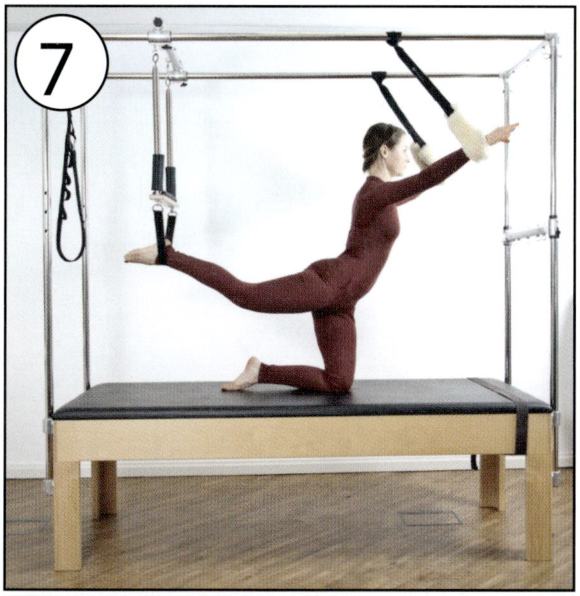

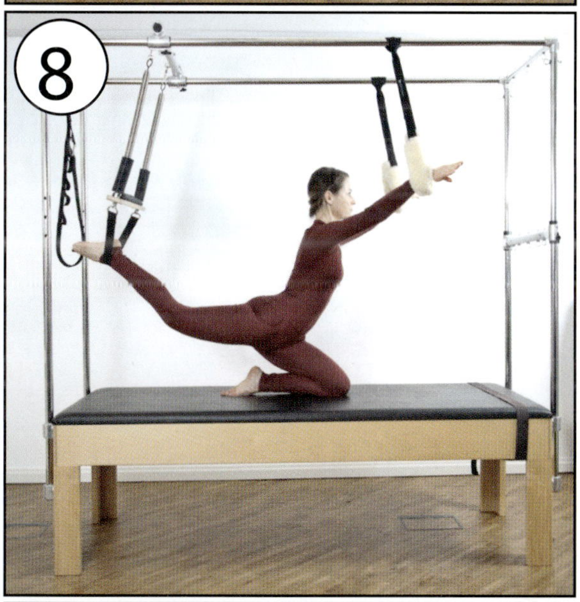

3회

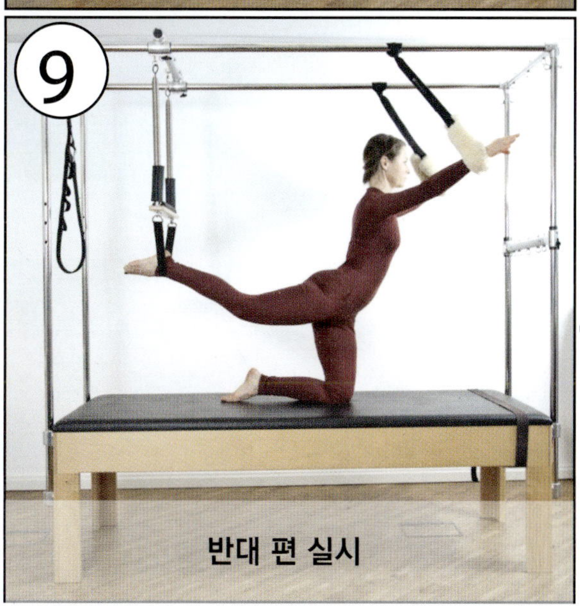

1. 닐링 발레 스트레치 (T) Kneeling Ballet Stretches (T) 3/3

시작 자세:

팔을 양측으로 뻗어 T자 형태로 무릎으로 섰을 때, 퍼지(Fuzzy)에서부터 곧게 뻗은 오른다리를 트라페즈의 스트랩에 90°로 다리를 걸 수 있도록 트라페즈와 퍼지 사이의 거리를 조정한다. 가능하다면, 트라페즈의 스트랩 길이를 조정해서 동작이 과도한 긴장감없이 진행되도록 한다. 긴장감이 완화될수록, 동작의 각이 더 깊어진다. 캐러비너 고리를 더해서 트라페즈를 더 낮게 다는 방법도 대안이 될 수 있다. 퍼지를 통과한 손을 뻗어 손목이 퍼지 안에 위치하게 한다.

운동 목적:

엉덩이 굴곡근과 다리 후면 근육, 내전근의 스트레칭.

운동 실행: 각각의 자세마다 설명된 대로 3-5회

그림 1-3: 동작을 시작하면서 골반을 앞으로 밀었다가 다시 뒤로 오기를 3~5회 반복한다.
그림 2-3: 골반을 앞으로 밀고, 다시 시작 자세로 뒤로 돌아오면서 동시에 손바닥은 머리 쪽을 향하게 하고 몸 앞으로 팔꿈치를 가져온다. 주먹을 쥐고 손목을 구부린다. 이제 뒤로 향해 있는 왼쪽 다리 위에 등을 구부려 앉는다. 팔을 양측으로 곧게 펴 내고 엉덩이를 밀어내며 앞으로 다시 올라온다. 3~5회 반복한다.
그림 4: 시작 자세에서 왼쪽으로 다리를 돌리고 몸 전체를 90° 돌린다. 왼 손이 퍼지에 그대로 있고, 오른 손은 퍼지에서 나와 트라페즈 바를 향해 뻗는다.
그림 5-6: 우선, 골반을 오른쪽으로 밀어낸다. 동시에 왼다리는 자동적으로 캐딜락 위에서 외전 된다. 그러면 왼쪽으로 골반을 밀어 외측으로 움직여 살짝 시작 자세보다 넘어서게 해서 오른쪽으로 약간의 외측 굴곡이 생기게 한다.
그림 7: 다시 한번, 먼저 왼쪽 다리를 돌리고 몸 전체를 90°로 돌린다. 왼 손은 그 다음 닿는 퍼지로 옮기고 트라페즈 바에서 떠난 손은 그 다음 비어 있는 퍼지로 향한다.
그림 8-9: 먼저 골반을 뒤로 밀어내고 가능한 앞으로 돌아온다.

흔한 실수:

시작 자세를 너무 과하게 잡는다. 결과적으로 골반이 항상 한쪽으로 기울어지게 된다.
떨어질까 봐 두려워서 지지하거나 손을 잡는 힘이 너무 들어간다.

변형 또는 응용 동작:

그림 4,5,6의 동작에서 퍼지에 손을 데는 거 대신에 위에 있는 수평한 캐딜락 바를 양손이나 한 손으로 잡고 실행할 수 있다.
유연성이 떨어지는 경우는 기둥을 잡을 수도 있다.
서서 실행하는 경우는 다리를 트라페즈 바 위에 얹고 실행한다.

금기증/주의점: -

2. 스탠딩 발레 스트레치 (T) Standing Ballet Stretches (T) 1/3

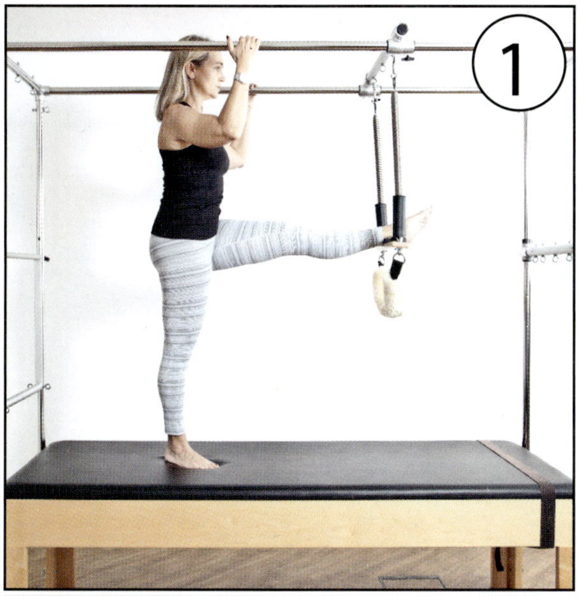

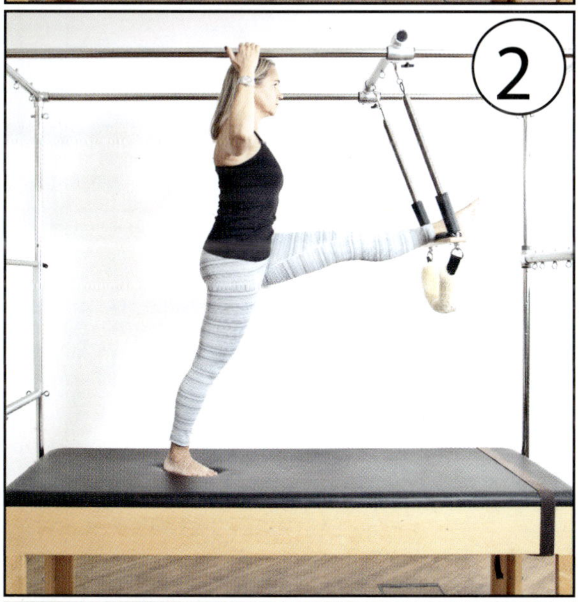

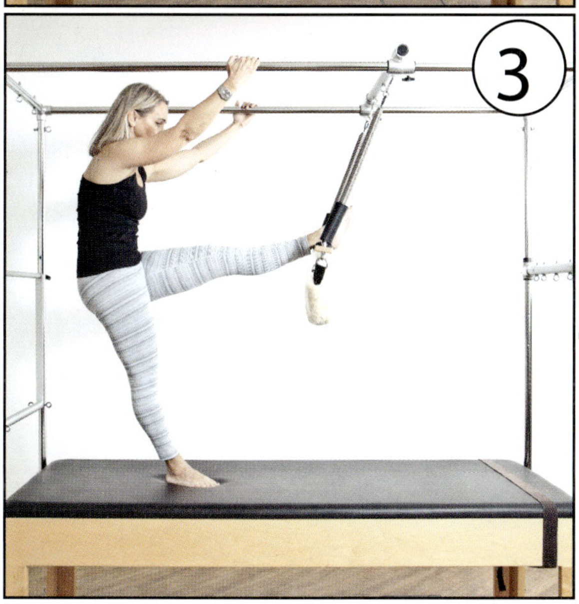

5회

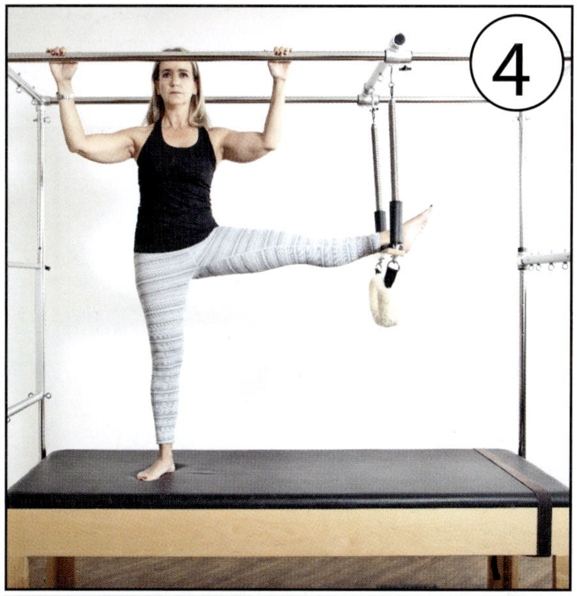

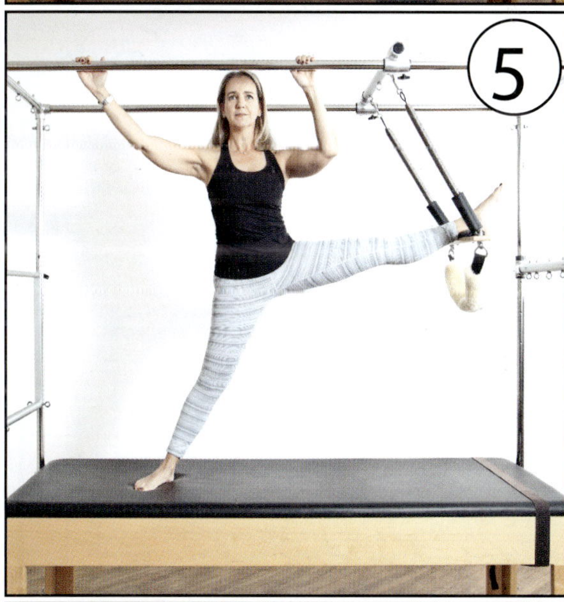

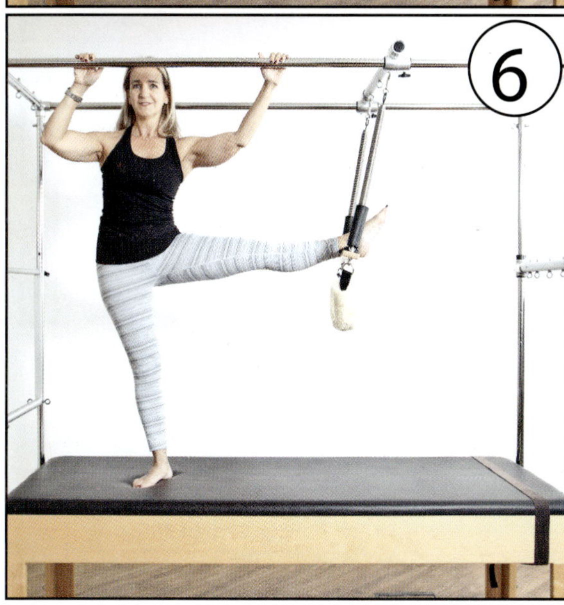

5회

2. 스탠딩 발레 스트레치 (T) Standing Ballet Stretches (T) 2/3

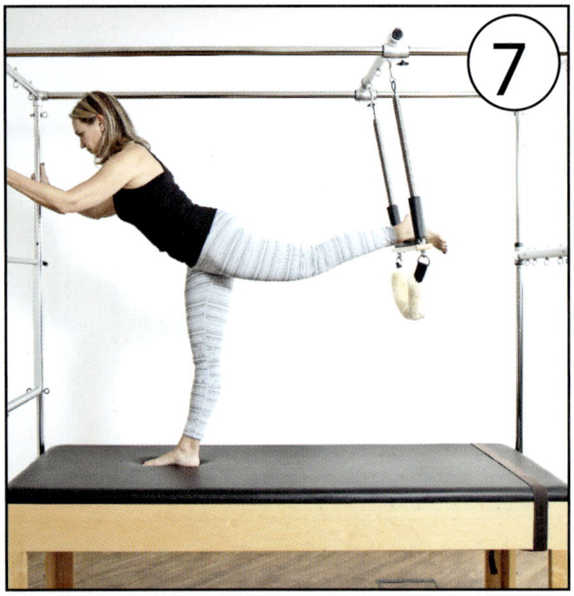

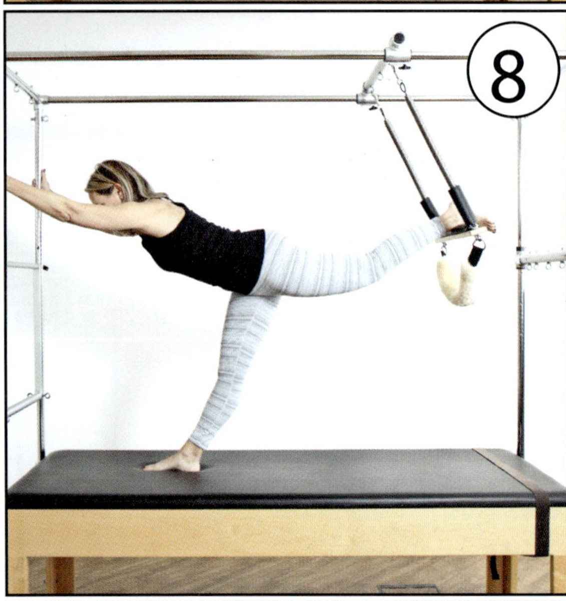

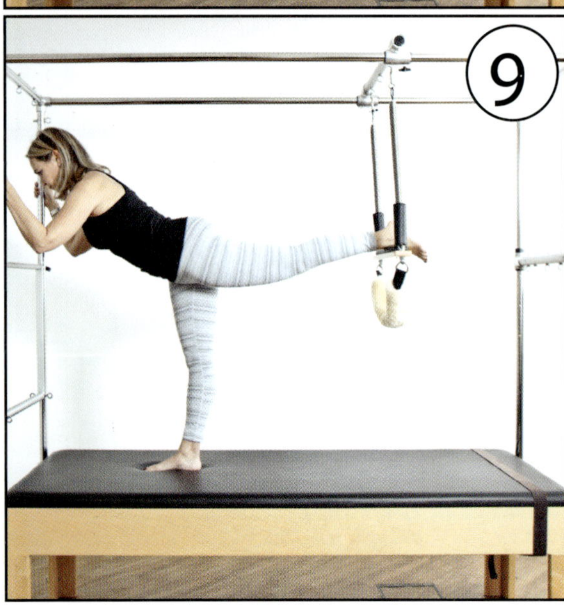

3회

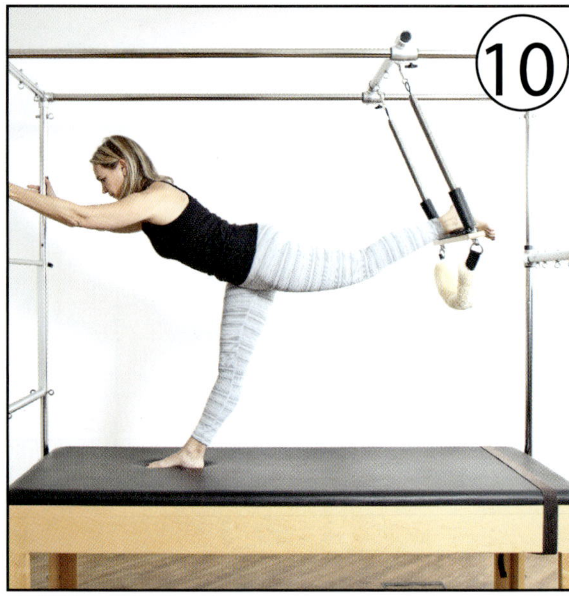

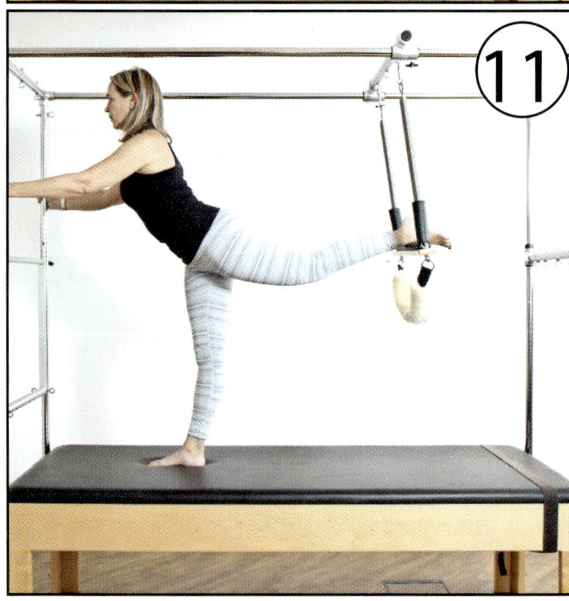

3회

2. 스탠딩 발레 스트레치 (T) Standing Ballet Stretches (T) 3/3

시작 자세:

트라페즈를 바라보며 캐딜락 위에 선다. 왼쪽 다리는 트라페즈 위에 올린다. 손은 캐딜락의 위 프레임을 밖에서 안으로 잡고 팔을 쭉 편다. 왼다리는 곧게 뻗어 트라페즈의 중앙에 아킬레스건이 오게 한다. 서 있는 다리와 각이 90°가 되도록 트라페즈와의 거리를 조정한다. 척추를 세우고 꼿꼿하게 선다.

운동 목적:

엉덩이 굴곡근, 다리 후면근육, 그리고 내전근의 스트레칭.

운동 실행: 각각의 자세에서 3-5회 반복

그림 1-3: 몸 전체를 앞으로 밀어낸다. 상체를 꼿꼿하게 유지하고 몸을 다시 시작 자세보다는 뒤로 가져온다. 3~5회 반복한다.
그림 4: 트라페즈 위에 다리를 유지하고 오른 쪽으로 돌아선다. 손은 트라페즈 걸이 위에 놓았다가 캐딜락의 가로 프레임에 위치한다. 양 다리를 가능한 서로 멀어지게 스트레칭 한다.
그림 5-6: 먼저 골반을 왼쪽으로 밀고 트라페즈를 따라 움직여준다. 그 후에 골반을 오른쪽 외측으로 시작 자세보다 더 밀어서 외측 굴곡되게 한다. 3~5회 반복한다.
그림 7: 다시 왼다리는 트라페즈 바에 그대로 둔 채 몸을 90° 돌려 트라페즈를 등지고 선다. 캐딜락의 세로기둥을 양손으로 잡고 발목이 트라페즈 위에 오게 한다. 양쪽 다리를 가능한 멀어지게 스트레칭 한다.
그림 8-9: 골반을 뒤로 보내면서 동작을 시작하고 다시 골반과 몸 전체를 제자리로 가지고 온다. 아직 신전 자세를 취하지는 않는다. 3회 반복한다.
그림 10-11: 골반을 다시 뒤로 보냈다가 뻗은 팔을 유지하며 척추 신전을 하며 되돌아온다. 3회 반복한다.

흔한 실수:

시작 자세를 너무 과하게 잡는다. 결과적으로 골반이 항상 한쪽으로 기울어지게 된다.

변형 또는 응용 동작:

키가 매우 작은 경우는 트라페즈 스트랩 또한 발에 사용할 수 있고, 퍼지 스트랩도 손을 잡는 데 사용될 수 있다.

금기증/주의점: -

3. 스프레드 이글 (T) Spread Eagle (T)
1/2

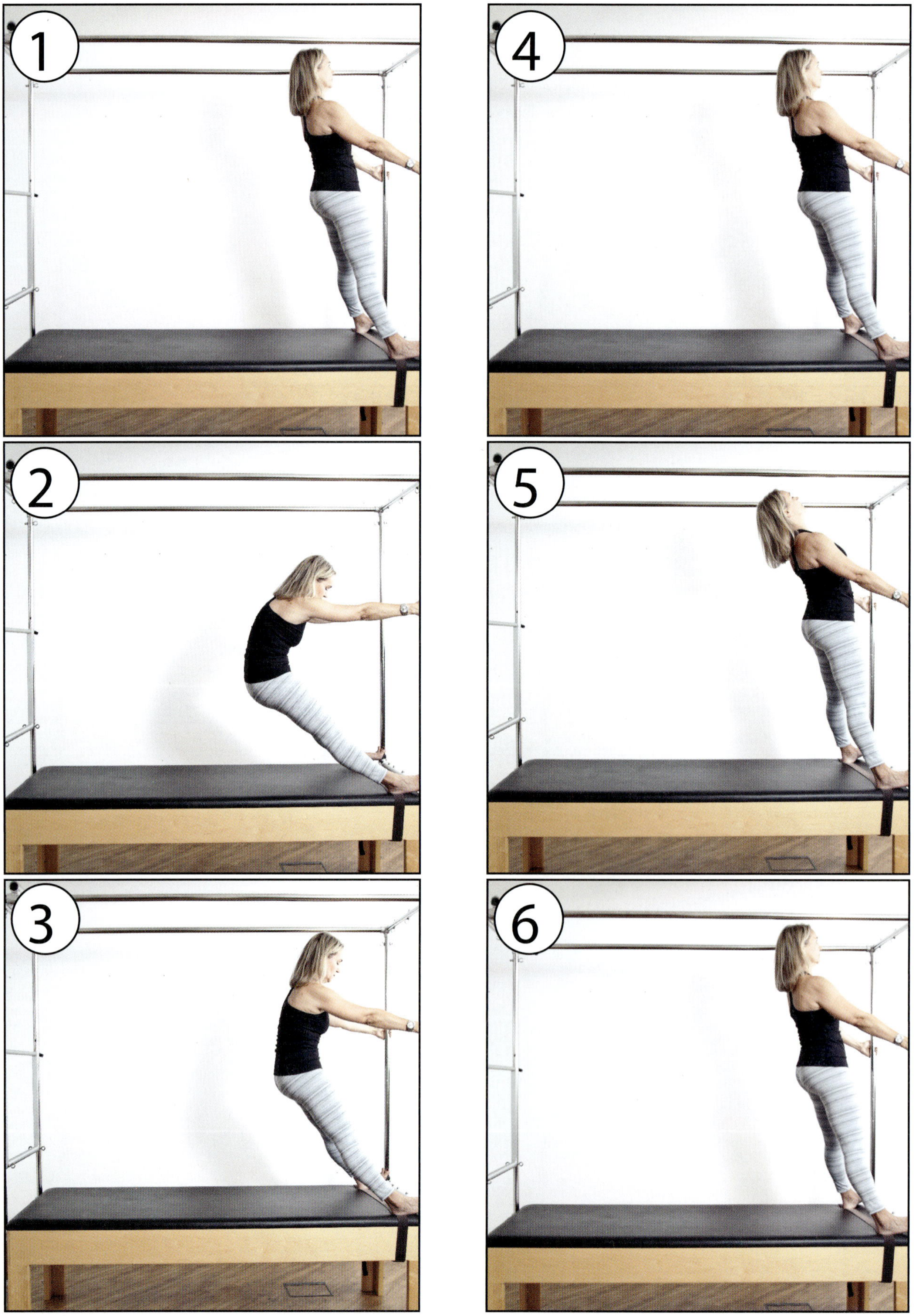

3. 스프레드 이글 (T) Spread Eagle (T) 2/2

시작 자세:

캐딜락의 오픈엔드를 바라보며 선다. 발은 세로기둥에 붙이거나 쿠나보드/스프레드 이글 보드를 발 볼에 데어 준다. 쿠나보드를 사용할 때 발끝은 보드 끝자락에 오게 한다. 뒤꿈치는 캐딜락 매트 위에 있다. 다리는 외회전 한다. 약간 몸을 길게 뻗으며 뒤로 기울인다. 팔을 뻗고 손은 세로 기둥을 잡는다. 손잡는 위치는 자연스럽게 어깨에 힘이 들어가지 않는 높이 정도로 뻗은 팔을 아래로 당기며 몸 전체를 뒤로 기울인다. 손의 높이가 변할 때마다 몸을 신전시키는 범위에 영향을 미친다. 골반높이는 흉추의 신전에 결정적인 역할을 한다. 배꼽에서부터 어깨까지 전체 몸의 신전이 이루어진다.

운동 목적:

척추의 가동성.
몸 후면의 스트레칭.

운동 실행: 3-5회

복부를 안으로 당기고 머리와 치골이 서로 가까워지도록 골반을 말아 커다란 커브 곡선을 만든다. 동작은 배꼽에 의해 방향이 잡힌다. 팔과 다리는 뻗은 채 유지하고 가장 멀리 뒤로 밀리는 몸의 부위는 엉덩이가 아니라 허리다. 다시 몸을 사선으로 곧게 펴기 위해 견갑대를 하강시킨다. 완전히 몸을 편 상태에서 머리 정수리를 따라 경추와 상부 흉추를 과신전한다.
다시 꼿꼿하게 바로 선 자세로 돌아온다.
3~5회 반복한다.

흔한 실수:

엉덩이가 뒤로 가는 움직임의 방향을 잡는다.
신전이 안쪽 복근의 수축없이 이루어지고 척추 하나하나 과도한 긴장감이 있다.
움직임이 자연스럽지 못하다.

변형 또는 응용 동작:

전통적 방식 대신 "4. 스프레드 이글 베리에이션"을 실행한다. 기둥 대신 쿠나보드를 사용한다. 발끝은 윗 선에 놓인다.
동작을 하는 동안 발의 위치에 변화를 준다: 시작할 때 발은 기둥이나 쿠나보드에 붙인다. 제자리로 돌아올 때는 발은 외회전 시켜 쿠나보드나 기둥을 커다란 "V"자를 그리며 스치도록 한다.
전체 동작을 발은 외회전 시킨 상태에서 진행한다.

금기증/주의점: -

4. 스프레드 이글 베리에이션 (M) Spread Eagle Variation (M) 1/2

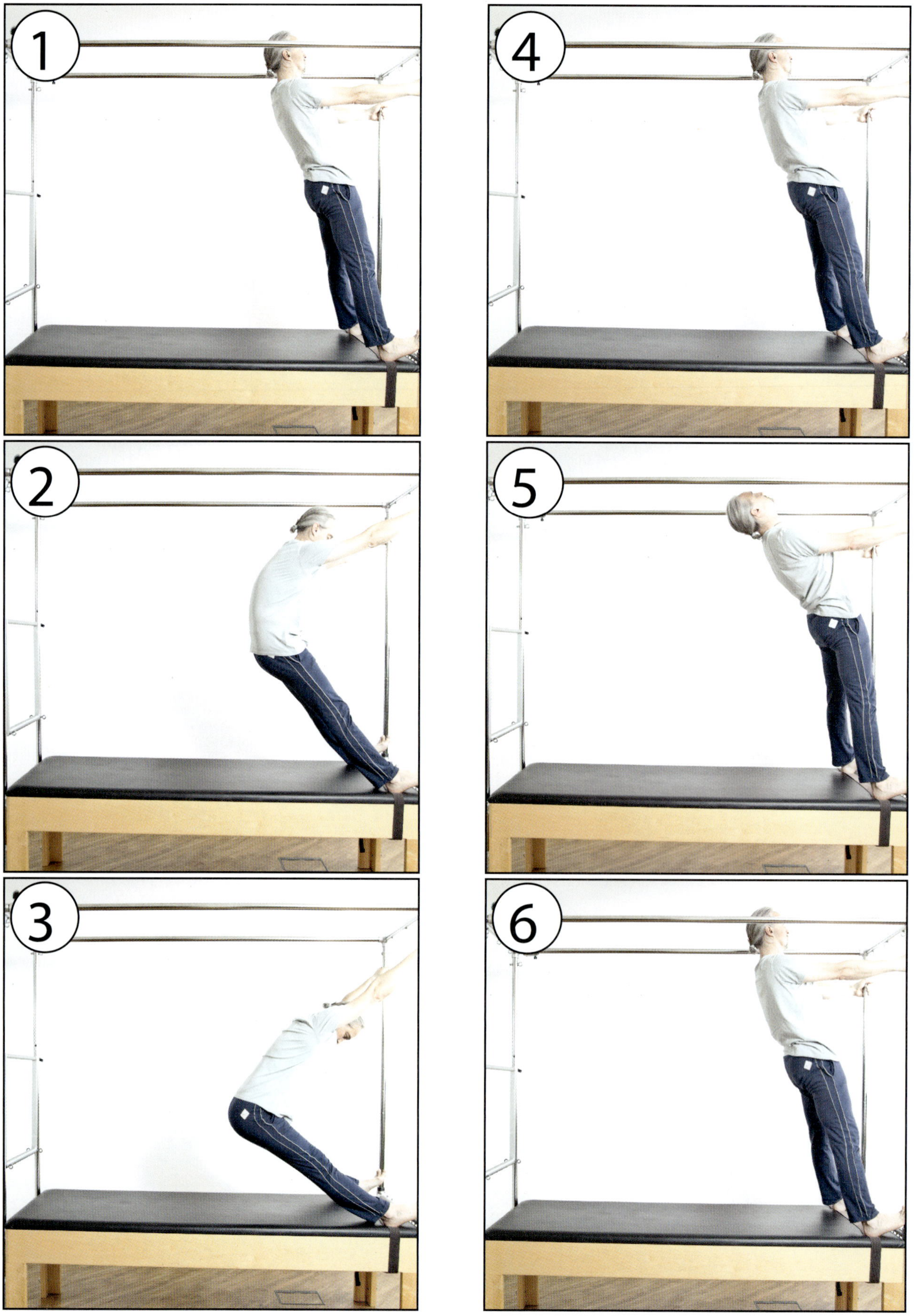

4. 스프레드 이글 베리에이션 (M) Spread Eagle Variation (M) 2/2

시작 자세:

캐딜락의 오픈엔드를 바라보며 선다. 발은 세로기둥에 붙이거나 쿠나보드/스프레드 이글 보드를 발 볼에 데어 준다. 쿠나보드 사용할 때는 발끝은 보드 끝자락에 오게 한다. 뒤꿈치는 캐딜락 매트 위에 있다. 다리는 외회전 한다. 손의 높이가 변할 때마다 몸을 신전시키는 범위에 영향을 미친다. 골반높이는 흉추의 신전에 결정적인 역할을 한다. 배꼽에서부터 어깨까지 전체 몸의 신전이 이루어진다.

운동 목적:

척추의 가동성.
몸 전면과 후면의 스트레칭.

운동 실행: 3-5회

복부를 안으로 당기고 머리와 치골이 서로 가까워지도록 골반을 말아 커다란 커브 곡선을 만든다. 동작은 배꼽에 의해 방향이 잡힌다. 팔과 다리는 뻗은 채 유지한다. 가장 낮게 위치한 자세에서 골반을 전방경사 시켜 상체를 척추를 펴는 자세로 만든다. 견갑대를 아래로 당기고 체간을 사선 방향으로 곧게 편다. 몸을 완전히 편 상태에서 정수리 방향을 따라 골반을 앞으로 밀고 척추 전체를 관신전한다. 안쪽 복부의 긴장감을 유지한다.
3~5회 반복한다.

흔한 실수:

신전이 안쪽 복근의 수축없이 이루어지고 척추 하나하나 과도한 긴장감이 있다.
움직임이 자연스럽지 못하다.

변형 또는 응용 동작:

기둥 대신 쿠나보드를 사용한다. 발끝은 윗 선에 놓인다.
동작을 하는 동안 발의 위치에 변화를 준다: 시작할 때 발은 기둥이나 쿠나보드에 붙인다. 제자리로 돌아올 때는 발은 외회전시켜 쿠나보드나 기둥을 커다란 “V”자를 그리며 스치도록 한다.
전체 동작을 발은 외회전 시킨 상태에서 진행한다.

금기증/주의점: -

5. 리벌스 스트레드 이글 (M) Reverse Spread Eagle (M)
1/2

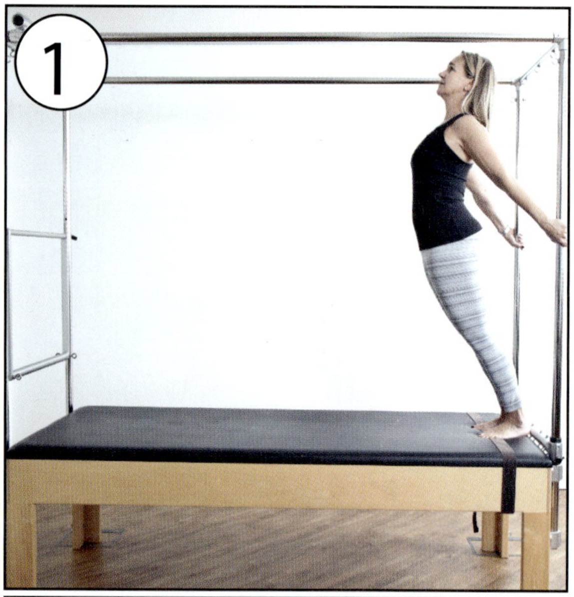

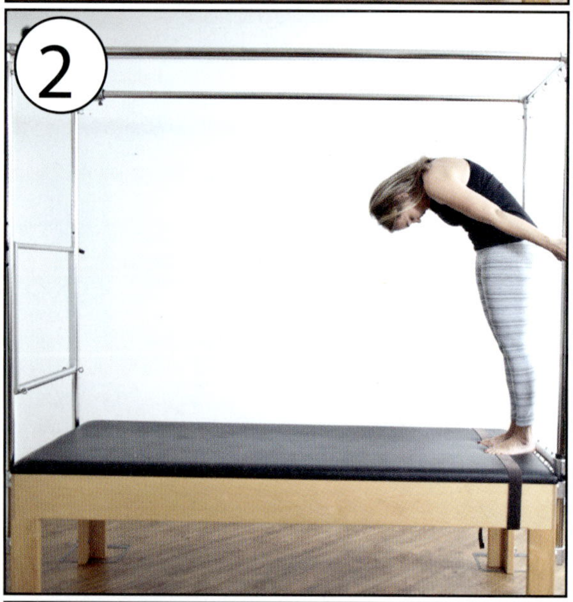

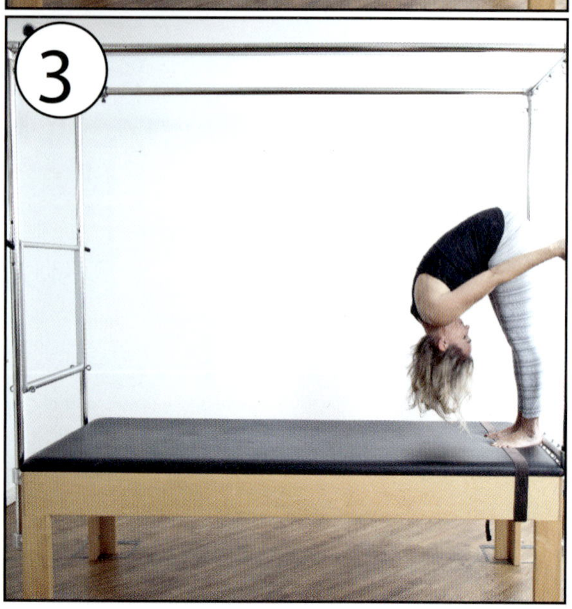

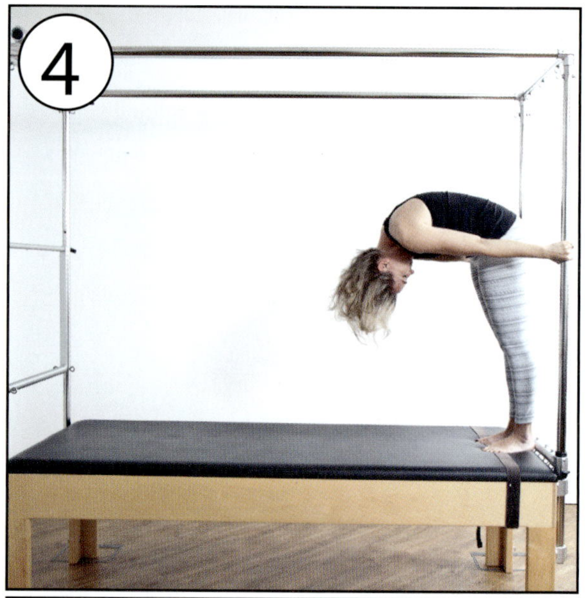

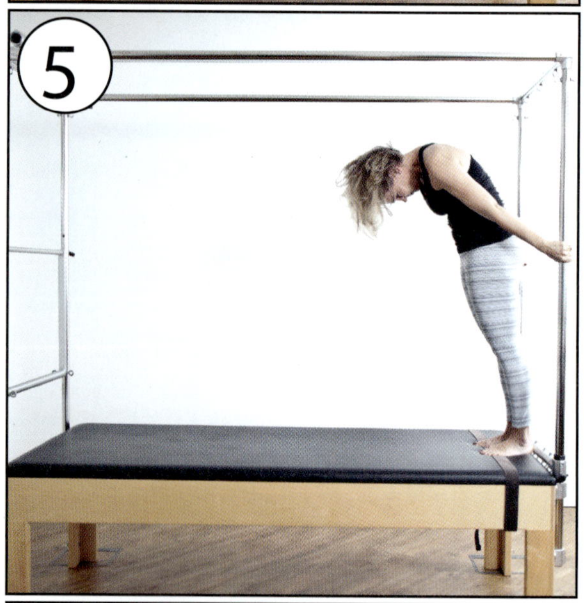

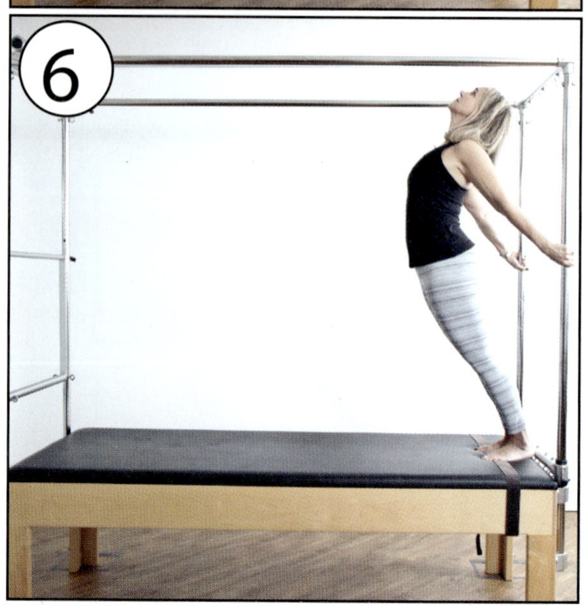

5. 리벌스 스트레드 이글 (M) Reverse Spread Eagle (M) 2/2

시작 자세:

오픈엔드를 등지고 캐딜락 안쪽으로 향해 선다. 발은 미끄러질 위험을 낮추기 위해서 쿠나보드나 스프레드 이글 보드 위에 "V"자 형태로 선다. 손은 뒤로 뻗어 기둥을 잡는다. 동작을 하면서 손의 위치는 바뀔 수 있다. 손과 다리를 쭉 뻗어 서있는 자세보다 앞으로 골반을 밀어내고 가슴과 머리는 천장을 향하게 한다.
안쪽 복근의 긴장도를 유지하도록 한다.

운동 목적:

척추의 가동성.
몸 전면과 후면의 스트레칭.

운동 실행: 3-5회

정수리의 방향을 따라 척추 하나하나 구부리며 롤다운하며 상체를 구부린다. 더 이상 내려갈 수 없는 곳까지 오면 몸이 앞으로 팔에 매달리듯 기울인다. 골반을 후방경사 하며 동작을 시작하고 척추 하나하나 둥글게 말아 올려 롤 업으로 올라오면서 "스타" 자세를 취한다.
어지러움증이 오지 않는지 주의하며 다음 회차를 반복하기 전에 어지러움이 사라지기를 기다린다.
3~5회 반복한다.

흔한 실수:

신전이 안쪽 복근의 수축없이 이루어지고 척추 하나하나 과도한 긴장감이 있다.

변형 또는 응용 동작: -

금기증/주의점: -

6. 행잉 풀 업 (T) Hanging Pull Ups (T)
1/2

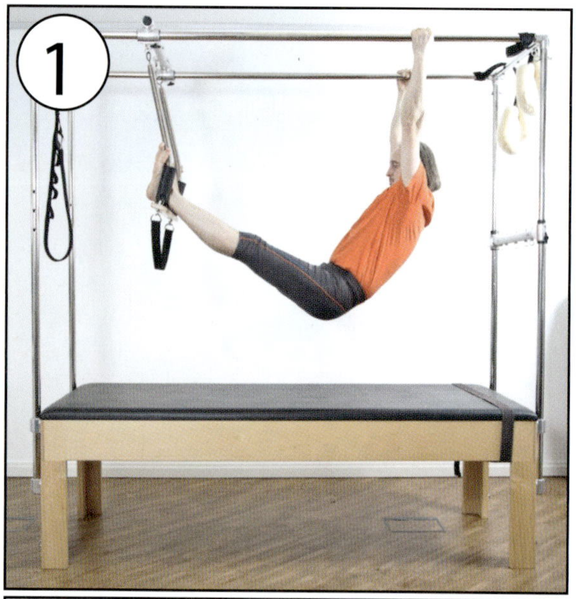

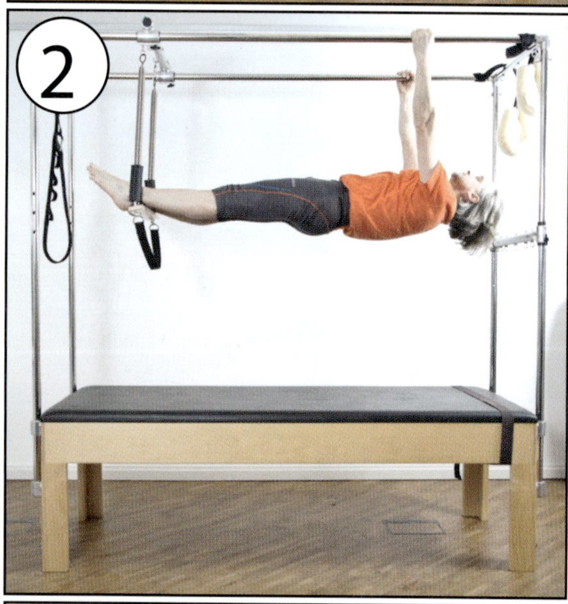

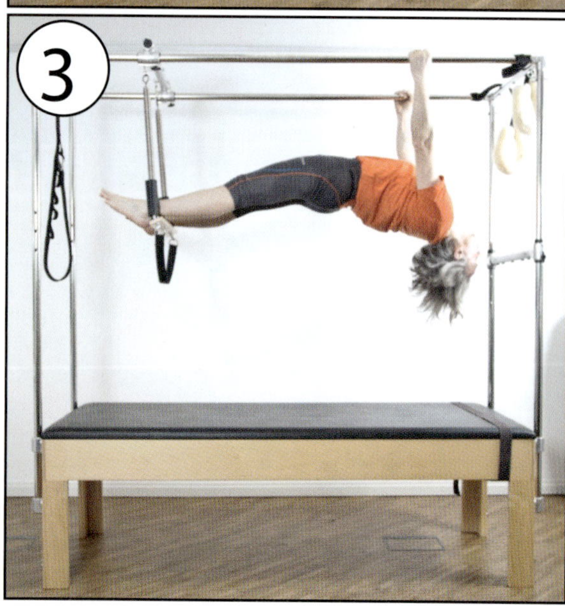

3회

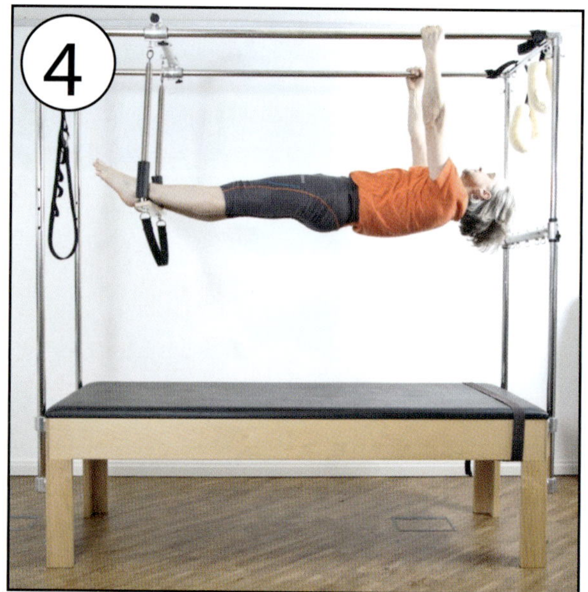

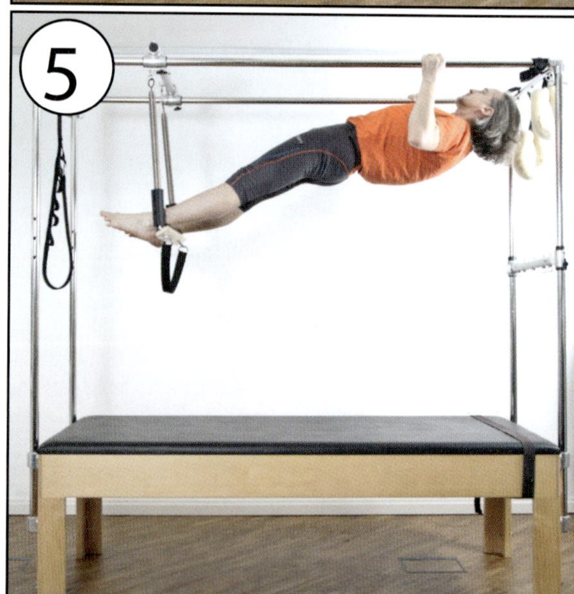

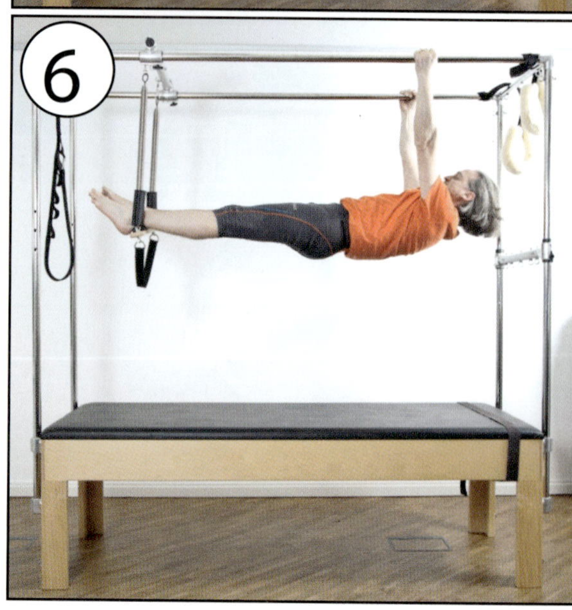

3회

6. 행잉 풀 업 (T) Hanging Pull Ups (T) 2/2

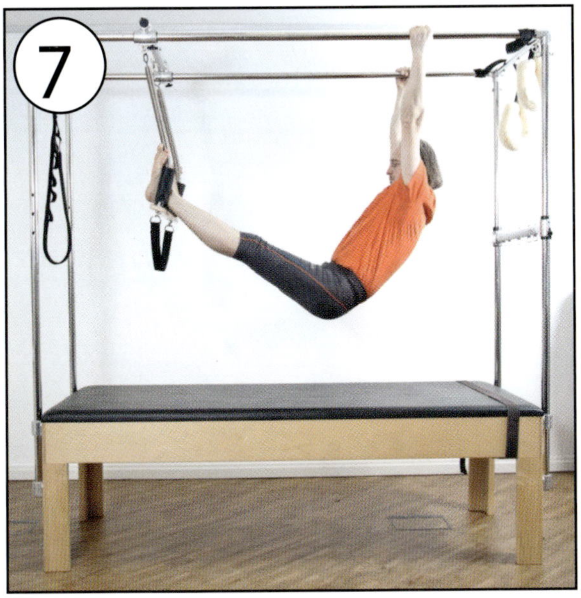

시작 자세:

캐딜락의 윗 프레임을 네 손가락은 밖에서 엄지는 안에서 위치하게 프레임 바깥쪽에서부터 잡는다 (사람이 잡는 방법-human grip). 발목은 트라페즈 바 위에 두고 발은 트라페즈 스프링쪽에 둔다. 이 자세로 몇 초간 늘어진 상태로 있는다. 개인의 역량에 따라 핸들과 트라페즈 사이의 거리는 조정될 수 있다. 몸을 곧게 폈을 때 트라페즈 바는 가능한 수직으로 달려있도록 위치해야 한다.

운동 목적:

행잉 그림 1과 7: 어깨와 팔꿈치 중심의 여러 관절의 견인. 몸 후면의 스트레칭.
플랭크 그림 2: 전신 근육의 수축과 전완과 손근육의 강화.
신전 그림 3: 등 신전근의 강화와 몸 전면의 스트레칭.
풀 업 그림 4-5: 상완신근, 이두, 상완이두근과 상완요근의 강화.

운동 실행:

발과 몸을 곧게 편다. 그리고 척추를 전반적으로 고르게 펴주며 과신전한다. 곧게 편 자세로 다시 돌아온다.
트라페즈는 동작 중에 움직이지 않는다.
3회 반복한다.
곧게 뻗은 자세에서 가능한 높게 몸을 들어올렸다가 다시 내려온다. 트라페즈는 역시 움직이지 않는다.
3회 반복한다.
마지막으로 길게 늘어뜨려 몇 초간 머무른다.

흔한 실수:

몸을 위로 올리는 동안 트라페즈가 움직인다.

변형 또는 응용 동작: -

금기증/주의점: -

7. 풀 업 (T) Pull Ups (T)

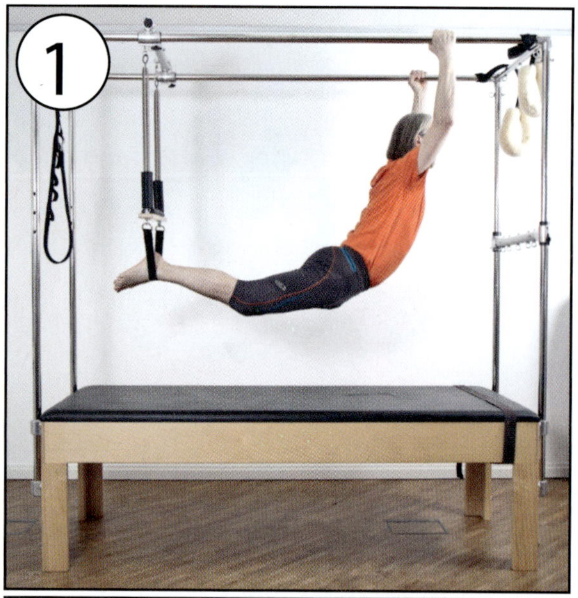

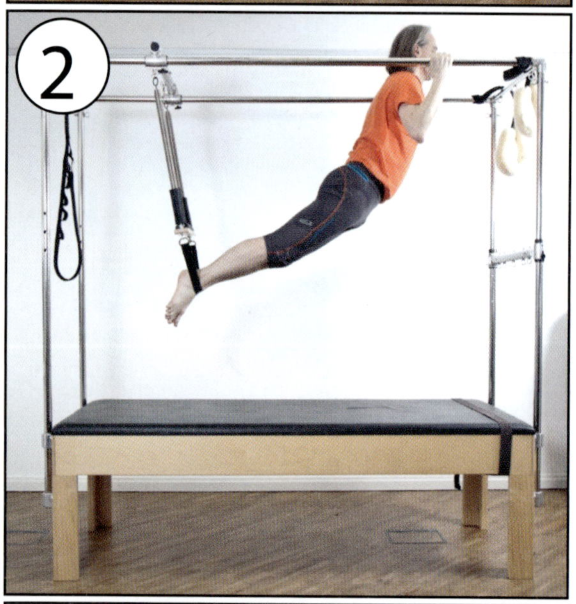

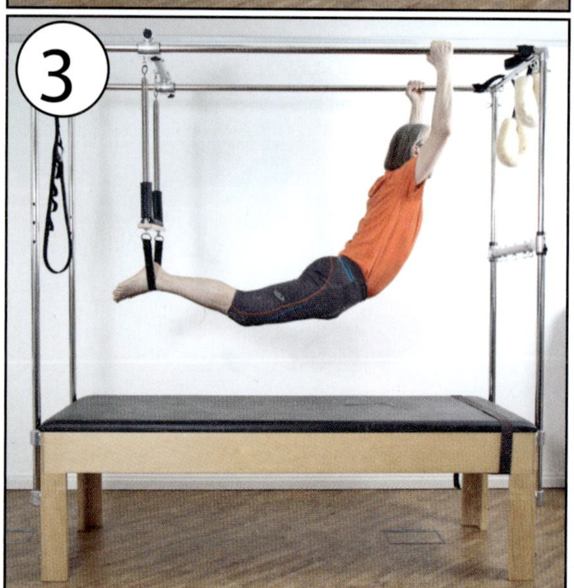

시작 자세:

트라페즈를 등지고 선다. 손은 캐딜락의 프레임을 밖에서 안으로 잡는다. 발목은 트라페즈 스트랩에 하나 하나 차례로 걸어준다. 팔을 뻗으며 복근으로 지지를 받아 몸 전체가 고루 펴진 과신전 상태로 만든다. 개인의 역량에 따라 핸들과 트라페즈 사이의 거리는 조정될 수 있다. 몸을 곧게 폈을 때 트라페즈 바는 가능한 수직으로 달려있도록 해야한다.

운동 목적:

흉근(대흉근과 소흉근), 광배근, 하부승모근, 상완근, 이두, 상완신근과 상완요근의 강화.
손근육과 전완근의 강화.
몸 전면의 전반적인 스트레칭.

운동 실행: 3-5회

팔꿈치를 구부리며 몸을 가능한 높게 올린다.
그 후에 다시 내려온다. 트라페즈는 동작 중에 움직이지 않는다.
3~5회 반복한다.

흔한 실수:

몸을 들어올릴 때 트라페즈가 움직인다.
척추를 전만 상태로 매달린다.
머리가 어깨 사이로 가라앉는다.

변형 또는 응용 동작:

동작을 익히기 위해서 한 다리를 구부려 캐딜락 위에 내려놓고 다른 다리를 트라페즈 스트랩에 건다. 런지를 실행한다. 폈다 구부렸다를 몇 회 반복한다. 팔도 구부렸다 폈다를 반복해준다. 트라페즈를 움직이게 하지 않는다.
동작의 초점에 따라 팔의 힘으로 당기거나 다리를 사용하여 몸을 들어올린다. 다리를 바꾼다.
대안적으로 선행할 동작은 한다리는 트라페즈 스트랩에 걸고 그 후에 다른 한 다리를 걸어 양쪽다리를 걸어주고, 즉시 한다리를 빼서 앞으로 가져오는 동작을 실행한다.

금기증/주의점:

등이나 어깨에 문제가 있는 경우는 본 동작을 생략한다.

8. 하프 행잉 풀 행잉 (T) Half Hanging & Full Hanging (T)
1/3

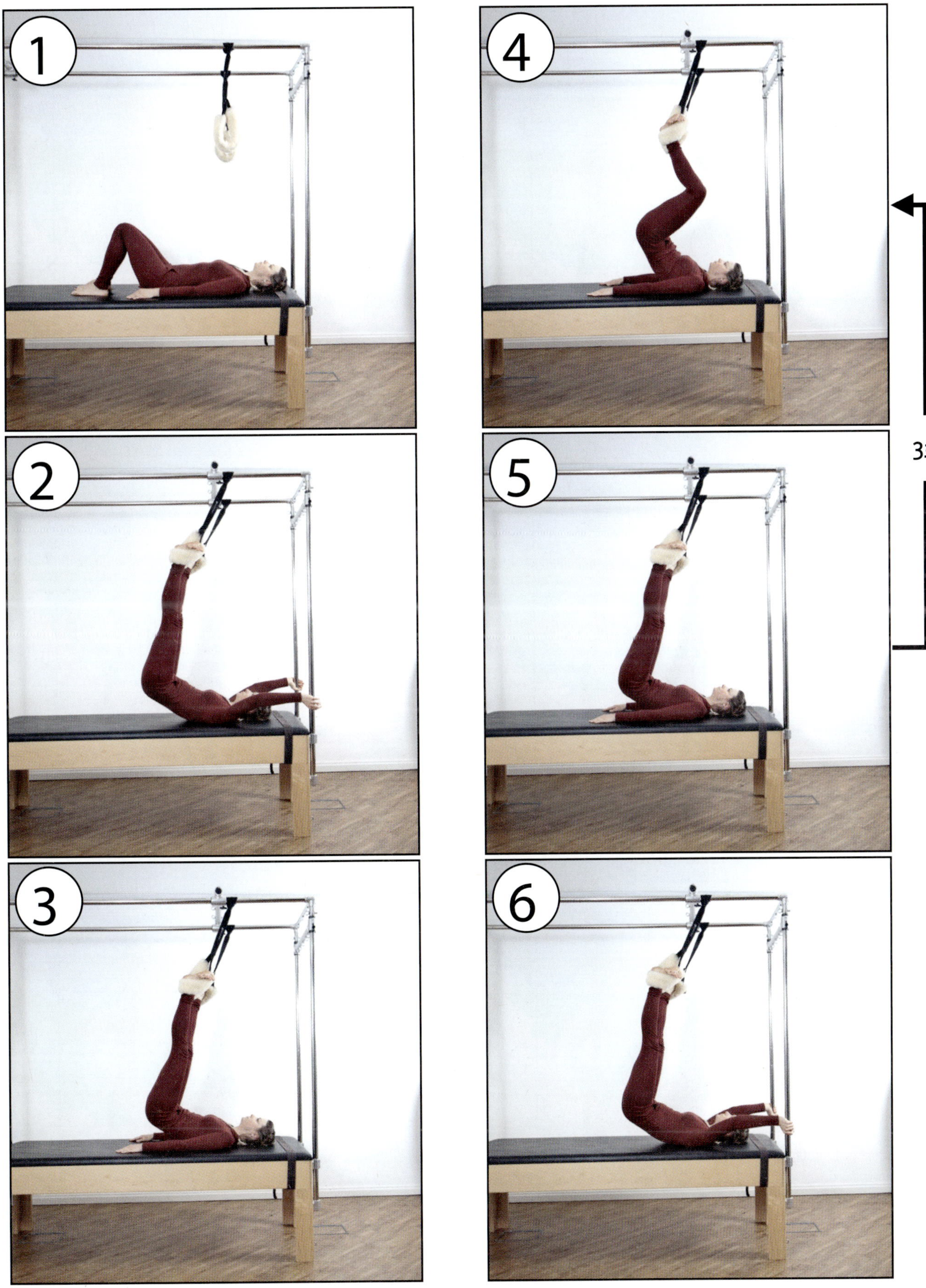

8. 하프 행잉 풀 행잉 (T) Half Hanging & Full Hanging (T) 2/3

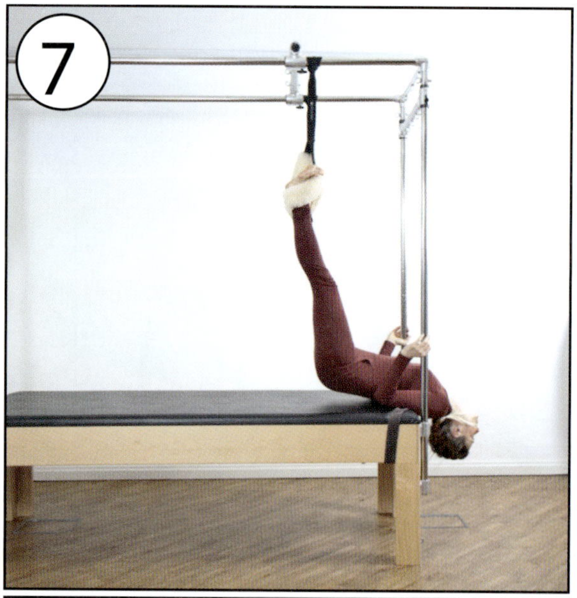

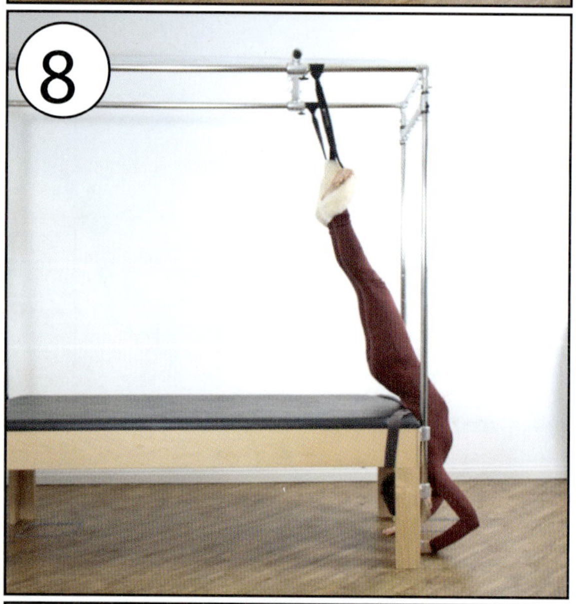

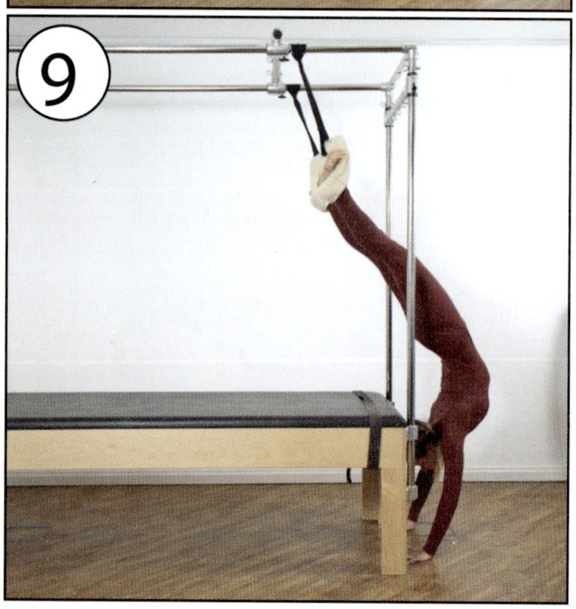

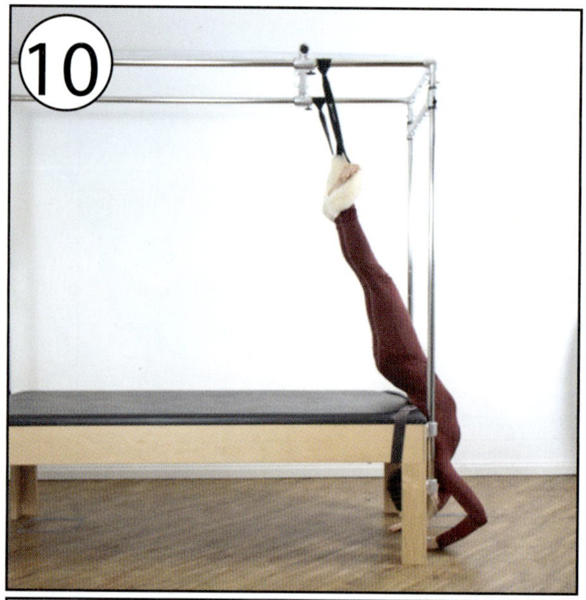

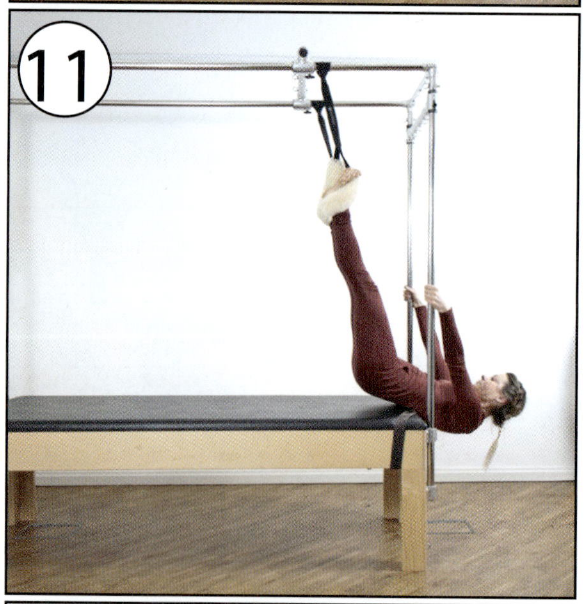

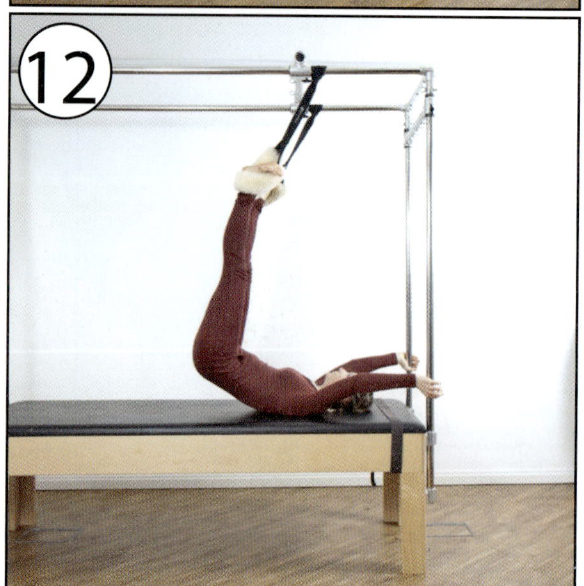

8. 하프 행잉 풀 행잉 (T) Half Hanging & Full Hanging (T) 3/3

시작 자세:

캐딜락의 측면 기둥에서 115cm 정도 떨어지게 퍼지의 위치를 잡는다. 두개의 퍼지를 같은 높이에 달기 위해서 트라페즈 걸이를 사용할 수도 있다. 캐딜락 끝에 머리가 오게 하고 눕는다. 둥글게 말면서 롤업으로 올라오며 퍼지에 발을 건다. 다리를 회전시켜 발을 단단히 걸려있게 한다. 다리는 살짝 외회전 되어있다. 퍼지에서 발이 빠지지 않도록 발을 배측 굴곡해서 발등을 당긴다. 세로기둥을 어깨보다 살짝 위로 잡고 기둥을 밀어 팔 하나 길이 정도의 간격이 되게 몸의 위치를 잡는다.

운동 목적:

여러 관절의 견인.
몸의 전면과 후면의 스트레칭.

운동 실행:

헤프 행잉의 선행 동작: 무릎을 구부리고 살짝 양측으로 다리를 벌린다. 그리고 다시 다리를 편다. 다리를 펼 때 가능한 많이 척추를 올리고 내린다.
3~5회 반복한다.
캐딜락의 세로 기둥을 살짝 어깨 위 높이에서 손으로 잡고 캐딜락 끝자락을 넘어 완전히 몸이 아래로 내려가도록 몸을 당긴다. 발목높이에 바가 없는 모던 캐딜락에서는 가능한 손을 땅에 데고 지지한다.
물구나무서기로 몸을 과신전한다. 쿠나보드나 요가 블록을 사용하여 손을 더 높은 곳에 있게 대안적으로 사용할 수 있다. 선반을 가지고 있는 클래식 캐딜락에서는 손을 선반에 놓고 과신전한 물구나무서기를 한다.
팔을 다시 구부려 세로기둥을 잡고 머리를 들어올리며 올라온다. 몸을 다시 캐딜락에 올리고 루프에서 발을 뺀다.
주의, 퍼지를 빠져나올 때 도움이 필요 할 수 있다.

흔한 실수: -

변형 또는 응용 동작: -

금기증/주의점: -

9. 스완 (M) Swan (M)

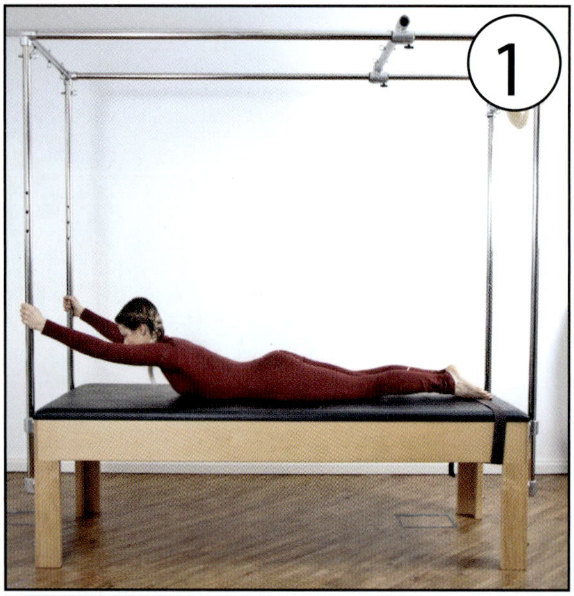
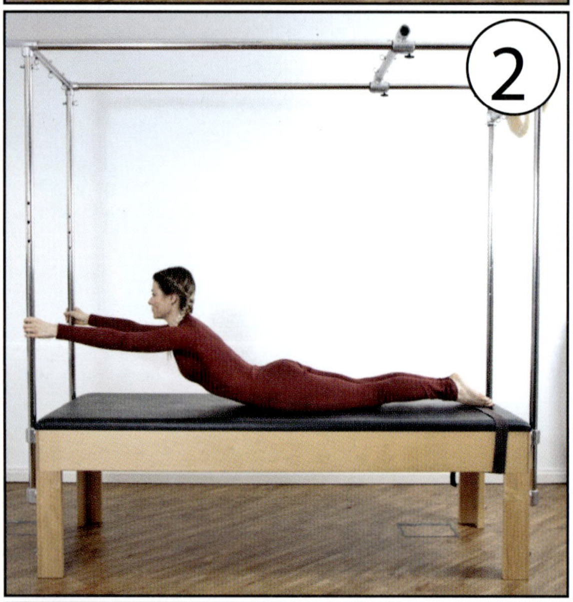
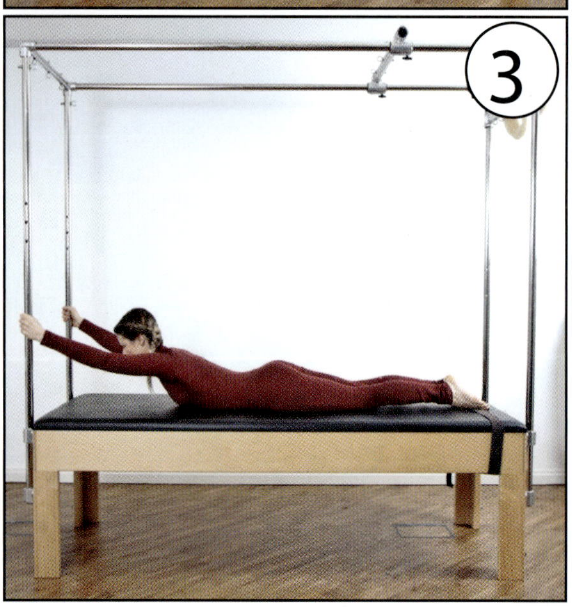

시작 자세:

캐딜락의 세로 기둥에서 팔 하나 길이로 떨어져서 엎드린 프로자세로 눕는다. 어깨 높이에서 캐딜락의 세로기둥을 잡는다.
동작을 시작하며 흉추의 신전이 이미 살짝 이루어져 있고 머리를 살짝 들고 매트를 내려다본다.

운동 목적:

등 신전근의 강화.
광배근, 대원근 그리고 대흉근의 스트레칭.
어깨 관절, 견갑대의 가동성.

운동 실행: 3-7회

척추에 가해지는 압박을 가능한 골고루 분산시키기 위해 복부를 끌어당긴다. 견갑대를 능동적으로 끌어당기고 머리와 가슴을 들어 가능한 높이 올린다. 그리고 머리와 가슴을 다시 시작 자세로 내린다.
3~7회 반복한다.

흔한 실수:

어깨가 귀를 향해 올라온다.
팔꿈치가 벌어진다.
가슴근육으로부터 너무 많은 힘이 들어간다.

변형 또는 응용 동작: -

금기증/주의점:

어깨에 문제가 있다면 이 동작을 생략한다.

10. 타워 프렙 (앨랜 허만) Tower Prep (Alan Herdman) 1/2

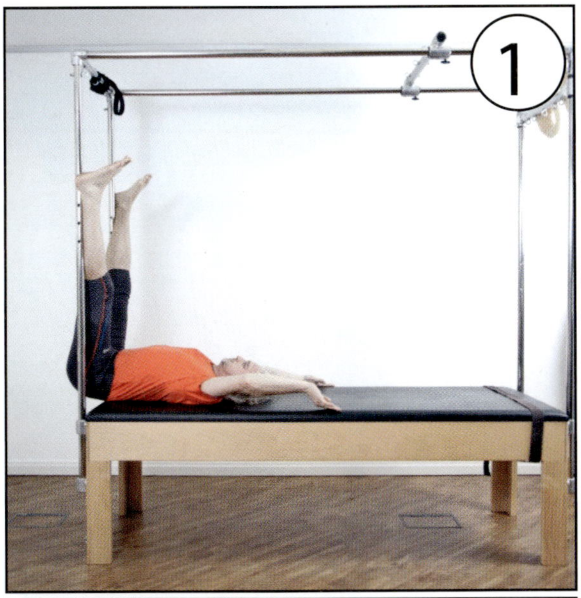

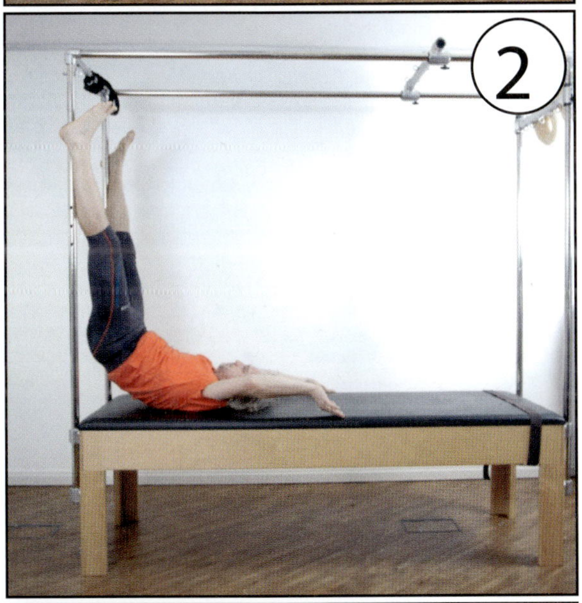

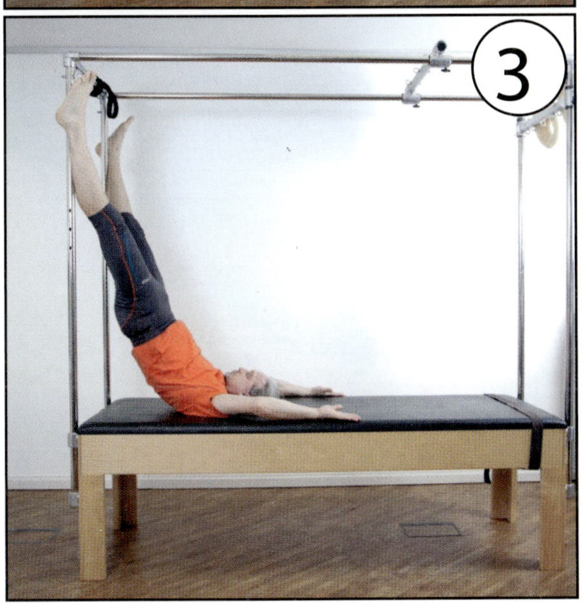

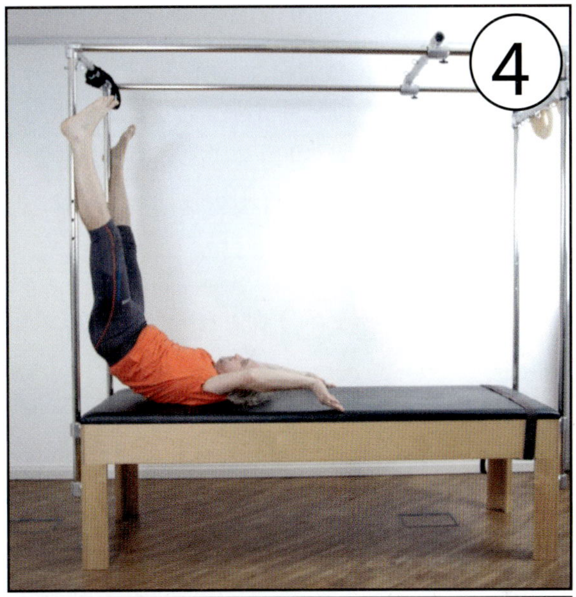

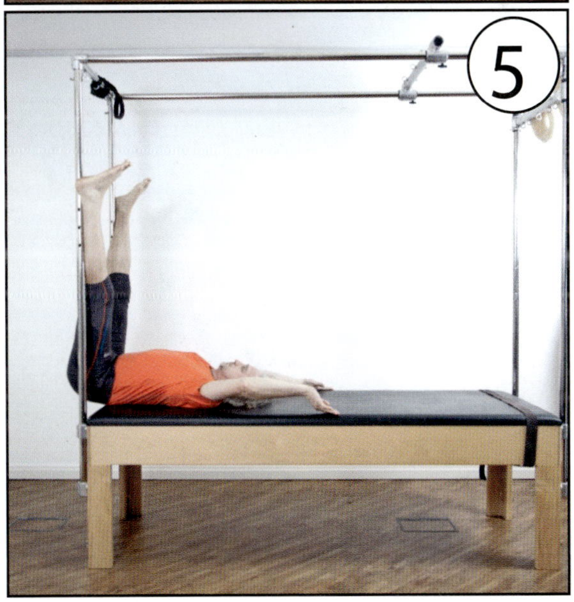

10. 타워 프렙 (앨랜 허만) Tower Prep (Alan Herdman) 2/2

시작 자세:

오픈 엔드 쪽 또는 동작에 방해가 되는 걸이용 고리가 몇 개 없는 쪽 가장자리에 엉덩이를 걸치고 눕는다. 세로 기둥에 종아리를 데고 다리를 벌리고, 기둥의 바깥 면에 뒤꿈치의 안쪽을 붙인다. 팔을 머리위로 뻗어 캐딜락 매트에 내려놓는다. 어깨의 압박으로 이 자세가 불가능하다면, 팔은 상체와 엉덩이 옆에 내려놓는다.

운동 목적:

타워 동작 같은 힘든 동작에 대한 대안으로서 척추의 가동성.
하복부의 강화.

운동 실행: 3-5회

다리를 뻗은 채 척추 하나하나 구부려 롤업으로 올라간다. 캐딜락 세로기둥을 가이드로 삼아 동작을 하지만 불필요하게 기둥을 밀어낼 필요는 없다. 마지막 단계에서 머리가 캐딜락 매트를 너무 압박해서 누르지 않도록 주의하며 머리는 살짝 들 수 있는 정도가 좋다.
편 다리를 유지하며 천천히 척추를 하나씩 구부려 롤다운으로 내려온다.

흔한 실수:

캐딜락의 세로 기둥을 너무 강하게 밀어내서 어깨와 경추에 지나친 압력이 가해지게 된다.

변형 또는 응용 동작:

맨발로 기둥을 따라 슬라이딩하는 모션이 불편하다면, 기둥과 정강이 사이에 헝겊이나 슬라이딩패드를 데서 보안해준다.

금기증/주의점: -

11. 풀 써클 (길로틴) (T) Full Circle (Guillotine) (T)

1/4

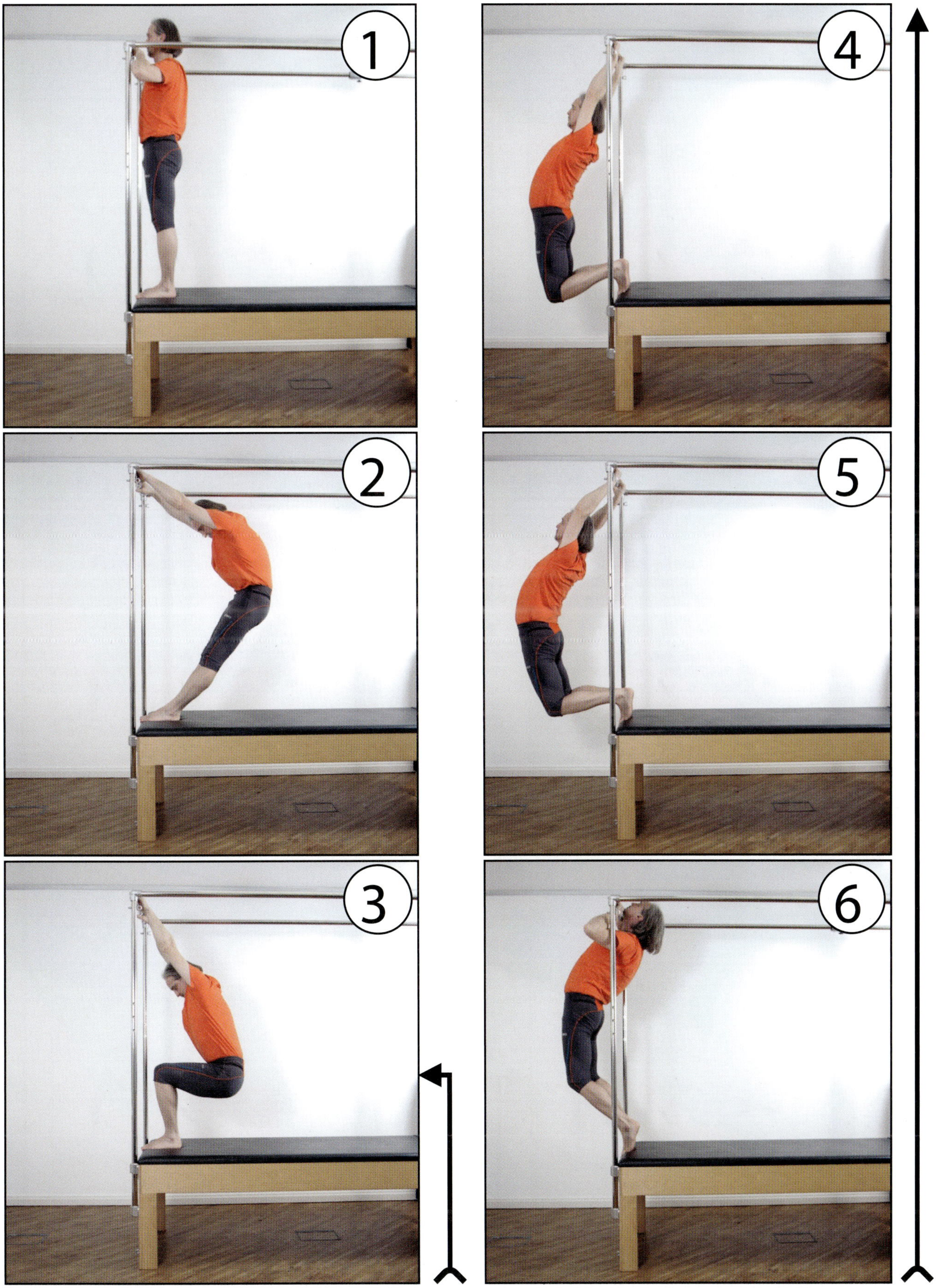

11. 풀 써클 (길로틴) (T) Full Circle (Guillotine) (T)
2/4

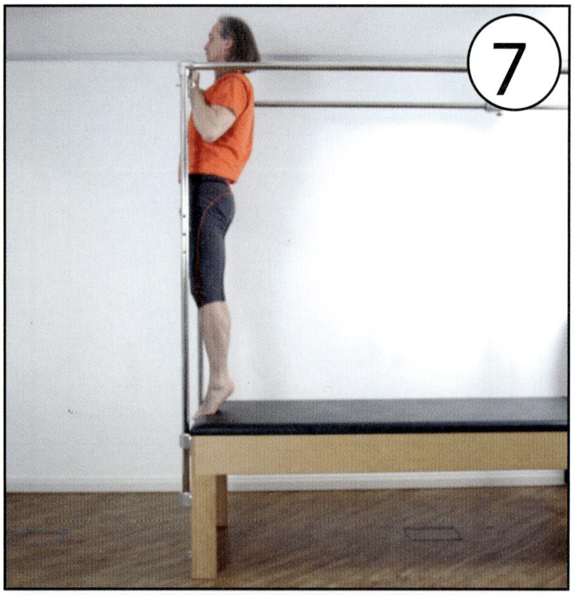

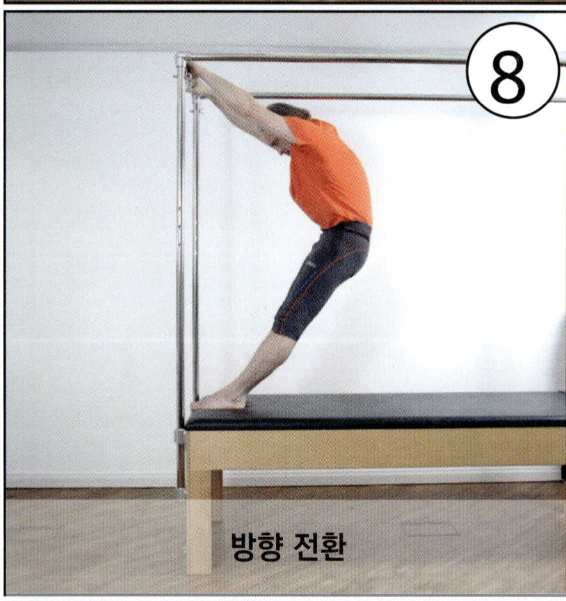

3회

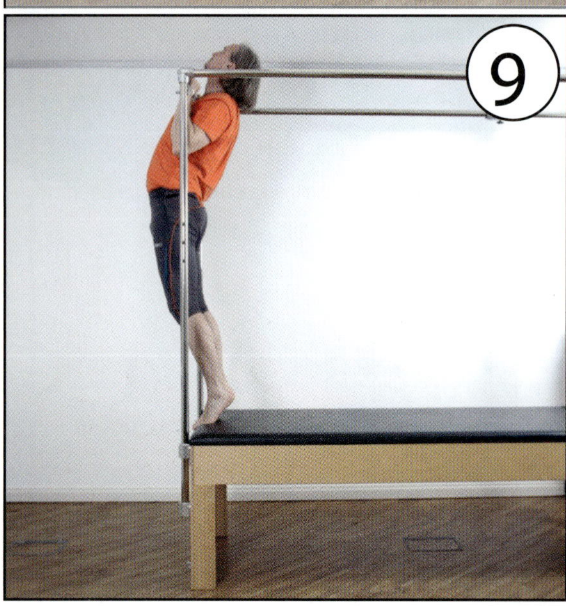

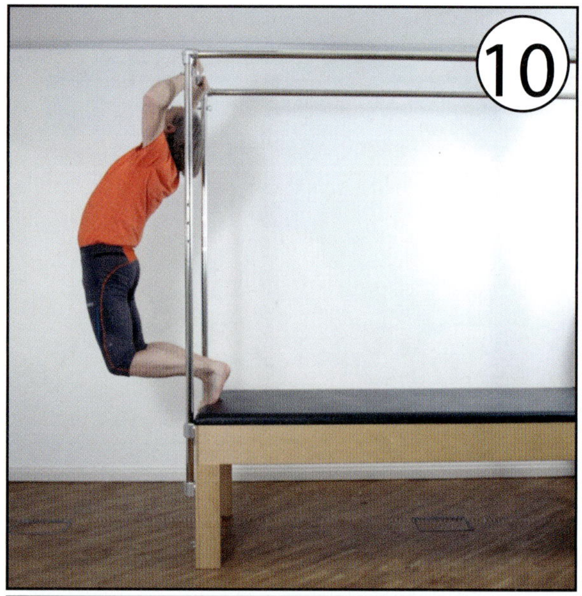

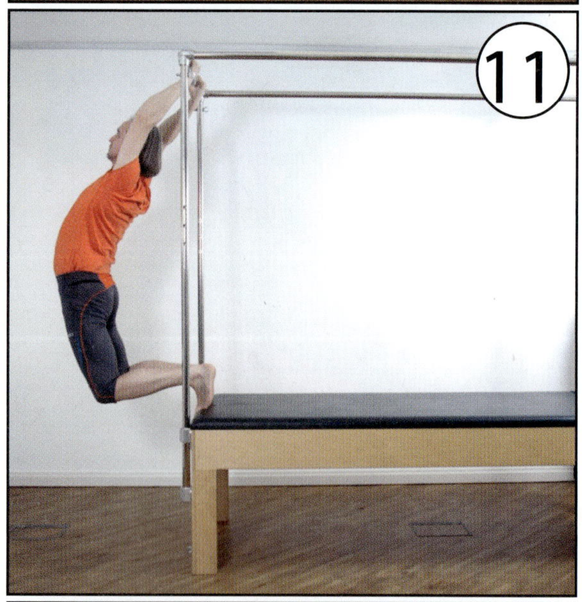

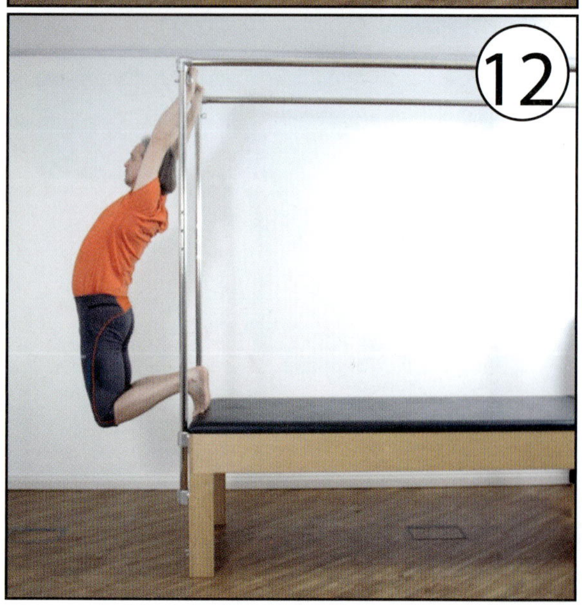

11. 풀 써클 (길로틴) (T) Full Circle (Guillotine) (T) 3/4

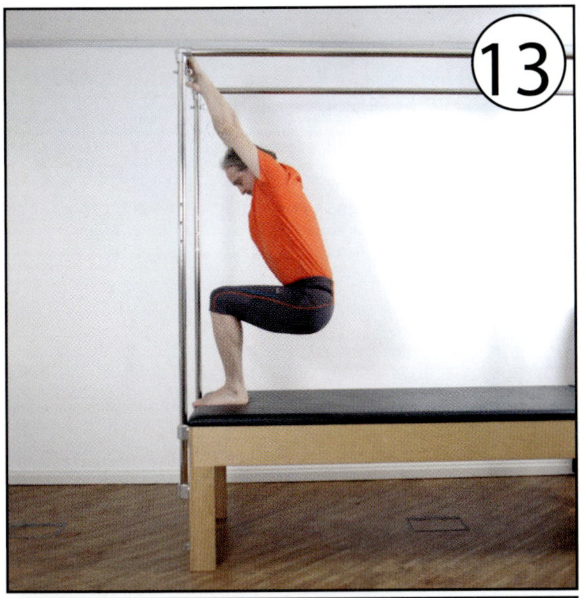

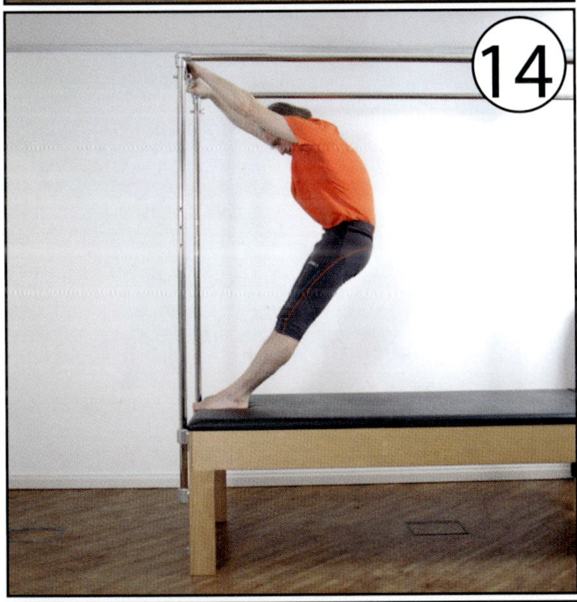

3회

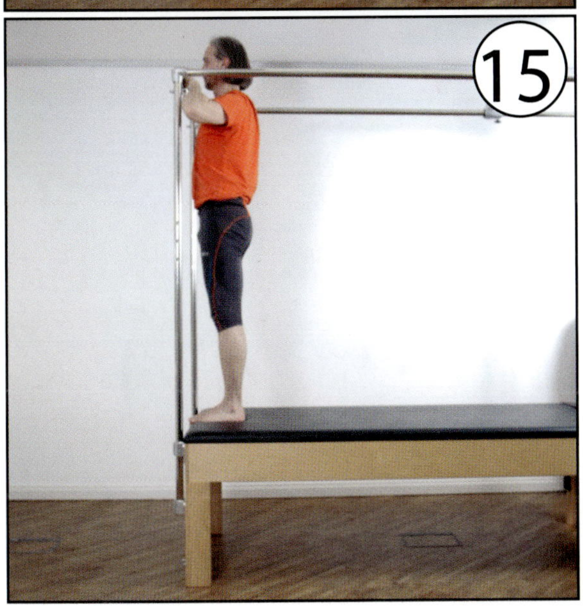

11. 풀 써클 (길로틴) (T) Full Circle (Guillotine) (T)
4/4

시작 자세:

본 동작은 한 손은 이동식 바에, 그리고 다른 손은 위에 있는 고정바를 잡는 길로틴에서 나온 동작이다.
길로틴에서는 거리는 좀 더 좁고 윗 바는 가슴 높이여서 동작이 다소 거리가 꽤 상당한 캐딜락 보다는 쉽다.
오픈엔드에 발가락이 아주 살짝 가장자리를 벗어나게 선다.
캐딜락 천장에 있는 가로바를 어깨 너비 간격으로 잡는다.

운동 목적:

몸의 전면과 후면의 스트레칭.
척추 전체의 가동성.

운동 실행: 방향에 따라 3회

그림 2: 뒤를 향해 둥글게 만다. 옆에서 보면 90° 돌려놓은 티져 자세가 있다.
그림 3: 무릎을 구부리고 체중을 손에 싣는다
그림 4: 무릎을 앞으로 밀어내고 아래로 떨어뜨려 살짝 캐딜락 가장자리에 매달린다.
그림 5: 복부의 힘으로 골반을 앞으로 쭉 밀어내 몸을 과신전 상태로 만든다.
그림 6: 팔을 구부리고 몸을 끌어올려 턱, 목 그리고 가슴이 캐딜락의 가로방향 윗바에 가까워지게 한다.
가능한 가깝게 바를 가로질러 미끄러지듯 올라간다.
그림 7: 마지막 단계에서 위로 좀더 당겨 올라가듯 뒤꿈치를 들고 까치발로 선다.
그림 8: 몸을 다시 둥글게 말고 뒤를 향해 늘어지듯 매달린다. 티져자세이다.
3회 반복한다.
그림 9: 철봉에서 턱걸이를 하 듯 캐딜락 위의 가로바를 향해 몸을 들어올린다. 몸은 이미 과신전되어있다.
둥글게 뒤로 만다. 옆에서 보면 90° 돌려놓은 티져자세이다.
그림 10-11: 천천히 앞으로 몸을 낮추고 가능한 가로바 가까이 밀끄러지듯 내려온다. 복부의 힘으로 골반을 앞으로 밀어내 몸을 과신전상태로 만든다.
그림 12-14: 무릎을 구부리고 몸을 뒤로 가져오고 다시 둥글게 말아 느슨하게 매달린다. 티져자세이다.
3회 반복한다.

흔한 실수:

명확하지 않은 동작 순서로 부정확한 동작이 실행된다.

변형 또는 응용 동작:

불안한 경우, 처음에는 팔 근육의 강화가 될 때까지 그림 2에서 3까지의 동작만 실시한다.

금기증/주의점:

심한 어깨 통증이 있는 경우는 통증에 대한 두려움이 동작을 방해한다. 그런 경우는 동작을 생략하는 것이 낫다.

12. 레그 리프트 (길로틴) (T) Leg Lifts (Guillotine) (T) 1/2

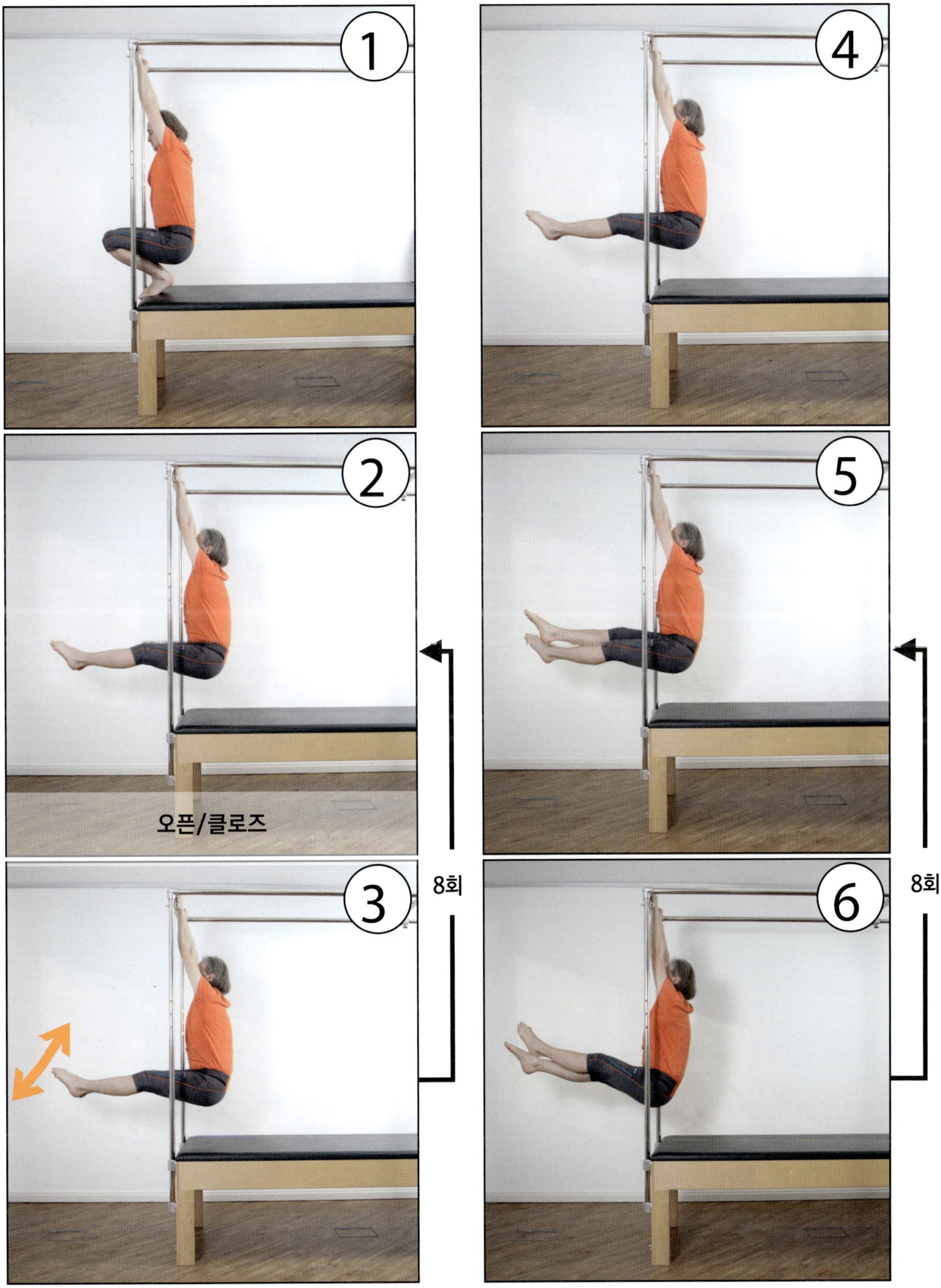

12. 레그 리프트 (길로틴) (T) Leg Lifts (Guillotine) (T) 2/2

시작 자세:

본 동작은 길로틴 동작에서 시작한 것이다.
푸쉬 쓰루 바를 제거하고 캐딜락의 오픈엔드에 선다. 손은 캐딜락 위의 가로바를 어깨너비 간격으로 잡는다. 팔에 상체가 매달리게 무릎을 구부린다. 그리고 다리를 상체와의 각이 90°가 될 때까지 올려 바닥과 다리가 평행하게 한다.

운동 목적:

복근에 중점을 둔 손과 전완, 엉덩이 굴곡근, 다리 내전근 그리고 체간근육의 강화.
어깨의 견인.

운동 실행:

파트 1: 다리를 벌렸다 모으며 작은 비트 동작을 실행한다. 8회까지 반복한다.
파트 2: "샤즈망", 양쪽으로 다리를 벌리는 동작 대신, 다리를 교대로 빠르게 위 아래로 움직인다.

흔한 실수:

과도하게 몸을 구부리고 상체 안정성이 무너진다.

변형 또는 응용 동작:

비트 대신 빅 레그 써클을 실행한다.

금기증/주의점: -

13. 티져 1 (T) Teaser 1 (T)
1/3

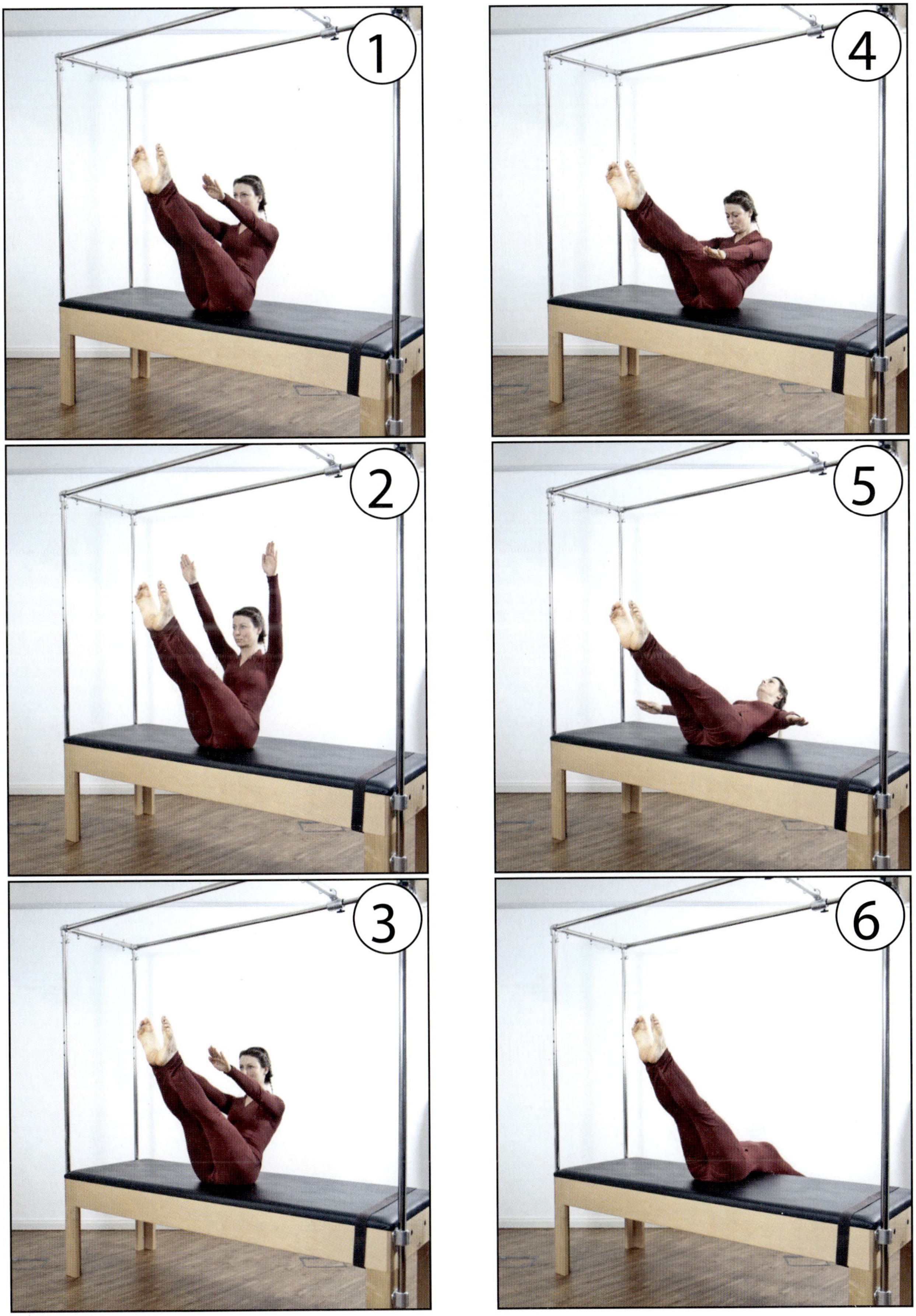

13. 티저 1 (T) Teaser 1 (T)
2/3

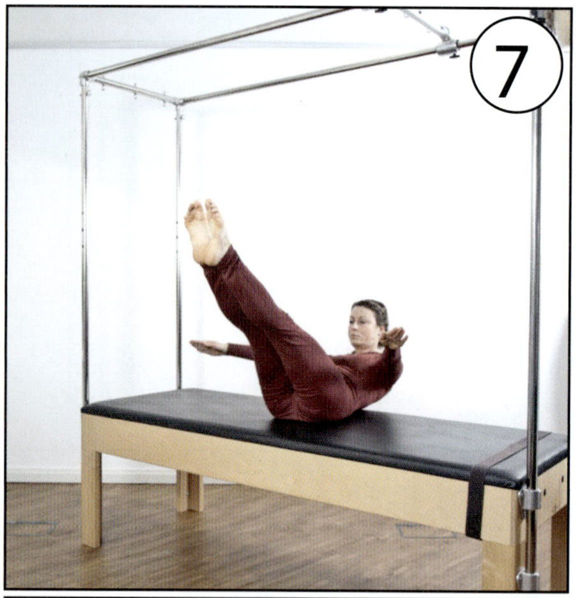

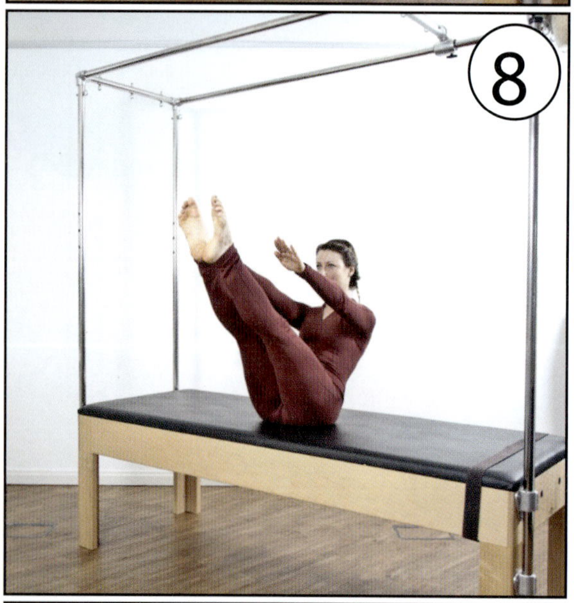

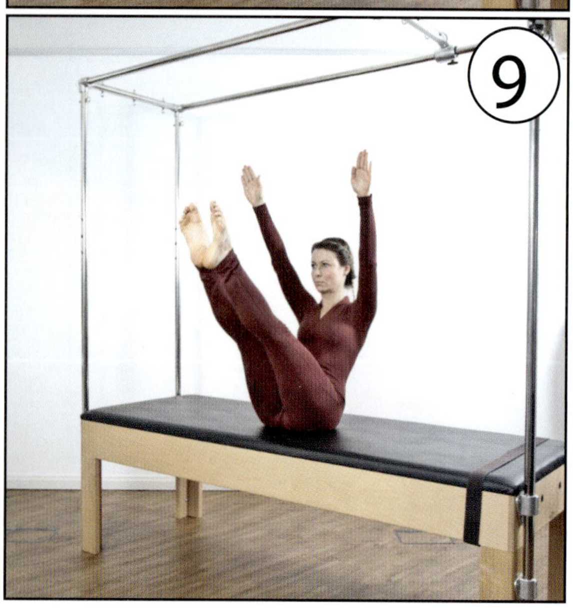

13. 티져 1 (T) Teaser 1 (T) 3/3

시작 자세:

캐딜락 매트에 가로방향으로 캐딜락의 옆을 보며 티져 자세로 앉는다 다리 높이는 개인마다 차이가 있다. 처음엔 45°로 실행한다. 요추는 둥글게 말린다. 앉는 위치를 잘 정해서 롤다운으로 뒤로 누웠을 때 견갑대의 하각이 정확히 캐딜락 매트의 끝자락에 오게 한다. 시작할 때 팔과 다리는 평행하게 유지하고 손바닥은 아래를 향하게 한다.

운동 목적:

엉덩이 굴곡근과 복근 전체의 강화.
복근, 어깨근육의 스트레칭과 흉추와 경추의 펼침.

운동 실행: 3-7회

손바닥을 앞으로 향하게 하면서 머리 옆까지 팔을 뻗는다. 팔을 내리고 다리를 스쳐 지나가도록 한다. 완급 조절을 잘 하면서 롤다운으로 천천히 내려온다. 다리는 45° 각도를 유지한다. 팔을 벌리고 큰 원을 그리며 등 뒤로 팔을 보낸다. 흉추와 목은 완급이 조절된 상태로 과신전한다. 마지막 자세에 가능한 양 팔을 머리 옆으로 가져온다.
같은 방법으로 되돌아온다. 팔을 벌려 옆으로 다시 가져온다. 머리를 먼저 들고 롤업으로 올라오며 티져 자세로 되돌아온다. 다리는 한결같이 같은 높이를 유지한다. 팔을 다시 들어올려 머리 옆으로 가지고 온다.
그림 3부터 다시 시작해서 동작을 반복한다.

흔한 실수:

티져자세에서 요추가 신전된다. 종종 약한 복횡근으로 인한 현상이다.
다리의 내진근의 긴장도가 풀려 작은 "V"자 형대가 무니진다.
동작 중에 다리가 내려앉는다.

변형 또는 응용 동작:

서클을 그리며 팔을 아래로 그리고 뒤로 보내는 동작 대신 더 힘든 동작은 머리 옆에 팔을 뻗은 채로 유지하며 롤다운을 바로 한다.
동작 끝에 레그 써클을 실시한다: 다리를 내리고 엉덩이 부분에서 다리 벌리고 당겨 시작 지점으로 "D"자를 그리며 되돌아온다.
3~5회를 반복하고 방향을 바꾼다.

금기증/주의점: -

14. 티져 3 (T) Teaser 3 (T)
1/2

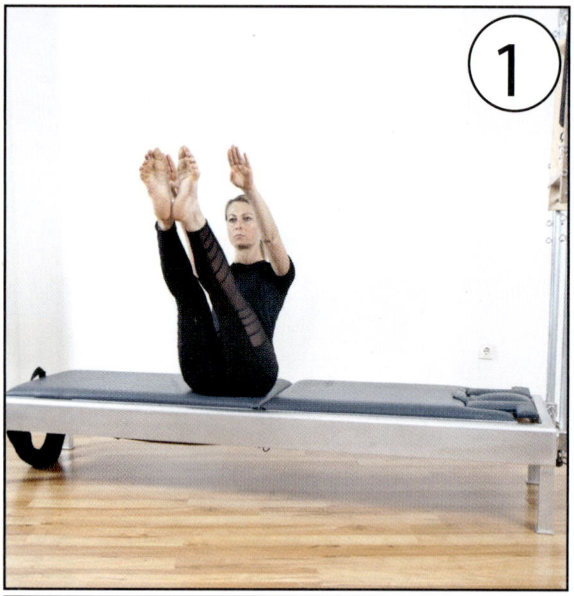

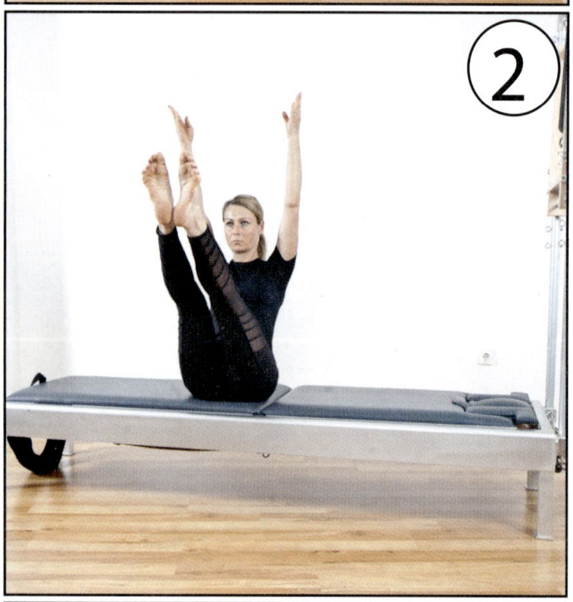

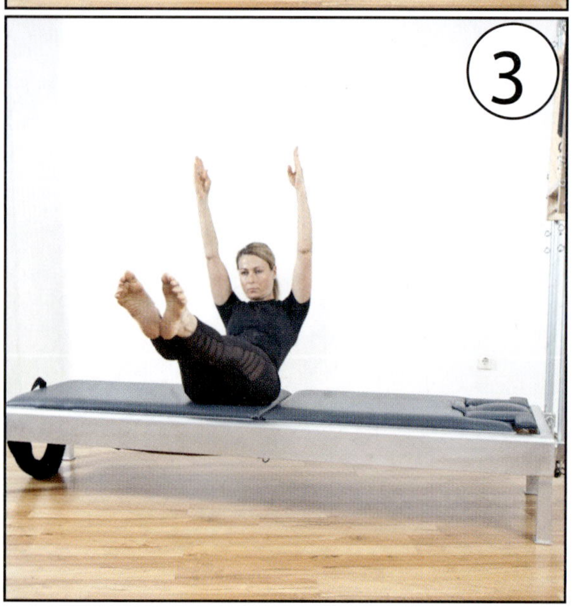

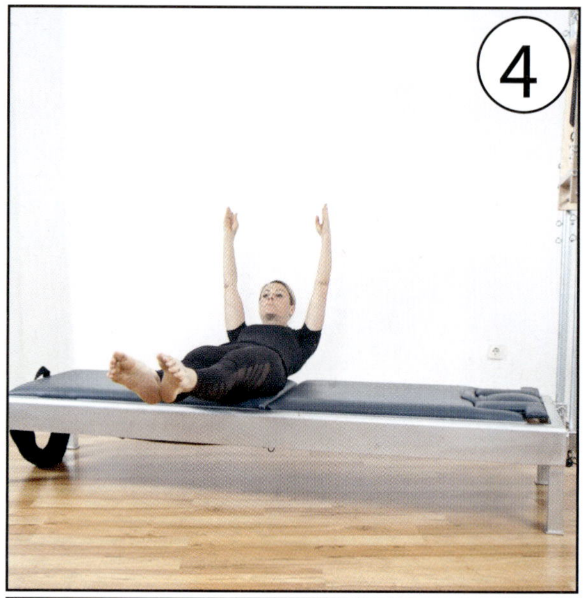

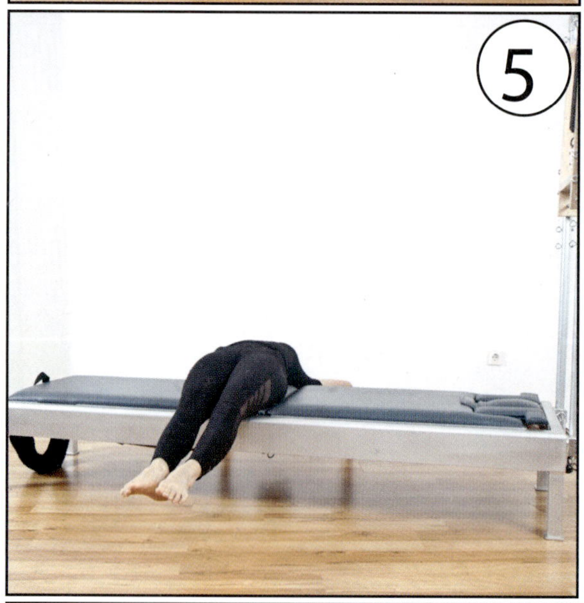

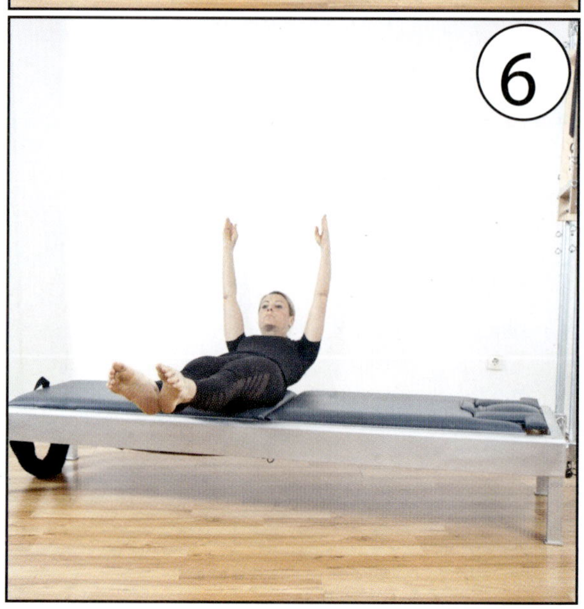

14. 티져 3 (T) Teaser 3 (T) 2/2

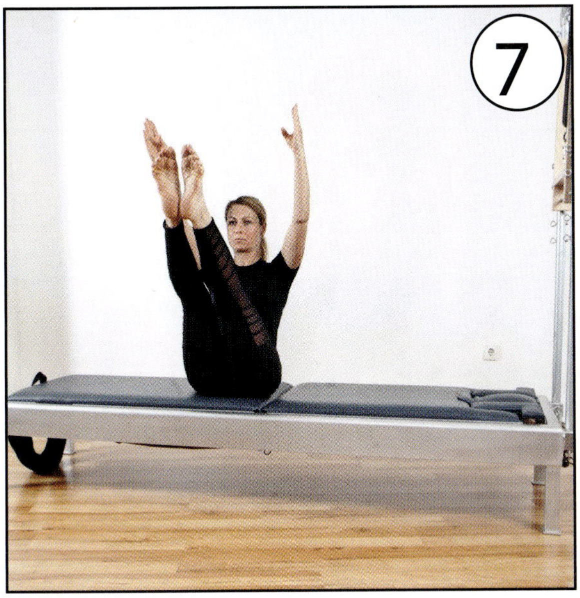

시작 자세:

캐딜락 매트에 가로방향으로 캐딜락의 옆을 보며 티져 자세로 앉는다. 요추는 둥글게 말린다. 앉는 위치를 잘 정해서 롤다운으로 뒤로 누웠을 때 견갑대의 하각이 정확히 캐딜락 매트의 끝자락에 오게 한다. 시작할 때 팔과 다리는 평행하게 유지하고 손바닥은 아래를 향하게 한다.

운동 목적:

엉덩이 굴곡근과 복근 전체의 강화.
복근, 어깨근육 그리고 엉덩이 굴곡근의 스트레칭.
흉추와 경추의 펼침.

운동 실행: 3-7회

팔을 귀 옆으로 올린다. 손바닥은 앞을 향한다. 천천히 완급을 조절하며 롤다운으로 양팔을 귀에 붙인 채 내려오고 동시에 다리를 내린다. 머리와 발은 같은 높이에 유지한다. 수평이 만들어지면 다리를 내리고 동시에 흉추와 머리를 과신전 상태로 아치를 만들어 내려온다. 마지막 단계에서는 가능한 팔은 머리 옆으로 둔다.
복부 긴장감을 유지한다.
같은 방법으로 되돌아온다. 먼저 팔을 올리고 그 다음은 머리를 둥글게 말아 티져 자세로 올라온다.
팔을 다시 들어 올려 머리 옆으로 가져온다

흔한 실수:

티져자세에서 요추가 신전된다. 종종 약한 복횡근으로 인한 현상이다.
다리의 내전근의 긴장도가 풀려 작은 "V"자 형태가 무너진다.

변형 또는 응용 동작:

동작 끝에 레그 써클을 실시한다: 다리를 내리고 엉덩이 부분에서 다리 벌리고 당겨 시작 지점으로 "D"자를 그리며 되돌아온다.
3~5회를 반복하고 방향을 바꾼다.

금기증/주의점:

다리를 올릴 때 전만의 위험이 있다.

15. 티져 앤 로그 롤 (T) Teaser & Log Roll (T)
1/8

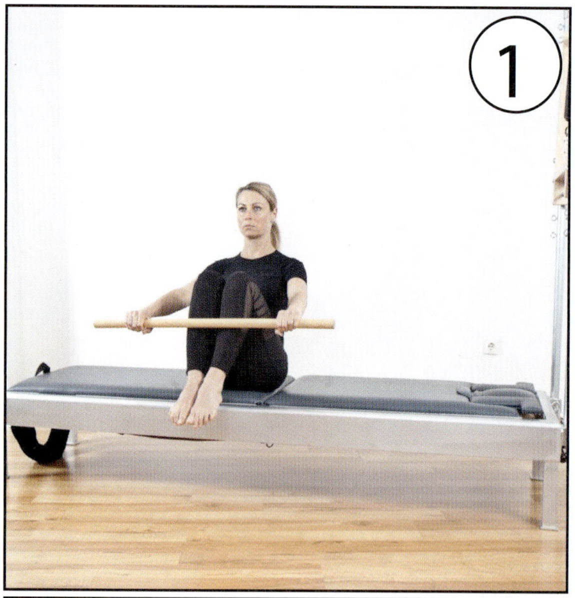

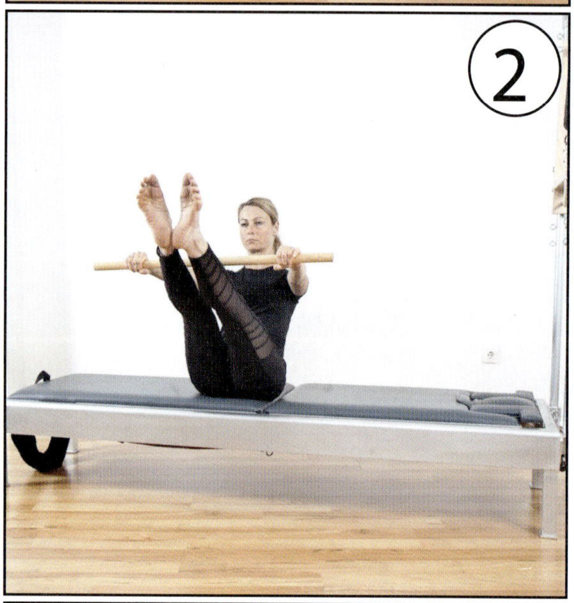

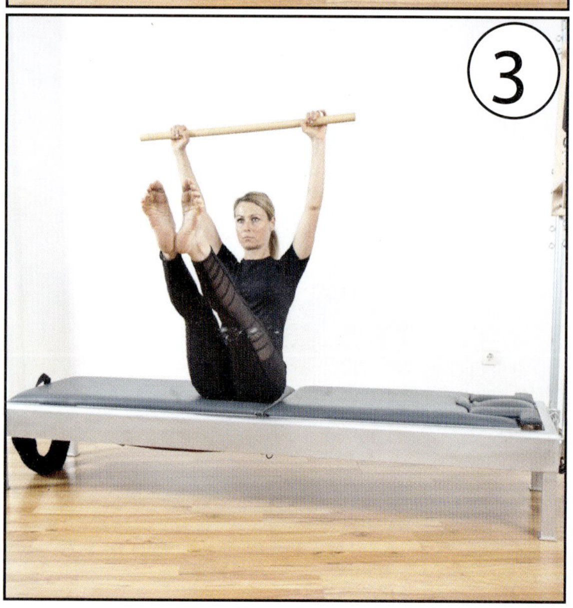

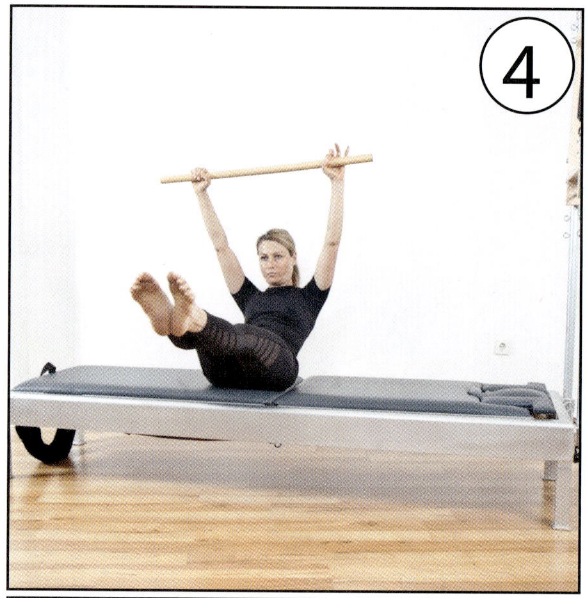

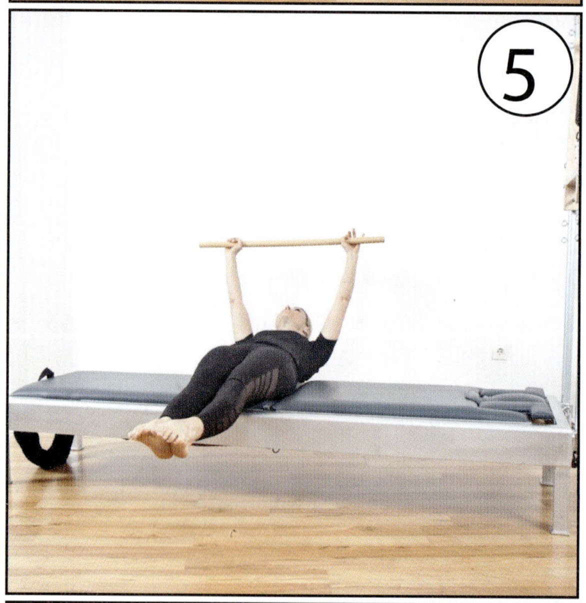

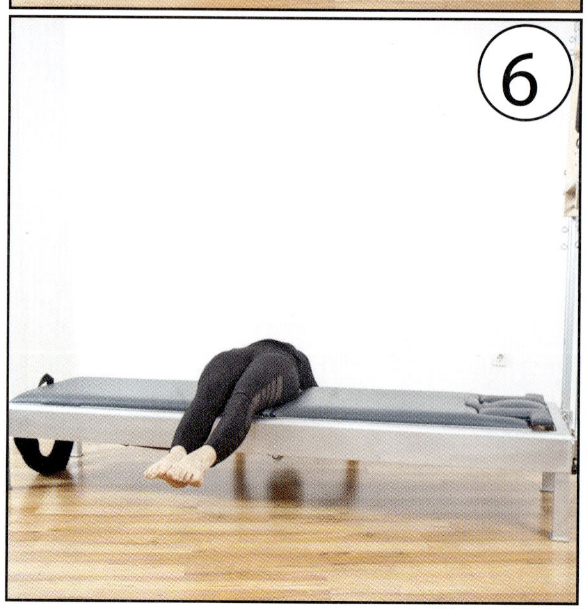

15. 티져 앤 로그 롤 (T) Teaser & Log Roll (T)
2/8

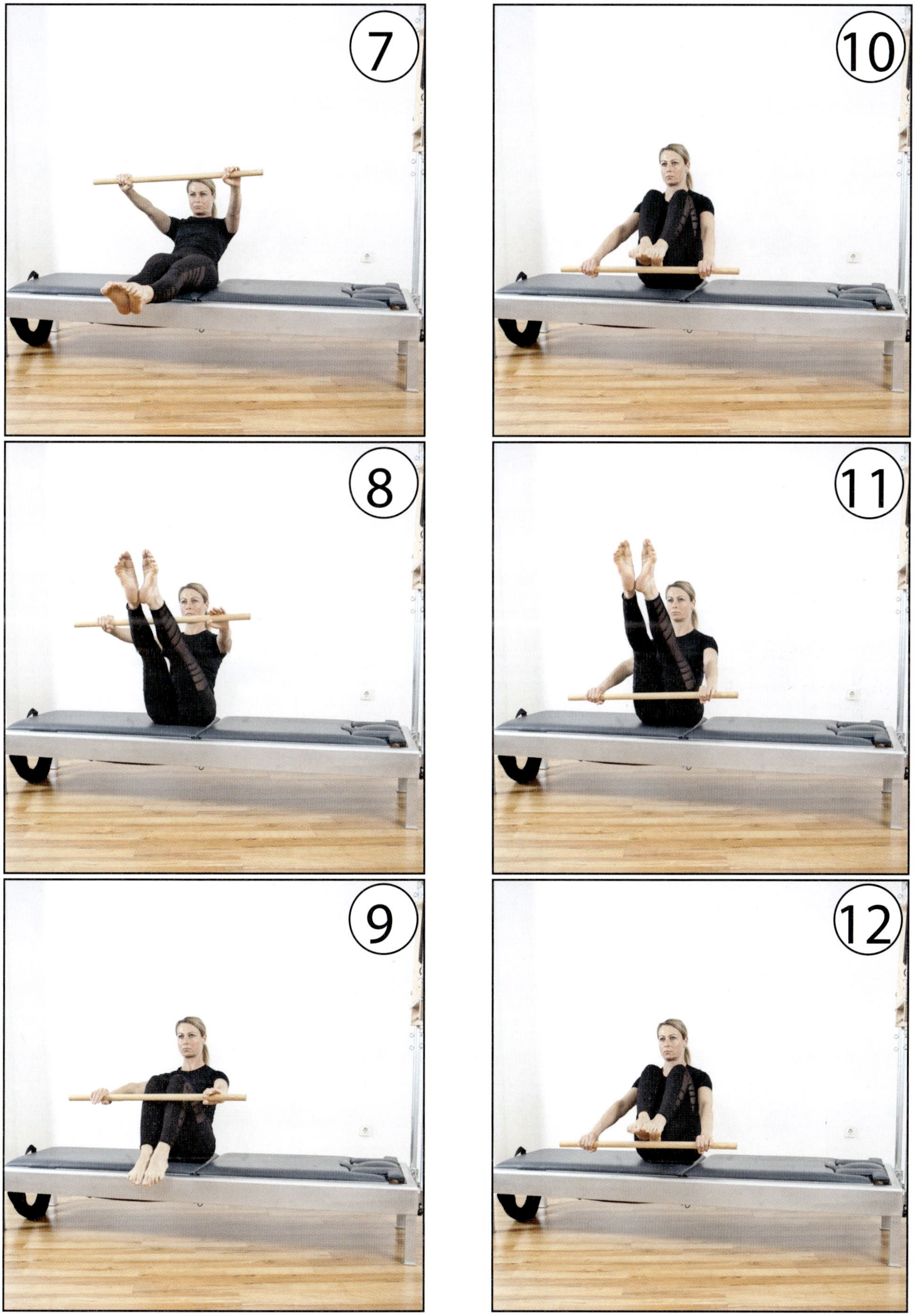

15. 티져 앤 로그 롤 (T) Teaser & Log Roll (T)
3/8

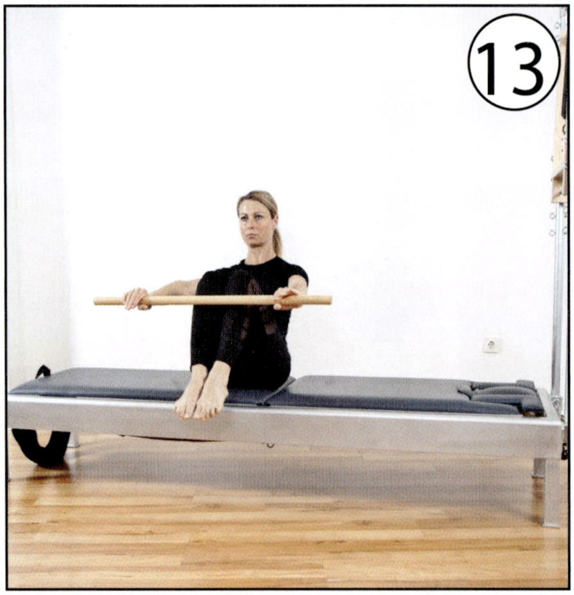

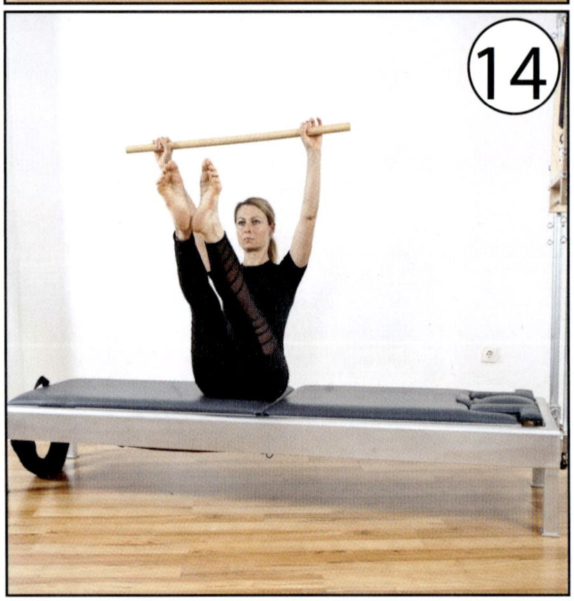

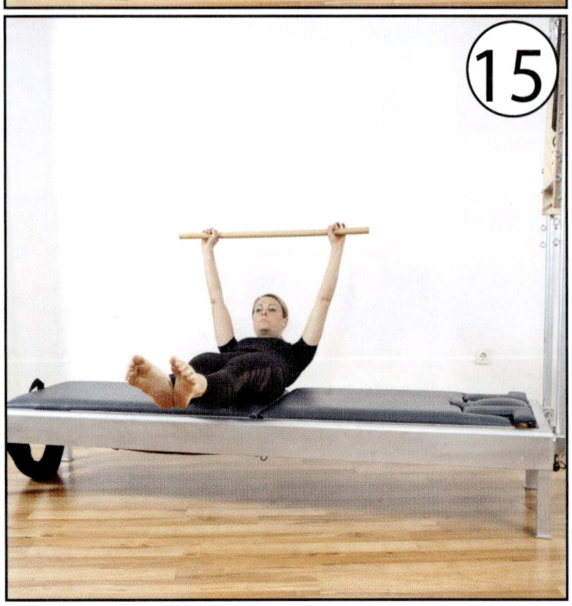

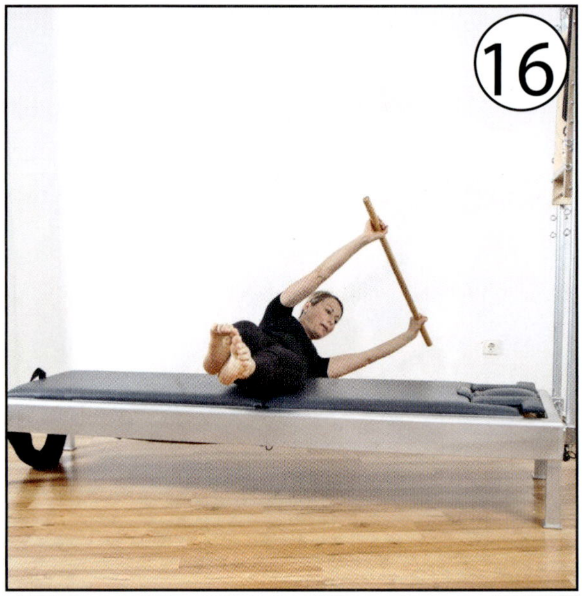

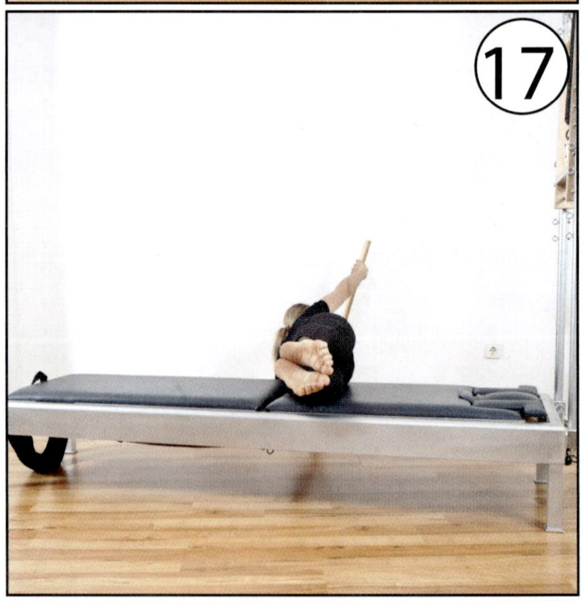

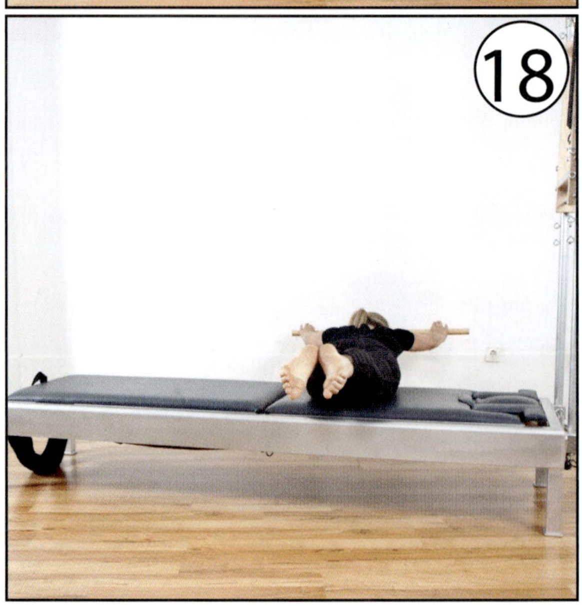

15. 티져 앤 로그 롤 (T) Teaser & Log Roll (T)
4/8

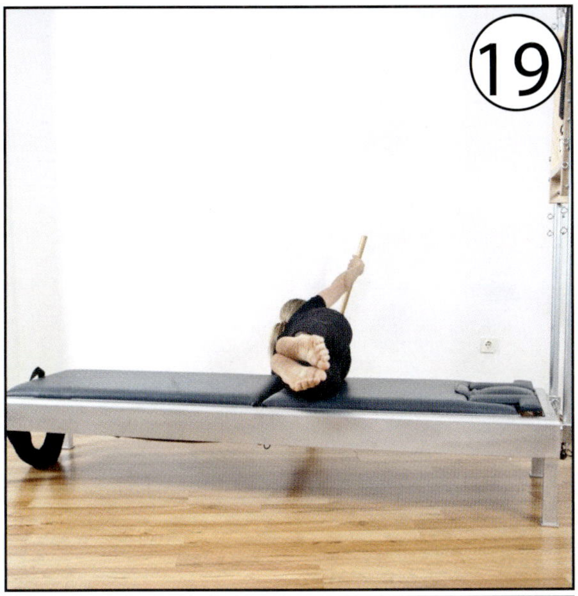

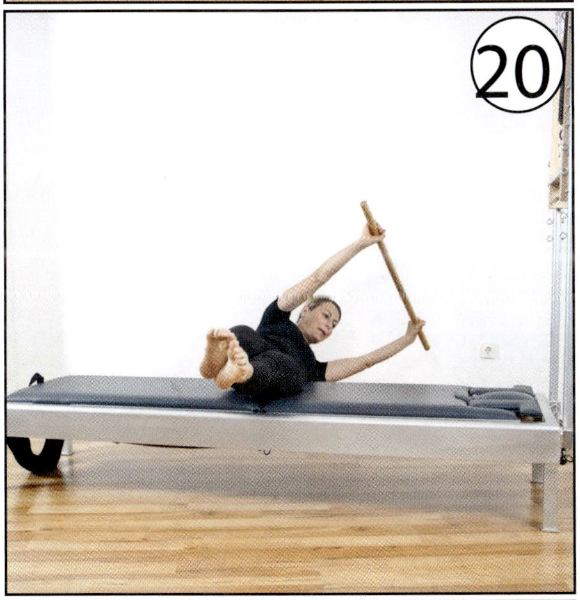

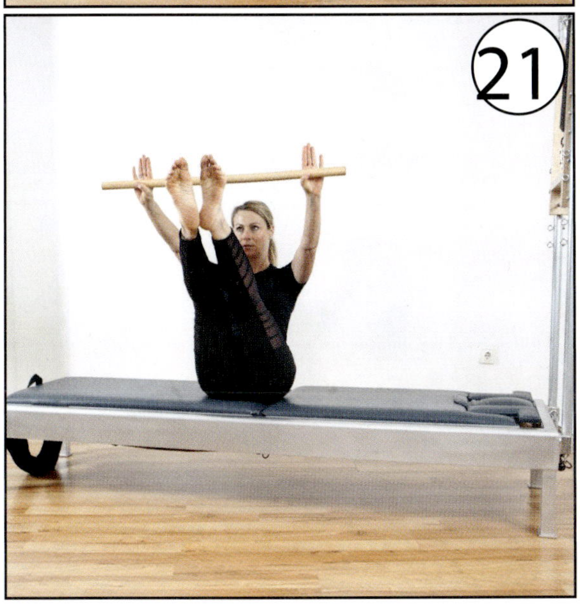

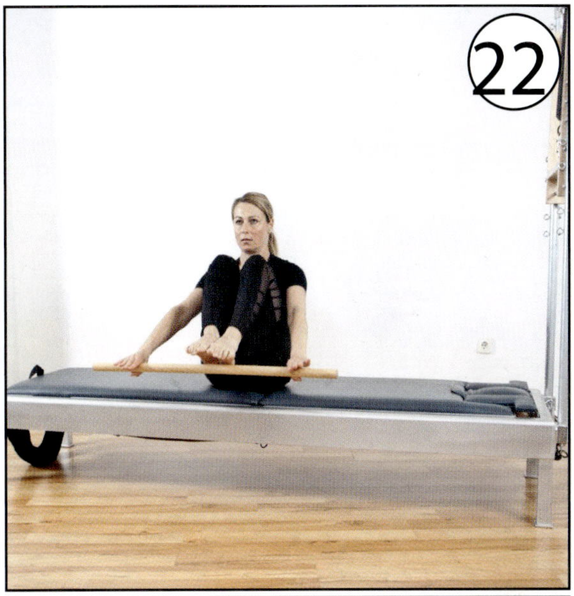

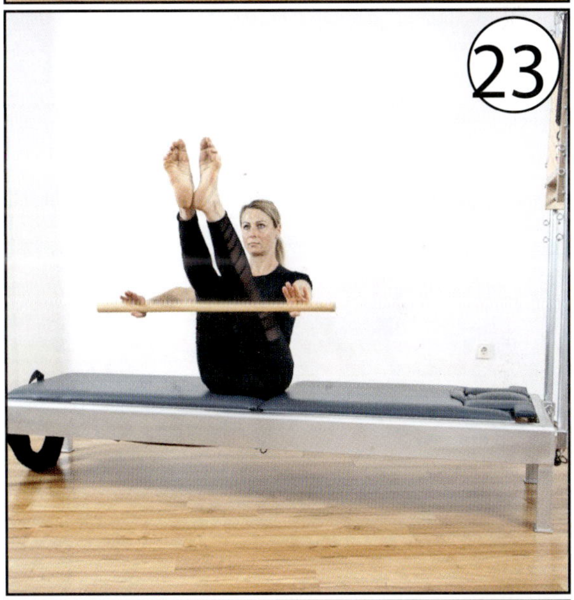

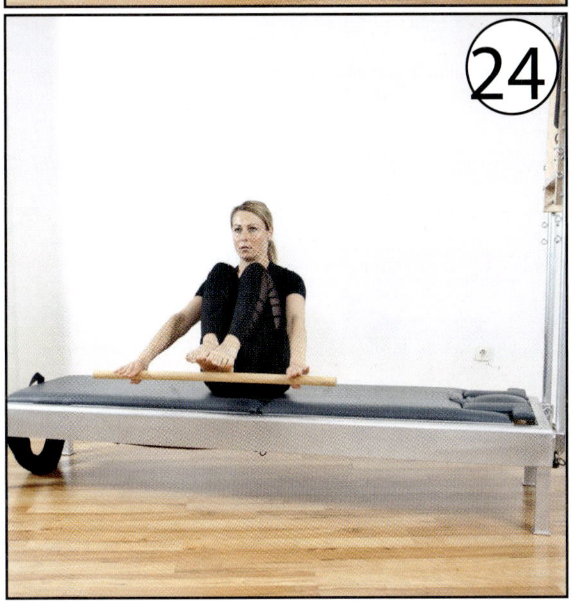

15. 티져 앤 로그 롤 (T) Teaser & Log Roll (T)
5/8

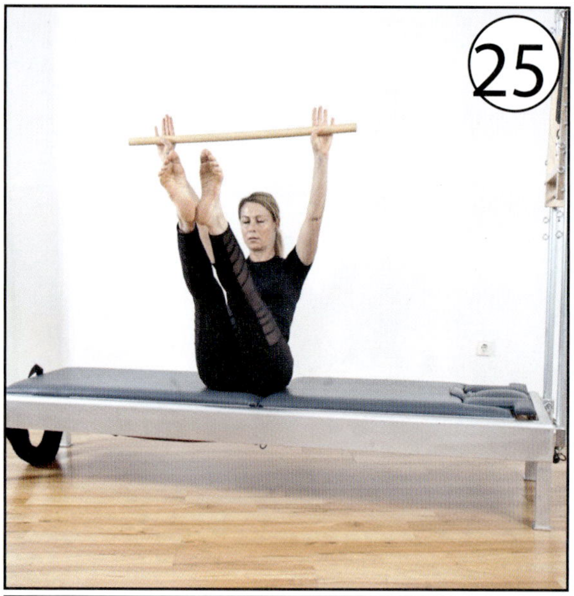

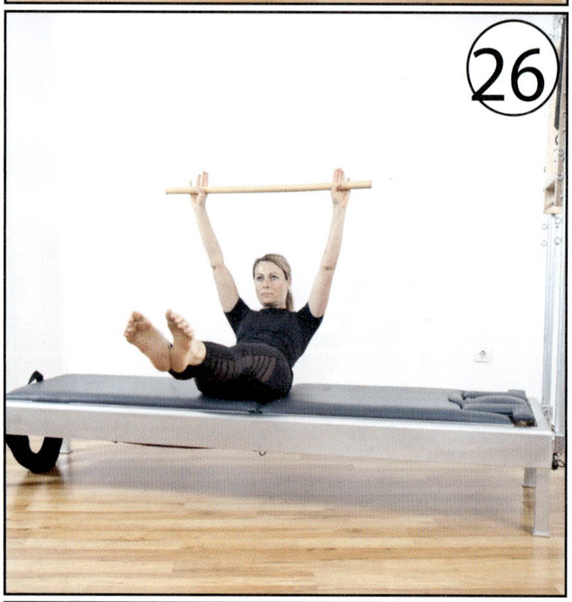

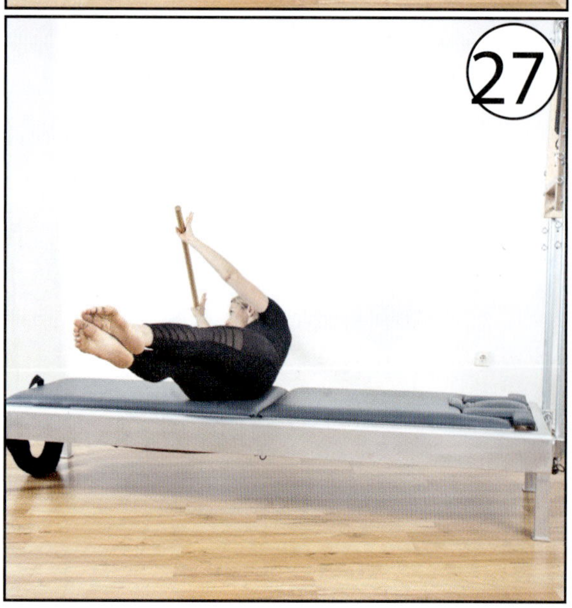

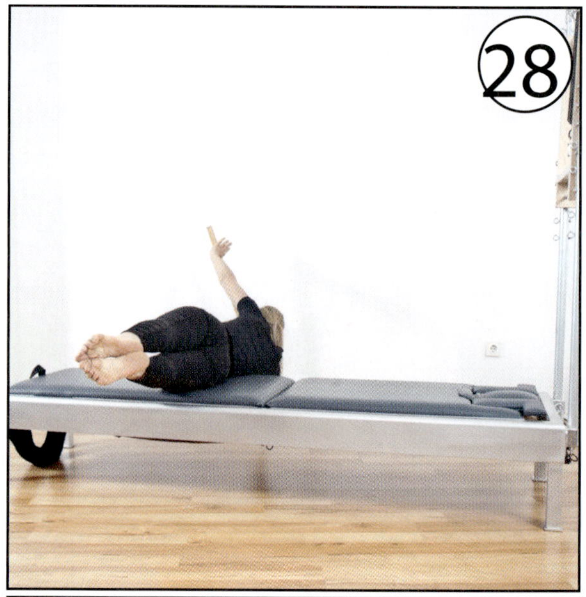

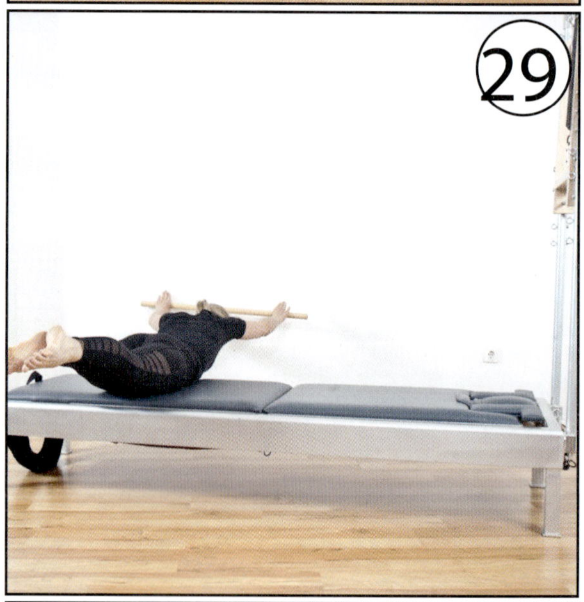

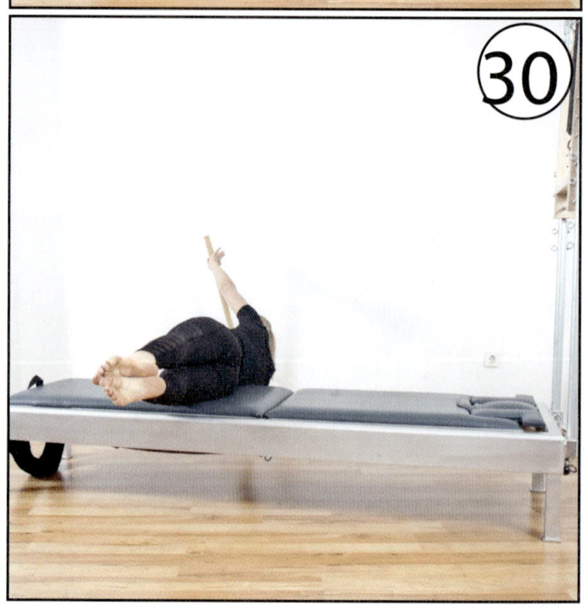

15. 티져 앤 로그 롤 (T) Teaser & Log Roll (T)
6/8

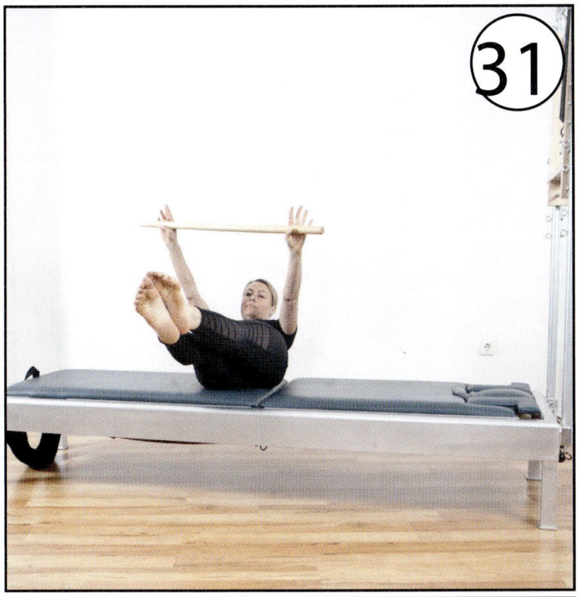

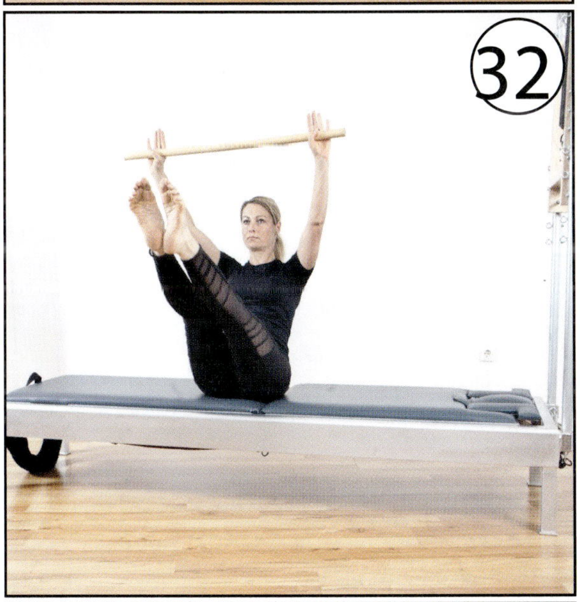

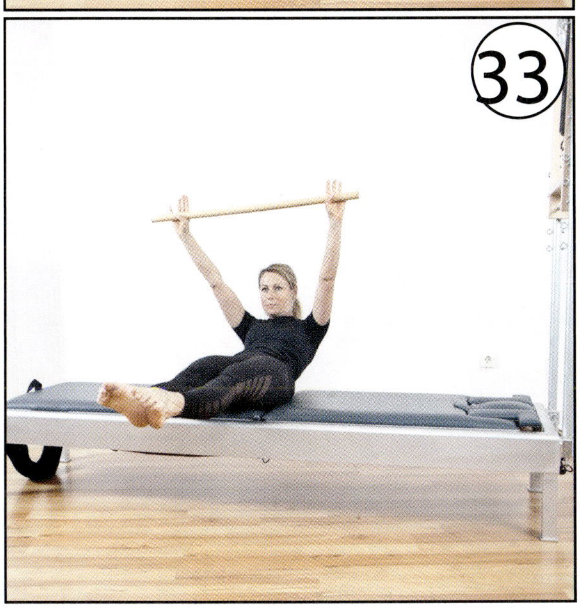

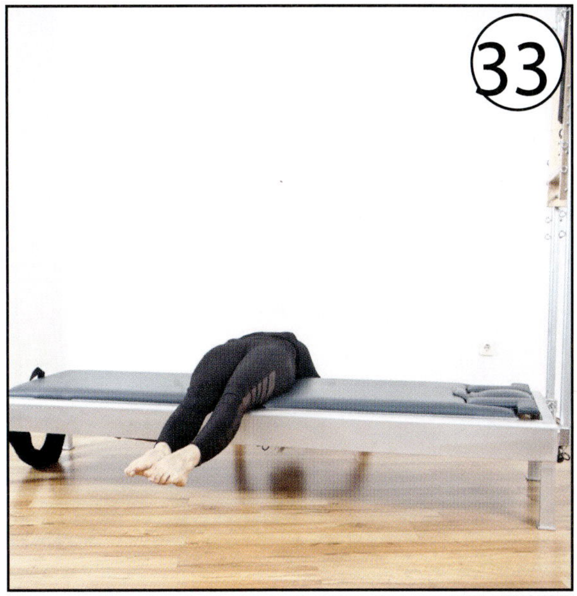

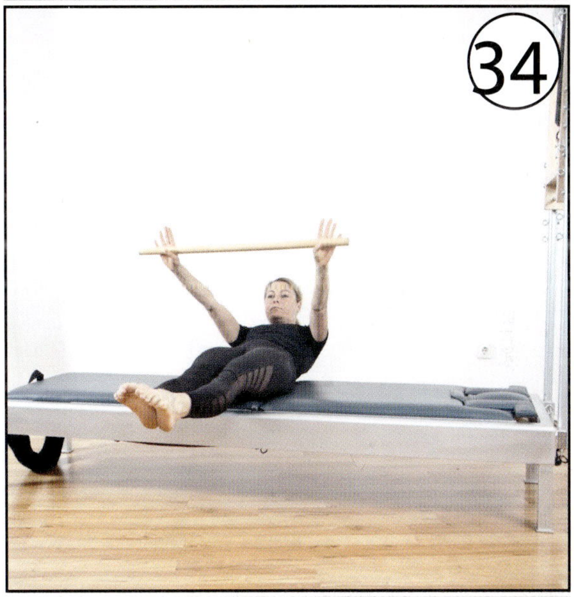

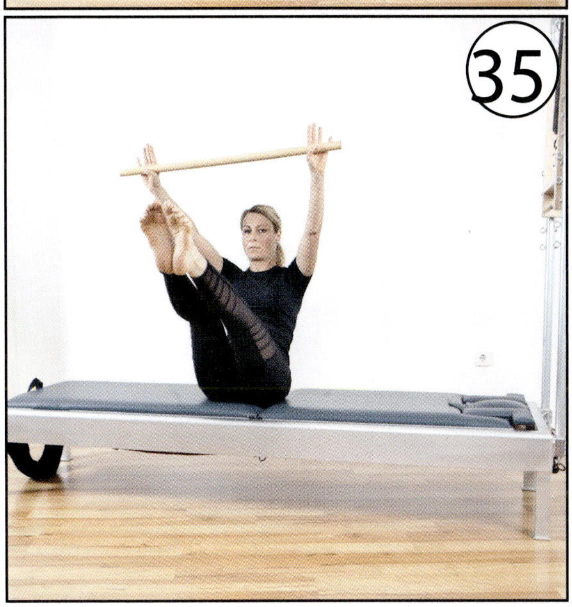

15. 티져 앤 로그 롤 (T) Teaser & Log Roll (T) 7/8

시작 자세:

캐딜락 매트에 무릎을 구부리고 필요한 만큼 간격을 벌려서 가로방향으로 캐딜락의 옆을 보며 앉는다. 뒤꿈치는 붙여서 유지한다. 정강이 앞에서 손으로 바를 잡는다. 손바닥은 아래를 향한다. 요추를 둥글게 만다. 앉는 위치를 잘 정해서 롤다운으로 뒤로 누웠을 때 견갑대의 하각이 정확히 캐딜락 매트의 끝자락에 오게 한다.

운동 목적:

발란스와 협응의 증진.

다리와 등 신전근 뿐만 아니라 엉덩이 굴곡근과 복근 전체의 강화.

복부, 어깨근 그리고 엉덩이 굴곡근의 스트레칭.

흉추와 경추의 펼침.

운동 실행: 1-3회

그림 2-3: 다리를 45°로 들고 티져 자세를 취한다. 바를 들어 가능한 머리 가까이 오게 한다.

그림 4-6: 천천히 완급을 조절하며 롤다운으로 내려오고 팔은 귀옆으로 가져온다. 동시에 다리를 내린다. 몸이 수평하게 되면 동시에 다리를 내리고 흉추와 머리를 과신전한다. 가능하다면 마지막 단계에서 팔은 머리 옆에 오게 한다. 복부 안쪽 근육의 긴장감을 풀지 않아야 한다.

그림 7-8: 같은 방법으로 돌아온다. 팔과 머리를 들어올리고 티져 자세로 다시 롤업으로 올라온다. 앞으로 팔을 곧게 뻗는다.

그림 9-11: 다리를 구부리고 발을 들어올려 바를 넘어 다리가 바 위에 있게 한다(가능하다면 동시에). 티져 자세에서 다리를 45° 각도로 다시 들어올린다. 바는 허벅지 밑에 오게 한다. 팔을 뻗어 유지한다. 발을 바 너머로 보내지 못한다면 그림 12-14의 동작을 포함해 이 부분을 생략한다.

그림 12-14: 다리를 구부리고 발을 들어올려 바를 다리위로 올린다(가능하다면 동시에). 다리를 대략 45°로 뻗어 티져 자세로 만들고 팔을 바와 함께 들어올려 머리 가까이 위치하게 한다.

그림 15-18: 천천히 롤다운으로 완급을 조절하며 내려오고 팔을 귀 가까이 두고 동시에 다리를 내린다. 수평이 되면 왼쪽으로 몸을 회전하여 프론 자세를 만든다. 프론자세에서 다리와 가슴 그리고 팔을 들어 올린다.

그림 19-21: 왼쪽으로 다시 몸을 굴려 정면으로 돌아오면 팔을 귀 옆에 둔 채 티져 자세를 다시 만든다.

그림 22-23: 다리를 구부리고 발을 들어올려 바를 넘어 다리가 바 위에 있게 한다(가능하다면 동시에). 티져 자세에서 다리를 45° 각도로 다시 들어올린다. 바는 허벅지 밑에 오게 한다. 팔을 뻗어 유지한다. 발을 바 너머로 보내지 못한다면 그림 24-26의 동작을 포함해 이 부분을 생략한다.

그림 24-26: 다리를 구부리고 발을 들어올려 바를 다리 위로 올린다(가능하다면 동시에). 다리를 대략 45°로 뻗어 티져 자세로 만들고 팔을 바와 함께 들어올려 머리 가까이 위치하게 한다.

그림 27-29: 천천히 롤다운으로 완급을 조절하며 내려오고 팔을 귀 가까이 두고 동시에 다리를 내린다. 수평이 되면 오른쪽으로 몸을 회전하여 프론 자세를 만든다. 프론자세에서 다리와 가슴 그리고 팔을 들어 올린다.

15. 티져 앤 로그 롤 (T) Teaser & Log Roll (T) 8/8

그림 30-32: 오른쪽으로 다시 몸을 굴려 정면으로 돌아오면 팔을 귀 옆에 둔 채 티져 자세를 다시 만든다.
그림 33-33: 천천히 롤다운으로 완급을 조절하며 내려오고 팔을 귀 가까이 두고 동시에 다리를 내린다. 수평이 되면 흉추와 머리를 동시에 과신전 상태로 만든다. 마지막 자세에서는 가능한 팔을 머리 옆에 둔다. 안쪽 복부의 긴장도를 풀지 않는다.
그림 34-35: 같은 방법으로 돌아온다. 팔과 머리를 들어올리고 티져 자세로 롤업으로 돌아온다. 팔을 앞으로 곧게 뻗는다.

흔한 실수:

그림 6: 머리를 과신전 시키고 복근을 통한 과신전에서 통제를 하지 못한다.
그림 15-21과 27 - 31: "로그롤" 동작이 안쪽 근육의 힘으로 개시가 되지 못한다면 캐딜락 책 파트 1의 "47. 룰라드"를 먼저 연습할 것을 권장한다.
그림 18과 29: 다리와 가슴 팔을 들어올리는 동작이 생략된다.

변형 또는 응용 동작:

동작 끝에 레그써클을 실행한다: 다리를 내리고 다리를 벌렸다가 들어올리면서 "D"자를 그리듯 시작 자세로 돌아온다. 3~5회 반복하고 방향을 바꾼다.

금기증/주의점:

캐딜락에서 떨어질 위험이 있다. 동작을 하는 동안 낙상 가능성이 생기면, 바닥에서 필라테스 매트나 하이 매트 위에서 바없이 먼저 동작을 실행한다.
다리를 올릴 때 척추 전만의 위험이 있다.

16. 숏 박스-라운드 (T) Short Box - Round (T) 1/3

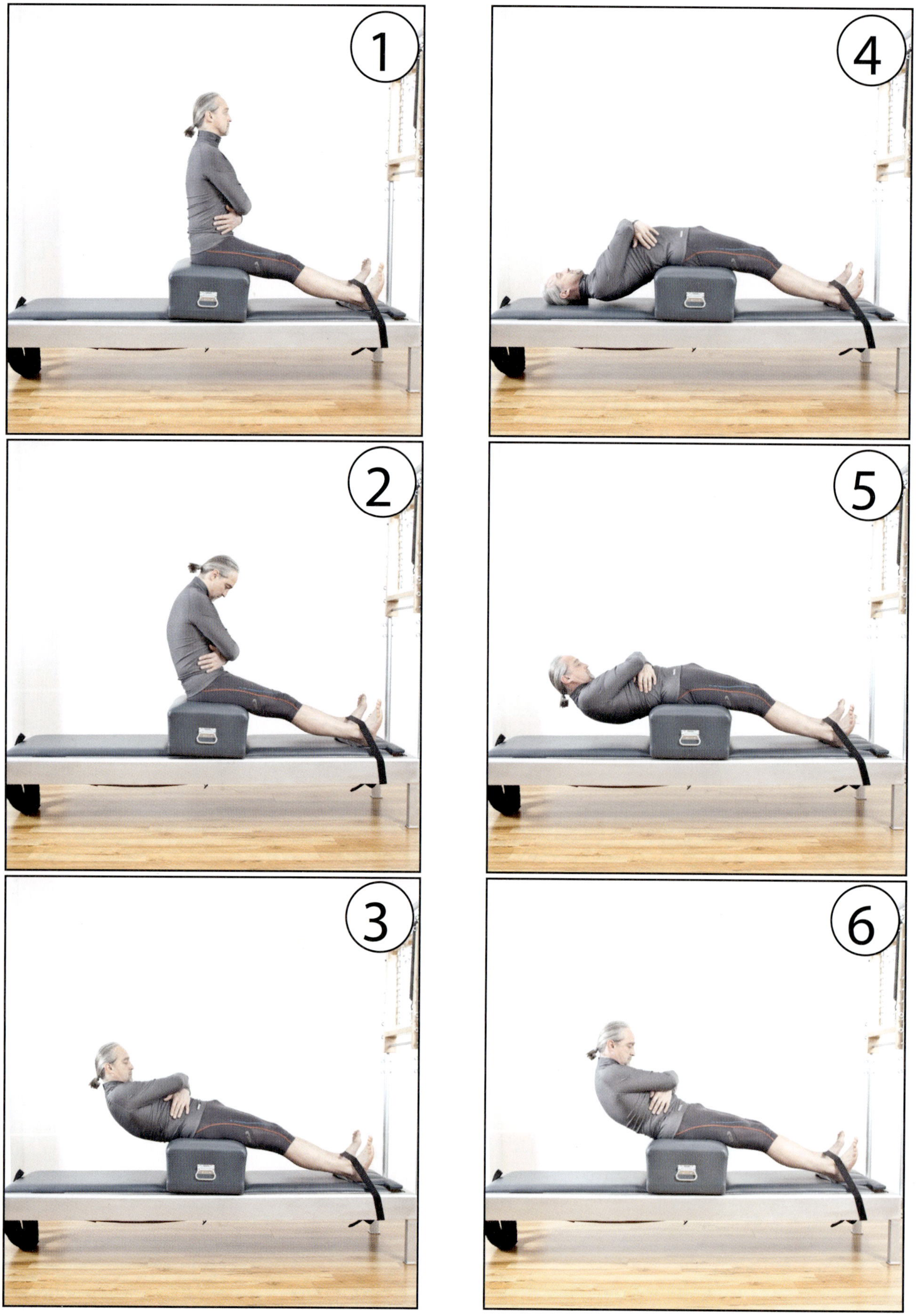

16. 숏 박스-라운드 (T) Short Box - Round (T) 2/3

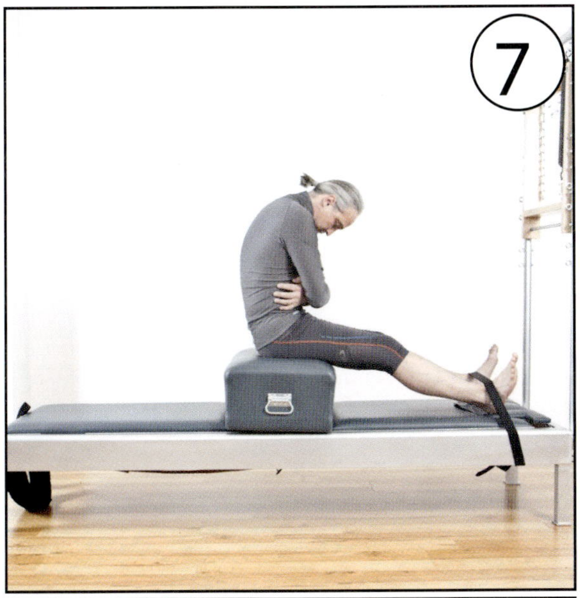

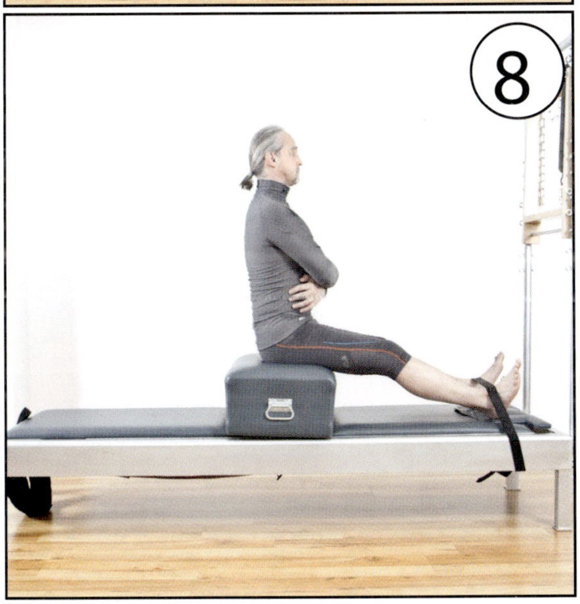

16. 숏 박스-라운드 (T) Short Box - Round (T) 3/3

시작 자세:

캐딜락 매트에 박스를 가로지르게 놓는다. 박스의 위치를 잡을 때 풋스트랩과의 거리를 개인의 역량에 맞게 잘 선택하도록 주의한다. 경험에 의하면: 다리를 더 뻗을수록 동작이 더 힘들어진다.
엉덩이 뒤에 손바닥 너비만큼 간격을 두고 박스 위에 앉는다. 발을 풋스트랩 아래로 뻗고 양 측으로 당기고 발등을 당겨 배측굴곡한다. 척추를 세우고 앉고 부드럽게 좌골결절을 모아 당기며 골반으로부터 최대 길이가 되도록 끌어당긴다. 왼 손을 오른쪽 늑골 아래 복부를 감싸고 오른 손은 왼쪽 팔꿈치를 잡는다.

운동 목적:

복횡근, 복직근, 그리고 엉덩이 굴곡근의 강화.
신전시 엉덩이 굴곡근의 스트레칭.
척추의 강동성.

운동 실행: 3-7회

복부를 안으로 당겨 어깨가 골반 위에 오게 하며 커다란 "C"커브를 만든다. 골반을 후방경사 시켜 동작을 개시한다. 가능한 서둘러 천골을 납작하게 박스 위에 오게 하도록 한다. 캐딜락 매트와 상체가 평행해질 때까지 상체의 굴곡을 유지한다. 경추나 흉추에 남아있는 상체 굴곡을 유지하며 조금씩 근육을 풀어주며 상체가 아래로 가라앉게 한다. 부드럽게 머리를 캐딜락 매트에 내려놓는다. 머리부터 시작해서 커다란 "C"커브로 가능한 롤업을 하는 동안 빠르게 되돌아온다. 그리고 어깨가 골반 위로 올 때까지 커브를 유지하며 올라온다. 다시 척추를 세우고 앉는다.

흔한 실수:

몸을 신전하지 않거나 신전된 (머리의) 높이와 길이를 유지하지 못하고 "C"커브를 만들 때 몸이 더 구부러지거나 작아진다.
수평이 이루어진 다음 머리가 과신전되어 신전을 시작한다. 머리는 가능한 오래 굴곡시키는게 더 낫다.
롤업으로 올라올 때 "C"커브가 만들어지지 않고 대신 상체가 요추의 신전이나 과신전 상태가 되어 올라온다.
이것은 복횡근이 너무 약해서 요추부분에서 장요근의 견인에 충분히 대응하지 못한다는 것을 의미한다.

변형 또는 응용 동작:

손을 엉덩이 옆에 두고 골반경사를 지지하기위해 박스를 잡는다. 점차적으로 손을 풀고 박스 위로 슬라이드 한다.
박스를 가로방향으로 놓지 않고 박스를 캐딜락 매트 방향과 나란히 놓는다. 그렇지만 박스 앞 끝자락에 앉고 스트랩을 쓰지 않고 발을 그냥 캐딜락 매트에 놓는다. 다리를 들어올리지 말고 안전하게 올라올 수 있는 각도까지만 내려간다.

금기증/주의점:

복근의 안정성이 부족해서 수평이 만들어지기 전에 멈추고 다시 올라온다.
요추의 상해 가능성이 있다.

17. 숏 박스-플랫 (T) Short Box - Flat (T) 1/2

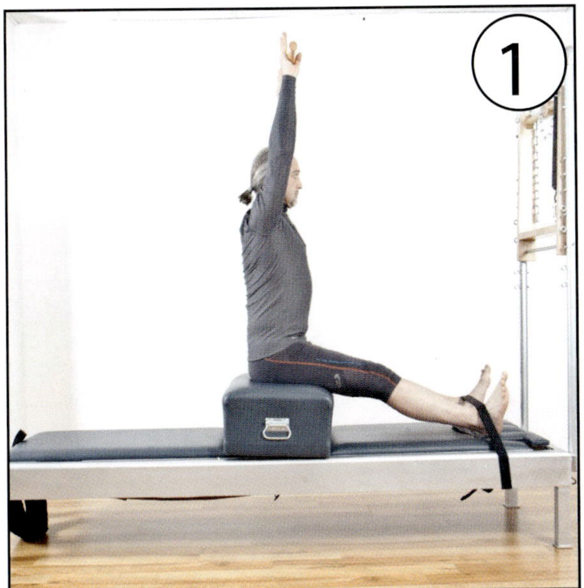

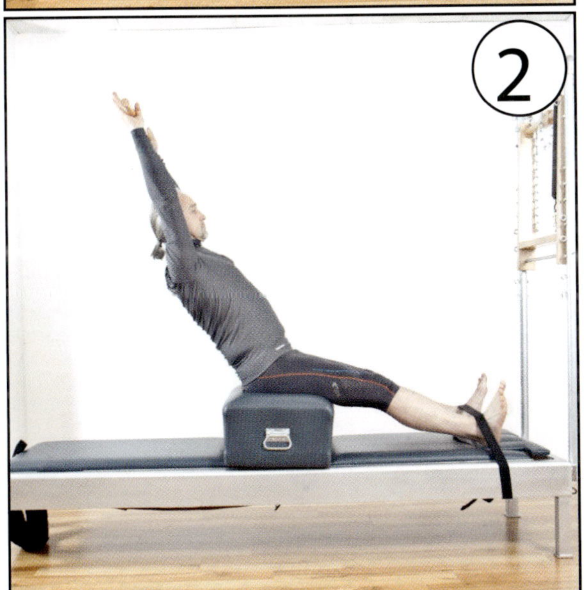

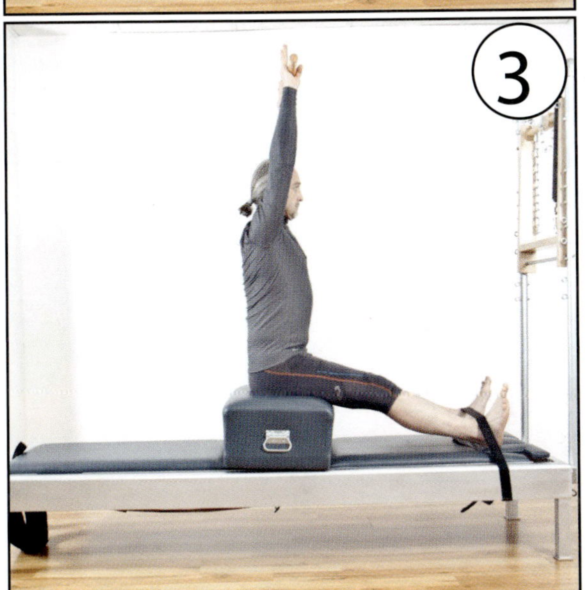

17. 숏 박스-플랫 (T) Short Box - Flat (T) 2/2

시작 자세:

캐딜락 매트에 박스를 가로지르게 놓는다. 박스의 위치를 잡을 때 풋스트랩과의 거리를 개인의 역량에 맞게 잘 선택하도록 주의한다. 경험에 의하면: 다리를 더 뻗을수록 동작이 더 힘들어진다.
엉덩이 뒤에 손바닥 너비만큼 간격을 두고 박스 위에 앉는다. 발을 풋스트랩 아래로 뻗고 양 측으로 당기고 발등을 당겨 배측굴곡한다. 손은 어깨보다 살짝 넓게 바를 잡고 양손이 멀어지게 가볍게 밀어내 듯 쥔다. 팔을 곧게 펴서 위로 뻗는다. 개인의 어깨유연성에 맞추어서 정확한 팔의 높이가 정해진다. 보상현상이 나타나지 않는 높이로 팔을 들어올린다. 척추를 세우고 앉고 부드럽게 좌골결절을 모아 당기며 골반으로부터 최대 길이가 되도록 끌어당긴다.

운동 목적:

복근 전체, 등 신전근, 엉덩이 굴곡근, 골반기저근과 어깨의 강화.

운동 실행: 3-7회

복부를 안으로 끌어당긴다. 골반을 후방경사 시키며 동작을 개시하고 상체의 안정화를 유지한다. 골반과 상체는 하나의 유닛이 되어 움직인다. 상체와 골반의 일체감이 유지되는 각도까지 뒤로 기울인다. 시선은 맞은 편 벽을 응시하나 고개를 앞으로 숙이지 않는다. 그 후에 다시 되돌아온다. 점점 더 길게 상체를 스트레칭하려고 노력해서 마지막 단계에서는-어깨가 골반 위로 와 있을 때- 전보다는 키가 커진 듯 느끼게 한다.

흔한 실수:

몸을 신전하지 않거나 신전된 (머리의) 높이와 길이를 유지하지 못하고 "C"커브를 만들 때 몸이 더 구부러지거나 작아진다.
바를 잡고 있는 팔이 상체가 체중의 하중을 덜 받게 하려고 앞으로 향한다. 같은 이유로 머리가 앞으로 빠진다.
돌아올 때 둥글게 말아서 제자리로 돌아온다.
시선이 맞은 편 벽에서 떨어진다.

변형 또는 응용 동작:

동작을 좀더 쉽게 만드는 변형. 가장 가볍게 시작하는 버전:

- 팔을 양 옆에 두고 박스를 잡는다.
- 팔을 가슴 앞에 손바닥을 펴고 크로스하여 시작한다.
- 머리 뒤로 포개어 놓고 시작한다. 팔꿈치를 벌린다.

바 대신 둘둘 말린 타올, 세라밴드, 또는 캐시 코리 코어밴드(Kathy Corey CORE Band®)가 대안으로 사용될 수 있다.
박스를 가로방향으로 놓지 않고 박스를 캐딜락 매트 방향과 나란히 놓는다. 그렇지만 박스 앞 끝자락에 앉고 스트랩을 쓰지 않고 발을 그냥 캐딜락 매트에 놓는다. 다리를 들어올리지 말고 안전하게 올라올 수 있는 각도까지만 내려간다.

금기증/주의점:

척추 전만의 위험이 있다.

18. 숏 박스-사이드-투-사이드 (T) Short Box - Side-to-Side (T) 1/2

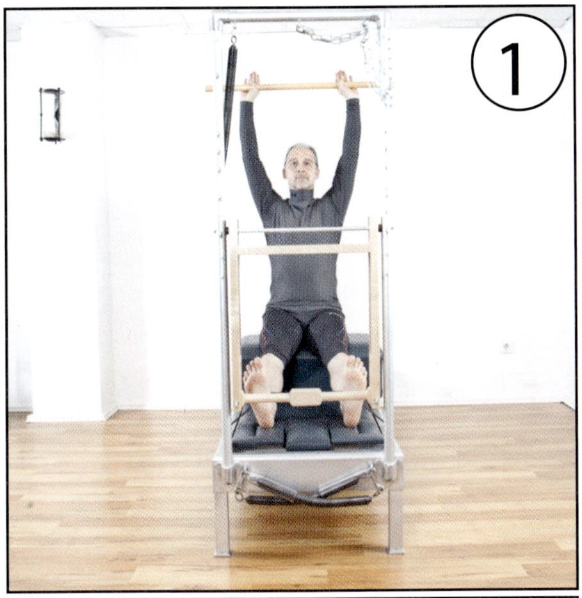

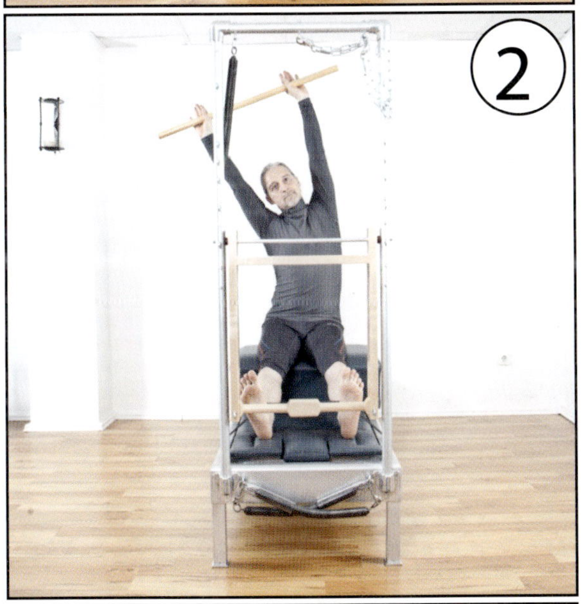

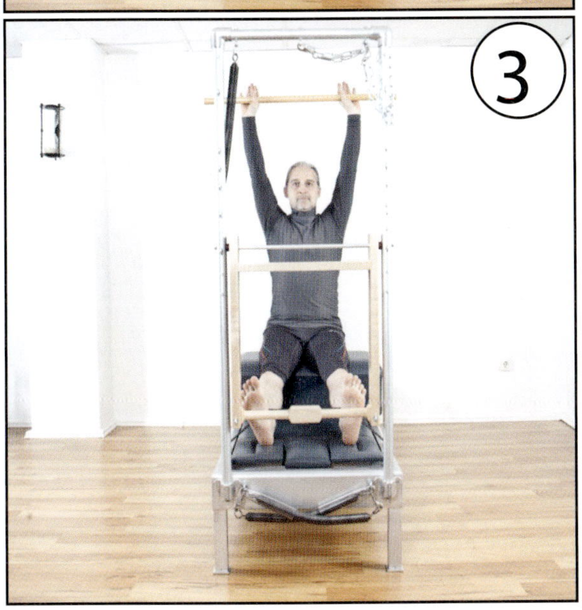

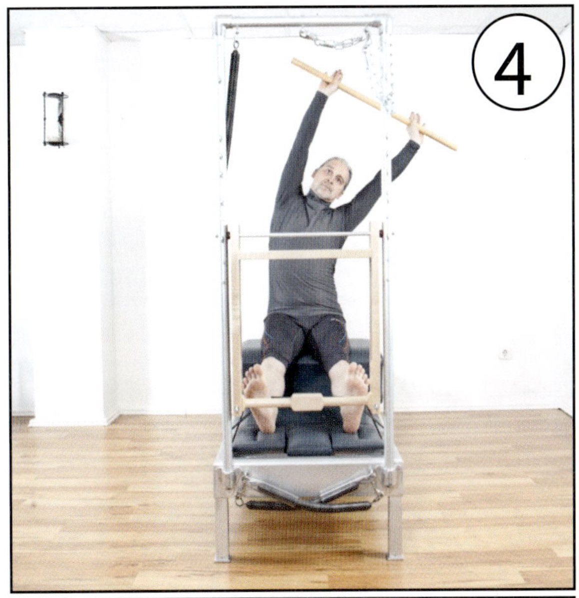

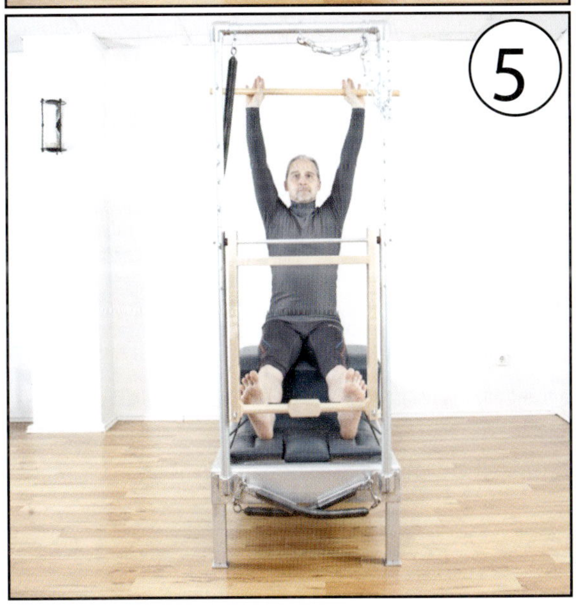

18. 숏 박스-사이드-투-사이드 (T) Short Box - Side-to-Side (T) 2/2

시작 자세:

캐딜락 매트에 박스를 가로지르게 놓는다. 박스의 위치를 잡을 때 풋스트랩과의 거리를 개인의 역량에 맞게 잘 선택하도록 주의한다. 경험에 의하면: 다리를 더 뻗을수록 동작이 더 힘들어진다.
엉덩이 뒤에 손바닥 너비만큼 간격을 두고 박스 위에 앉는다. 발을 풋스트랩 아래로 뻗고 양 측으로 당기고 발등을 당겨 배측굴곡한다. 손은 어깨보다 살짝 넓게 바를 잡고 양손이 멀어지게 가볍게 밀어내 듯 쥔다. 팔을 곧게 펴서 위로 뻗는다. 개인의 어깨유연성에 맞추어서 정확한 팔의 높이가 정해진다. 보상현상이 나타나지 않는 높이로 팔을 들어올린다. 척추를 세우고 앉고 부드럽게 좌골결절을 모아 당기며 골반으로부터 최대 길이가 되도록 끌어당긴다.

운동 목적:

플랭크 근육(복횡근, 외복사근, 내복사근, 늑간근, 요방형근)과 후면 근육, 어깨 그리고 늑간근의 스트레칭.

운동 실행: 방향에 따라 3-5회

복부를 안으로 당긴다. 커다란 볼을 넘어가듯 오른쪽으로 구부리고 가슴 왼편을 위로 밀어낸다. 양쪽 엉덩이에 똑같은 무게를 싣도록 한다. 팔의 양쪽 귀까지의 간격은 일정하게 유지한다. 곧게 편 채 중앙으로 되돌아온다.
커다란 볼을 넘어가듯 왼쪽으로 구부리고 오른편 가슴을 위로 밀어낸다. 양쪽 엉덩이에 똑 같은 무게를 싣도록 한다.
팔의 양쪽 귀까지의 간격은 일정하게 유지한다. 곧게 편 채 중앙으로 되돌아온다.
시선은 맞은편 벽을 응시하나 머리를 앞으로 숙이지는 않는다.

흔한 실수:

몸을 신전시키며 동작을 시작하지 않고 동작 시작 때에 몸이 곧게 펴져 있지 않는다. 측면굴곡시 상체가 동시에 앞이나 뒤로 회전한다.
상체가 뒤로 기울어진다.
몸을 펴내는 윗쪽 팔이 귀에 더 가까이 붙는데 그 이유는 이렇게 하면 더 굴곡값이 커지듯 느끼기 때문이다.
시선이 맞은 편 벽에서 떨어진다.
좌골결절이 박스에서 떨어진다.

변형 또는 응용 동작:

가슴 앞에서 손바닥을 편 채 팔을 크로스한다.
손을 머리 뒤에서 포개어 놓는다. 팔꿈치는 넓게 벌린다.
바 대신 둘둘 말린 타올, 세라밴드, 또는 캐시 코리 코어밴드(Kathy Corey CORE Band®)가 대안으로 사용될 수 있다.
박스를 가로방향으로 놓지 않고 박스를 캐딜락 매트 방향과 나란히 놓는다. 그렇지만 박스 앞 끝자락에 앉고 스트랩을 쓰지 않고 발을 그냥 캐딜락 매트에 놓는다. 다리를 들어올리지 말고 안전하게 올라올 수 있는 각도까지만 내려간다.

금기증/주의점: -

19. 숏 박스-트위스트 프렙 (T) Short Box - Twist prep (T) 1/2

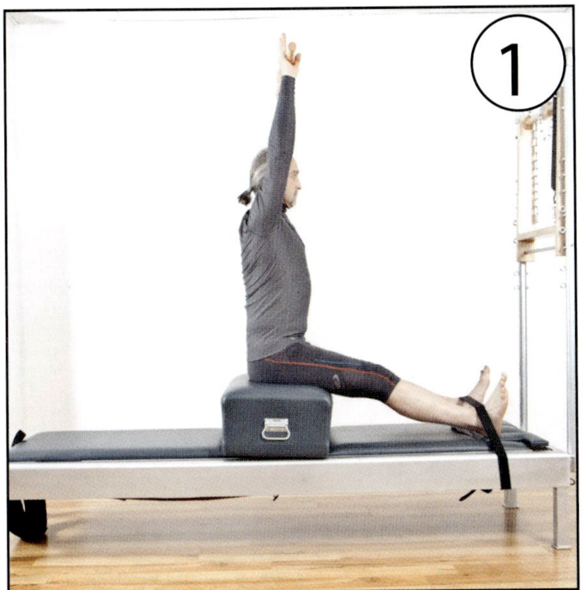

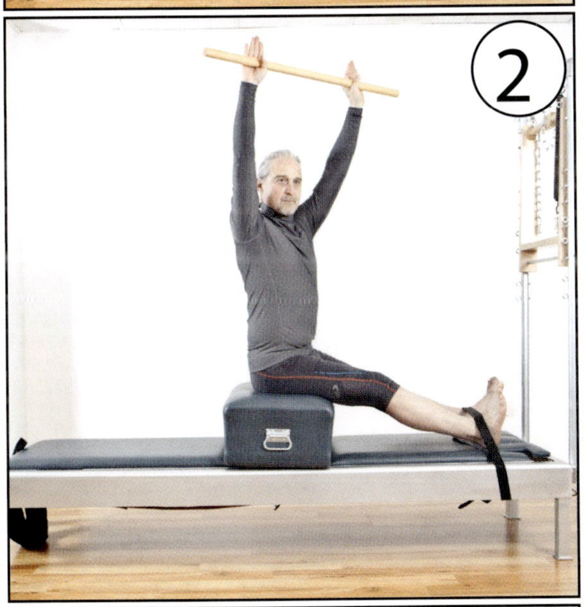

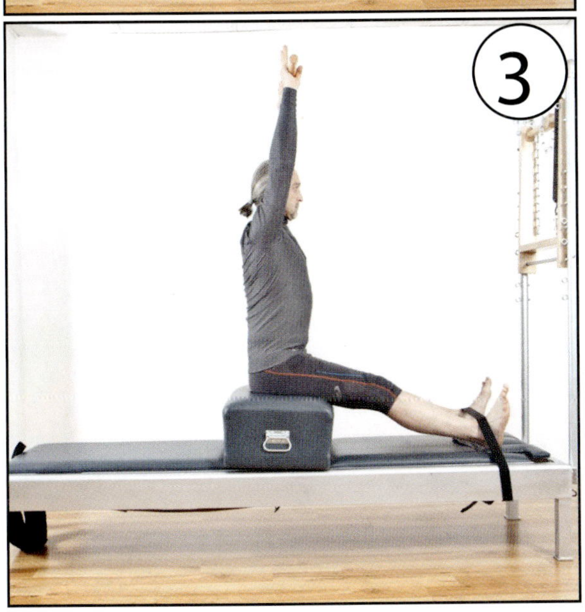

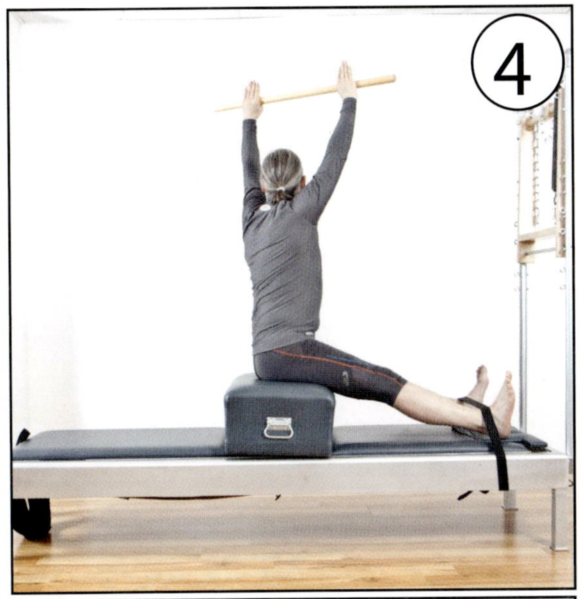

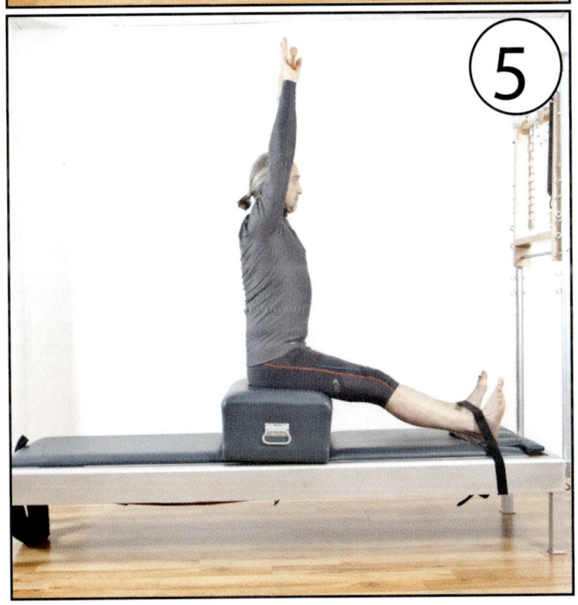

19. 숏 박스-트위스트 프렙 (T) Short Box - Twist prep (T) 2/2

시작 자세:

캐딜락 매트에 박스를 가로지르게 놓는다. 박스의 위치를 잡을 때 풋스트랩과의 거리를 개인의 역량에 맞게 잘 선택하도록 주의한다. 경험에 의하면 다리를 더 뻗을수록 동작이 더 힘들어진다.
엉덩이 뒤에 손바닥 너비만큼 간격을 두고 박스 위에 앉는다. 발을 풋스트랩 아래로 뻗고 양 측으로 당기고 발등을 당겨 배측굴곡한다. 손은 어깨보다 살짝 넓게 바를 잡고 양손이 멀어지게 가볍게 밀어내 듯 쥔다. 팔을 곧게 펴서 위로 뻗는다. 개인의 어깨유연성에 맞추어서 정확한 팔의 높이가 정해진다. 보상현상이 나타나지 않는 높이로 팔을 들어올린다. 척추를 세우고 앉고 부드럽게 좌골결절을 모아 당기며 골반으로부터 최대 길이가 되도록 끌어당긴다.

운동 목적:

후면 근육과 어깨뿐만 아니라 골반기저근 외복사근, 내복사근의 번갈아 일어나는 강화와 스트레칭.

운동 실행: 방향에 따라 3-5회

복부를 안으로 당긴다. 늑골의 왼쪽 아래부분이 동작을 개시하는 듯 오른쪽으로 회전한다. 몸을 길게 신전시킨다. 빨래 짜듯이 돌려 좀더 위로 솟아나는 느낌이다. 숨을 내쉬며 동작을 호기호흡으로 도움을 준다. 동작 마무리 단계에서 늑골의 조이는 힘에 대응하기 위해 숨을 들이마신다. 뻗은 몸의 길이를 유지하고 중앙으로 돌아온다.
늑골의 오른쪽 아래부분이 동작을 개시하는 듯 왼쪽으로 회전한다. 빨래 짜듯이 돌려 좀더 위로 솟아나는 느낌이다. 숨을 내쉬며 동작을 호기호흡으로 도움을 준다. 동작 마무리 단계에서 늑골의 조이는 힘에 대응하기 위해 숨을 들이마신다. 뻗은 몸의 길이를 유지하고 중앙으로 돌아온다.

흔한 실수:

몸을 신전시키며 동작을 시작하지 않고 동작 시작 때에 몸이 곧게 펴져 있지 않는다.
상체가 회전하는 동안 동시에 구부러진다.
상체가 뒤로 기울어진다.

변형 또는 응용 동작:

가슴 앞에서 손바닥을 편 채 팔을 크로스한다.
손을 머리 뒤에서 포개어 놓는다. 팔꿈치는 넓게 벌린다.
바 대신 둘둘 말린 타올, 세라밴드, 또는 캐시 코리 코어밴드(Kathy Corey CORE Band®)가 대안으로 사용될 수 있다.
박스를 가로방향으로 놓지 않고 박스를 캐딜락 매트 방향과 나란히 놓는다. 그렇지만 박스 앞 끝자락에 앉고 스트랩을 쓰지 않고 발을 그냥 캐딜락 매트에 놓는다.

금기증/주의점: -

20. 숏 박스-트위스트 앤 리치 (T) Short Box - Twist & Reach (T)
1/3

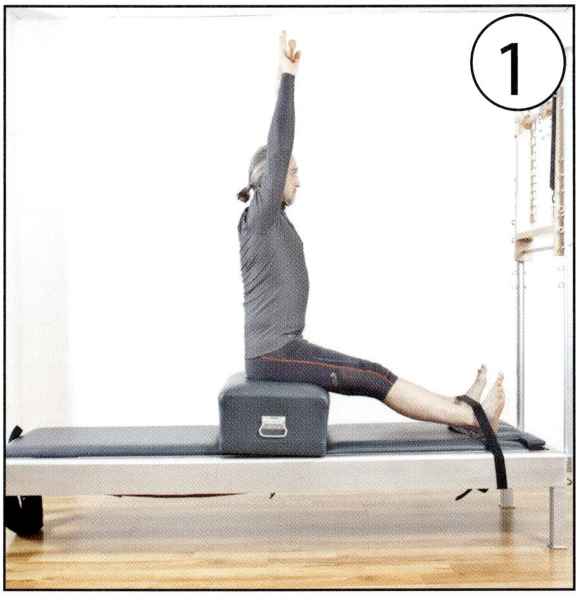

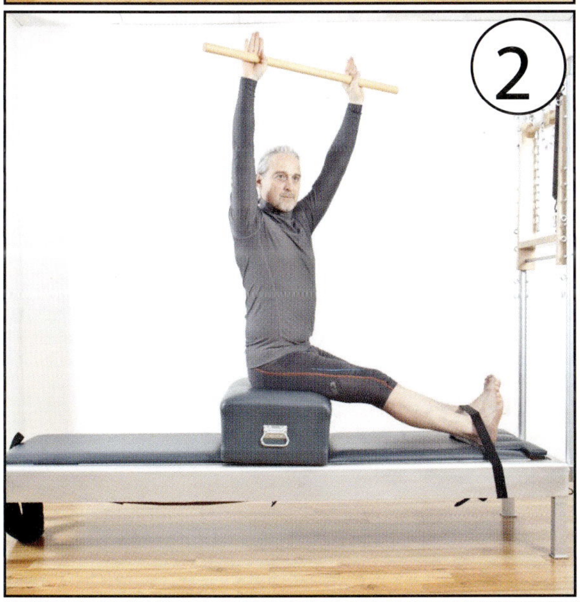

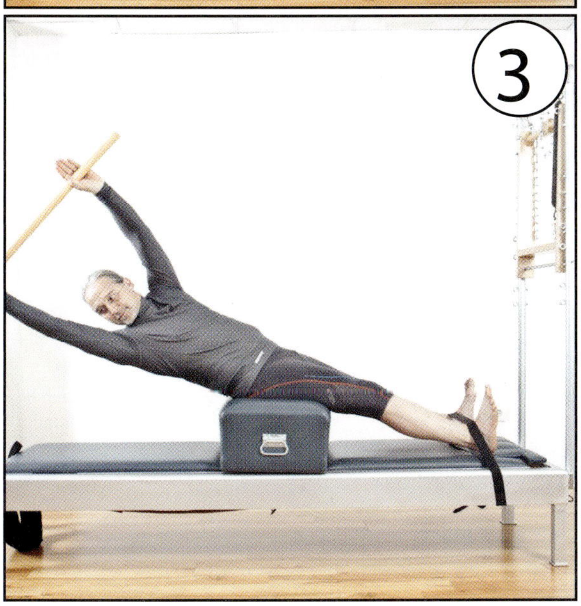

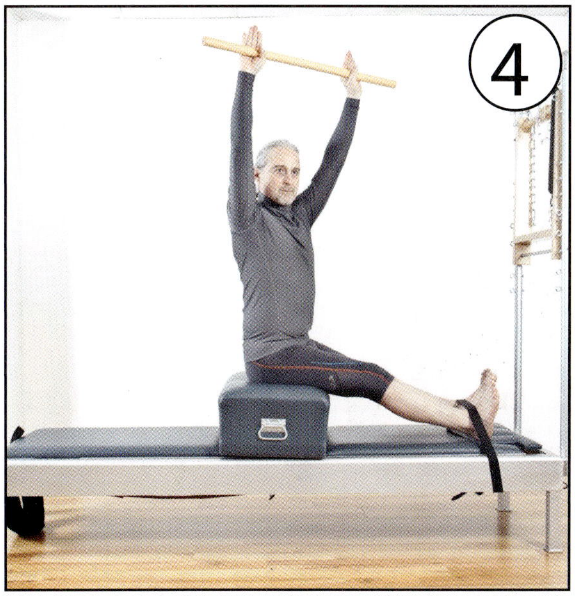

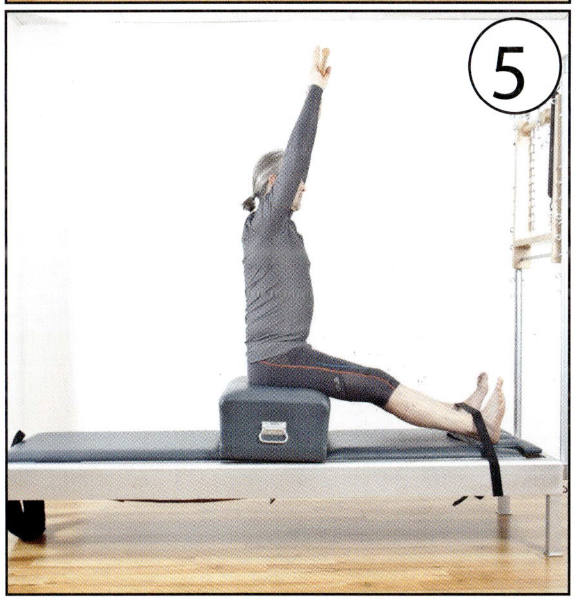

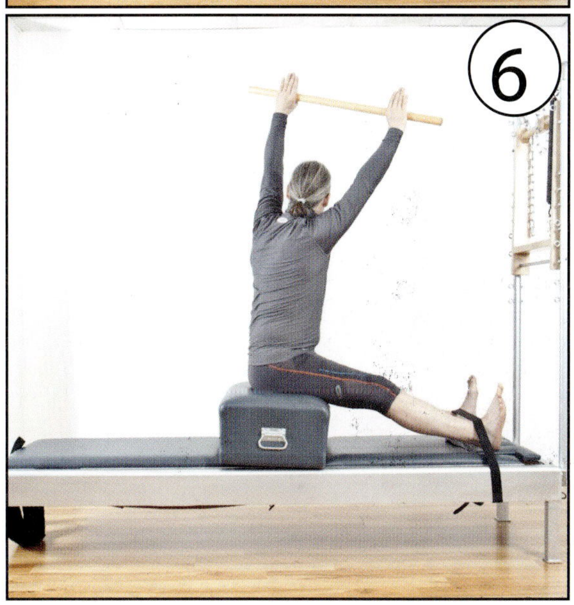

20. 숏 박스-트위스트 앤 리치 (T) Short Box - Twist & Reach (T) 2/3

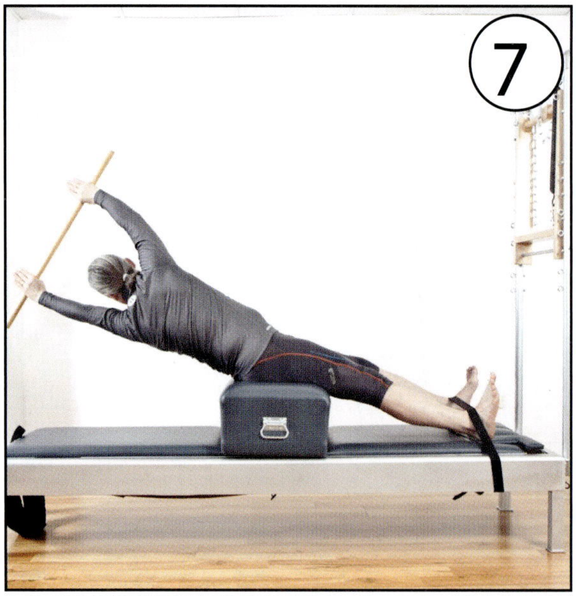

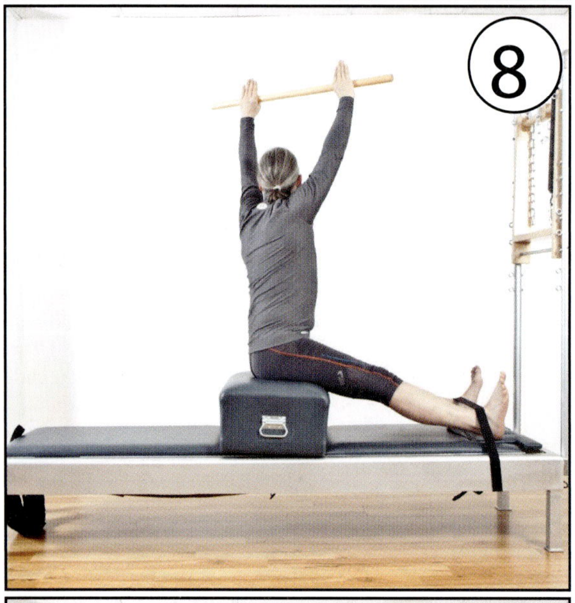

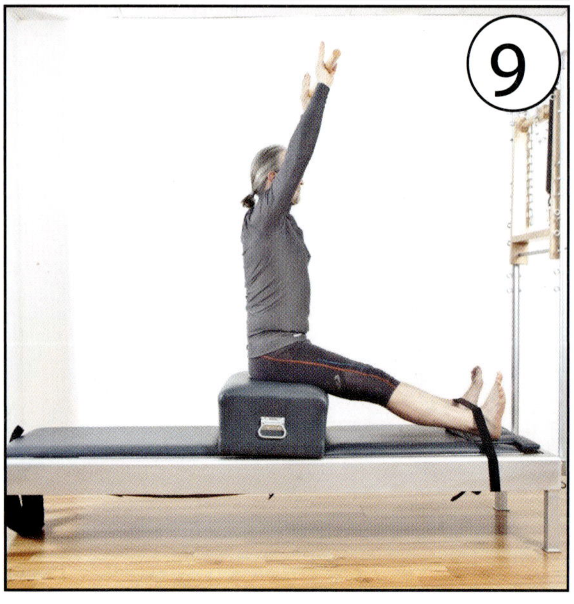

20. 숏 박스-트위스트 앤 리치 (T) Short Box - Twist & Reach (T) 3/3

시작 자세:

캐딜락 매트에 박스를 가로지르게 놓는다. 박스의 위치를 잡을 때 풋스트랩과의 거리를 개인의 역량에 맞게 잘 선택하도록 주의한다. 경험에 의하면 다리를 더 뻗을수록 동작이 더 힘들어진다.
엉덩이 뒤에 손바닥 너비만큼 간격을 두고 박스 위에 앉는다. 발을 풋스트랩 아래로 뻗고 양 측으로 당기고 발등을 당겨 배측굴곡한다. 손은 어깨보다 살짝 넓게 바를 잡고 양손이 멀어지게 가볍게 밀어내 듯 쥔다. 팔을 곧게 펴서 위로 뻗는다. 개인의 어깨유연성에 맞추어서 정확한 팔의 높이가 정해진다. 보상현상이 보이지 않을 정도의 높이로 팔을 들어올린다. 척추를 세우고 앉고 부드럽게 좌골결절을 모아 당기며 골반으로부터 최대 길이가 되도록 끌어당긴다.

운동 목적:

엉덩이 굴곡근, 외복사근, 내복사근, 후면근육, 골반기저근과 어깨의 강화.

운동 실행: 방향에 따라 3-5회

복부를 안으로 당긴다. 늑골의 왼쪽 아래부분이 동작을 개시하는 듯 오른쪽으로 회전한다. 몸을 길게 신전시킨다. 빨래 짜듯이 돌려 좀더 위로 솟아나는 느낌이다. 캐딜락 오른쪽 프레임의 모서리 방향으로 골반을 기울여서 뒤로 뻗어낸다. 같은 방법으로 위로 다시 올라온다. 그리고 중앙으로 회전하여 제자리로 온다.
늑골의 오른쪽 아래부분이 동작을 개시하는 듯 왼쪽으로 회전한다. 몸을 길게 신전시킨다. 빨래 짜듯이 돌려 좀더 위로 솟아나는 느낌이다. 신전된 몸을 유지하고 중앙으로 되돌아온다. 캐딜락 왼쪽 프레임의 모서리 방향으로 골반을 기울여서 뒤로 뻗어낸다. 같은 방법으로 위로 다시 올라온다. 그리고 중앙으로 회전하여 제자리로 온다.

흔한 실수:

몸을 신전시키며 동작을 시작하지 않고 동작 시작 때에 몸이 곧게 펴져 있지 않는다.
상체가 회전하는 동안 동시에 구부러진다.
측면으로 상체를 내리는 동안 골반이 동작을 온전히 수행하도록 하지 못하고 대신 어느 시점에서 척추전만으로 측면굴곡을 일으킨다.
좌골결절이 박스에서 떨어진다.

변형 또는 응용 동작:

가슴 앞에서 손바닥을 편 채 팔을 크로스한다.
손을 머리 뒤에서 포개어 놓는다. 팔꿈치는 넓게 벌린다.
바 대신 둘둘 말린 타올, 세라밴드, 또는 캐시 코리 코어밴드(Kathy Corey CORE Band®)가 대안으로 사용될 수 있다. 매직완드/피싱 변형: 동작 끝에 상체를 신전시키며 윗 팔은 바를 놓아주어 아래 팔로만 바를 잡는다.
주의할 점, 완급 조절이 되지 않으면 동작 실행 시 다른 사람을 칠 수 있는 위험이 있다.
몸을 수평하게 되면 전만이 되지 않도록 하며 측면 굴곡한다.
박스를 가로방향으로 놓지 않고 박스를 캐딜락 매트 방향과 나란히 놓는다. 그렇지만 박스 앞 끝자락에 앉고 스트랩을 쓰지 않고 발을 그냥 캐딜락 매트에 놓는다.

금기증/주의점:

골반이 동작을 온전히 수행하지 않으면 어느 시점에서 척추전만으로 측면굴곡을 일으키고 등 부분에 근육 경련이 있을 수 있다.

21. 숏 박스-어라운드 더 월드 (T) Short Box - Around the World (T) 1/4

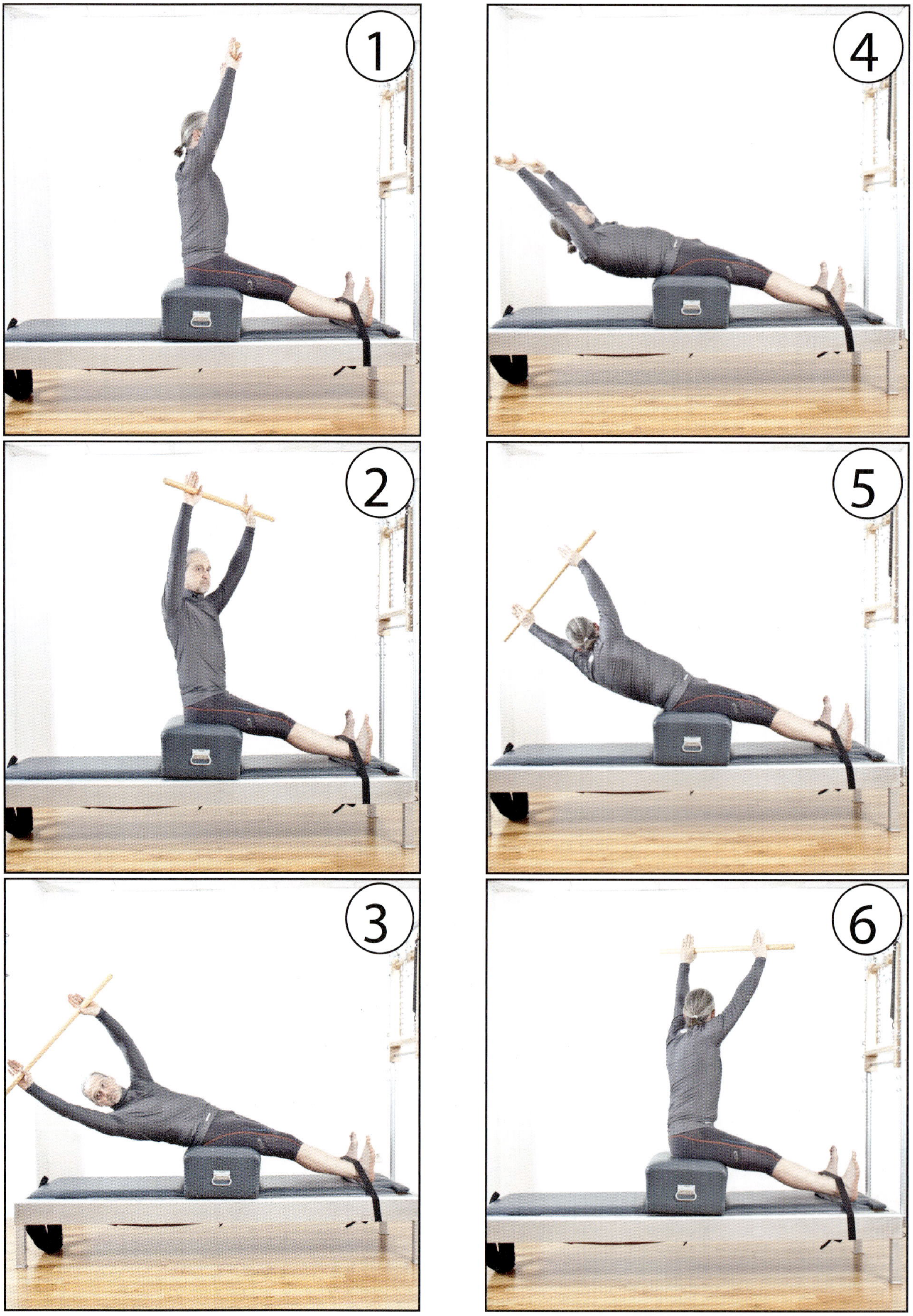

21. 숏 박스-어라운드 더 월드 (T) Short Box - Around the World (T) 2/4

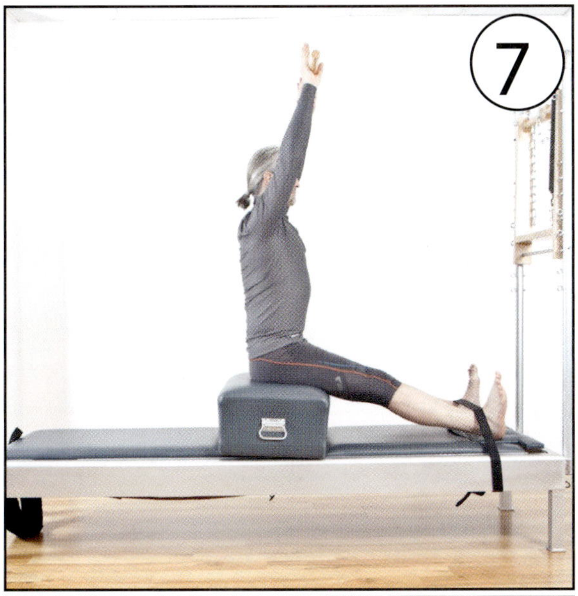

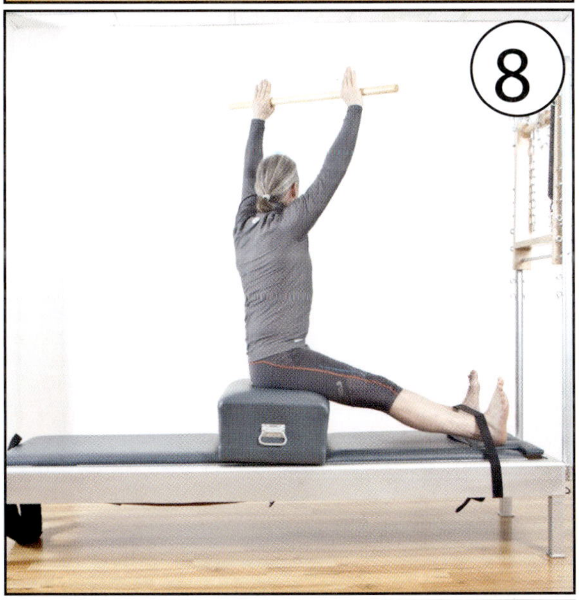

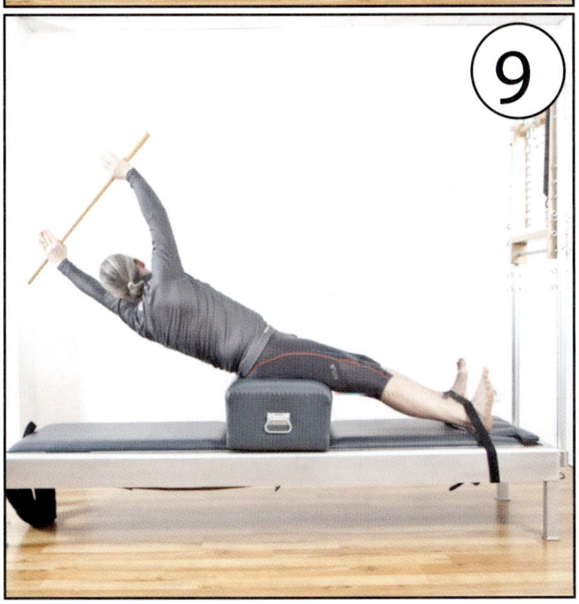

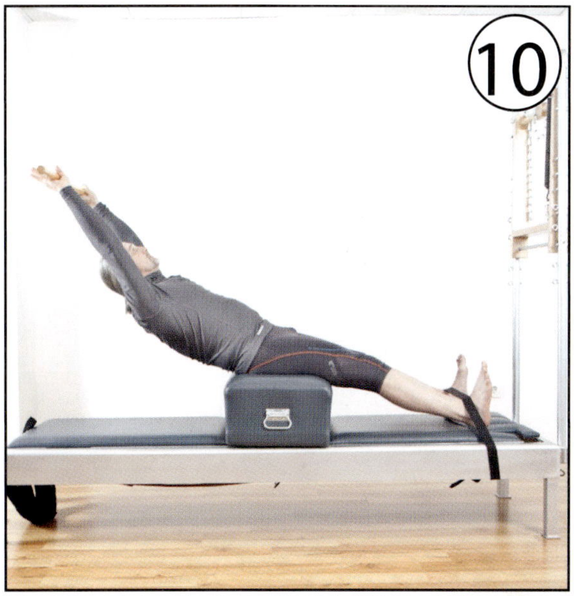

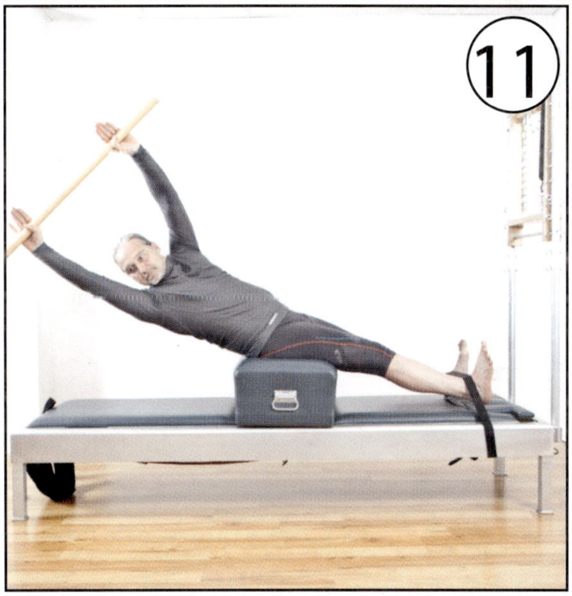

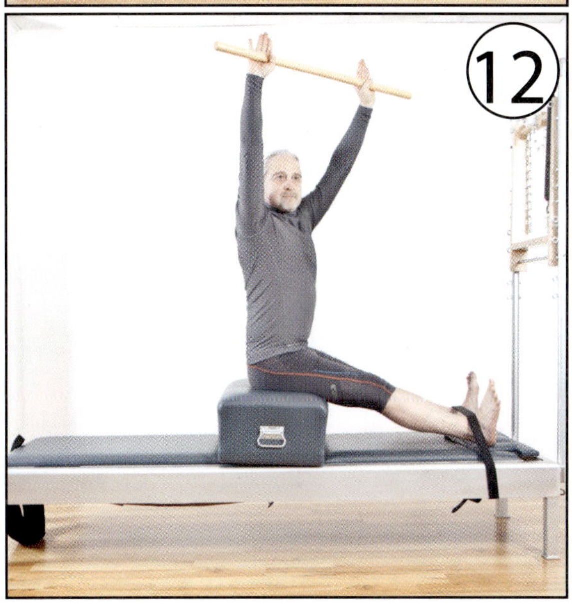

21. 숏 박스-어라운드 더 월드 (T) Short Box - Around the World (T) 3/4

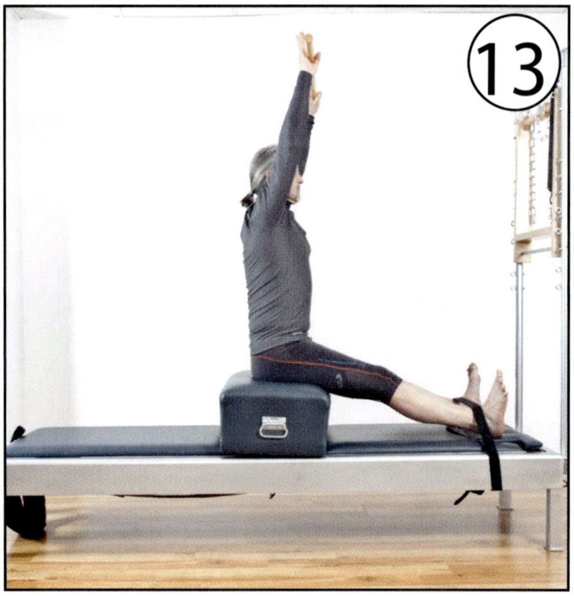

시작 자세:

캐딜락 매트에 박스를 가로지르게 놓는다. 박스의 위치를 잡을 때 풋스트랩과의 거리를 개인의 역량에 맞게 잘 선택하도록 주의한다. 경험에 의하면: 다리를 더 뻗을수록 동작이 더 힘들어진다.
엉덩이 뒤에 손바닥 너비만큼 간격을 두고 박스 위에 앉는다. 발을 풋스트랩 아래로 뻗고 양 측으로 당기고 발등을 당겨 배측굴곡한다. 손은 어깨보다 살짝 넓게 바를 잡고 양손이 멀어지게 가볍게 밀어내 듯 쥔다. 팔을 곧게 펴서 위로 뻗는다. 개인의 어깨유연성에 맞추어서 정확한 팔의 높이가 정해진다. 보상현상이 보이지 않을 정도의 높이로 팔을 들어올린다. 척추를 세우고 앉고 부드럽게 좌골결절을 모아 당기며 골반으로부터 최대 길이가 되도록 끌어당긴다.

운동 목적:

엉덩이 굴곡근, 후면 근육, 어깨, 외복사근, 내복사근 그리고 골반기저근의 강화.

운동 실행: 방향에 따라 3-5회

복부를 안으로 당긴다. 늑골의 왼쪽 아래부분이 동작을 개시하는 듯 오른쪽으로 회전한다. 몸을 길게 신전시킨다. 빨래 짜듯이 돌려 좀더 위로 솟아나는 느낌이다. 캐딜락 오른쪽 프레임의 모서리 방향으로 골반을 기울여서 뒤로 뻗어낸다. 이 자세에서 몸을 돌려 중앙을 지나 왼쪽으로 회전한다. 왼쪽에서 되돌아 올라온다. 몸이 온전히 다시 세워지면 중앙 제자리로 다시 돌아온다.
늑골의 오른쪽 아래부분이 동작을 개시하는 듯 왼쪽으로 회전한다. 몸을 길게 신전시킨다. 빨래 짜듯이 돌려 좀더 위로 솟아나는 느낌이다. 캐딜락 왼쪽 프레임의 모서리 방향으로 골반을 기울여서 뒤로 뻗어낸다. 이 자세에서 몸을 돌려 중앙을 지나 오른쪽으로 회전한다. 오른쪽에서 되돌아 올라온다. 몸이 온전히 다시 세워지면 중앙 제자리로 다시 돌아온다.

21. 숏 박스-어라운드 더 월드 (T) Short Box - Around the World (T) 4/4

흔한 실수:

몸을 신전시키며 동작을 시작하지 않고 동작 시작 때에 몸이 곧게 펴져 있지 않는다.
상체가 회전하는 동안 동시에 구부러진다.
측면으로 상체를 내리는 동안 골반이 동작을 온전히 수행하도록 하지 못하고 대신 어느 시점에서 척추전만으로 측면굴곡을 일으킨다.

변형 또는 응용 동작:

가슴 앞에서 손바닥을 편 채 팔을 크로스한다.
손을 머리 뒤에서 포개어 놓는다. 팔꿈치는 넓게 벌린다.
바 대신 둘둘 말린 타올, 세라밴드, 또는 캐시 코리 코어밴드(Kathy Corey CORE Band®)가 대안으로 사용될 수 있다.
몸을 수평하게 되면 전만이 되지 않도록 하며 측면 굴곡한다. 그리고 여기서 중앙을 통과해 과신전 하며 회전한다.
박스를 가로방향으로 놓지 않고 박스를 캐딜락 매트 방향과 나란히 놓는다. 그렇지만 박스 앞 끝자락에 앉고 스트랩을 쓰지 않고 발을 그냥 캐딜락 매트에 놓는다.
좌골결절이 박스에서 떨어진다.

금기증/주의점:

골반이 동작을 온전히 수행하지 않으면 어느 시점에서 척추전만으로 측면굴곡을 일으키고 등 부분에 근육 경련이 있을 수 있다.

22. 숏 박스-클라임 어 트리 (T) Short Box - Climb a Tree (T)
1/5

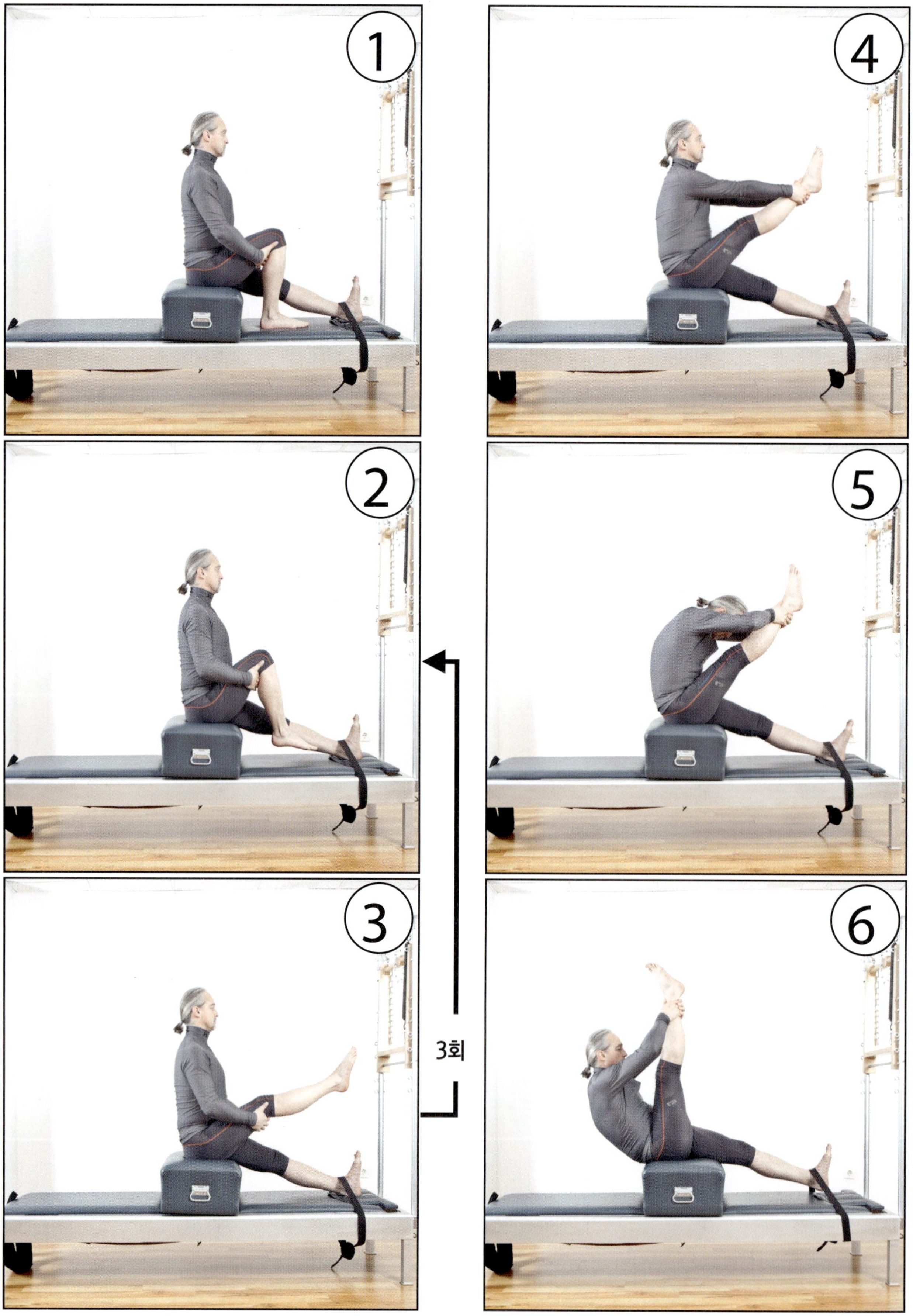

22. 숏 박스-클라임 어 트리 (T) Short Box - Climb a Tree (T)
2/5

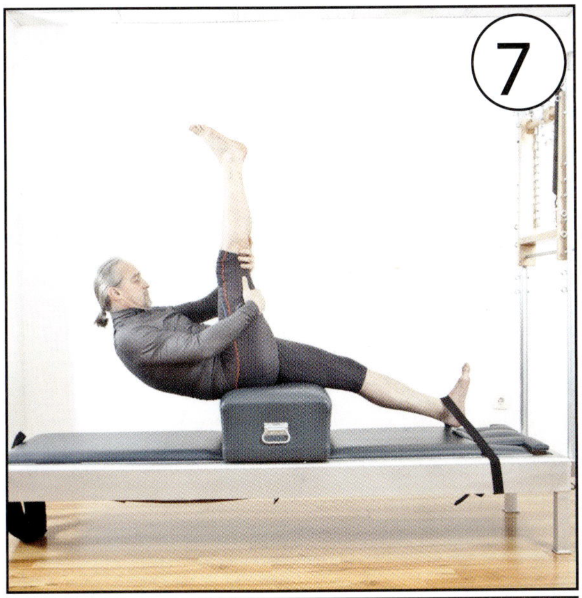

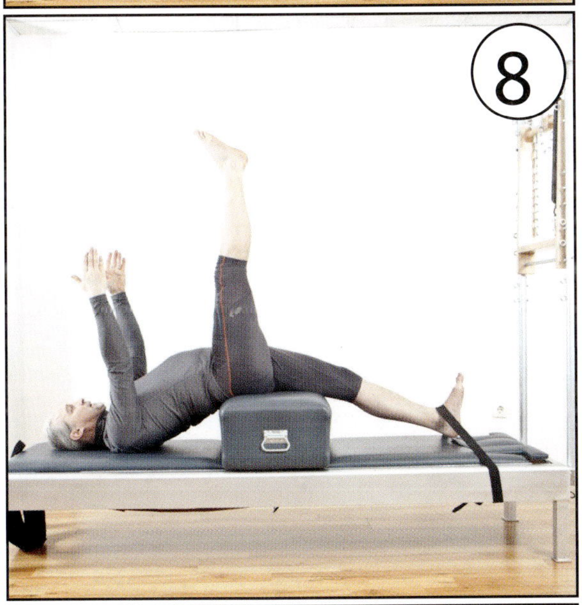

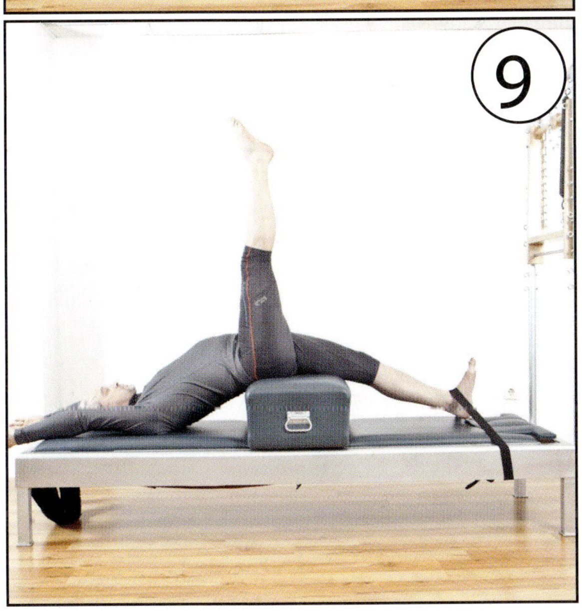

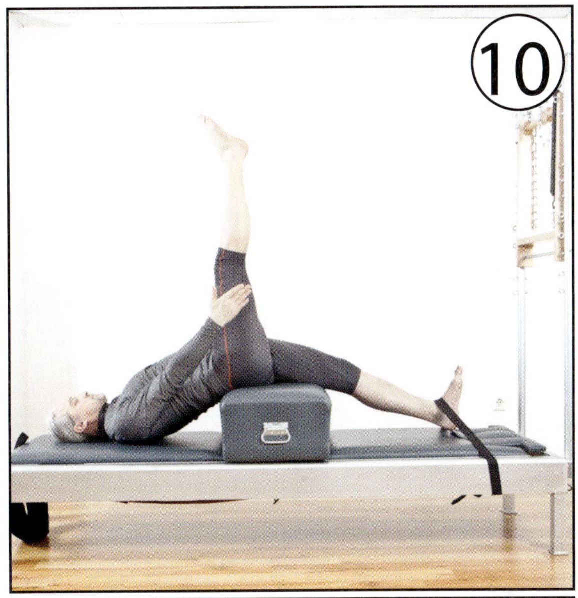

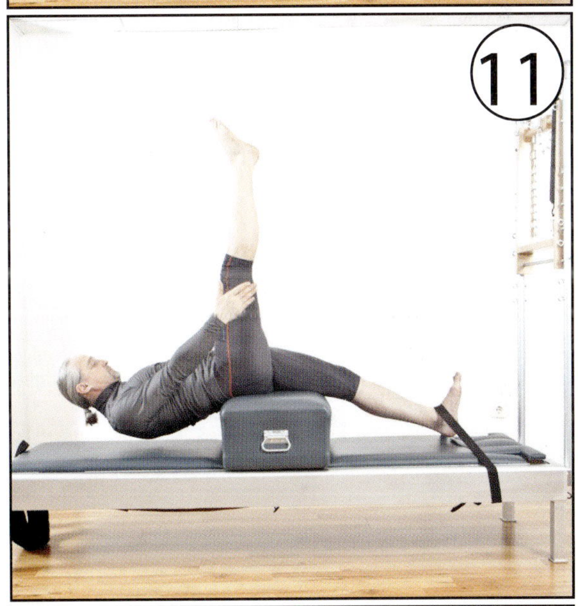

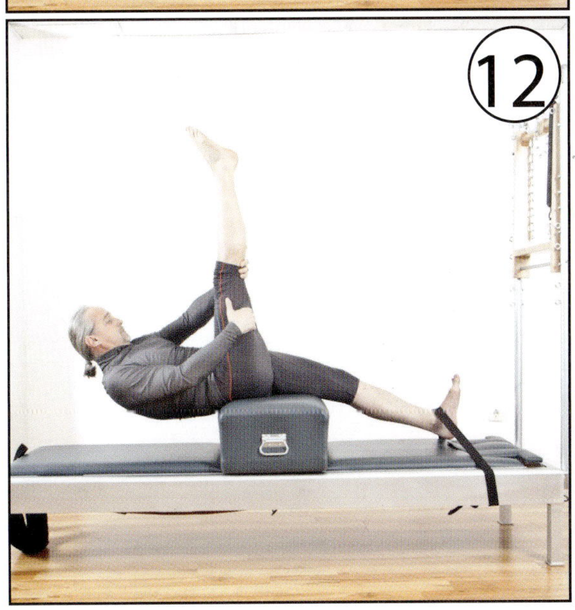

22. 숏 박스-클라임 어 트리 (T) Short Box - Climb a Tree (T) 3/5

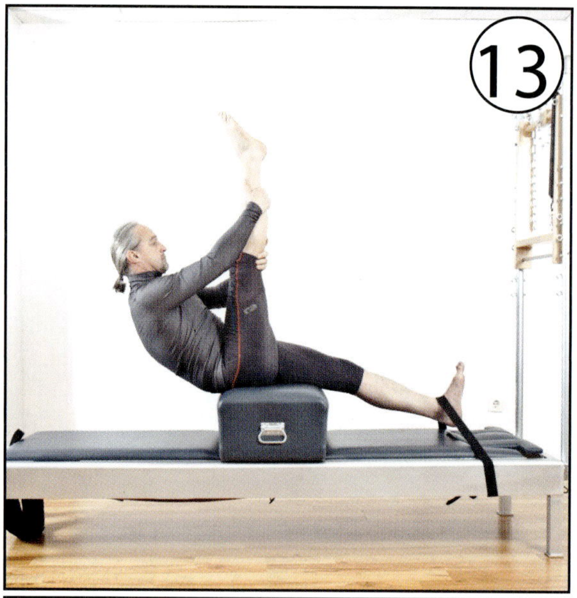

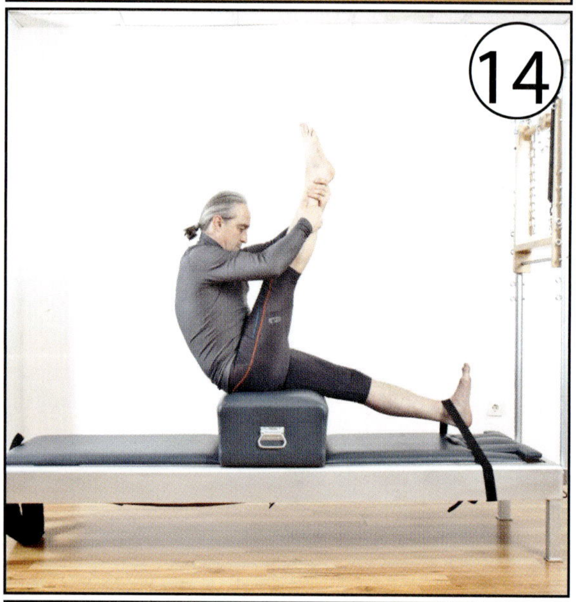

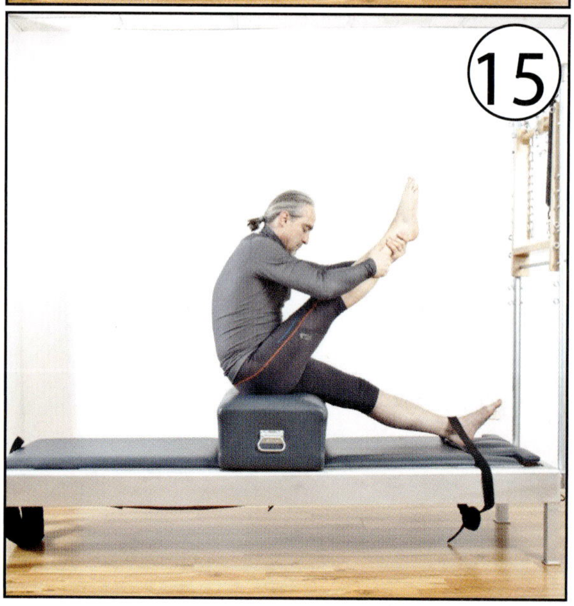

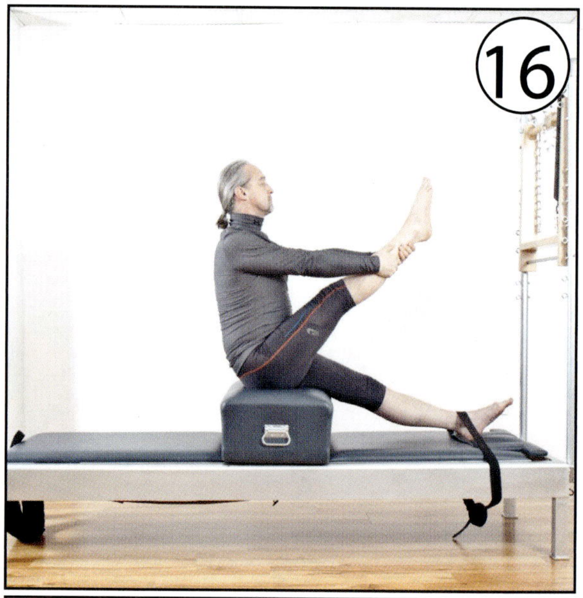

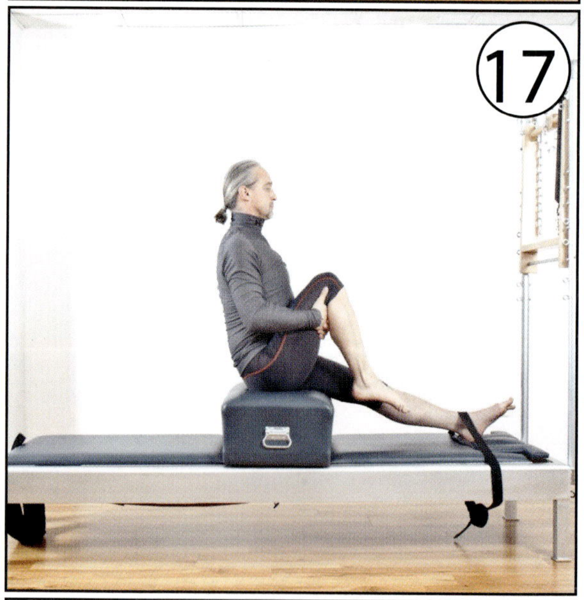

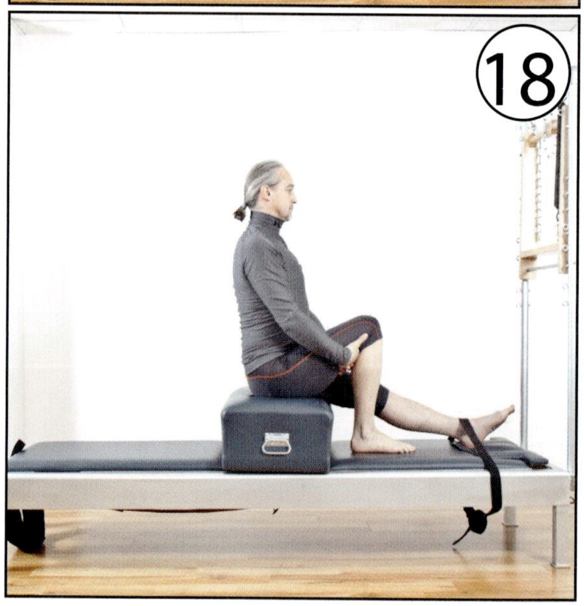

22. 숏 박스-클라임 어 트리 (T) Short Box - Climb a Tree (T) 4/5

시작 자세:

캐딜락 매트에 박스를 가로지르게 놓는다. 박스의 위치를 잡을 때 풋스트랩과의 거리를 개인의 역량에 맞게 잘 선택하도록 주의한다. 경험에 의하면: 다리를 더 뻗을수록 동작이 더 힘들어진다.
엉덩이 뒤에 손바닥 너비만큼 간격을 두고 박스 위에 앉는다. 발을 풋스트랩 아래로 뻗고 양 측으로 당기고 발등을 당겨 배측굴곡한다. 손은 어깨보다 살짝 넓게 바를 잡고 양손이 멀어지게 가볍게 밀어내 듯 쥔다. 팔을 곧게 펴서 위로 뻗는다. 개인의 어깨유연성에 맞추어서 정확한 팔의 높이가 정해진다. 보상현상이 보이지 않을 정도의 높이로 팔을 들어올린다. 척추를 세우고 앉고 부드럽게 좌골결절을 모아 당기며 골반으로부터 최대 길이가 되도록 끌어당긴다.

운동 목적:

복횡근, 복직근과 엉덩이 굴곡근의 강화.
움직이는 다리 후면의 스트레칭.
신전 시 풋스트랩을 걸고 있는 다리의 엉덩이 굴곡근의 스트레칭.

운동 실행: 다리마다 1-3회

오른 발을 박스 앞에 가까이 두고 왼발은 스트랩에 걸어 둔다. 양손으로 오른 허벅지 밑, 무릎 가까운 곳을 잡는다. 척추의 직립 자세를 유지한다. 요추의 만곡없이 또는 뒤로 기대지 않고 가능한 강하게 오른 무릎을 가슴 가까이 당긴다.
오른 다리를 3번 뻗으며 약하게 스트레칭한다. 이 부분은 약간의 사전 스트레칭이라고 보면 된다. 세 번째 반복을 할 때 뻗은 다리를 유지하며 3번의 손걸음으로 가능한 발목 가까이 다리를 올라간다. 등을 둥글게 말아 다리를 내리지 말고 유지한 채 머리를 다리 가까이 내려오게 당긴다. 동시에 복부를 안으로 당겨 오른 다리 허벅지에서 띄워낸다.
이 자세를 유지하는 동안, 오른 다리가 수직으로 세워질 때까지 골반을 젖혀 뒤로 기울인다.
3번의 손걸음으로 다리를 걸어 내려온다. 여기서 다리에서 손을 떼고 경추와 흉추에 남아있는 굴곡은 그대로 유지한 채 상체는 점차적으로 아래로 내려간다.
오른 다리를 향하여 양 팔을 뒤로 보냈다가 원을 그리며 다시 앞으로 가져온다.
머리부터 롤업으로 올라온다. 상체가 수평해지면 오른 다리를 손으로 잡고 발목까지 3번의 손걸음으로 올라온다.
이제 자세를 유지하며 어깨가 골반 위에 올 때까지 올라온다. 가능한 많이 상체를 곧게 펴려고 한다. 그리고 3번의 걸음으로 내려가고 손을 무릎 뒤 오금으로 다시 가지고 온다.
한번 동작을 실시하고 오른 다리를 매트에 다시 내려놓는다. 두번의 반복을 하기 위해 다리를 3번 펴는 동작부터 바로 다시 시작한다.
3번의 반복 후에 다른 다리를 진행한다.

흔한 실수:

몸을 신저시키지 않거나 신전된 (머리의) 높이와 길이를 유지하지 못하고 "C"커브를 만들 때 몸이 더 구부러지거나 작아진다.
처음에 오른 다리를 들어 뻗었을 때 등이 긴장이 풀리며 구부러진다.
수평이 되고나서 몸의 신전을 시작하려고 머리가 과신전된다. 가능한 머리는 굴곡 상태를 오래 유지하는 게 좋다.
롤업으로 올라올 때 머리가 아래로 떨궈진다.

22. 숏 박스-클라임 어 트리 (T) Short Box - Climb a Tree (T) 5/5

변형 또는 응용 동작:

그림 15처럼 어깨가 골반 위에 오게 될 때 오른 발을 머리 위로 당긴다: "체리 피킹" 이라고 한다.
박스를 가로방향으로 놓지 않고 박스를 캐딜락 매트 방향과 나란히 놓는다. 그렇지만 박스 앞 끝자락에 앉고 스트랩을 쓰지 않고 발을 그냥 캐딜락 매트에 놓는다.

금기증/주의점:

다리를 붙잡고 있던 손을 놓으면 상당한 압력이 요추에 가해질 수 있다.
본 동작은 건강하고 충분한 필라테스 훈련이 선행 된 후에만 실행하도록 한다.

감사의 글 Acknowledgments

먼저, 이 책의 두번째 파트가 만들어지는 동안, 수많은 날을 남편과 아빠가 노트북 너머에 앉아 있는 모습만 지켜봐야만 했던 나의 아내와 아이들에게 감사의 말을 전한다. 첫 사진 촬영에서부터 파트 2가 나오기까지 근 2년이상의 시간이 지났다. 이 시간 동안 내 딸은 관찰자의 입장에서 파트 1과 파트 2의 번역가이며 편집자로 바뀌었다. 그녀의 지치지 않는 노력에 특별한 감사를 전한다. 덧붙여 스포츠와 움직임의 이론 분야에서 나의 다양한 변화를 늘 지지해 주시고 내가 심리학 공부를 마치자 마자 첫번째로 Weng Chung 쿵푸 센터를 열었을 때도 조금도 당황하지 않으셨던 나의 부모님께도 특별히 감사한 마음을 전한다. 이 책의 파트 2는 그분들에게 바친다.

또한 나의 첫번째 필라테스 스승인 Mario Alfonso와 나의 필라테스 강사인, Miriam Friedrich Honorio에게 감사하고 싶다. 그녀의 동작 자체와 특별히 동작의 질에 대한 깊은 이해는 나에게 깊은 영향을 끼쳤다. Alexandra Clasen에게도 감사하다고 하고 싶은데 그녀의 자이로토닉 스튜디오는 여러 주 동안 나의 피난처가 되어주었다. 그녀와 필라테스 이상의 다른 관점으로 동작에 대한 여러 이야기를 나눌 수 있었다.

Kathy Corey에게 특별히 감사하고 싶은 것은 그녀와의 2년동안의 멘토 프로그램을 통해 캐딜락의 가능성에 대한 나의 지식을 더 넓히게 되었다는 것이다. 이 책에서 언급 된 모든 클래식 동작의 이름들과 관련하여 검수를 해 준 Alice Talkington에게도 감사의 말을 전한다.

두 명의 공동저자인 Dr. Ingo Barck과 Felicitas Ruthe에게도 감사함을 전하고자 한다. 오랜 시간 그들이 쏟아부은 대체 불가능한 노력이 없었다면 이 책은 이렇게 상세하게 나올 수 없었을 것이다. 이 책을 위해 꼭 필요한 사진들을 담기 위해 많은 시간을 우리와 땀을 흘리면 운동을 해 준 너무나 훌륭한 사진 모델인 Helena Klimtova, Frank Staude과 Claudia Holtmanns도 고맙다. 그들의 빛나는 미소와 정렬이 이 책을 풍부하게 할 뿐만 아니라 애당초 이 책이 진정으로 가능하게 했던 것이다.

마지막으로 Pilates-powers에 있는 나의 회원들, 훈련생들 그리고 강사들에게 고맙다고 전하고 싶다. 매일매일 다른 유형의 체형으로 모든 필라테스 운동의 탐험, 해체 그리고 재발견의 가능성 없이는 이 책은 존재하지 않을 것이다. 진심으로 감사하다.

2019년 10월 Toenisvorst에서 Reiner Grootenhuis

저자에 대하여 About the Author

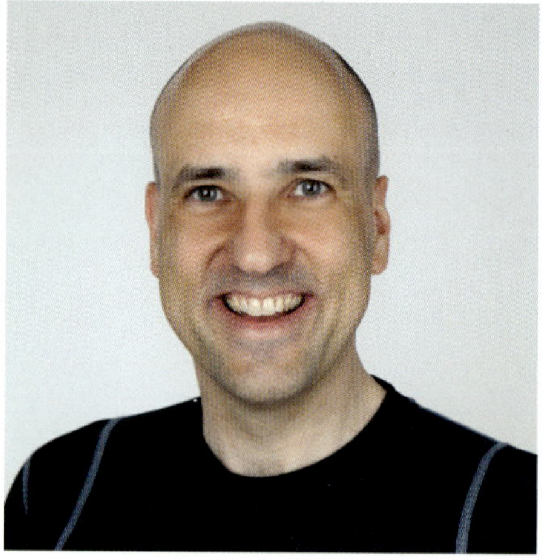

Reiner Grootenhuis는 심리학 학위를 받는 것 외에도, 남부 소림 수도원에서 윙춘의 치유와 무술을 연구했다.

1992년 심리학 공부를 마치고 뷔르츠부르크(Wuerzburg)에 쿵푸 학교를 세우고 1995년까지 운영을 했었다. 무술학교를 판 이후로도 그는 계속 여성들과 아이들에게 호신술을 가르쳤다.

그가 시간을 내서 MBA 공부를 한 것과 경영자로의 역할 때문에 그가 쿵푸와 다른 스포츠 분야에서 활동한 것은 점차적으로 배경으로 묻히게 되었다.

Reiner는 건강해지기 위한 대안적이고 총체적인 방법을 찾고 있었고 2005년 필라테스에서 그가 찾던 것을 발견하게 되었다.

직업적인 활동과 병행하며 그는 BASI (Body Arts & Science International) 필라테스 협회에서 매트와 기구 강사프로그램을 마쳤다. 그는 전 세계의 만명 이상의 필라테스 강사가 포함 된 세계에서 가장 큰 필라테스 포럼인 페이스북의 pilates-contrology-forum의 설립자이자 운영자이다.

2012년 3월 뒤셀도르프 근처 Toenisvorst에 pilates-powers 스튜디오를 오픈했다.

2014년 6월 BASI의 설립자인 Rael Isacowitz와 함께 마스터 멘토 프로그램에 참여했다.

2014년 말, Kathy Corey에 의해 Pilates Heritage Congress의 이사회에 임명되었다. 이 학회는 조셉 필라테스의 고향인 Moenchengladbach에서 2년마다 열리고 있다.

2014년 이후 그는 지속적으로 그의 필라테스 프로그램을 제공하고 있고 이미 많은 수료생들이 자신의 스튜디오를 오픈하고 있다.

2017년 7월 Reiner는 Kathy Corey의 2년간의 마스터 멘토 프로그램을 마치고 2019년 7월 Katy Corey Pilates Master Teacher로 임명되었다.

2017년 11월이후 Reiner는 필라테스 온라인 간행물인 Pilates Intel의 전문가로 활동하고 있고 정기적으로 기사를 제공하고 있다.

2018년 9월 Reiner는 독일 필라테스 협외의 자격인증 위원회의 회원으로 임명되었다.

2015년 운다체어를 위한 독일어 훈련 교재를 처음으로 발간했고 2016년에는 Mejo Wiggin에게 영감을 받아 세계 최초로 암체어 훈련 교재를 발간했다. 2018년 독일에서 캐딜락 교재의 파트 1이 발간되었고 2019년에는 영어 번역서가 발간되었다.

공동저자에 대하여 About the Co-Authors

Biography Dr. Ingo Barck

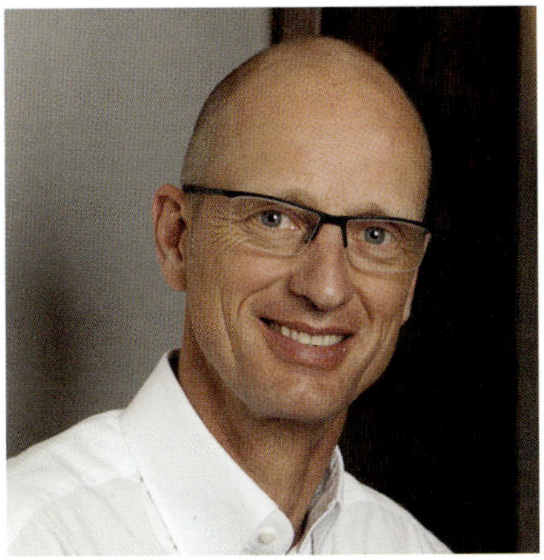

Dr. Ingo Barck박사는 항상 열정적인 운동선수였다. 일생동안 수영, 육상, 조정, 핸드볼, 수중 럭비, 다이빙, 패러글라이딩, 카이트서핑, 철인 3종 경기, 유도 등 다양한 스포츠(인증된 강사/ 장기간 트레이너로 근무)를 해왔다. 오늘날 그는 달리기, 수영, 자전거 경주, 인라인 스케이트, 스키, 웨이크보드 그리고 2013년부터 필라테스를 즐기게 된다.

공인된 의사로서 개인 의료 실습에서 통증 환자를 위한 도수치료사로 일하기 전, 2007년에 정형외과 및 수술 경험과 업계에 대한 통찰력을 얻을수 있었다. 그는 특히 지난 몇 년 동안 인식이 높아진 결합 조직(근막)에 초점을 맞추고 있다.

Biography Felicitas Ruthe

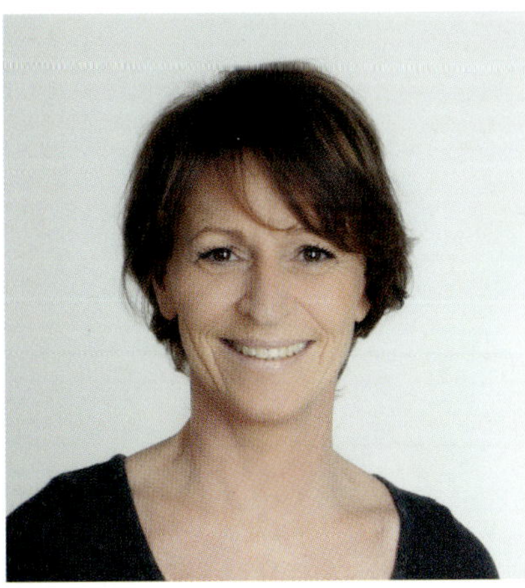

Felicitas는 작업치료사로서 업무의 일환으로 아폴터(수동지도를 통한 지적상애를 가신 아이들의 치료), 기초 자극, 펠덴크라이스와 벡트레이닝 등의 분야에서 보바스 훈련과 추가 교육을 마쳤다.

Felicitas는 2012년 남편을 통해 필라테스로 오게 되었는데, 그녀는 필라테스-파워의 필라테스 코스에 함께 참가 했다. 자신의 긍정적인 경험으로 인해, 그녀는 2014년 3월에 필라테스-파워에서 필라테스 교육을 시작하기로 결정했고, 그녀는 2017년 4월에 성공적으로 마쳤다. 그녀의 논문은 골반바닥의 문제에 필라테스가 어떤 영향을 미치는지에 대해 다루고 있다. 그녀의 수업에 그녀는 작업 치료에서 얻은 기능적 지식과 필라테스 방법을 결합했다.

사진 모델에 대하여 About the Photo Models

Biography Helena Klimtova

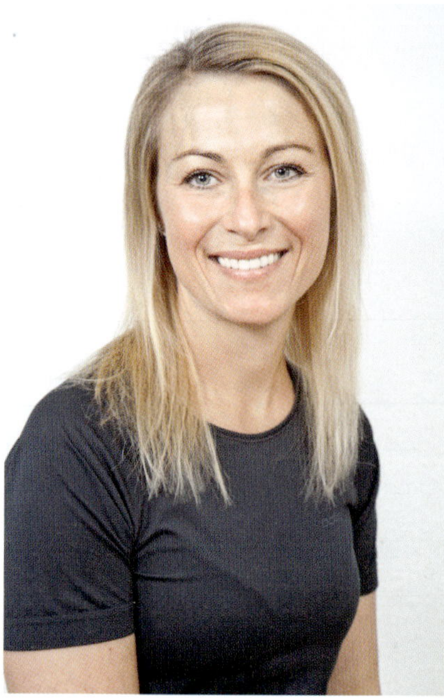

이름은 Helena Klimtova이며 39살이다. 2015년 초에 필라테스를 시작했는데 필라테스-파워에서 필라테스를 공부하기로 결심 했을 정도로 나를 매우 확신시켰다. 필라테스는 12년간의 체조와 리듬체조를 통해 얻은 민첩성과 유연성을 되찾게 해주었지만, 일과 두 아이의 출산으로 다시 잃게 되었다. 필라테스를 하는 동안, 나는 내 몸을 진정으로 통제하고 있다고 느낀다. 스키나 달리기와 같은 다른 스포츠를 할때보다 훨씬 안전하다고 느낀다. 필라테스에 관해서 내가 좋아하는 것은 많은 가능성, 다른 장비, 많은 동작, 특히 동작의 수많은 응용이다(감사합니다 Reiner). 필라테스와 함께라면 훨씬 더 많은 것을 이룰 수 있다는 것을 알기 때문에 매일의 훈련을 고대하고 있다. 필라테스는 매우 "행복한 시간"이고, 나는 칼텐키르헨에 있는 나의 피트 필라테스 스튜디오에서 나의 고객들과 나누고 싶다.

Biography Frank Staude

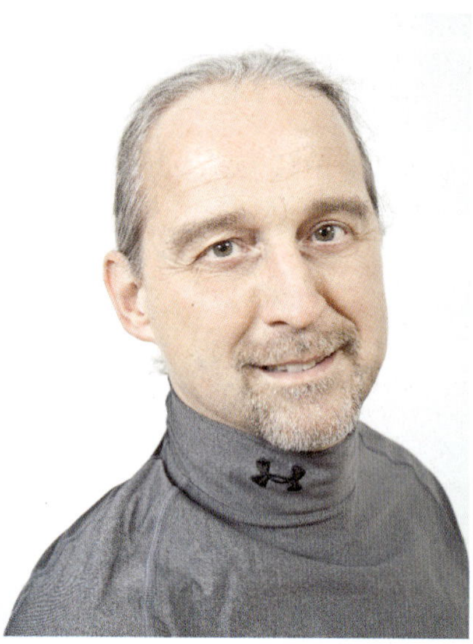

이름은 Frank Staude이며 51살이다. 젊었을 때부터 나는 아름답고 국내외적인 성공을 거두고 있는 트램펄린 체조를 하고 있다. 국가대표팀에서 활동한 후, 나는 내 몸을 유연하고 건강하게 유지하기 위하여 많은 스포츠를 시도했다.

5년 전에 우연히 필라테스를 발견하고 첫 수업을 받았다. 나는 그 이후로 내가 찾고 있는 모든 것을 결합할 수 있는 스포츠(무게가 없는 장비에 다양한 운동을 함으로써 많은 다양성을 가질 뿐만 아니라, 잘 교육된 강사들의 관심으로 힘, 스트레칭, 안정성과 제어력을 소규모 그룹으로 훈련시킨다)를 마침내 발견한 이후 줄곧 감격해왔다. 오늘날 나는 가능한 것을 결정하고 조절한다. 나는 얼마나 많은 가동성을 되찾을수 있는지 보고 계속해서 놀라고 있다.

사진 모델에 대하여(계속) About the Photo Models

Biography Claudia Holtmanns

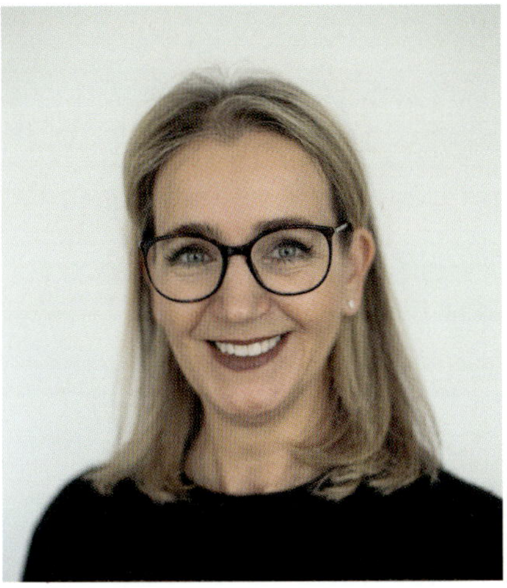

1967년에 태어난 Claudia Holtmanns은 어려서부터 여러 운동을 했었다. 결국 체조에 정착을 했고 가장 높은 레벨의 의무교육에서 이 부분에서 시 챔피언이 되고나서 경쟁적인 스포츠는 그만두기로 결심했고 학교에서 댄스동호회를 만들고 1986년에 에어로빅 강사로 그녀의 훈련을 마쳤다. 그 후 10년간 많은 경향들이 생기고 사라지는 것을 보게 되었다

90년대 후반 보그지에서 필라테스에 대한 기사를 처음으로 접했을 때는 그녀는 이것을 미국에서 온 단지 또다른 경향의 하나로만 생각을 했다. 그러나 필라테스에 대해 좀 더 배워볼수록 필라테스 방법에 대해 점점 더 빠지게 되었다. 그녀는 처음엔 필라테스 강사인, Juliana Afram과 Polestar와 함께 훈련을 했다. 하지만 배우면 배울수록 그 뒤에 무언가가 더 있을 거라는 확신을 갖게 되었다.

그래서 2009녀 마스터 멘토 프로그램을 만든 Lolita San Miguel와 연락을 취해 독일에서도 같은 프로그램을 진행할 수 있는지 물어보게 되었다. Claudia가 조셉 필라테스 생가, Moenchengladbach로부터 겨우 몇 킬로미터 떨어져 있었기 때문에 Lolita는 그러자고 동의하였다. Claudia는 4개월 동안 PMMP를 위한 12명의 참가자를 모았고 Moenchengladbach에 있는 Kaiser Friedrich Hall을 대관하여 독일 전역에서 온 100여명의 사람들과 함께 5월 첫번째 토요일에 두시간 동안 필라테스의 날을 기념하기도 했다 - 이것은 San Miguel의 조건이기도 했었다. 이 행사는 2019년 Moenchengladbach에서 열린 43개국이 참가했던 Pilates Heritage Congress의 시작이었다. Lolita와의 긴밀한 협업으로 2011년 Kathy Corey를 알게 되었고 그녀의 깊고 넓은 경험에 매료되어 Kathy의 post graduate program에 참여하고 싶어했던 것은 당연한 결과였다. 그래서 Reiner와 함께 스위스로 2016년 처음으로 여행을 하게 되었고 두 사람 모두 여행 첫날이 지나자 모든 원로들과 함께 일을 했던 Kathy에게서 여전히 배울 것이 많다는 데에 동의하게 되었다. 2017년에 프로그램이 끝났지만, Kathy와의 협업은 지금까지도 계속되고 있다. Claudia는 근 15년간 Meerbusch에서 스튜디오를 운영하고 있고 개인과 그룹레슨을 300 제곱미터에 이르는 세개의 룸에서 가르치고 있다. 그녀만의 훈련 프로그램도 가지고 있지만 2020년에 열리는 Kathy의 베이직 프로그램의 강사로 나설 것이다.

Claudia는 결혼을 해서 4명의 성인 자녀를 두고 남편과 그리고 개와 함께 Krefeld에서 살고 있다.

사진 촬영 장소 Photo Shoot Locations

파인드 유얼셀프 게엠베하, 메어부쉬

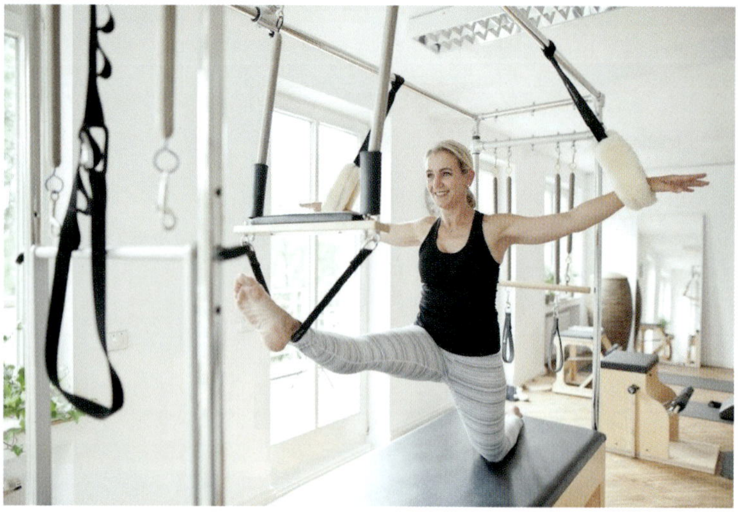

Claudia Linden 그림제공, 파인드 유얼셀프 게엠베하

뒤셀도르프 근처의 메어부쉬에 있는 이 스튜디오는 거의 15년 동안 존재해왔다. 발레 스튜디오에서 전세로 시작하여 수년에 걸쳐 두 번 이사한 후에 발란스드 바디 장비가 완비 된 3개의 교실에 거의 300평방미터의 훈련 공간을 갖춘 넓은 스튜디오로 발전했다.

소유주 Claudia Linden (이전 Holtmanns)은 Lolita San Miguel의 PMMP과정을 마쳤으며, 나아가 메어부쉬에서 자신이 직접 주최하는 Kathy Corey의 포스트 대학원 교육 프로그램에 참여하였다. 그녀는 또한 2년마다 묀헨글라트바흐에서 열리는 국제유산회의의 이사회 위원이다.

필라테스-파워, 토니스보스트

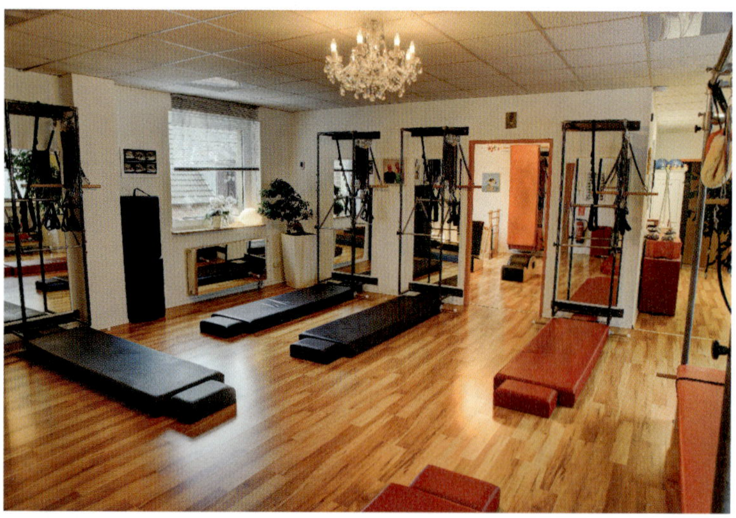

2012년 Reiner Grootenhuis에 의해 설립된 이 스튜디오는 이 지역의 고객과 필라테스 강사 모두에게 빠르게 소문이 났다. 일주일에 거의 50시간의 필라테스 레슨과, 독일 필라테스 협회의 엄격한 기준에 따라 인증된 교육으로, 작은 필라테스 천국이라 할 수 있다.

Joseph Pilates가 만든 모든 필라테스 장비를 필라테스-파워에서 볼 수 있다.

또한, 다른 제조업체의 필라테스를 장비도 사용해 볼수 있다. 서로 다른 장비를 사용하여 동일한 운동을 수행함으로써 각 제조업체의 장 · 단점을 신속하게 발견할 수 있다. 또한 필라테스-파워는 가장 광범위한 필라테스 도서관 중 하나를 가지고 있을 것이다. 오래된 관 공장에 위치한 이 방들은 고객들과 강사들이 높이 평가하는 높은 수준의 아늑함이 있다.